AF524765

Udo Lorenzen / Andreas Noll

# Die Wandlungsphasen der traditionellen chinesischen Medizin

Band 2

## Die Wandlungsphase Metall

Udo Lorenzen / Andreas Noll

# Die Wandlungsphasen der traditionellen chinesischen Medizin

## Band 2

## Die Wandlungsphase Metall

Nachdruck der neubearbeiteten 2. Auflage 2010

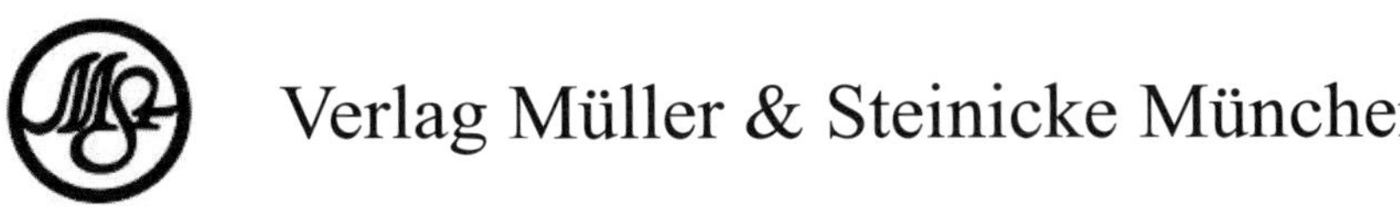

unveränderter Nachdruck 2002
2. erweiterte Auflage 2007
unveränderter Nachdruck 2016

ISBN 978-3-87569-171-9



Druck und Bindung: EOS-Druck, 86941 St Ottilien

# Inhalt

# Preface

Une préface, un mot pour l'amitié et le souvenir.

Pour le souvenir, car la première préface fut écrite par mon maître, le Père Claude Larre, disparu en 2001. Avec sa profondeur et son humour habituels, il y montre un chemin de vie autant que le cheminement d'une pratique.
Pour l'amitié d'Andreas et d'Udo, qui travaillent inlassablement la pensée et les textes de la Chine traditionnelle, afin d'y trouver comment mieux vivre aujourd'hui et comment toujours mieux aider à soulager les maux.
Comment de vieux livres peuvent-ils faire cela ?
Parce que la vision du monde et de l'homme qu'ils déroulent sous les yeux de ceux qui sont assez patients et motivés pour apprendre à la pénétrer a quelque chose d'intemporel.
Bien sûr, quantité de modes d'expression et de pensée appartiennent définitivement au passé et il serait illusoire de croire appréhender le monde ou la médecine comme le faisaient les Chinois d'autrefois.
Et cependant, cette vision du monde qui s'élabore dans les siècles qui précèdent l'ère chrétienne et qui s'infiltre dans toutes les consciences, cette cosmologie qui expose l'apparition et le développement des êtres ainsi que leurs relations et interactions, nous offre encore des modèles de la normalité et du dérangement qui peuvent nourrir notre pensée, nos attitudes et nos actes, y compris thérapeutiques.
A la base se trouve la notion de QI (souffles), une puissance de vie qui se manifeste dans le rythme yin/yang. Le yin/yang est aussi bien alternance d'expansion et de contraction, d'activité et de repos, de chaleur et de froid …, que harmonieuse composition d'eau et de feu, de sang et de souffles …
Tous les êtres tirent leur vie et leur épanouissement de ces souffles yin yang.
Cependant, pour mieux comprendre les mouvements plus particuliers des souffles et discerner leurs aspects spécifiques, une répartition par Cinq s'impose. Elle permet d'organiser la totalité du cosmos selon Cinq grands modes d'acvités, cinq mouvements de souffles produisant leurs effets propres. Ce sont les Cinq phases (ou éléments). Ils permettent de classer chaque être, chaque phénomène, mais aussi de connaître leurs relations avec tous les autres.

Cette vision sert tout naturellement de base à la théorie médicale. Elle montre ce que sont les mouvements de la vie en un homme, comment ils se règlent, se dérèglent et peuvent se corriger.
Andréas et Udo exposent fidèlement mais intelligemment cette doctrine, n'hésitant pas à tenter des analogies avec la pensée moderne, tout en restant dans la cohérence de la pensée chinoise, car c'est seulement à l'intérieur de cette dernière que les corrélations, fondées sur les souffles, peuvent et doivent se comprendre. C'est ainsi que la pratique est mieux fondée et que chacun peut trouver, dans les textes anciens, un enseignement authentique, un éclairage fructueux, à condition qu'il vide son cœur des préjugés et a priori qui bien souvent l'encombrent, pour aller vers davantage d'harmonie.
La réédition de ce volume sur le Métal montre que beaucoup ont été sensible à cette richesse, devenue accessible grâce au travail des auteurs. Nous ne pouvons que souhaiter que ce cheminement continue, qui allie la rigueur et la qualité aux explications pratiques, allant de la description des pathologies et de leur origine jusqu'au point, masse quasi imperceptible de souffles, à solliciter pour rétablir le flux aisé de la vie.

**Elisabeth Rochat de la Vallée**, Paris, Mai 07.

# Vorwort

Ein Vorwort, ein Wort der Freundschaft und der Erinnerung.

Für die Erinnerung, weil das erste Vorwort von meinem Lehrer, Vater Claude Larre geschrieben wurde, der 2001 von uns ging. Mit seiner Tiefe und dem ihm eigenen Humor hat er damit einen Lebensweg und ebenso einen Behandlungsweg aufgezeigt.
Für die Freundschaft zu Andreas und Udo, die sich unermüdlich mit der Gedankenwelt und den Texten des traditionellen Chinas beschäftigen, um dort zu finden, wie man heute besser leben und wie man noch besser helfen kann, Schmerzen zu lindern.
Wie können dies die alten Bücher bewerkstelligen?
Weil sich die Sicht der Welt und des Menschen für denjenigen zu etwas Zeitlosem verändert, der geduldig und engagiert genug ist zu lernen und in die Tiefe zu gehen.
Natürlich gehören eine Vielzahl der Ausdrucksweisen und der Gedanken eindeutig der Vergangenheit an und es wäre illusorisch, zu glauben, dass man die Welt oder die Medizin erlernen könnte, so wie sie die Chinesen damals praktizierten.
Und dennoch bietet diese Sicht der Welt, die sich in den Jahrhunderten vor Christi Geburt herausgebildet und alle Bewusstseinsebenen durchdrungen hat, diese Kosmologie, die das Hervorbringen und die Entwicklung allen Seins sowie ihre Verbindungen und Interaktionen aufzeigt, auch uns Modelle für Normalität und Störung, die unsere Gedanken, unsere Haltung und unser Handeln nähren können – darin eingeschlossen das Therapeutische.
Zu Grunde liegt der Begriff des Qi (Odem), eine Lebenskraft, die sich im Rhythmus von Yin und Yang zeigt. Yin und Yang sind auch der Wechsel von Ausdehnung und Kontraktion, von Aktivität und Ruhe, von Hitze und Kälte ... welch harmonische Komposition von Wasser und Feuer, von Blut und Odem...

Alle Wesen erhalten ihr Leben und ihre Entfaltung aus diesem Odem von Yin und Yang. Um daher dessen besonderen Bewegungen besser verstehen und die spezifischen Aspekte besser differenzieren zu können, bietet sich eine Teilung in «Fünf» an. Sie erlaubt die Gesamtheit des Kosmos in fünf große Handlungsweisen aufzuteilen, die fünf Bewegungen des Odems, welche die ihnen eigenen Auswirkungen hervorbringen. Dies sind die Fünf Phasen (oder Elemente).

Sie ermöglichen, jedes Lebewesen und jedes Phänomen einzuordnen, aber ebenso ermöglichen sie, ihre Verbindungen untereinander zu erkennen. Diese Sichtweise dient naturgegeben als Grundlage der medizinischen Theorie. Sie zeigt, welches die Veränderungen des Lebens eines Menschen sind, wie sie ablaufen, gestört werden und wieder korrigiert werden können.

Andreas und Udo zeigen diese Lehrmeinung wahrheitsgetreu und geschickt auf, und ohne zu zögern wagen sie auch Analogien mit modernem Gedankengut, jedoch auch in Verbindung bleibend mit dem chinesichen Denken. Denn es ist nur möglich diese Zusammenhänge, die sich auf dem Odem begründen, zu verstehen, wenn man im chinesischen Denken bleibt. Nur so bekommt die Praxis eine bessere Grundlage und jeder kann in den alten Texten eine authentische Lehre, eine fruchtbare Erleuchtung entdecken, eben unter der Vorraussetzung, dass er sein Herz von Vorurteilen leert, welche es oft genung belasten und dann in Richtung Harmonie schreiten.

Die Neuauflage des Metall-Bandes zeigt, wie Viele sich doch dieses Reichtums bewußt geworden sind, zugänglich gemacht durch die Arbeit der Autoren. Wir können nur hoffen, dass dieser Weg weiter beschritten wird, der Gründlichkeit und Qualität mit praktischen Erklärungen vereint, ausgehend von der Beschreibung der Pathologien und deren Ursprung bis zu dem Punkt, dem quasi nicht erfassbaren Odem, um zu gewähren, dass der ungehinderte Fluß des Lebens wieder hergestellt wird.

**Elisabeth Rochat de la Vallée**, Paris, Mai 2007

# Einführung

Die Klassische Chinesische Medizin betrachtet den Menschen in der Gesamtheit seiner Lebensäußerungen und -umstände. Sie ist damit eine ganzheitliche Medizin.

Der Mensch steht zwischen Himmel und Erde und nimmt am kosmischen Geschehen teil. Er wirkt aktiv auf den Makrokosmos ein und wird rückwirkend von ihm beeinflusst.

Dieselben Gesetze, die den großen Kosmos beherrschen, wirken auch im kleinen Kosmos Mensch. Die chinesische Medizin basiert auf dem Verständnis dieser Naturgesetze und ihrer Anwendung auf den Menschen. Das allumfassende, oberste Prinzip der chinesischen Weltordnung ist Dao. Dao ist das Symbol für den spontanen Wandel des Lebens in der Natur, Dao beschreibt absichtsloses Handeln. Die Natur bahnt sich ihren Weg, es wird nichts getan, was den natürlichen Bewegungsabläufen widerspricht. Ein solches Verhalten nennen die Chinesen *wú wéi* 無為 = Nicht-Tun.

Das älteste Schriftzeichen für Dao zeigt das Herabströmen der himmlischen Kraft auf das menschliche Auge, daneben die zum Gebet erhobene Hand. Wir bitten den Himmel, auf unser Auge zu wirken, damit wir sehen können und Klarheit im Leben finden. Die Instanz, die den ersten Kontakt zum Qi des Himmels herstellt, ist die Lunge Fei.

*Fèi* 肺, unser „Kanzler" im Mikrokosmos, beherrscht das Qi und bringt uns in Einklang mit den natürlichen Rhythmen. Das klare Qi des Himmels wird aufgenommen und das trübe Qi nach außen abgegeben.

Eine rhythmische Atmung ist die Voraussetzung für die individuelle Entfaltung eines Menschen und seiner Anpassung an die natürliche und soziale Umwelt. Schwingungsfähigkeit, der rhythmische Wechsel zwischen aufnehmen und loslassen, einlassen und abwehren ist das zentrale Thema des vorliegenden Buches.

Der zweite Band unserer Buchreihe „Die Wandlungsphasen der traditionellen chinesischen Medizin" versucht – wie schon sein Vorgänger „Holz" – alle wichtigen Facetten und Resonanzen einer Wandlungsphase zusammenzutragen, um die Dimensionen der chinesischen Heilkunde aufzuzeigen; für den Praktizierenden zum Wohle seiner Patienten, für unsere Schülerinnen und Schüler zum tieferen Verständnis der Essenz der Wandlungsphase Metall.

Dass am Ende ein voluminöser zweiter Band unseres Zyklus herauskam, liegt sicher auch am Anspruch der Verfasser, ein möglichst „perfektes Metall" zu schmieden.

Gegenüber der ersten Auflage von 1994 sind die Entsprechungen komplexer und praxisorientierter beschrieben, die Darstellung der Leitbahn-Punkte wurde wesentlich erweitert und durch klassische Punkteindikationen ergänzt. Auch hat der sinologisch-philosophische Teil wesentliche Ergänzungen erfahren. Die Relevanz chinesischer Vorstellungen wird so durch den Bezug zu unserem westlichen Denken vielleicht auch für die tägliche Praxis einsichtiger.

In der Vergangenheit hat es immer wieder Anfragen zu den Inhalten der Wandlungsphasenbücher gegeben. Damit unsere Leserinnen und Leser die Autoren der einzelnen Kapitel direkt ansprechen können, werden wir in diesem Band die Autorenschaft der zwei Hauptteile kenntlich machen. So stammen die Kapitel 1-5 (S. 17-203) von **Udo Lorenzen**, die Kapitel 6-10 (S. 204-343) von **Andreas Noll**. Die Punkte der Lungen- und Dickdarm-Leitbahn (S. 344-515) sind ein Gemeinschaftswerk beider Autoren.

Wir danken an dieser Stelle allen, die an der Fertigstellung dieses Buches mitgeholfen haben: Ning Chen für die kalligraphische Darstellung der Schriftzeichen, Ilse Beck (+), Arturo Leyser (+) und Dr. Dagmar Hemm für die deutsche Übersetzung der französischen Vorworte von Claude Larre SJ (+) und Elisabeth Rochat de la Vallee, und der Familie Werner Gißler für ihr Engagement, auch die zweite Auflage des „Metalls" im Müller & Steinicke Verlag in München zu publizieren.

Dieses Buch ist besonders unseren Kindern (und nun, in der zweiten Auflage auch den Enkelkindern) gewidmet, deren Holz-Temperament es uns ermöglichte, unser Metall zu entwickeln und zu festigen.

**Udo Lorenzen**, Kiel, (u.lorenzen@ki.comcity.de)
**Andreas A. Noll**, Berlin/München (nollandreas@gmx.de)
Im Winter 1993/94 und im Frühjahr 2007

## *Die Wandlungsphase Metall*

*Ich bin metallisch, hart wie Granit,*

*meine Mutter biss sich die Zähne an mir aus,*

*meines Vaters Finger reichten nach mir,*

*aber ich machte sie stumpf.*

*Ich wäre gerne stark wie Stahl gewesen,*

*scharf, hart und kühl;*

*aber immer endete es damit, dass ich brüchig wurde,*

*wie Glas, leicht zu erschüttern, anfällig für*

*extreme Verhältnisse.*

*In meinen besten Zeiten strahle ich glitzernd,*

*wie ein funkelnder Diamant,*

*im Schlechtesten steigt ein qualvoller Schrei*

*tief aus meinen trockenen Lungen.*

*Aber das Weinen wird die eisernen Ketten*

*um mich herum nicht lösen können.*

*in meinen Träumen besteige ich einen weißen Hirsch*

*und fliege durch die Lüfte, dabei die reine Luft*

*von Perfektion einatmend;*

*unter mir die tiefsten Abgründe, die sich auftun*

*wie ein Sumpf, der mich verschlingen will.*

Janice MacKenzie

# 1. Metall in der Natur (Udo Lorenzen)

Metall ist das Element in der chinesischen Medizin, das am deutlichsten Härte, aber auch Struktur und Durchlässigkeit im Leben verkörpert. Jedes Wesen spiegelt Metall durch seine äußere Form sichtbar wieder.

Metall, chin. *jīn* 金 steht auch für Gold, golden, Metall, Geld, ein Eichmaß, ein Wurfspieß, alle Musikinstrumente aus Metall, besonders der Gong und die Glocke u. v. m. Das Schriftzeichen stellt das Radikal 167 dar und beschreibt alle Erscheinungen und Funktionen, die mit Metall zu tun haben. Es zeigt ein Dach, darunter im Schoße der Erde zwei Goldklumpen (Wieger , L. 14 T).

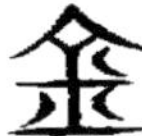

Als Locus classicus für die Anfänge der Ausbildung der fünf Wandlungsphasen in der Geschichte Chinas wird nahezu einhellig eine Stelle im *Shu Jing*, dem kanonischen Buch der geschichtlichen Aufzeichnungen, genannt, das bis in die Zhou-Dynastie zurückdatiert.[1] Im Kapitel *Hóng Fàn* 洪範 = „der große Plan" lesen wir dazu:

„Alsdann gab der Himmel dem (Kaiser) *Yu* den großen Plan in neun Abschnitten, um die natürliche Ordnung wiederherzustellen. ... Zuerst die 5 Wandlungsphasen: Die erste nennt man Wasser, die zweite Feuer, die dritte Holz, die vierte Metall und die fünfte Erde. Wasser ist befeuchtend und absinkend, Feuer ist brennend und aufsteigend, Holz ist gekrümmt oder gerade, Metall ist gehorsam und wandelbar, Erde ist säen und ernten. Das, was befeuchtet und absinkt [Wasser] produziert Salziges, das, was brennt und aufsteigt [Feuer] produziert Bitteres, das, was krumm oder gerade ist [Holz] produziert Saures, das, was gehorsam und wandelbar ist [Metall] produziert Scharfes, das, was Samen aufnimmt und heranreifen lässt [Erde] produziert Süßes."[2]

Weil Metalle unter Hitze schmelzen, stellen sie als natürliches Prinzip Gehorsamkeit *cóng* 從 und Wandelbarkeit *gé* 革 dar.

---

[1] Das *Shū Jīng* 書經 oder *Shàng Shū* 尚書 ist eines der fünf konfuzianischen Klassiker, dessen Inhalte bis in die vorkonfuzianische Zeitepoche der Zhou- und Shang-Dynastie hineinreicht. Ein konkreter Autor dieses Buches ist unbekannt.

[2] **Karlgren, Bernhard**: The Book of Documents, Stockholm 1950, S. 30 (chinesisch-englischer Text).

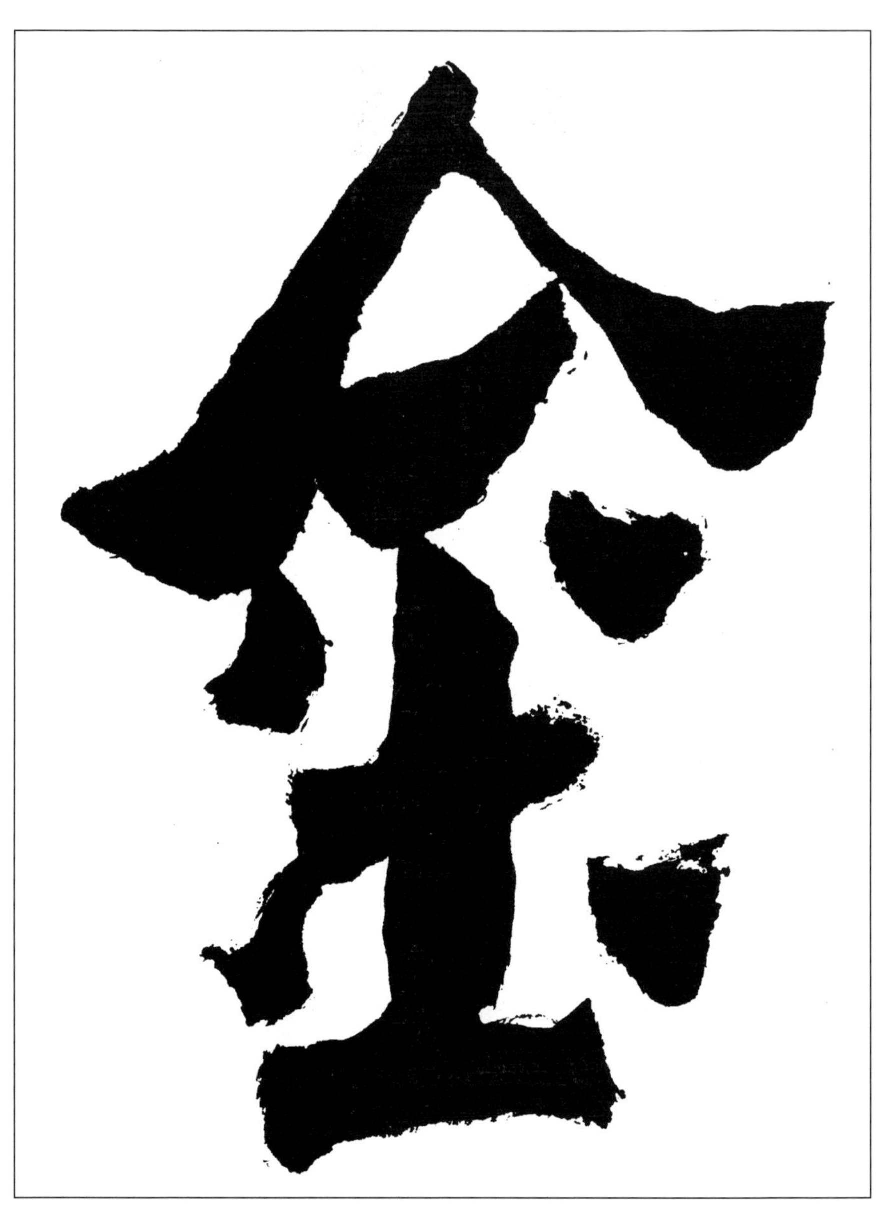

*Abbildung 1: Jin – Metall,Gold*

Needham schreibt dazu:

„Accepting form by moulding when in the liquid state, and the capacity of changing this form by re-melting and re-moulding."[3]

Metall als Element in der chinesischen Naturphilosophie wird hier beschrieben als eine Qualität, die sich nachgiebig einer Gussform anpassen kann (nämlich als geschmolzenes Metall) und dann hart und damit nützlich wird. Die Veränderbarkeit bzw. der Wandel zwischen fest und flüssig entspricht dem Metall, macht ihren Nutzen aus. Das Produkt oder das Repräsentative dieser Eigenschaften des Metalls ist das Scharfe *xīn* 辛, wie zum Beispiel im Falle eines Schwertes.

Das Zeichen für *Xin* zeigt das Bild einer Beleidigung und der darauffolgenden Bestrafung. Ein Untergebener verhält sich seinem Herrn gegenüber beleidigend und wird gezüchtigt (Wieger, L. 102 H). Das *Shuo Wen Jie Zi* interpretiert *Xin* mit Bitternis und Gram. Es zeigt die Traurigkeit, die sich der Seele beim Herannahen des Winters bemächtigt.[4] Hier finden wir eine Beziehung zum Herbst wieder, der sowohl die Jahreszeit für Bestrafungen im alten China war als auch für die Ernte.

Im Sheng-Zyklus der 5 Wandlungsphasen ist Erde die Mutter von Metall, Metall ist das Salz (Kind) der Erde. Alle Metalle entstehen aus der Erde! Metall ist die Essenz der Erde und symbolisiert alles, was konzentriert und hart ist, Struktur und Form hat sowie Wert und Qualität besitzt.

Im *Yì Jīng* 易經 schließlich, dem Klassiker der Wandlungen, sind es die beiden Trigramme *duì* 兌 und *qián* 乾, welche das Metall repräsentieren.

„Dann folgt der Mittherbst unter dem Zeichen des Heiteren, *Dui*, das, wie der Abend den Tag, so als Herbst das Jahr seiner Reife und Freude zuführt. Es kommt dann die strenge Zeit, da sich zeigen muss, was geleistet ist. Gericht liegt in der Luft. Von der Erde kehren die Gedanken zurück zum Himmel, dem Schöpferischen, *Qian*. Ein Kampf wird gekämpft. Eben während das Schöpferische zur Herrschaft kommt, ist der äußeren Auswirkung nach die dunkle Yin-Kraft am mächtigsten. Daher regen hier das Dunkle und das Lichte einander auf.

---

[3] **Joseph Needham**: Science & Civilisation in China, Vol. II, Cambridge 1956, S. 243.

[4] **Xu Shen**: *Shuō Wén Jiě Zì* 說文解字 (Etymologisches Wörterbuch der Han-Zeit), ca. 200 n. Chr., in: **Chang Hsüan**: *Zhōng Wén Cháng Yòng Sān Qiān Xíng Yì Shì* 中文常用三千形義釋, Hongkong 1968, S. 758.

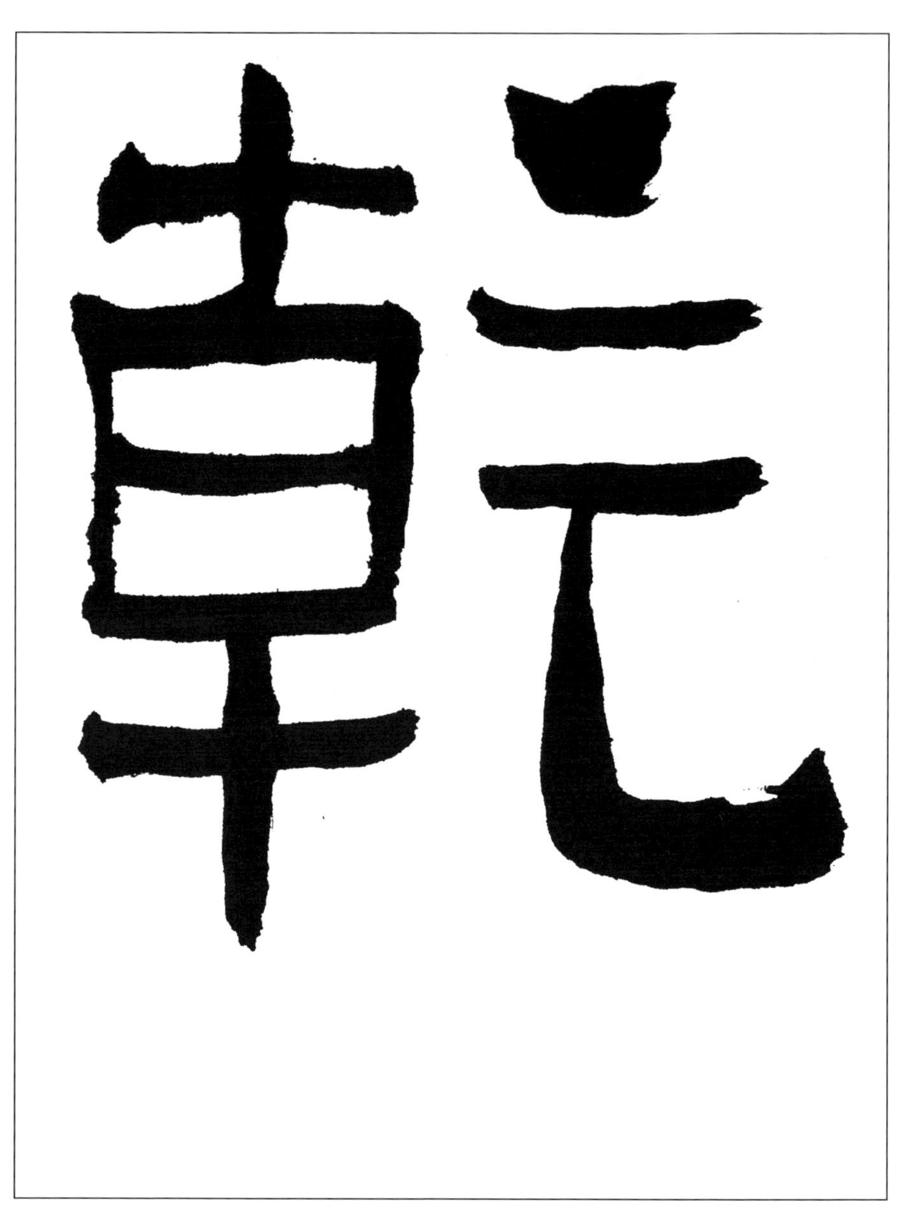


*Abbildung 2: Qian – der Himmel*

Ein Zweifel, wer in diesem Kampf siegen wird, kann nicht bestehen, da es nur die letzte Auswirkung vorher gelegener Ursachen ist, die durch das Schöpferische ihr Gericht findet."[5]

In der Natur zeigt Metall die Bewegung im Jahreszyklus, welche das Ernten der Früchte einleitet. Es kommt Freude auf, wenn wir sehen, welche Pracht an Farben, Formen und Strukturen uns der Herbst offenbart. Es ist aber auch die Zeit des Untergangs und des Zerfalls. Pflanzen verwelken, die Blätter werden braun und fallen ab, sie bilden den Nährboden für das kommende Leben im nächsten Jahr. Alles muss vorbereitet werden für das Überleben im Winter. Die Ernte wird eingeholt, Getreidehalme werden ebenso abgeschlagen wie Menschenköpfe. Es ist die Zeit der Gerichte und Gerechtigkeit, in der alles gesäubert, ausgesondert, abgeschlossen, auf- oder abgewertet wird. Eine neue Qualität tritt an die Stelle der alten. Für die einen sind es rauhe Zeiten, die nun anbrechen, für die anderen schöpferische und inspirative Phasen.

Metall sorgt für Gerechtigkeit und Ordnung nicht nur in der Natur, sondern auch zwischen den Menschen. Die natürliche Bewegung des Herbstes mahnt uns, loszulassen, was am zerfallen ist, zeigt uns, wie wir das Altgewohnte, wenn nicht mehr Zeitgemäße, hinter uns lassen können. Etwas zu verlieren, macht traurig. Die Erkenntnis, dass das Leben (und die Liebe) vergänglich ist, erzeugt Melancholie und Depression. So offenbart die Natur, wie jeder Abschied uns gleichzeitig herausfordert, unser Leben zu reflektieren, zu reorganisieren und neu zu bewerten.

Das Ablegen von Unbrauchbarem schafft Platz für Neues, lässt neue Inspiration zu. *Qián* 乾, die schöpferische Kraft, die besonders in dieser Jahreszeit bzw. in diesem Lebensabschnitt stürmisch aktiv ist, zeigt uns dazu den (ge-) rechten Weg. Das Schriftzeichen hat eine Bewegung, die zum Himmel strebt, daneben der trocknende Effekt der Sonne (vgl. Wieger, L. 117 D). *Qian* bedeutet Himmel, Vater, schöpferische Kraft, Stärke, Herrscher u. v. m. Es ist das erste Trigramm der *bā guà* 八卦 im *Yi Jing* und das absolut Männliche, bestehend aus drei Yang-Strichen.

☰

[5] **Richard Wilhelm**: I Ging – Buch der Wandlungen, Düsseldorf 1924, S. 204.

„Der Himmel kämpft im Zeichen des Schöpferischen!" Es bedeutet, dass hier das Dunkle und das Lichte einander aufregen.[6]

Mit soviel männlicher Kraft ausgestaltet, entspricht *Qian* dem Yang im Metall, auf mikrokosmischer Ebene dem Funktionskreis Dickdarm.

*Duì* 兌 hingegen betont den weiblichen Anteil des Metalls. Es ist der See, das Heitere, die jüngste Tochter, eine Zauberin, ist Mund und Zunge, die fröhlich plappern.

Das Schriftzeichen zeigt einen Mund, der ein offenes Wort spricht: Gute Worte, die Kummer zerstreuen und dem Zuhörer Freude machen (Wieger, L. 29 D). „Der Herbst erfreut alle Wesen im Zeichen des Heiteren.

☱

Das Heitere ist der Mittherbst, dass alle Wesen erfreut, denn es führt dem Jahr seine Reife und Freude zu." [7]

So ist die richtige Stimmung des Herbstes eine heitere Gelassenheit und stille Freude, die registriert, was Früchte trägt und loslässt, was zerfallen muss. *Dui* im Mikrokosmos entspricht dem Yin im Metall, der Lunge. Es ist die Lunge, die das Qi des Himmels empfängt, und rhythmisch seine Impulse im Körper verteilt. Ist die Inspiration = Einatmung tiefgehend, werden die Wurzeln resp. die Nieren genährt, ist sie oberflächlich, mangelt es an Freude oder Freude eskaliert. Im Konzept der Wandlungsphasen ausgedrückt: Metall bringt Wasser hervor, Feuer kontrolliert Metall. Eine starke Lunge fördert das Nieren-Qi, ein schwaches Lungen-Yin wird vom Herz-Yang überwältigt und exzessive Freude und Lust entstehen.

Wir werden diese Prozesse später im seelischen Bereich (*pò* 魄 = die Körperseele) und bei den Emotionen (*bēi* 悲 = Trauer) ausführlicher darstellen.

*Duì* 兌 in den Punktenamen weist u. a. auf die entspannte Heiterkeit hin, die zu erzeugen eine Wirkung des entsprechenden Punktes ist:

---

[6] **Richard Wilhelm** (wie Anm. 5), S. 203.

[7] **Ebd.** S. 204.

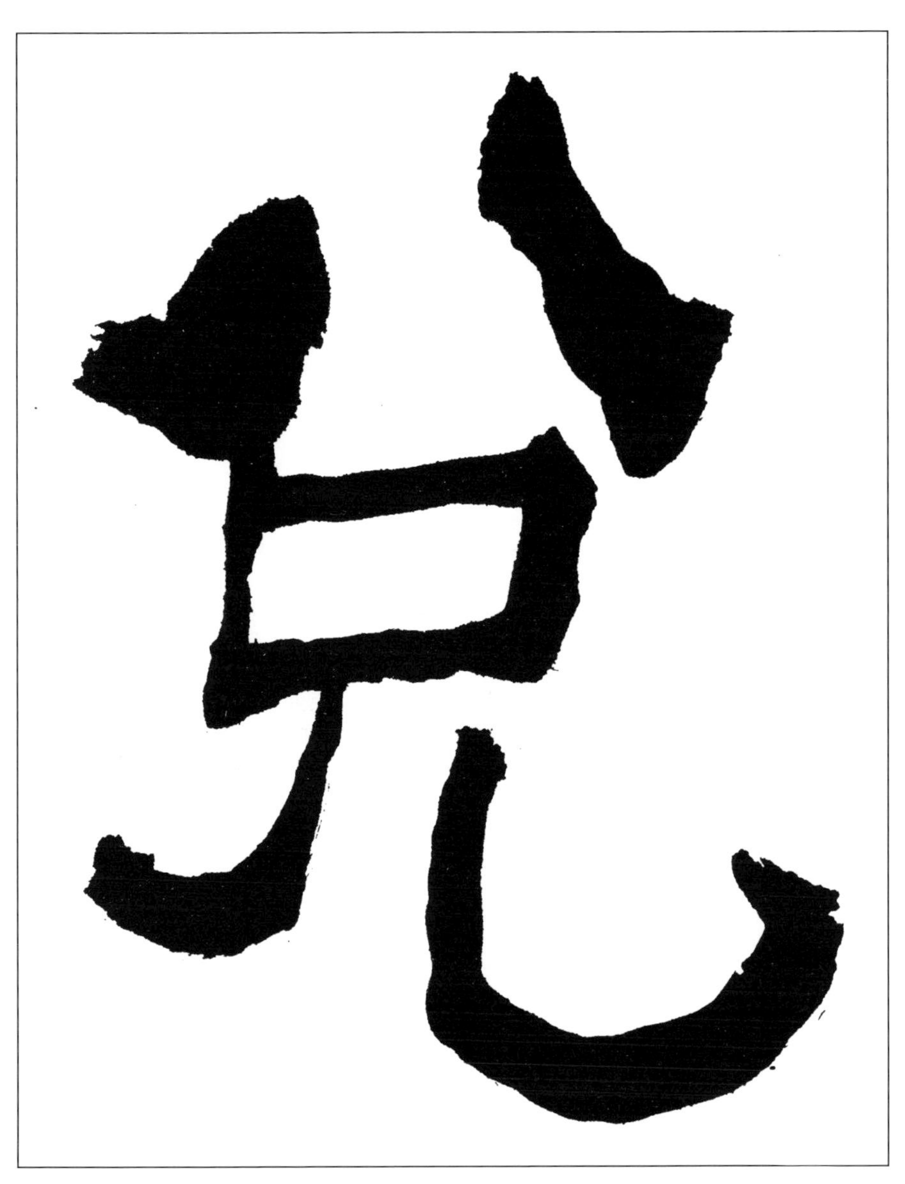

*Abbildung 3: Dui – der See, das Heitere*

*Dui Chong* (He 7) = breite Straße der Heiterkeit, Indikation: verdrießliches Herz (*xīn fán* 心煩)

*Li Dui* (Ma 45) = unterdrückte Heiterkeit, Indikation: üble Laune, ein böses Herz (*è xīn* 惡心)

*Dui Duan* (Du 27) = Ursprung der Heiterkeit, Indikation: Depression und Krampfanfälle (*diān xián* 癲癇)

*Qian* oben und *Dui* unten ergeben das Hexagramm Nr. 10 = Das Auftreten.

## *Lǚ* 履

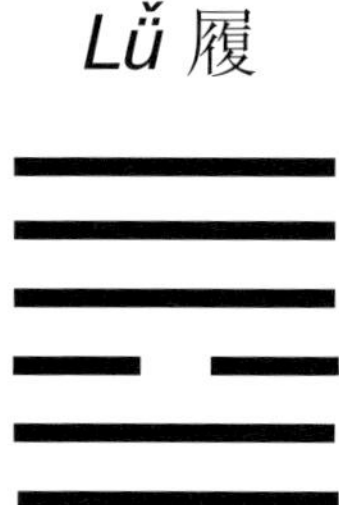

„Das Auftreten des Schwachen dem Stärkeren gegenüber ist ungefährlich, weil es in Heiterkeit geschieht, ohne Anmaßung, sodass der Starke nicht gereizt wird und es sich gutmütig gefallen lässt.

Das Urteil:

Auftreten auf des Tigers Schwanz. Er beißt den Menschen nicht. Gelingen!"

Das Bild im Hexagramm handelt von Rangunterschieden in der menschlichen Gesellschaft, die natürlicherweise bestehen. Nur dürfen die Rangunterschiede nicht willkürlich und ungerecht sein. Neid und Konkurrenzkampf wären die unausbleibliche Folge. Wenn dagegen die äußeren Rangunterschiede eine innere Berechtigung haben, d. h. wenn innere Würdigkeit der Maßstab für den äußeren Rang ist, dann beruhigen sich die Menschen und eine Gesellschaft kommt in Ordnung.[8] Wir finden in diesem Symbol einen Hinweis auf das soziale Verhalten des Metalls *yì* 義 = Pflichtgefühl und Gerechtigkeit (siehe später).

---

[8] **Ebd.** S. 32

*Ich bin Metall, metallisch, hart wie Stahl.*

*Ich bin weiß. Ich bin erfüllt mit Trauer*

*und einem Gefühl des Verlustes.*

*Ich habe meinen Vater verloren, ich habe meinen Sohn verloren.*

*Ich habe meinen Lebensgrund verloren.*

*Ich fühle mich gefangen in einer kalten weißen Box und ich komme nicht heraus.*

*Ich kann nicht mehr atmen, die Luft wird mir knapp.*

*Ich keuche, ich japse nach Luft.*

*Meine Lungen können sich nicht ausdehnen, meine Nase ist mit Schleim gefüllt, meine Zellen schreien nach Sauerstoff.*

*Meine Lungen sind belegt, sie fallen zusammen, sie sind blockiert.*

*Ich weine so sehr, dass ich kaum atmen kann.*

*Ich habe das Wichtigste in meinem Leben verloren.*

*Nun berührt mich nichts mehr, ich habe aufgegeben.*

*Ich bin wertlos, verfault. Ich fühle mich einsam, niedergedrückt, von allen anderen abgeschnitten.*

*Ich habe so schwer gearbeitet, aber niemand hilft mir.*

*Ich kann nicht um Hilfe bitten, kann auch keine annehmen.*

*Ich fühle keine Zufriedenheit, keine Freude, ich bin allein.*

Janice MacKenzie (Fortsetzung)

## 2. Metall im Menschen

Wie zeigt sich nun der Wert des Metalls für den Menschen? Wie können wir uns das Wirken der Wandlungsphase Metall im Menschen vorstellen?

Zunächst einmal auf Grund seines Nutzens! Erze und Metalle liefern Brennstoff zur Energiegewinnung (Kohle, Öl, Gas, Uran), geben Material für Gebrauchsgegenstände aller Art und verleihen ihm Härte und Struktur.

**Waffen**: ihr Härtegrad und ihre Schärfe bestimmen ihren Wert in der Kriegsführung.

**Gebrauchsgegenstände**: Metall verleiht ihnen Festigkeit und Langlebigkeit, ihre Form sorgt für Abdichtung, Kühlung und Sammlung (z. B. Vasen, Trinkgefäße, Opferkessel etc.).

**Nadeln**: unser Handwerkszeug in der Akupunktur, chin. *zhēn* 鍼. Das Schriftzeichen hat (natürlich) als Radikal Metall, daneben das Bild einer Bisswunde (Wieger, L. 71 P).[9] Die (Näh-) Nadel beißt sich ihren Weg durch das Leinengewebe ebenso wie die heilende Nadel ihren Weg durch das energetische Netzwerk *jīng luò* 經絡. Und dass eine korrekte Nadelung nicht ganz ohne Schmerz vonstatten geht, ist dem Akupunkteur wie dem Patienten nichts Neues.

**Kommunikation und Transport**: Metall zeigt seinen Wert in allem, was leitet. Autobahnen leiten den Verkehr, Brücken verbinden durch Wasser getrennte Landgebiete, Schienen vernetzen die ganze Welt. Kabel bestehen aus Metallen, die den elektrischen Strom ebenso leiten wie menschliche Kommunikation per Telefon; die ganze Wasserversorgung im alten China wie in der modernen Welt geschieht über ein multiples Rohrsystem. Ein Flussbett besteht aus Erzen und gibt der Strömung des Wassers Führung und Festigkeit, denn: Metall ist die Mutter von Wasser!

---

[9] **Wieger, Leon**: Chinese Characters, Their Origin, Etymology, History, Classification and Signification, New York 1965. Die meisten Schriftzeichenerklärungen im Text entstammen diesem Buch, das sich eng an das *Shuo Wen Jie Zi*, ein etymologisches Wörterbuch der Han-Zeit, orientiert. Kritisch ist anzumerken, dass Etymologie keine exakte Wissenschaft darstellt, sondern eher das kulturelle Gedächtnis eines Volkes ausdrückt. Oft ist es unmöglich, den Ursprung eines Schriftzeichens genau aufzudecken, häufig gibt es mehrere verschiedene Ursprünge. Auch können sich die Bedeutungen der Zeichen im historischen Kontext verändern.

**Gold und Geld**: sind als Tauschmittel unentbehrlich für soziale Transaktionen. Geld verleiht den Dingen ihren Wert (als Tauschobjekt!) und scheint magische Fähigkeiten zu besitzen, wenn es darum geht, sich zu veräußern (Karl Marx). Geld regiert die Welt! Alles hat seinen Preis! Money makes the world go around!

Aber auch: Geld verdirbt den Charakter, erweckt Begehrlichkeiten, man ist käuflich, von der modernen Variante des Geldwaschens ganz zu schweigen.

**Edelsteine**: geben Schönheit und Glanz für den, der sie trägt. Der Diamant vermittelt lebenslangen Wert und ist die härteste Substanz, die wir kennen. Juwelen und Edelsteine können ein besonderes Gefühl von Liebe und Wertschätzung für denjenigen ausdrücken, der sie geschenkt bekommt. Diamonds are a girl's best friend! Aber: Es ist nicht alles Gold, was glänzt!

## 2.1. Die gestörte Metall-Persönlichkeit

Wenn Metall den Menschen Struktur, Härte, Format, Wert und Qualität verleiht, können wir uns leicht vorstellen, was passiert, wenn die Metall-Essenz im Menschen gestört ist. Es treten Probleme mit Strukturen auf. Entweder baut der Mensch sich sein eigenes Gefängnis, in dem er zwanghaft alles ordnen und strukturieren muss, oder er findet seine Grenzen nicht und versinkt in seinem eigenen Chaos.

Das eine Extrem lässt ihn starr und steif werden (zuviel Metall zerstört die Flexibilität des Holzes!), im anderen Fall wird dieser Mensch schlaff, labil und wankelmütig. Grenzenlose Freiheit ist keine Freiheit sondern erzeugt Unordnung! (zu wenig Metall gibt der Expansion des Holzes keine Grenzen und dem Feuer zu viel zerstörerische Kraft!)

Der rigide Mensch ist verschlossen, ängstlich gegenüber Neuem, der Strukturlose zwar nach allen Seiten offen, aber schutzlos vor Fremdeinflüssen, vor denen er sich nicht abgrenzen kann.

So lautet ein alter Witz: „Wer nach allen Seiten offen ist, ist nicht ganz dicht!" und drückt diesen Sachverhalt recht drastisch aus. Wer nicht ganz dicht ist, hat ein Leck, d. h., er verliert zu viel kostbare Energie. Dieses Phänomen zeigt sich auch in helfenden Berufen, in denen der Anfänger oft dazu neigt, sich allzu sehr den Problemen seiner Patienten zu öffnen und dadurch „ausgesaugt" wird.

Dieser „Vampirismus" führt schlimmstenfalls zur eigenen Erkrankung, weshalb die Therapeutin gut daran tut, auch einmal dicht zu machen. Im sozialen Bereich finden wir Kontakt- und Kommunikationsprobleme jeder Art: Hier den eigenbrötlerischen Sonderling, der aus Angst vor Enttäuschung niemanden an sich heranlässt, dort den rastlosen Geist, der von einer Beziehung zur anderen wechselt. Er ist immer auf der Suche nach einer perfekten Beziehung, in Wirklichkeit aber bindungsunfähig.

Wir finden den Antiquitätensammler, der sich auf den Wert seiner Schätze konzentriert und die anderen Freuden des Lebens vernachlässigt. Oft werden Dinge gesammelt, deren Tauschwert den Gebrauchswert bei weitem übersteigt. Dieses Festhalten an eigentlich wertlosen Gegenständen entspricht dem Bild einer Verstopfung.

Ich entsinne mich eines Patienten, der Schrotthändler war und eine schwere Akne nebst Stuhlverstopfung hatte, ebenso ein anderer Patient, der biblioman gewesen ist und sein Geld in eine gigantische Büchersammlung steckte. Dieser Mensch lebte in einer Wohnung, die mit Sperrmüll eingerichtet war, nur die Wände strotzten vor Regalen mit wertvollen Büchern. Nachdem seine Frau ihn verlassen hatte, kam er als Patient zu mir wegen zwanghafter Verfolgungsängste um seine „Schätze“.

Das Nicht-Loslassenkönnen kann sich auf materielle Werte, Emotionen, Gedanken, Beziehungen, Kränkungen u. v. m. beziehen. Wo immer eine Verstopfung besteht, liegt die Störung im Metall, insbesondere im Yang-Aspekt Dickdarm (siehe später).

Alle möglichen Probleme mit Geld wie übertriebener Geiz, Spielsucht, Habsucht und Sparticks sind Zeichen einer gestörten Metallpersönlichkeit. Anhänger dogmatischer Ideologien, Extreme Waffenliebhaber, Kriegsverherrlicher sind sicherlich auch metallgestört.

Es wundert nicht, wenn in einer Zeit der allgemeinen materiellen Verunsicherung und der Verluste ideeller Werte ein so rigides Geistessystem wie der Nationalsozialismus wieder deutlich erstarkt. In dieser metallorientierten (-gestörten!) Zeit sucht sich der Orientierungslose die Strukturen, die ihm vermeintlichen Schutz und Wert geben können.

Schließlich kann eine starke Neigung zu Gold oder Schmuck ein Problem in der Wandlungsphase Metall signalisieren. Sich selbst durch Juwelen aufzuwerten ist dort nötig, wo Zweifel am Selbstwert vorhanden sind. Andersherum scheinen die Energien der Edelmetalle positiv auf einen metallgeschwächten Menschen zu wirken. Diese wechselseitige Anziehungskraft wird auch in der Therapie mit Edelsteinen nutzbar gemacht.

Sicherlich sind Menschen mit einer Selbstwertproblematik irgendwie metallgestört. Bei allen Patientinnen, die sichtbar mit Schmuck behangen sind, kann dieser Aspekt schon einen Hinweis für die Diagnose geben. (Der Anschein bzw. Anblick als ein Teil der visuellen Diagnose!)

Eine interessante Parallele zu den oben aufgeführten Beziehungen Metall - Qualität - Wert - Selbstwert finden wir in der klassischen Homöopathie.

In den Arzneimittelbildern der Edelmetalle finden wir u. a. im Gemütsbereich:

**Aurum**: melancholisch, hält sich für unfähig, in dieser Welt zu leben; glaubt, er werde nie Erfolg haben; hat kein Selbstvertrauen und glaubt, andere hätten auch keines; verträgt keinen Widerspruch; nimmt alles persönlich, glaubt, der Liebe anderer nicht wert zu sein;

**Platina** (das weiße Gold): meint, ganz verlassen zu sein und allein in der Welt zu stehen; Phantasie, alles um sie herum sei sehr klein, sie selbst aber groß und erhaben; verächtliches Herablassen auf andere Leute, großer Stolz;

**Argentum nitricum**: Er fühlt sich an Geist und Körper sehr angegriffen, wagt nichts zu unternehmen, da ihm das Vertrauen auf das Gelingen mangelt; glaubt, ein Versager zu sein, dass seine Familie ihn verachtet; melancholisch, düstere Gemütsbestimmung, als ob eine dunkle Wolke über ihm hänge.[10]

Die dunkle Wolke führt uns wieder direkt ins Metall zurück. Könnte hier nicht ein Punkt der Lungen-Leitbahn angesprochen sein, *Yun Men* (Lu 2) = das Wolkentor? Indem wir diesen Punkt nadeln, öffnen wir ein Tor, durch das sich die dunklen Wolken verziehen und ein klarer Himmel zum Vorschein kommt. In diesem Sinne erscheint eine klassische Indikation des Punktes: aufsteigendes Qi bedrängt das Herz (*qì shàng chōng xīn* 氣上沖心).

Ein archaischer Metall-Typus wird im *Ling Shu* beschrieben. Dort heißt es im 72. Kapitel:

„Der Tai Yin (Metall-) Typ ist habsüchtig und lieblos. Er mag nicht verzichten und will stets nur das Feinste haben. Nach außen hin ist er freundlich, nach innen aber böse. Er zeigt nie seine wahren Gefühle, ist aber höflich und verbeugt sich tief vor jedermann. Er beobachtet scharf und ist nur auf seinen eigenen Vorteil bedacht. So sind die Menschen vom Tai Yin-Typus."

Und im 64. Kapitel des *Ling Shu*, das 25 verschiedene Menschentypen differenziert, finden wir über den Metallmenschen:

---

[10] Vergleiche **James Taylor Kent**: Arzneimittelbilder, Ulm 1958.

„Menschen, die dem Metall entsprechen, sind vergleichbar mit der hohen Shang (-Note). Ihre entsprechende Farbe ist weiß, deshalb haben die Menschen im Westen einen hellen Teint. Metallmenschen haben einen kleinen Kopf, schmale Schultern und einen zarten Rücken sowie einen zierlichen Leib.

Ihre Hände und Füße sind (ebenfalls) klein, an der Ferse steht deutlich ein Knochen heraus. Ihre Knochen sind leicht. Diese Menschen sind sehr sauber, ihr Wesen ist sprunghaft und aufbrausend. Sie können sich aber auch der Umgebung anpassen und ein Amt in der Verwaltung ausüben.

Sie vertragen Herbst und Winter, nicht jedoch Frühling und Sommer, deren Einfluss sie krank machen kann. Die Hand Tai Yin (Lungen-Leitbahn) ist (für die Behandlung dieser Menschen) von hohem Wert.“

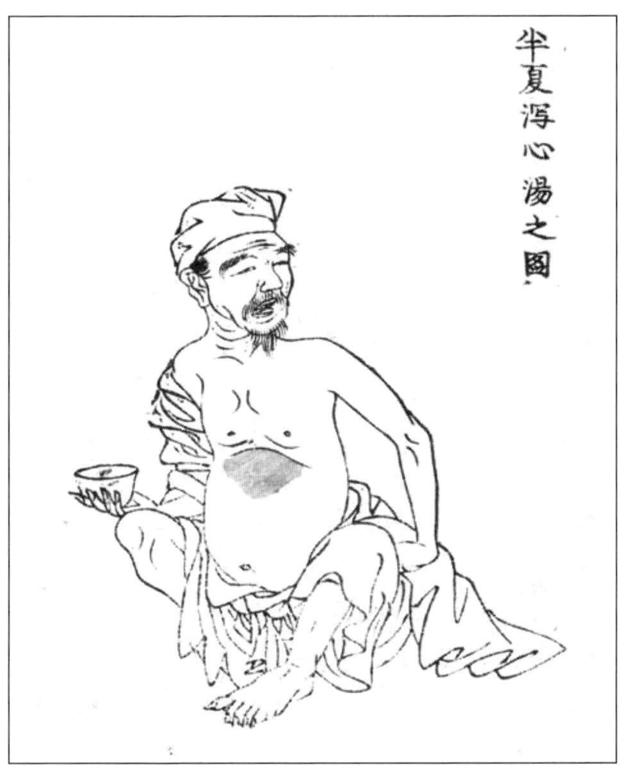


*Abbildung 4: Der Tai Yin-Typus*

## 2. 2. Elementare Metalleigenschaften

Neben der oben beschriebenen Metall-Essenz gibt es eine Reihe anderer Verbindungen mit dem Mikro-Makrokosmos. Es sind „Abbildungen“ der Zang Fu-Organe *zàng fǔ xiàng* 臟腑象, die unser menschliches Sein auf allen Ebenen reflektieren: körperlich, geistig, seelisch, emotional, sozial und kosmisch. Grundlegendes darüber finden wir im *Su Wen*, besonders in den Kapiteln 4, 5, 23 und 67.

„*Huang Di* fragt: ‚Wenn die fünf Zang-Organe den vier Jahreszeiten entsprechen, gibt es für jedes (Zang-Organ) einen besonderen Einfluss, den es empfängt?‘ *Qi Bo* antwortet: Ja. Die westliche Region entspricht der Farbe Weiß, sie tritt ein und durchdringt die Lunge. Sie hat ihre Öffnung in der Nase und speichert ihre Essenz in der Lunge. Ihre Krankheit drückt sich im Rücken aus. Ihr Geschmack ist das Scharfe, ihre Art sind die Gepanzerten. Ihr Haustier ist das Pferd, ihr Getreide der Reis, ihr Planet ist die Venus, der Kriegsplanet. Die Energie im Herbst bewegt sich nach außen, deshalb befindet sich die menschliche Energie im Herbst in der Haut und in der Körperbehaarung. Ihr Ton ist die Musiknote *shāng* 商, ihre Zahl die Neun. Ihr Geruch ist modrig und muffig.‘“ (*Su Wen*, Kap. 4)

Werden im 4. Kapitel des *Su Wen* die Entsprechungen nach den räumlichen Gegebenheiten der Erde im Sinne der Ordnungszahl Vier dargestellt, so listet das 5. Kapitel seine Bilder nach himmlischen Gesichtspunkten auf, die im Wandel der Fünf (*Wu Xing*) entstehen.

„Die westliche Region erzeugt die Trockenheit, Trockenheit bringt Metall hervor und Metall erzeugt Scharfes. Scharfes ernährt die Lunge, die Lunge ernährt Haut und Körperhaare. Haut und Körperhaare festigen die Niere, die Lunge beherrscht die Nase. Das, was im Himmel die Trockenheit erzeugt, bildet auf der Erde Metall. Am Körper ernährt es Haut und Körperhaare, von den Zang-Organen bildet es die Lunge. Von den Farben bildet es das Weiße, von den Tönen die Note Shang, in der Stimme erzeugt es das Jammern und Klagen. Bei Aufregung erzeugt es das Husten, als Körperöffnung bildet es die Nase, von den Geschmacksrichtungen das Scharfe. Von den Gefühlsregungen erzeugt es Traurigkeit. Traurigkeit schädigt die Lunge, aber Freude bezwingt Traurigkeit. Hitze schädigt die Haut und Körperhaare, aber Kälte bezwingt die Hitze. Scharfes schädigt Haut und Körperhaare, aber Bitteres bezwingt das Scharfe“ (Kap. 5).

In diesem Kapitel, in dem wieder der Westen der Ausgangspunkt ist, werden am Ende zwei Zyklen erwähnt: der Sheng-Zyklus und der Ke-Zyklus. Zuerst bringt der Westen am Himmel die Trockenheit hervor, die erzeugt auf der Erde das Metall und das Scharfe, welches schließlich die Lunge ernährt. Hier haben wir eine Vernetzung Himmel-Erde-Mensch aus der Sicht des Hervorbringens und Nährens. Aber wenn emotionale Exzesse entstehen, wenn zuviel Trauer (Metall) die Lunge schädigt, kann Freude (Feuer) die Traurigkeit überwinden, denn: Feuer kontrolliert Metall. Und wenn durch einseitige Ernährung die Haut und Körperbehaarung (Metall) durch zuviel Scharfes geschädigt werden, kann Bitteres (Feuer) hilfreich sein, denn bittere Speisen können die Schärfe kontrollieren. Die hier angewandte Dynamik der *Wu Xing* ist ein Aspekt der 2000 Jahre alten Praxis der chinesischen Medizin. Sie wendet die zyklischen Beziehungen der Fünf Wandlungsphasen untereinander an, um emotionale Störungen zu behandeln oder Diätfehler auszugleichen.

Das 23. Kapitel im *Su Wen* ergänzt weiter:

„Die 5 Zang und was sie abscheuen:
... die Lunge verabscheut die Kälte;

die 5 Zang und die Bildung der (Ye-) Säfte:
... die Lunge bildet den Nasenschleim;

die 5 Zang und was sie speichern:
... die Lunge speichert Po, die Körperseele;

die 5 Strapazen und was sie schädigen:
... zu langes Liegen schädigt die Lunge (das Qi);

die 5 Pulse und ihre entsprechende Form:
... der Lungen-Puls ist haarförmig.“

Und schließlich finden wir im 67. Kapitel des *Su Wen* noch:

„Die westliche Region erzeugt die Trockenheit, Trockenheit erzeugt Metall, Metall erzeugt das Scharfe, Scharfes fördert die Lunge, die Lunge ernährt Haut und Körperhaare, Haut und Körperhaare erzeugen die Niere. Am Himmel ist es die Trockenheit, auf Erden ist es Metall, im menschlichen Körper sind es Haut und Haare. Das Qi vollendet sich und bildet unter den Zang-Organen die Lunge.

Ihre Natur ist das Kühle (Erfrischende), ihre Tugend das Klare *qīng* 清, ihr Nutzen ist das Beständige *gù* 固, von den Farben ist es das Weiße, von den Umwandlungen das Sammeln *liàn* 歛; ihre Tierart sind die Geschuppten (mit Panzer), in der Politik ist sie unnachgiebig und stark *jìn* 勁, in ihrer Jahreszeit herrschen Nebel und Tau *wù lù* 霧露, ihre Veränderung im Verhalten ist die unbarmherzige Strenge *sù shā* 肅殺, ihr Unheil (Unglück) ist das Ergrauen (Altwerden) und der Zerfall, von den Geschmacksrichtungen bildet sie das Scharfe, ihre Gefühlsregung ist die ängstliche Sorge *yōu* 憂."[11]

Was hier der Vollständigkeit halber aufgelistet wird, soll später noch detailliert untersucht und seinen praktischen Nutzen für die klassische Akupunktur herausgearbeitet werden.

---

[11] Die hier vorgestellten Textstellen sind Übersetzungen aus: *Huáng Dì Nèi Jīng Sù Wén Yì Shì* 皇帝内经素文译释 („Des gelben Kaisers Klassiker des Inneren, einfache Fragen – Übersetzung und Erläuterungen"), Shanghai 1959.

# 3. Die Metallfunktionen im Mikrokosmos

## 3.1. Der Premierminister und sein Beamter

Die Funktionen der Wandlungsphase Metall im Menschen werden ausgeübt von der Lunge *fèi* 肺 und vom Dickdarm *dà cháng* 大腸. Beide stehen in einem Innen-Außenverhältnis (*biǎo lǐ* 表裡) zueinander und verhalten sich wie Yin und Yang.

Die Lunge ist der Yin-Aspekt des Dickdarms und der Dickdarm ein Teil des Yang der Lunge. Alles, was innen, im organischen und im emotionalen Bereich des Menschen stattfindet, ist Domäne der Lunge. Das, was das Äußere angeht, Haut, Körperhaare, Nase, bioklimatische Faktoren wird bevorzugt über die Dickdarm-Leitbahn behandelt.

„Die Lunge verhält sich zum Dickdarm wie Innen und Außen. Die Verfassung des Dickdarms zeigt sich an der Haut des Menschen. ... Die Lunge entspricht innen dem Dickdarm und außen der Haut. Wenn die Haut eines Menschen grob ist, ist die Maserung seines Dickdarms ebenfalls grob ... wenn die Haut glatt ist, ist auch der Dickdarm gelockert und entspannt.“ (*Ling Shu*, Kap. 47).

### 3.1.1. Die Lunge

Das Schriftzeichen *fèi* 肺 hat als Radikal Fleisch (Organ), daneben das Bild von Pflanzen, die sich aus dem Erdboden nach oben ranken. Kriechende Pflanzen, die sich unzählig verzweigen (Wieger, L. 79 G). Das Symbol zeigt ein anatomisches Bild der Lunge mit ihren Fasern, Verästelungen und Abzweigungen.

Das Phonetikum von *Fei* heißt *shì* 市 und bedeutet auch: ein Markt, ein Marktplatz, Handel treiben. Es wird ein Ort beschrieben, an dem ein reger Austausch stattfindet. Die Lunge ist der Ort des Austausches überhaupt. Die klare Energie des Himmels *qīng qì* 清氣 wird hier aufgenommen und die trübe Energie des Menschen *zhuó qì* 濁氣 ausgeschieden. Dies geschieht vermittels einer rhythmischen Atembewegung.

Das Amt der Lunge im Staatsapparat Mensch wird deshalb im *Su Wen*, Kap. 8 wie folgt definiert:

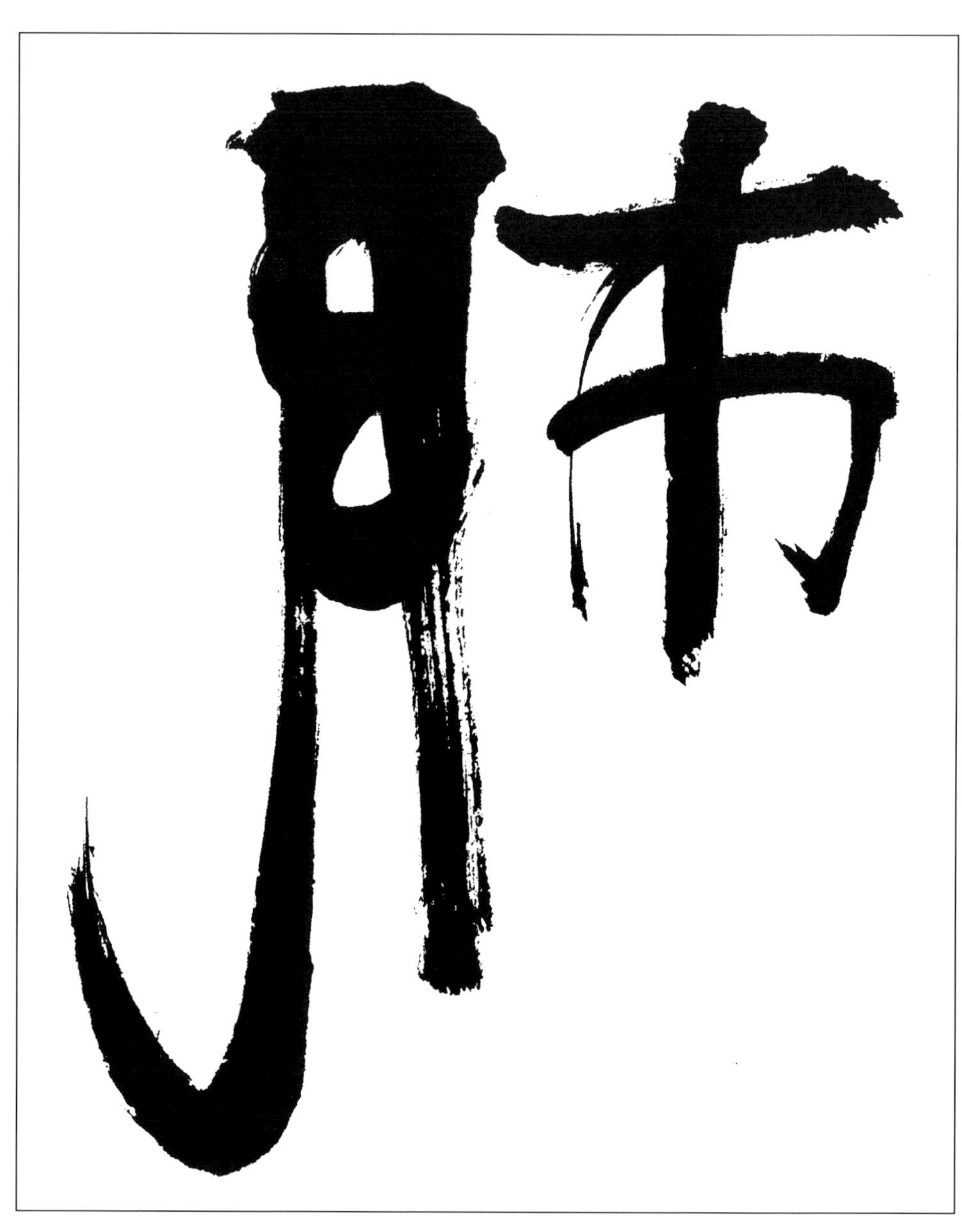


*Abbildung 5: Die Lunge Fei*

肺者相傅之官治節出焉.
*fèi zhě xiāng fù zhī guān zhì jié chū yān.*

„Die Lunge hat das Amt eines Staatsministers und Kanzlers. Ein geordneter Rhythmus geht von ihr aus."

Die Lunge steht in der Hierarchie der Organfunktionen gleich an zweiter Stelle. Ihre Aufgabe ist es, dem Herzen zu dienen. Als Premierminister hat sie das Amt des höchsten Verwaltungsangestellten im Reich inne, der den Regierungsgeschäften vorsteht. Die Lunge übt damit die offizielle Staatsgewalt aus. Sie ist der verlängerte Arm des Herz-Kaisers, der in der verbotenen Stadt residiert (vom Herzbeutel geschützt!) und das *wú wéi* 無為 praktiziert, um dem Dao zu folgen.

Für das Tun *wéi* 為 (zum Regieren) braucht der Herz-Kaiser jedoch den ausführenden Lungen-Minister. Das Herz kontrolliert die Lunge im Ke-Zyklus, beide Funktionen sind also eng miteinander verknüpft. Beide Organe befinden sich an privilegierter Stelle im Körper, im himmlischen Bereich des oberen Erwärmers. Die Lunge beherrscht das Qi, das Herz beherrscht das Blut, das Qi folgt dem Blut wie ein Schatten der Gestalt.

Das Zusammenspiel von aktiver und struktiver Energie ist die Voraussetzung für alle physiologischen Prozesse im Menschen. „Wenn Blut und Qi harmonisch eingestimmt sind, können Ying- und Wei-Qi frei fließen und den Menschen gestalten." (*Ling Shu*, Kap. 54).

In dieser Teamarbeit ist die Einhaltung der Rangordnung sehr wichtig. Der Staatsminister regelt zwar die Regierungsgeschäfte, aber immer nur auf Anweisung des Kaisers. Ist dieser zu schwach, rebelliert der Premier. Viele Probleme in einer Monarchie kommen daher, dass der Herrscher zu weich und die Minister zu hochmütig sind! Dies passiert im großen wie auch im kleinen Königreich des menschlichen Körpers.

Eine Linksherzinsuffizienz ist ein extremes Beispiel dafür: Eine Schwäche der linken Herzkammer führt zum Rückstau des Blutes im Lungenkreislauf. Als Folge treten Symptome wie Dyspnoe, Stauungsbronchitis, Reizhusten und Asthma kardiale auf. Aus chinesischer Sicht missachtet die Lunge das Herz und Qi und Blut stagnieren im oberen Erwärmer.

In der Therapie muss der Kaiser gestützt werden und das widrig nach oben drängende Lungen-Qi abgesenkt werden.

Punkte, um das Herz-Qi zu stärken: He 7, 9, Bl 15 (bei Yang-Leere Moxa!), Punkte, um das Lungen-Qi abzusenken: Lu 1, Lu 4, Lu 9, Di 4, Di 18 u. v. m.)

Wenn der Lungen-Minister sein Amt gut ausübt, entsteht ein geordneter Rhythmus *zhì jié* 治節.

*Zhì* 治 heißt eigentlich ordnen, verwalten, regieren, aber auch heilen und bestrafen. Eine geordnete Regierung ist in der Lage, das Reich gesund zu halten, nur ein gesunder (heiler) Mensch kann ordentlich regieren. Wir haben hier ein schönes Beispiel dafür, wie im alten China Heilung und Regieren unter einem Zeichen gleichgesetzt wurde. Ein Anspruch, der hier wie dort schon längst nicht mehr realisiert ist.

*Jié* 節 bezeichnet die Knoten im Bambus, gelenkige Verbindungsstücke, reguläre Abschnitte in Zeit und Raum. Das Radikal ist Bambus, und das Bemerkenswerte am Bambus ist, dass seine Knoten die Konzentration seiner Lebenskraft darstellen. In jedem Knoten sitzt konzentrierte Kraft, die gleichmäßigen Abstände vermitteln den Rhythmus des Wachsens. Bambus ist eine Emblem für Dauerhaftigkeit und Stabilität, seine Form ist klar strukturiert, er ist eines der wichtigsten Naturprodukte Chinas. Bambusplättchen ersetzten früher Zahlungsmittel und Schreibpapier u. v. m.[12]

*Jie* als Zeitstruktur finden wir auch in den 24 Zeitperioden eines Jahres, den *jié qì* 節氣 = „Qi-Knoten" im Jahresumlauf wieder. Es sind klimatische Perioden von jeweils 15 Tagen, in denen sich das Qi des Himmels spürbar verändert und die von den Landarbeitern ein angepasstes Verhalten erfordern. (siehe später)

Den 24 Zeitabschnitten des Jahresrhythmus entspricht im Mikrokosmos ein geordneter Rhythmus des Lungen-Ministers, der in 24 Stunden das Qi im großen Energiekreislauf durch den Körper treibt. (Organuhr!) Die Lunge kontrolliert und beherrscht das Qi. Die Synthese des menschlichen Qi erfolgt rhythmisch über die Atmung: Ein Rhythmus, bei dem jeder mit muss, eine wellenförmige Ausbreitung in jede Zelle, in jede Aktion, in jede Funktion!

[12] Siehe auch **Wolfram Eberhard**, Lexikon chinesischer Symbole, Köln 1985, S. 31 f.

Dies zeigt sich:

**körperlich**: im Atem, im Puls, im rhythmischen Gehen, Sprechen, Tanzen, im rhythmischen Krafteinsatz, im Liebesakt

**geistig**: im Schlaf-Wach-Rhythmus, im Wechsel von rationalem Denken und Intuition, Wachzustand und Traum, im richtigen Lehr- Lernrhythmus

**seelisch**: im Wechsel zwischen Liebe und Hass, Bindungs- und Trennungsfähigkeit, Begehren und Verzichten können, Haben und Sein

**emotional**: im rhythmischen Wechsel der Gefühle, situationsbedingt und -angepasst, ohne Exzesse oder Unterdrückung, besonders deutlich in der Trauer

**sozial**: in der Anpassung an verschiedene Lebensrhythmen wie Arbeit, Freizeit, Urlaub, Rente, Krankheit; im zwischenmenschlichen Bereich in der Fähigkeit der Öffnung und Abgrenzung, Nähe und Distanz, Ich und Wir-Gefühl, rituelle Gruppenprozesse

**kosmisch**: in der Anpassung an sich verändernde klimatische Bedingungen (Klimawandel) und astrologische Einflüsse, eine Fähigkeit, die gerade heute an unseren Lungen-Minister hohe Anforderungen stellt.

Rhythmus ist immer Eigenrhythmus und Merkmal für die individuelle Entfaltung eines Menschen. Wer seinen Rhythmus gefunden hat, ist ausgeglichen und zeigt seine Individualität gegenüber anderen Menschen. Wer seinen Rhythmus verloren hat, gerät aus dem Takt und wird krank.

Auch Fremdrhythmen, die den Eigenrhythmus überlagern, können krank machen: Schichtarbeit, Nachtarbeit, ständiger sozialer Druck, Mobbing, Ehekrisen, auch regelmäßige Flugreisen können den Rhythmus stören (*Jet Lag*). Schließlich kann auch ein schwerer Verlust, ein Sterbefall, unerwartete Arbeitslosigkeit und der Eintritt ins Rentenalter die Lungenfunktion so schwächen, dass der Rhythmus verloren geht. Die chinesische Medizin nennt dies Lungen-Qi- Schwäche *fèi qì xū* 肺氣虛.

Ist die Lungenfunktion erst einmal geschwächt und der Eigenrhythmus aus dem Takt, dann funktioniert das Öffnen und Schließen der Poren nicht mehr ordentlich und beim leisesten Windhauch stellt sich ein, was man allgemein eine „Erkältung“ nennt.

Im seelischen und emotionalen Bereich ist man ebenfalls verschnupft, alles wird als Angriff empfunden, Trübsinnigkeit, Depressionen und Melancholie treten vorübergehend oder chronisch auf. Es ist aus der Sicht der chinesischen Medizin nichts Besonderes, dass bei stärkeren Wetterschwankungen bestimmte Menschen in ein Stimmungstief stürzen, einer Depression verfallen oder besonderen Zuspruchs bedürfen. Zwischen all diesen Störungen und der Grundfunktion der Lunge besteht eine natürliche Wechselwirkung: Ist der Eigenrhythmus aus dem Takt, dann ist man Fremdeinflüssen hilflos ausgeliefert. Ein schwaches Lungen-Qi bedeutet gleichzeitig eine schwache Abwehrkraft (*zhèng qì* 正氣) und mangelhafte Abgrenzung. Und, wie wir oben gesehen haben: Wer nach allen Seiten offen ist, ist nicht ganz dicht, ungeschützt wird er gnadenlos überwältigt.

Zu Recht steht die Lunge an zweiter Stelle in der Hierarchie des mikrokosmischen Staatsapparats; sie nimmt den himmlischen Rhythmus entgegen und sorgt dafür, dass wir uns anpassen können, um unseren eigenen Rhythmus zu finden. Die Lunge vermittelt so Schwingungsfähigkeit auf allen Ebenen!

Als Beispiel für einen vollkommenen Rhythmus soll eine Parabel aus dem dritten Buch des *Zhuang Zi*, Kap. 2, dienen:

Fürst Wen Hui's Koch:

„Der Fürst Wen Hui hatte einen Koch, der für ihn einen Ochsen zerlegte. In der Bewegung seiner Hand, im Druck seiner Schulter, im Stemmen seines Knies und im Auftreten seines Fußes lag Takt und Rhythmus wie in der Musik des Maulbeerwaldes. Ritsch, ratsch, trennte sich die Haut und zischend fuhr das Messer durch die Fleischstücke.

Bewundernd sprach der Fürst: ‚Großartig, das nenne ich vollendete Kunst!'

Der Koch legte das Messer beiseite und antwortete, zum Fürsten gewandt:

‚Dein Diener liebt das *Dào* 道, das ist mehr als die vollendetste Geschicklichkeit. Als ich anfing, Ochsen zu zerlegen, sah ich nichts als Ochsen vor mir. Nach drei Jahren war ich soweit, den ganzen Ochsen mit den Augen zu zerlegen.

Heute erfasse ich den Ochsen mit dem Geist und nicht mit den Augen. Vom Wissen meiner Sinne bin ich abgekommen, ich folge nur noch den Regungen meines Geistes. Dabei folge ich den himmlischen Prinzipien, dringe in die großen Spalten ein und passiere die großen Hohlräume. Geschickt folge ich auch den kleinsten Zwischenräumen zwischen Muskeln und Sehnen, von den großen Gelenken ganz zu schweigen.

Ein guter Koch wechselt sein Messer *dāo* 刀[13] einmal im Jahr, weil er schneidet. Ein gewöhnlicher Koch wechselt sein Messer jeden Monat, weil er hackt. Ich habe mein Messer nun schon 19 Jahre und schon viele tausend Ochsen damit zerlegt, und doch ist seine Klinge wie frisch geschliffen.

Nun haben die Gelenke feine Zwischenräume, des Messers Schneide hat jedoch keine Dicke. Was aber keine Dicke hat, dringt in die feinsten Zwischenräume ein, ungehindert, spielerisch, der Klinge genügend Platz lassend.

Darum habe ich mein Messer nun schon 19 Jahre und die Klinge ist so scharf wie frisch geschliffen.

Und dennoch, immer wenn ich an Gelenkverbindungen komme, sehe ich Schwierigkeiten. Vorsichtig gebe ich acht, sehe zu, wo ich halt machen muss und gehe ganz langsam weiter, das Messer nur unmerklich bewegend.

Plötzlich ist das Gelenk auseinander und fällt wie ein Erdkloß zu Boden. Dann richte ich mich auf, das Messer in der Hand, blicke mich nach allen Seiten um, zögere noch einen Augenblick und wische zufrieden das Messer ab und tue es beiseite.'

Fürst Wen Hui sprach: ,Vortrefflich! Ich habe die Worte eines Kochs gehört und die natürliche Lebenspflege vernommen!'"

---

[13] Man beachte die Doppeldeutigkeit von **Dao** hier im Text: einmal als Lebenspflege 道, das andere Mal als Messer 刀. Der richtige Umgang mit dem Messer beim Zerlegen des Fleisches entspricht hier dem Handeln nach natürlichen Bewegungsabläufen bzw. dem *Wu Wei*.

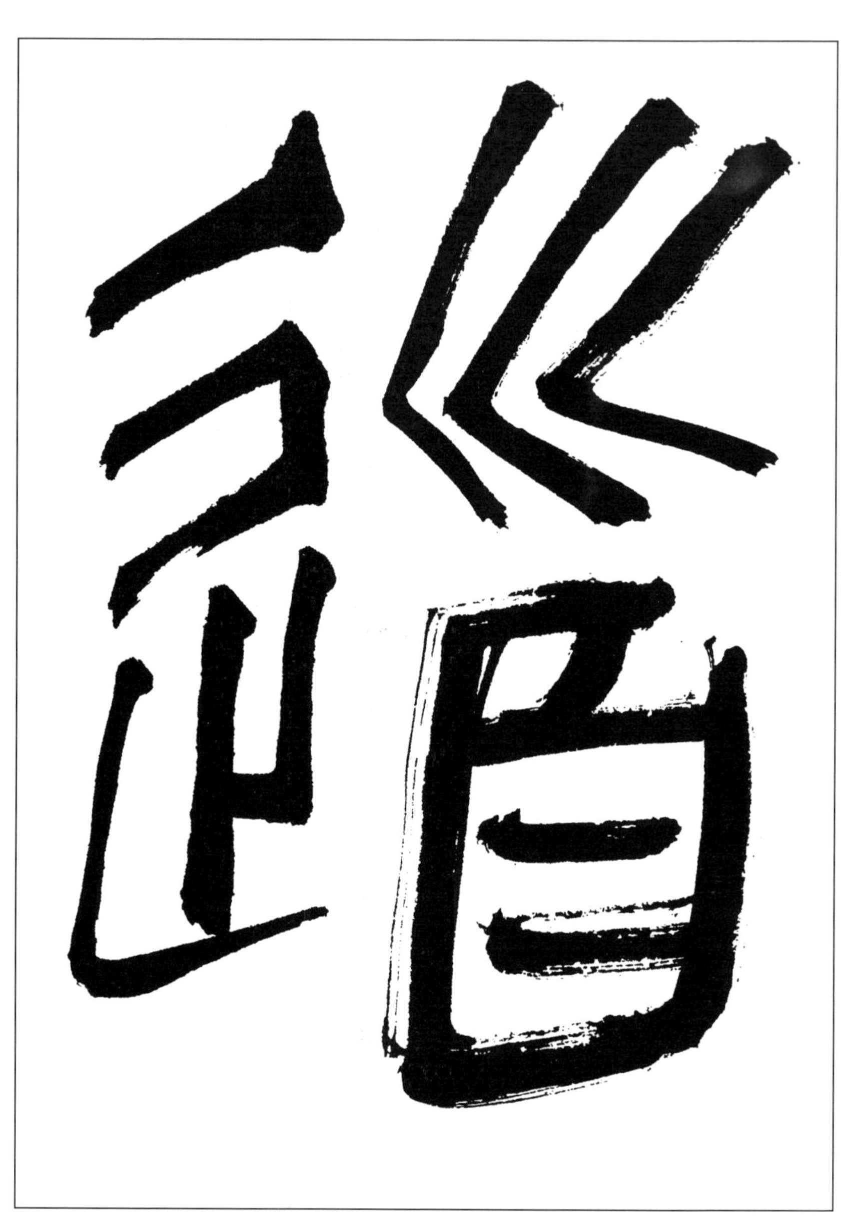

*Abbildung 6: Dao – der rechte Weg*

### 3.1.2. Der Dickdarm

*Dà Cháng* 大腸 = „der große Darm“ ist der Yang-Aspekt in der Wandlungsphase Metall.

Das Schriftzeichen für *Chang* hat ebenfalls das Radikal Fleisch, daneben *yáng* 昜, das Bild von Sonnenstrahlen, die über dem Horizont erscheinen (Wieger, L. 101 B). Es ist das gleiche Phoneticum wie bei *yáng* 陽 = das aktive, männliche Prinzip, bei dem ein Berg als Radikal davorsteht. Für sich alleine bedeutet es: sich ausbreiten, glänzend, sich ausdehnen, strahlend. *Cháng* 腸 = das Organ, welches seine Yang-Kraft entfaltet, (Metall-Yang), oder: das Organ, welches glänzt. Letzteres wohl auch als visuelle Wahrnehmung des weißlich glänzenden Dickdarms.

Im Mikrokosmos erfüllt der Dickdarm die Aufgabe eines Entsorgungsbeamten. Im *Su Wen*, Kap. 8, heißt es:

大 腸 者 傳 道 之 官 變 化 出 焉.
*Dà cháng zhě chuán dào zhī guān biàn huà chū yān.*

„Der Dickdarm ist verantwortlich für den freien Durchgang. Veränderung und Wandel gehen von ihm aus!“

Die Schriftzeichen, die sein Amt festlegen, sind:

*Chuán* 傳 bedeutet: verbreiten, übermitteln, verkünden, überliefern, aber auch fortpflanzen, die Lebensgeschichte; sich ausbreiten. Das Schriftzeichen zeigt einen Mann, der eine Botschaft verkündet, die auf einer Tafel geschrieben steht (Wieger, L. 91 F).

*Dào* 道 ist das Dao, das unaussprechlich ist, der natürliche Weg, ein Leben im Einklang mit den Naturgesetzen. Das älteste Schriftzeichen für *Dao* zeigt das Herabströmen der himmlischen Kraft, welche auf das Auge wirkt und zu einer höheren Einsicht führt; daneben die zum Gebet erhobene Hand. Der ursprüngliche Sinn war also, den Himmel zu bitten, seinen reinen Lebensstoff auf das Auge herabsenken, um sittliche Vollkommenheit zu erlangen. Das zweite, heute gebräuchliche Zeichen für *Dao* stellt an die Stelle der betenden Hand das Zeichen für Fuß bzw. für gehen. Damit wird das eigene Bemühen um Wirkkraft und Vollkommenheit betont.

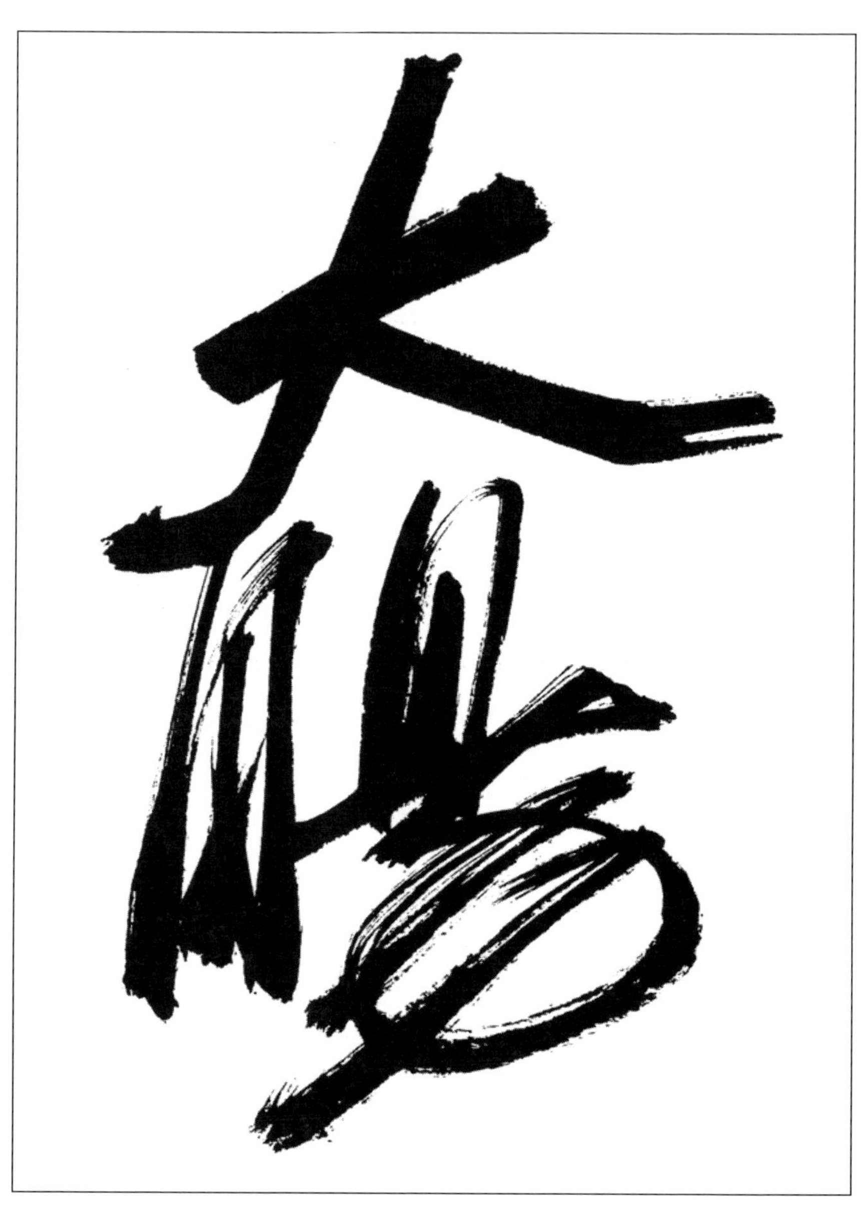

*Abbildung 7: Der Dickdarm Da Chang*

Das Schriftzeichen bedeutet nun einen Weg, der nicht nur mit den Füßen begangen, sondern auch mit dem Kopf (bewusst) verfolgt werden muss.[14]

Dieser Bedeutungsinhalte eingedenk, ließe sich das Zitat im *Su Wen*, Kap. 8 auch so übersetzen:

„Der Dickdarm ist der Beamte, der das Dao verkündet. Erst dann kann Veränderung und Wandel stattfinden!"

Was für ein gewaltiges Amt für den Dickdarm! Die Lehre des rechten Weges verkündend, bringt der große Darm den Restmüll seinen Weg entlang. Das Durchlassen und Eliminieren von Abfall vollzieht sich nicht nur im stofflichen Bereich. Emotionen, Gedanken, Beziehungen sind ebenfalls im Wandel und müssen ihren natürlichen Weg gehen. Auch sie müssen entsorgt werden, wenn sie für uns wertlos geworden sind. Was würde passieren, wenn unsere Müllabfuhr im Körper streikt? Der Abfall würde sich anhäufen, zu faulen beginnen und stinken. Unrat, Bakterien, alle möglichen Krankheitserreger und üble Einflüsse *xié qì* 邪氣 würden sich vermehren und schließlich Krankheiten erzeugen.

Das Bild einer Verstopfung ist auf allen Ebenen möglich:

**körperlich**: als Obstipation, Akne oder Aufgeblähtheit des Abdomens;

**geistig**: als „schmutzige" Gedanken, negatives Denken, das unser Handeln auf den Irrweg führt, Denken, das uns lähmt und handlungsunfähig macht;

**seelisch**: die spirituelle Entwicklung ist blockiert, Gott ist tot, Endzeitstimmung, die Verbindung zum Ganzen, zur kosmischen Seele *shén* 神 ist unterbrochen;

**emotional**: als Unfähigkeit, adäquat Gefühle auszudrücken; keine Trauer bei Verlust, unterdrückter Ärger bei Einschränkung etc.;

**sozial**: als Festhalten an unerträglichen Beziehungen bzw. keine Nähe mehr zulassen zu können;

---

[14] Vgl. **E. V. Zenker:** Der Taoismus der Frühzeit, Leipzig 1943, S. 6.

**kosmisch**: als die Unfähigkeit zu schwitzen, selbst bei großer Hitze; die Hautporen sind verstopft, so dass nichts hineinkommt, aber auch nichts herausgelassen werden kann; ein dickes Fell haben, unsensibel gegenüber atmosphärischen Schwingungen sein, man hat zugemacht.

Ein wichtiger Punkt bei allen Formen der Verstopfung ist *He Hu* (Di 4) = Tal der Harmonie.

Di 4 hat auch den Beinamen: „The Great Eliminator", also „Der große Ausscheider". Besonders in Verbindung mit *Tai Chong* (Le 3) = Größte Hauptverkehrsstraße werden alle Formen von Qi- und Blut-Stagnationen gelöst. Bei dieser Kombination spricht man auch vom Öffnen der vier Schranken (*sì guān* 四關). Wann immer ein Patient in meiner Praxis einen lösenden emotionalen Ausbruch hatte, war oft auch *He Gu* (Di 4) beteiligt. Er ist ebenfalls einer der wichtigsten Punkte, um einen Schweißausbruch herbeizuführen.

Erst wenn der Mensch die auf ihn wirkenden Einflüsse richtig verdaut und die für ihn unbrauchbaren Teile ausgeschieden hat, kann Veränderung und Wandel stattfinden! Diese Funktion des Dickdarms ist im Binom *Bian Hua* ausgedrückt:

*Biàn* 變: bezeichnet eine Veränderung entlang einer Linie, also eine räumliche Bewegung, während der sich ein Gegenstand quantitativ verändert. Die Nahrungsreste gelangen in den Dickdarm und werden hier „eingedickt", d. h. geformt und strukturiert, indem Wasser entzogen wird.

*Huà* 化: ist eine Veränderung, die eine qualitative Umwandlung zur Folge hat. Das Schriftzeichen zeigt einen Menschen, den man umdreht, indem man ihm Wissen vermittelt (Wieger, L. 30 D). Das nunmehr Wertlose wird über das Rektum ausgeschieden und verliert seine Beziehung zum Organismus.

Die Entleerung wiederum schafft die Voraussetzung für neues Aufnehmen. Eine Verstopfung, das Festhalten an wertlosen Dingen, widerspricht den natürlichen Bewegungstendenzen des Dickdarms.

Besser ist, beizeiten loszulassen!

Dies ist die Botschaft des Dickdarms als Beamter, der den rechten Weg, das Dao, verkündet.

Als Yang-Aspekt im Metall hat der Dickdarm auch etwas mit unser väterlichen Energie zu tun, mit Autorität und Würde, mit Ehre und Schande. Die Vermittlung dieser Werte ist eng verbunden mit männlichen Vorbildern und Vaterfiguren. Wieder ist es *qián* 乾 = das Schöpferische, das uns in den Trigrammen des *Yi Jing* als väterliche Energie begegnet.

Es sind meist Autoritätsfiguren wie Priester, Lehrer, Gurus, Götter, Richter, Vorgesetzte und in erster Linie unser leiblicher Vater, die uns sagen, was richtig und ehrenhaft ist. Sie vermitteln uns das Gefühl von Stolz, Ehre, Selbstwert, Pflichtgefühl und Gerechtigkeit. Wer ständig gegen Autoritäten rebelliert, zeigt ebenso ein Ungleichgewicht in der Energie seines Dickdarms wie der Autoritätshörige, der einen starken Mann braucht, der ihm sagt, wo es lang geht.

Der Sohn eines hohen Politikers oder das Kind eines dogmatischen Geistlichen sind gute Beispiele für die gestörte Vaterenergie des Dickdarms. Der eine wird Mitglied einer radikalen Bewegung, der andere Mitglied einer Sekte. [15] In beiden Fällen passiert unbewusst eine Auflehnung gegen das überstarke Vaterimago. Auch der ewige Alles- oder Besserwisser, der ständig mit seinem Wissen glänzen muss, zeigt ein instabiles Selbstwertgefühl. Die Vater-Kind-Beziehung ist eine wichtige Basis für ein intaktes Selbstwertgefühl im Kind und später beim Erwachsenen. Es ist der Dickdarm, der eng mit dieser Werte und Selbstvertrauen vermittelnden Vaterenergie verknüpft ist.

---

[15] So war Ulrike Meinhof z. B. die Tochter eines Pastors; viele Schauspielerinnen und Schauspieler sind Kinder von berühmten Stars und stehen, in den Fußstapfen der Eltern, unter einem enormen Erwartungsdruck. Auch der Stolz eines Vaters auf seinen Sohn kann eine lähmende Wirkung auf das Kind haben, wenn es das Versagen des Vaters kompensieren soll.

# 4. Metall im Makrokosmos

## 4.1. Himmlische Entsprechungen

Der Himmel, chin. *tiān* 天, hat in der chinesischen Kosmologie verschiedene Bedeutungsfacetten.

*Tian* = der Himmel, der oberste Herrscher des Universums, Natur, natürlich, Tag, Wetter u. v. m. Das Schriftzeichen zeigt einen Menschen und darüber das Eine als Symbol für die unermessliche Ausdehnung des Kosmos über dem Menschen (Wieger, L. 1 C).

Als Yang-Aspekt im Makrokosmos umfasst *Tian* alle aktiven, dynamisierenden Einflüsse des Kosmos und damit alle klimatischen und interstellaren Energien, die auf den Menschen einwirken. Als Yang-Aspekt zu *dì* 地 = der Erde, entspricht *Tian* = der Himmel dem zeitlichen Geschehen im Makrokosmos.

### 4.1.1. Die Himmelsstämme

Die Himmelstämme *tiān gān* 天干 sind Zeitembleme für die Tage und Jahre im chinesischen Kalender. Ihre Zeichen gehören zu den ältesten chinesischen Schriftzeichen und wurden bereits auf Schildkrötenpanzern geritzt.

Mit der Metall-Phase verbunden sind:

a) *Gēng* 庚, der 7. Himmelsstamm = Yang im Metall (Dickdarm)

Das Schriftzeichen stellt rechts und links zwei Hände dar, die etwas tragen oder schwingen. Nach Wieger bedeutet es das Schälen oder Stampfen von Reis durch einen Mörser (Wieger, L. 102 B). Ein anderer Kommentar deutet das Zeichen als Speicherung der Ernte. Der Herbst als Jahreszeit des Metalls dient der Sammlung und Vorbereitung zur Speicherung für den Winter. Im Zeichen wird ein aktiver Prozess während der Ernte beschrieben. *Geng* steht auch für Westen und für Lebensalter und reiht sich so in das Entsprechungssystem des Metalls ein.

b) *Xīn* 辛, der 8. Himmelsstamm = Yin im Metall (Lunge)

Es zeigt das Bild einer Beleidigung und der darauffolgenden Bestrafung. Ein Untergebener verhält sich seinem Herrn gegenüber beleidigend und wird gezüchtigt (Wieger, L. 102 H). Ein anderer Kommentar interpretiert *Xin* mit Bitternis und Gram. Es zeigt die Traurigkeit, die sich der Seele beim Herannahen des Winters bemächtigt. Auch hier wieder die Beziehung zum Herbst, der Jahreszeit für Bestrafungen und die Phase der natürlichen Trauer, die einem befällt, wenn man die Vergänglichkeit des Lebens spürt. Es wird eine Reaktion dargestellt, die mit der Yin-Kraft des Metalls korrespondiert. *Xin* bedeutet auch scharf bzw. das Scharfe und bezeichnet u.a. den Geschmack der Wandlungsphase Metall (siehe später).

In der klassischen Akupunkturliteratur geben die Himmelsstämme zeitliche Richtlinien für eine korrekte Behandlung und Prognose:

„Die Lunge herrscht im Herbst. Die Leitbahnen der Hand Tai Yin (Lunge) und Yang Ming (Dickdarm) beherrschen die Behandlung (ihrer Erkrankungen). Ihre Tage sind *Geng* und *Xin*. Wenn das Lungen-Qi gegenläufig nach oben steigt, werden bittere Speisen es (nach unten) abfließen lassen." (*Su Wen*, Kap. 22).

„Eine Lungenkrankheit heilt an den Tagen *Ren* und *Gui*. Genest (die Krankheit) an diesen Tagen nicht, verschlimmert sie sich an den Tagen *Bing* und *Ding*. Stirbt der Kranke an diesen Tagen nicht, beruhigt sich (die Krankheit) an den Tagen *Wu* und *Ji*. An den Tagen *Geng* und *Xin* erhebt sich (der Kranke aus dem Bett)." (ebenda) [16]

Das *Ling Shu* definiert Beziehungen zwischen den zehn Himmelsstämmen und den Leitbahnen: „*Geng* (-Tage) beherrschen die Shao Yin (Herz-Leitbahn) der rechten Hand, *Xin* (-Tage) beherrschen die Tai Yin (Lungen-Leitbahn) der rechten Hand." (Kap. 41)

---

[16] Neben den für Sinologen so gängigen Parallelkonstruktionen finden wir in dieser Passage einen konsequent angewendeten Cheng-Zyklus, denn alle Krankheiten verschlimmern sich an den Tagen der kontrollierenden Wandlungsphase. So werden Lungerkrankungen (Metall) an den Tagen *Bing* und *Ding* (Feuer) schlimmer, denn Feuer kontrolliert das Metall, und da wir hier von einer Schwäche ausgehen können, wirkt der pathologische Überwältigungszyklus. Der Text geht von ernsten Krankheiten aus, die an den kontrollierenden Tagen tödlich enden können. Stirbt der Patient aber an diesen Tagen nicht, dann findet er Unterstützung (*chí* 持) im Hervorbringungszyklus, am Beispiel des Lungenkranken an den Tagen *Wu* und *Ji*, die der Erde entsprechen, denn Erde ernährt das Metall (Lunge). Eine mögliche Genesung kann an den dem Organ entsprechenden Tagen *Geng* und *Xin* erfolgen. Der dafür stehende Terminus *qǐ* 起, der hier mit „sich erheben" übersetzt wird, bestätigt die Schwere der Erkrankung, die wohl mit Bettlägerigkeit einhergeht.

An diesen Tagen ist das Qi in den genannten Leitbahnen besonders üppig, eine tonisierende Therapie dieser Meridiane sollte dann unterbleiben.

Wir haben oben gesehen, dass dem Metall resp. Dickdarm und Lunge die beiden Himmelsstämme *Geng* und *Xin* zugeordnet sind. Warum hier eine Beziehung zur Herz-Leitbahn hergestellt wird, bleibt offen. Selbst *Qi Bo*, der himmlische Meister und Lehrer *Huang Di's*, beantwortet diese Frage nebulös:

„Wir haben hier über Yin und Yang von Himmel und Erde gesprochen und nicht über die 5 Wandlungsphasen und 4 Jahreszeiten. Yin und Yang haben verschiedene Namen und keine (feste) Form. Ihre Zahl kann 10 betragen, ihre Trennung 100 ausmachen, ihre Verbreitung sogar 1.000. Wenn sie sich ausdehnen, kann ihre Summe sogar 10.000 betragen. Deshalb ist es so!" (ebenda)

Dann gibt es noch bestimmte Regionen, die man während der Metall-Tage nicht nadeln oder moxen darf:

*Sun Si Miao* listet diese im 29. Kapitel des *Qian Jin Yao Fang* auf; der Abschnitt heißt: „Tage, die der menschliche Geist fürchtet".

„An *Geng* (-Tagen) meide (Punkte im Bereich) der Lunge, an *Xin* (-Tagen) meide (Punkte im Bereich) des Fußes."

Das 61. Kapitel des *Ling Shu* („Die fünf Verbote") schließlich beschreibt folgende Verbote für die Metall-Tage:

„An den Tagen *Geng* und *Xin* sollte man selbstverständlich die Hüft- und Kniegelenke nicht nadeln."

Für die praktische Anwendung der Himmelsstämme muss der chinesische Kalender in unsere westliche Zeit „übersetzt" werden. Der Einfachheit halber werden die *Geng*- und *Xin* -Tage für das Jahr 2007 tabellarisch aufgelistet:

- *Geng*: 4.8, 14.8, 24.8, 3.9, 13.9, 23.9, 3.10, 13.10, 23.10, 2.11 usw.
- *Xin*: 5.8, 15.8, 25.8, 4.9, 14.9, 24.9, 4.10, 14.10, 24.10 usw.[17]

[17] Siehe *Bǎi Nián Lì* 百年曆 = Der 100-jährige Kalender, ohne Jahresangabe.

Da die Himmelsstämme einen 10er Zyklus durchlaufen, ist es sehr einfach, die weiteren Metall-Tage aus einem westlichen Kalender zu ergänzen. Leitbahnen, die dem Himmel entsprechen, erhalten quasi einen „kosmischen Extraschub" an Qi an ihren Tagen. So werden an den Geng-Tagen und Xin-Tagen Dickdarm und Lunge zusätzlich aktiviert, was bei einer Schwäche der Funktionskreise günstig ist, bei einer Fülle aber auch zum Nachteil gereichen kann. Dieser Aspekt der Chronoakupunktur hat eine diagnostische Relevanz: Patienten mit einer Lungen-Schwäche werden sich an den Xin-Tagen wohler fühlen, Patienten mit einer Fülle-Obstipation an einem Geng-Tag schlechter. Für die Therapie ist es von Vorteil, Lunge und Dickdarm an ihren angestammten Tagen zu behandeln.

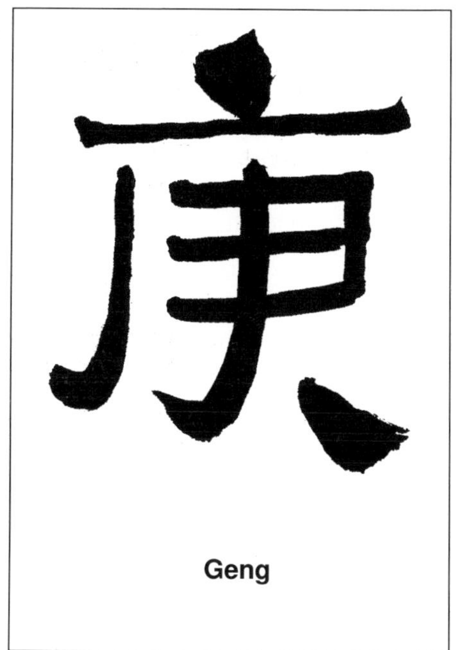


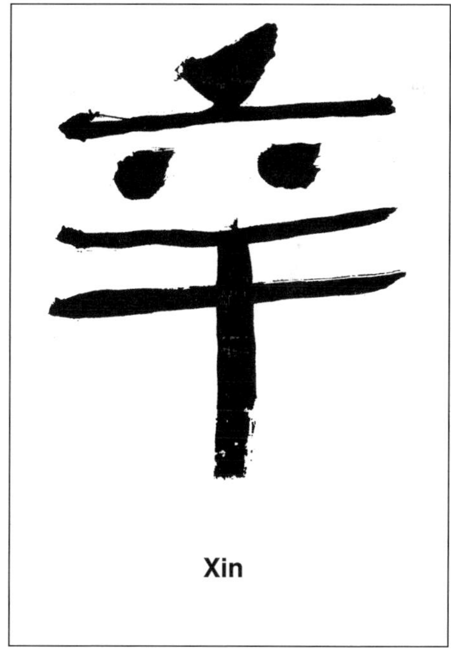


*Abbildung 8: Die Himmelsstämme Geng und Xin*

## 4.1.2. Die Erdenzweige

Die Erdenzweige (*dì zhī* 地支) sind Zeitembleme für die Monate und Doppelstunden im chinesischen Kalender. Sie sind jüngeren Alters und ihre Etymologie ist unklarer. Ursprünglich stammen ihre Schriftzeichen wohl von den Namen der Monatsriten im alten China. Mit Metall sind verknüpft:

a) *Shēn* 申: der 9. Erdenzweig; er entspricht dem 7. Monat im Mondkalender (August), dem Tierkreiszeichen Affe und der Doppelstunde 15-17 Uhr (Maximalzeit der Blase). Das Schriftzeichen zeigt zwei Hände, die ein Seil strecken, deshalb ist die Bedeutung von *Shen* = ausbreiten, strecken, ausdehnen (Wieger, L. 50 C). Die ältesten Zeichen lassen an den Kampf zweier Naturkräfte denken oder auch an einen Blitz.

Der Affe *yuán* 猿 ist eine beliebte Gestalt in der chinesischen Mythologie und steht für geistige Beweglichkeit, Scharfsinn und gute Auffassungsgabe. Gepaart mit unersättlicher Neugier kann der Affe ein großartiger Wissenschaftler und Techniker sein. Der Affe ist nie um Worte verlegen, dabei aber leider oft skrupellos. Er kann sich als kühn und mutwillig darstellen, verbirgt es aber oft hinter einer Maske von Frechheit und tiefsitzender Unsicherheit. Ein klassischer chinesischer Roman aus der Ming-Zeit (16. Jahrhundert) „Pilgerfahrt nach dem Westen" beschreibt diese Fähigkeiten des Affen in der Rolle des *Sun Wu Kong*, dem Affenkönig. Die Episode „Sun Wu Kong besiegt das Weiße-Knochen-Gespenst dreimal" erzählt eine der „81 Nöte" dieser heroischen Figur und ist ein beliebtes Thema der Peking-Oper.[18]

b) *Yǒu* 酉: der 10. Erdenzweig; er entspricht dem 8. chinesischen Monat (September), dem Tierkreiszeichen Hahn und der Doppelstunde 17-19 Uhr (Maximalzeit der Nieren). Das Schriftzeichen zeigt ein antikes Gefäß, in dem Alkohol gegoren wird (Wieger, L. 41 G).

[18] **Wang Hsing-be**: Sun Wu-kung besiegt das Weiße-Knochen-Gespenst dreimal, Verlag für fremdsprachige Literatur, Peking 1976. Der klassische mythologische Roman des 16. Jahrhunderts „Pilgerfahrt nach dem Westen" ist in China seit seinem Erscheinen sehr beliebt. Er schildert die Sage von vier Gestalten, die eine Pilgerfahrt nach dem Westen unternehmen, um buddhistische Sutren zu holen: ein Affe, ein Schwein und zwei Mönche. Unterwegs erleben sie unzählige Schwierigkeiten und Gefahren, überwältigen Dämonen und Gespenster und erreichen letztendlich ihr Ziel. Eine der Hauptfiguren im Roman, *Tang Seng*, spielt auf den bekannten Buddhisten in der Tang-Dynastie, den Mönch *Xuán Zàng* 玄奘 an, der nach Indien pilgerte, um dort die originalen Quellen zu studieren. Die Tang-Zeit ist bekannt für die Blütezeit in der Entwicklung und Verbreitung des Buddhismus in China.

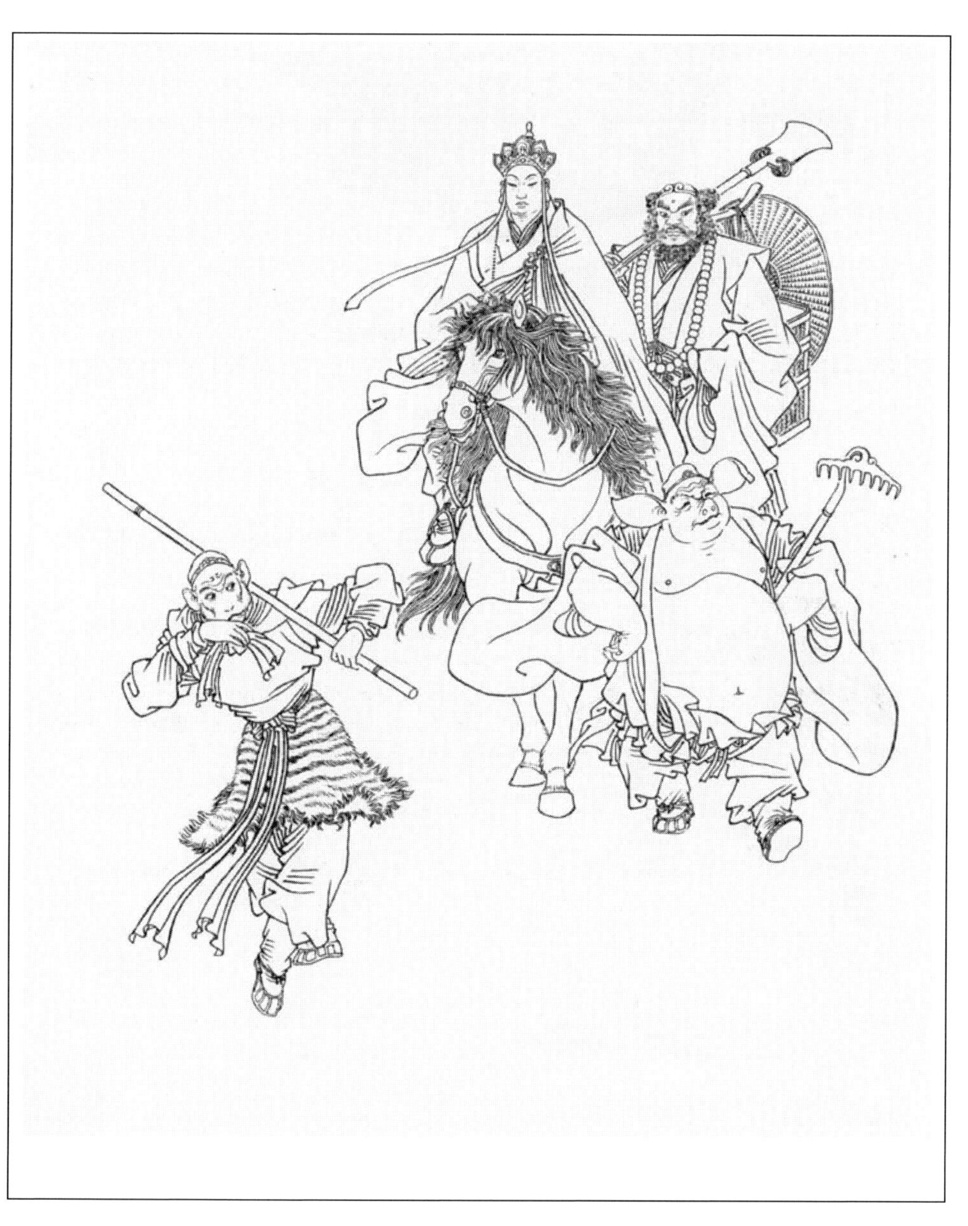

*Abbildung 9: Sun Wu Kong – der Affenkönig*

Der Hahn *jī* 雞, wenn auch ein männlicher Vogel, gehört einem Yin-Erdenzweig an. Er ist das Gegenstück des Affen, entschlussfreudig, stolz und zuversichtlich. Der Hahn hat hohe Ideale und als Perfektionist wenig Nachsicht mit Leuten, die in seinen Augen zweitklassig sind. Der Hahn liebt klare Verhältnisse und wo er erscheint, wird oft erst einmal brutal aufgeräumt mit allem, was die Ordnung in seinem Hof stört. Dabei geht er zumeist brachial ans Werk, und die sanfteren Zeichen (Hase, Schwein, Hund) werden unter seiner Autorität zu leiden haben.

In der chinesischen Mythologie ist der Hahn ein menschenähnlicher Vogel mit fünf herausragenden Eigenschaften:

- Er trägt seinen Hahnenkamm wie ein Zivilist seinen Hut;
- Er ist wie ein Soldat, weil er Sporen trägt;
- Er ist tapfer und weicht keinem Kampf aus;
- Er ist fürsorglich wie ein Vater, indem er seine Hennen ruft und mit ihnen das Futter teilt;
- Er ist treu wie ein Beamter, weil er pflichtbewusst jeden Morgen mit dem Hahnenschrei den Tag ankündigt.[19]

Auch die Erdenzweige dienen als Parameter für zeitgemäßes akupunktorisches Handeln. Als Embleme für die Monate finden wir:

„Im 7. und 8. Monat beginnt das Yin-Qi zerstörerisch zu werden; das menschliche Qi befindet sich (jetzt) in der Lunge.“ (*Su Wen*, Kap. 16)

Im *Ling Shu* finden wir folgende Verknüpfung:

„*Shen* gehört zum 7. Monat, in dem das Yin geboren wird; er beherrscht die Shao Yin (Nieren-) Leitbahn des rechten Fußes. *You* gehört zum 8. Monat, er beherrscht die Tai Yin (Milz-) Leitbahn des rechten Fußes.“ (Kap. 41)

Das *Ling Shu* rät von einer Akupunktur dieser Leitbahnen in den entsprechenden Monaten ab, da das Qi sich dort besonders konzentriert. Also: Verbot für die rechten Äste von Nieren- und Milz-Leitbahn, zu bevorzugen ist die linke Seite.

Eine andere Zuordnung der Erdenzweige zu den Monaten finden wir in Verbindung mit den Muskel-Sehnen-Bahnen (*jīng jīn* 經筋).

---

[19] Siehe **C.A.S. Williams**: Outlines of Chinese Symbolism and Art Motives, Shanghai 1941, S. 199

Der 7. chinesische Monat (August) entspricht hier dem tendino-muskulären Bereich der Milz-Leitbahn. Exogene pathogene Einflüsse in diesem Monat erzeugen *mèng qiū bì* 孟秋痹 = „Bi-Erkrankungen des ersten Herbstmonats".

Die Symptome sind: „Schmerzen und Krämpfe des großen Zehs mit Ausstrahlung zum Knöchel, Schmerzen an der Innenseite des Knies und an der Innenseite des Oberschenkels; ziehender Schmerz in den Genitalien, die beunruhigend sind, Schmerzen um den Nabel herum, oberflächliche Schmerzen in Brustbereich und Wirbelsäule.

Die Behandlung dieser Erkrankung geschieht mit erhitzter Nadel *fán zhēn* 燔鍼, steche in die druckschmerzhaften Punkte und ziehe die Nadel gleich wieder heraus." (*Ling Shu*, Kap. 13).

Der 8. chinesische Monat (September) entspricht dem tendino-musulären Bereich der Nieren-Leitbahn. Pathogene Faktoren in diesem Monat erzeugen die *zhòng qiū bì* 仲秋痹 = „Bi-Erkrankungen des zweiten Herbstmonats".

Die Symptome sind: „Zucken und Krämpfe der Fußmuskeln und in den Regionen, in denen die Muskeln und Sehnen verlaufen, spastische Lähmung, Epilepsie, infantile Krampfanfälle, Muskelschwund. Ist das Yang (der Rücken) betroffen, kann der Kranke sich nicht nach vorn beugen, ist das Yin (der Bauch) befallen, kann der Kranke sich nicht nach hinten beugen. Sind die Krämpfe zu heftig oder zu häufig, ist die Prognose ungünstig." (ebenda)

Die Behandlung ist auch hier das Nadeln schmerzhafter Regionen mit einer rotglühenden Nadel. Zusätzlich werden heiße Anwendungen äußerlich empfohlen, dazu innerlich wärmende Drogen und Atemübungen. Dies mag ein Zeichen für die Schwere dieser Erkrankung sein.

Für die Praxis wichtiger und uns geläufiger sind die Erdenzweige in der Methode, Punkte nach den Doppelstunden auszuwählen, im Westen bekannt als Mitternacht-Mittag-Regel (*nà zi fǎ* 納子法). Sie besagt, dass jede Leitbahn zwei Stunden am Tag maximal aktiv ist, quasi einen Extraschub an Qi und Blut erhält.

*Shēn* 申 = Maximalzeit der Blase (15-17 Uhr)
*Yǒu* 酉 = Maximalzeit der Niere (17-19 Uhr)

Um eine schwache Blase aufzufüllen, nadeln wir in der ersten Stunde ihrer Maximalzeit (andere Quellen schreiben zwei Stunden danach)[20] bevorzugt den *běn* 本 (Grund-) Punkt *Tong Gu* (Bl 66) tonisierend.

Um eine Energiefülle abzuleiten, nadeln wir sedierend in der zweiten Phase ihrer Maximalzeit (bzw. während der Maximalzeit nach anderen Quellen).

Für die Niere verhält es sich entsprechend. Besondere Beachtung verdient bei dieser Methode der Funktionskreis, der in der Organuhr diametral gegenübersteht. Ist dort ein Mangel vorhanden, dürfen wir diese Regel nicht anwenden, da eine weitere Schwächung dieses Organs die Folge wäre.

*Sūn Sī Miǎo* 孫思邈 wendet die Erdenzweige auch darin an, dass er verbotene Regionen für die 12 Doppelstunden beschreibt:

„In der Shen-Phase (15-17 Uhr) meide die Herzregion, in der You-Phase (17-19 Uhr) meide den Rücken und die Milzregion." (*Qian Jin Fang*, Kap. 29).[21]

Für die praktische Anwendung der Erdenzweige nach den Monaten ist hier die Auflistung des 7. und 8. Monats (Mondes) nach dem westlichen Kalender tabellarisch dargestellt:

| | 2007 | 2008 | 2009 |
|---|---|---|---|
| *Shēn* 申: | 13. 8. – 10 .9. | 1. 8. – 30. 8. | 20. 8. – 18. 9. |
| *Yǒu* 酉: | 11. 9. – 10. 10. | 31. 8. – 28. 9. | 19. 9. – 17. 10. |

[20] Z. B. **Li Bing Quan**: Optimum Time for Acupuncture, Beijing 1988.

[21] Bei der Anwendung der Erdenzweige nach den Doppelstunden ist selbstverständlich die Sommerzeit zu berücksichtigen und die Anpassung an die tatsächliche Ortszeit, die je nach Längengrad des Ortes von der mitteleuropäischen Zeit (MEZ) differiert.

### 4.1.3. Die Jahreszeit ist der Herbst

*Qiū* 秋 = der Herbst, der Zeitpunkt der Ernte; Das Schriftzeichen zeigt wachsendes Getreide und Feuer; wenn im Herbst die Ernte eingeholt wird, ist das Getreide unter der Sonnenhitze ausgereift. Die übriggebliebenen Getreidestubben werden in China nach der Ernte verbrannt (vgl. Wieger, L. 121 C).

Von den klimatischen Konstellationen entsprechen dem Herbst:

- Herbst-Beginn (ca. 07.08. - 22.08.)
- Aufhören der Hitze (ca. 22.08. - 07.09.)
- Weißer Tau (ca. 06.09. - 21.09.)
- Herbst-Tagundnachtgleiche (ca. 21.09. - 07.10.)
- Kalter Tau (ca. 07.10. - 22.10.)
- Herabsteigen des Frostes (ca. 22.10. - 06.11.)

Die klimatischen Konstellationen *jié qì* 節氣 berechnen sich nach dem Sonnenjahr und sind Zeitabschnitte zu ungefähr 15 Tagen. Die oben angegebenen Daten des westlichen Kalenders sind Mittelwerte. Die konkreten Zeiten für die „Qi-Knoten" *Jie Qi* des Herbstes in den nächsten Jahren betragen wie aufgelistet:

2007:
- Herbst-Beginn (08.08. - 22.08.)
- Aufhören der Hitze (23.08. - 08.09.)
- Weißer Tau (09.09. - 22.09.)
- Herbst-Tag-und-Nacht-Gleiche (23.09. - 08.10.)
- Kalter Tau (09.10. - 23.10.)
- Herabsteigen des Frostes (24.10. - 07.11.)

2008:
- Herbst-Beginn (07.08. - 21.08.)
- Aufhören der Hitze (22.08. - 06.09.)
- Weißer Tau (07.09. - 21.09.)
- Herbst-Tag-und-Nacht-Gleiche (22.09. - 07.10.)
- Kalter Tau (08.10. - 22.10.)
- Herabsteigen des Frostes (23.10. - 06.11.)[22]

---

[22] Siehe *Bǎi Nián Lì* 百年曆 = Der 100-jährige Kalender, ohne Jahresangabe.

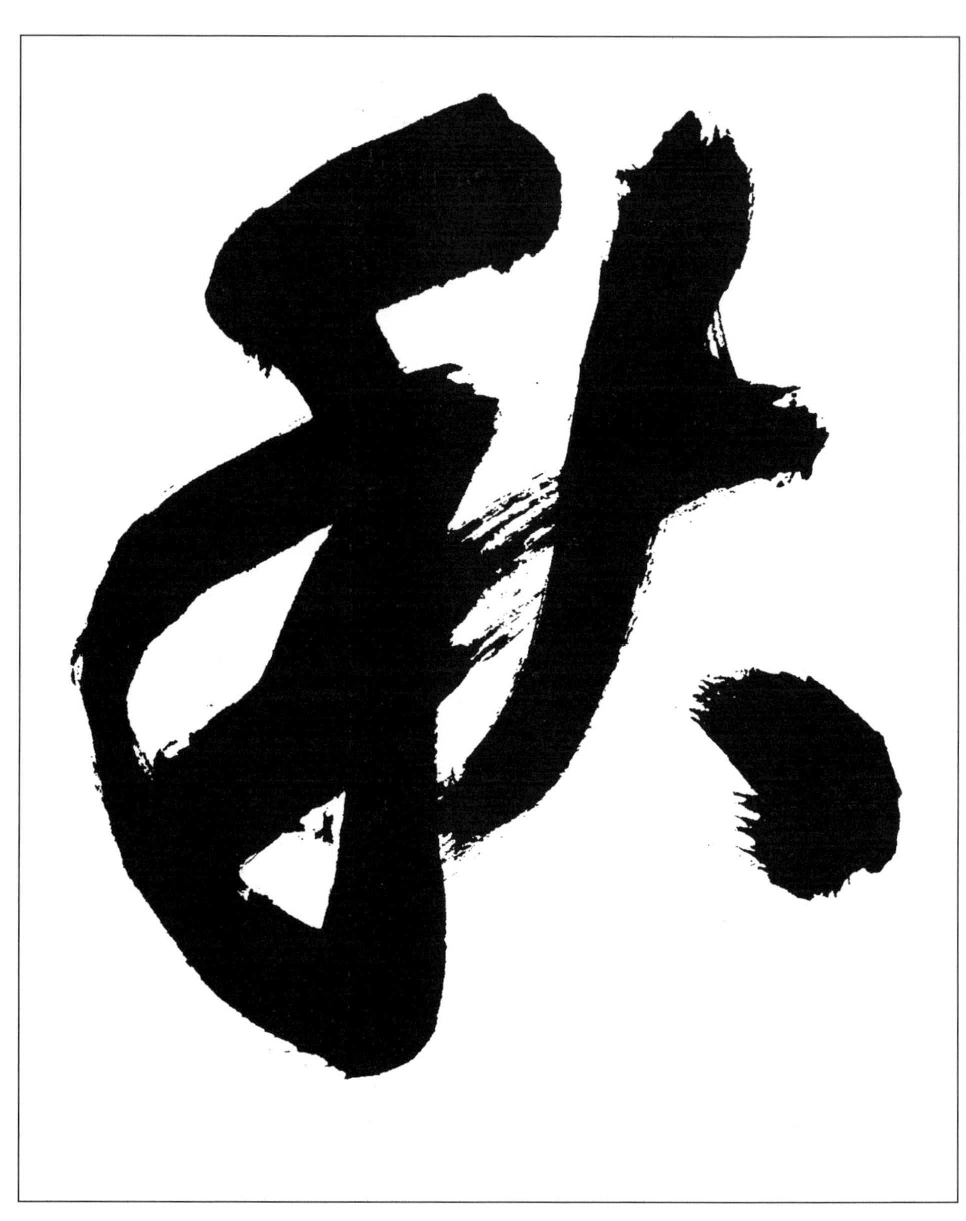


*Abbildung 10: Der Herbst als Jahreszeit*

#### 4.1.3.1. Das Dao des Herbstes

Im *Su Wen* in der großen Abhandlung über die Harmonisierung des Geistes mit den Jahreszeiten (*sì qì diào shén* 四氣調神) steht:

„Die drei Monate des Herbstes nennt man Sammlung und Ausgleich. Das Qi des Himmels wird drängend, das Qi der Erde ist prachtvoll.

Man gehe früh schlafen, man stehe früh auf, man soll es dem Hahn nachmachen.

Man übe seinen Willen friedlich und gelassen aus, um die Schärfe des Herbstes zu mildern.

Man sammle den Geist und beruhige das Qi, um die Einflüsse des Herbstes auszugleichen.

Man soll seinen Willen nicht verausgaben, damit das Lungen-Qi klar und frisch bleibt.

Dies ist das rechte Verhalten im Einklang mit dem Qi des Herbstes, dies entspricht dem Bewahren und Sammeln der Lebenskraft.

Sich dem entgegengesetzt zu verhalten schädigt die Lunge. Dann entstehen im Winter reiswasserähnliche Durchfälle *sūn xiè* 飧泄 und es gibt wenig, das gespeichert werden kann.“ (Kap. 2)

Was hier im inneren Klassiker der Medizin als Gesundheitspflege im Einklang mit der Natur beschrieben ist, galt nicht nur in der chinesischen Medizin als ideales Verhalten, sondern war im gesamten gesellschaftlichen Leben Chinas verankert.

Als weiteres Beispiel können die monatlichen Regeln *Yuè Lìng* 月令 aus dem Buch der Riten *Lǐ Jì* 禮記 dienen, deren Inhalte ebenfalls bis ins 5. vorchristliche Jahrhundert zurückdatiert werden.[23] Wir haben hier einen frühen chinesischen Kalender mit Anweisungen für eine naturgemäße Lebens- und Regierungsweise. Die Instruktionen für den ersten Herbstmonat beinhalten:

---

[23] Das *Li Ji* oder das Buch der Riten gehört neben dem *Shu Jing* (Kanon der historischen Dokumente), dem *Shi Jing* (Kanon der Lieder), dem *Chun Qiu* (Frühlings- und Herbstannalen = Aufzeichnungen über die Lehren des Konfuzius) und dem *Yi Jing* (Kanon der Wandlungen) zu den fünf großen klassischen Büchern des Konfuzianismus seit der Han-Dynastie. Man beachte in der Auflistung der alten chinesischen Klassiker die emblematische Zahl Fünf, die für eine besondere Qualität und Vollständigkeit steht.

„Ein kühler Wind bläst, weißer Reif bildet sich, die Zikade zirpt, der Falke opfert Vögel.

In diesem Monat wird den Generälen befohlen, Männer für den Kriegsdienst einzusammeln. Der Fürst misst den Aufsässigen und Ungehorsamen Strafen zu. Er macht seine Wünsche deutlich und hört sich die Klagen der Leute an, selbst der entferntesten.

Der Strafinspektor muss die Gefängnisse instandsetzen, Fesseln und Ketten anschaffen, Verbrechen verhindern und Schuldige bestrafen. ... Himmel und Erde geben ihren Ernst bekannt. ... Des Kaisers Opfermahl besteht aus Hundefleisch mit Hirse, die Beamten treiben Steuern ein, Mauern und Staudämme werden untersucht, um Überschwemmungen zu verhindern.

... In diesem Monat bringen die Bauern ihr Getreide ein. ... Wenn der Herrscher im ersten Monat des Herbstes Handlungen begeht, die dem Winter entsprechen, dann wird das Yin übermächtig werden. Insekten werden das gespeicherte Getreide fressen und bewaffnete Truppen das Land verwüsten.“[24]

Im Buch der Riten werden minutiös Verhaltensregeln für das ganze Jahr festgelegt. Der Herbst bringt alles zum rechten Maßstab zurück. Dass, was über die Grenzen hinausschießt, wird abgeschnitten: die Köpfe der Getreideähren im Zuge der Ernte ebenso wie die Köpfe der Schwerstverbrecher im Zuge der Bestrafung.

---

[24] **Derek Walters**: Chinesische Astrologie, Zürich 1990, S. 162 f.

#### 4.1.3.2. Praktisches Verhalten für den Herbst

Nun ist der Herbst ja auch ein Symbol für den Lebensabend eines Menschenlebens. Es ist die Zeit, in der die Früchte vergangener Bemühungen geerntet werden und eine reife Persönlichkeit die Probleme des Lebens mit Gelassenheit ertragen sollte. Die menschliche Struktur ist vollendet, man hat Profil bekommen und Klarheit in seinem Leben.

Es ist dies aber auch die Zeit, in der Abschied genommen werden muss: Die Kinder gehen aus dem Haus, die eigenen Eltern sterben und Trennung und Verlust können eine tiefe Leere und Traurigkeit hinterlassen. In dieser Phase wird der Mensch auf sich selbst zurückgeworfen und er muss lernen, sein Leben neu zu bewerten und einen anderen Sinn zu geben.

Dem Dao des Herbstes folgend, muss der Mensch lernen, Äußerlichkeiten (Geld, Besitz, Macht, Prestige) nicht mehr so wichtig zu nehmen. Er muss seinen Geist beruhigen und eine innere Läuterung vornehmen. Manche suchen in diesem Lebensabschnitt spirituelle Inspiration durch einen Lehrer, der ihnen helfen soll, die Härte ihres Herbstes zu ertragen. Gibt es Probleme in diesem Neuorientierungsprozess, entstehen leicht Melancholie und Depressionen. Man fühlt keine Freude, ist einsam und niedergedrückt, vom Leben abgeschnitten.

Gerade jetzt können eine vertiefte Atmung oder Qi Gong-Übungen die Lungenenergie stärken und ein neuer Rhythmus gefunden werden.

Entschlacke deinen Körper, deine Wohnung, deine Gedanken, kläre deine Beziehungen, um wertlos Gewordenes loszuwerden. Gebirgswanderungen bringen dich ebenfalls in Kontakt mit dem Metallelement. Respektiere anderer Leute Grenzen und akzeptiere deine eigenen, prüfe, wann du offen sein willst und wo du dich verschließen solltest.

Regelmäßige Saunagänge öffnen die Hautporen und bringen Schlacken über den Schweiß nach außen (Vorsicht bei Yin-Leere oder nach extremen Säfteverlusten), scharf gewürztes Essen klärt Nase und Nebenhöhlen und bringt das Qi in Bewegung. Lasse neue Inspirationen zu, denn erst dadurch kann ein positiver Zugang zum Herbst des Lebens gefunden werden, kann die Angst vor dem Altern und der Schrecken vor dem Tod gelindert werden.

4.1.3.3. Zwei Körperübungen für den Herbst

**Für die Lunge**:

1. Stehe mit den Füßen drei Fußbreit auseinander, die Schultern entspannt, die Arme locker hängend. Die Knie sind leichtgebeugt.
2. Strecke deine Arme in Schulterhöhe nach vorn aus, die Handflächen nach unten.
3. Schwinge deine Arme beim Einatmen mit einer starken Bewegung so weit wie möglich nach links. Lasse deine Hüften und den Oberkörper mitschwingen. Der Kopf folgt der Bewegung des Oberkörpers. Stell dir vor, dass du etwas kraftvoll nach links schleuderst.
4. Bringe deine Arme beim Ausatmen zur Mitte nach vorn zurück.
5. Schwinge deine Arme mit dem Einatmen so weit wie möglich nach rechts und mit dem Ausatmen wieder zur Mitte zurück.
6. Mache die Übung etwa zwei Minuten lang.

**Für den Dickdarm**:

1. Stehe schulterbreit und bringe die Arme so vor deine Brust, dass sie sich kreuzen und die Handflächen die Schultern berühren.
2. Diese Übung heißt „den Bogen spannen". Strecke den linken Arm mit dem Einatmen zur Seite (die linke Hand hält einen imaginären Bogen) und spanne die Sehne mit der rechten Hand vor der Brust. Dein Gesicht ist nach links gewandt, der Zeigefinger der linken Hand gerade nach oben gestreckt, sodass du den Fingernagel sehen kannst. Lass die Spannung zu ihrem Höhepunkt kommen. Durch diese Spannung wird die Dickdarm-Leitbahn gestärkt.
3. Lass dann den Pfeil mit der Ausatmung von der Sehne schnellen und kreuze die Arme wieder vor der Brust.
4. Wiederhole die Bewegung nach rechts.
5. Mache diese Übung eine Minute lang.

#### 4.1.3.4. Überlegungen für den Akupunkteur

Über die Stichtiefe im Herbst schreibt das *Nan Jing*:

„Im Herbst und Winter ist das Yang-Qi in den tieferen Regionen, das Qi des Menschen ist ebenfalls in den tieferen Regionen. Deshalb nadelt man hier tief." (Kap. 70).

Weiter heißt es über die Auswahl der Punkte:

„Im Herbst nadelt man die *jīng* 經 (Fluss-) Punkte, wenn das Übel in der Lunge sitzt." (Kap. 74)

Andere Überlegungen stellt das *Ling Shu* an:

„Die Geschmackrichtungen herrschen im Herbst, deshalb nadelt man im Herbst die *hé* 合 (Meer-) Punkte." (Kap. 44)

*Sun Si Miao* empfiehlt das Gleiche:

„Im Herbst wähle die *hé* 合 (Meer-) Punkte." (Kap. 29)

Über Prognose und Krankheitsverlauf sagt das *Su Wen*:

„Krankheiten der Lunge heilen im Winter; wenn keine Heilung erfolgt, verschlimmert sie sich im Sommer. Stirbt der Patient nicht im Sommer, übersteht er den Spätsommer und erhebt sich im Herbst." (Kap. 22)

### 4.1.4. Die Natur des Metalls ist das Kühle

Die Natur, chin. *xìng* 性, beschreibt das Wesen einer Wandlungsphase.

*Liáng* 涼 = kühl, erfrischend, das Kühlende, bewölkt. Das Radikal ist Wasser, daneben das Zeichen für Hauptstadt. Die Hauptstadt ist der wichtigste Ort in einem Reich, kühles Wasser ist dass, was am meisten erfrischt (Wilder, No. 817). In der chinesischen Pharmakologie und Diätetik ist *Liang* eines der vier Temperaturausstrahlungen *sì qì* 四氣.

Arzneimittel und Speisen, die erfrischend sind, vertreiben Hitze und stützen das Yin, sind also zu bevorzugen bei Hitzeerkrankungen, besonders Leere-Hitze-Syndrome und Säfteverlusten. Kühlende Nahrungsmittel sind schwarzer/grüner Tee, Äpfel, Bier, Pfefferminze, Birnen, Melone, Kopfsalat, Hirse, Weizen, Gerste u.v.m.

### 4.1.5. Dürre als klimatischer Aspekt des Metalls

*Zào* 燥 bedeutet: versengt, verdorrt, ausgetrocknet, Trockenheit, Dürre; das Radikal ist Feuer, das Phoneticum zeigt zwitschernde Vögel auf einem Baum. Nach dem *Shuo Wen Jie Zi* ist *Zao* ein Synonym für *gān* 乾 = trocken, versiegt, erschöpft.

Trockenheit und Dürre als pathogene Faktoren konsumiert die Körperflüssigkeiten, schädigen also das Yin und führen zu Kontraktionen. Wir unterscheiden:

a) **äußere Trockenheit**: extrem trockenes Wetter, Wüstenklima etc. tritt in unseren Regionen als Krankheitsursache selten in Erscheinung. Viel häufiger erleben wir Trockenheit in überheizten Räumen bzw. durch Zentralheizungsluft. Die Hauptsymptome sind trocken: trockener Husten, trockener Hals, trockene Nase, rote, juckende Augen, trockene rissige Lippen, evtl. Nasenbluten. Die Haut ist trocken, gesprungen, der Stuhl ist hart und ausgetrocknet. Betroffen sind also vorwiegend die Metallpartner Lunge und Dickdarm. Mangels Flüssigkeiten ist der Puls rauh, evtl. fadenförmig oder klein. Die Zunge ist rauh und trocken und hat einen dünnen Belag, der sich abpellt.

Das Behandlungsprinzip ist, die Lunge zu kühlen und die Trockenheit zu befeuchten.

Mögliche Punkte sind u. a. *Chi Ze* (Lu 5) = Sumpf in der Ellenbeuge, *Qu Chi* (Di 11) = Teich an der Krümmung, *Tai Yuan* (Lu 9) = größter Wasserstrudel und *Ye Men* (SJ 2) = Tor der Säfte. Schon durch ihre Namen wirken diese Punkte feuchtigkeitsspendend und kühlend.

b) **innere Trockenheit**: sie kann entstehen als Folge von massiven Flüssigkeitsverlusten, konsumierenden Erkrankungen (z. B. TBC oder Krebs), bei chronischen Leere-Hitzeerkrankungen, Diabetes und als Folge von starkem Zigarettenkonsum. Tabak ist erwärmend und scharf, „therapeutisches“ d. h. mäßiges Rauchen stärkt also das Lungen-Qi, fördert die Qi-Zirkulation, zerstreut Kälte und trocknet übermäßige Nässe. Suchtartiges Rauchen jedoch zerstört das Lungen-Yin und erzeugt Hitze im oberen Erwärmer, die, wenn sie toxisch wird, Krebs erzeugen kann.[25]

Die Hauptsymptome einer inneren Dürre sind: allgemeine Austrocknung der Schleimhäute (Augen, Nase, Mund, Vagina), Ruhelosigkeit, vermehrter Durst, mäßiges Fieber, spröde Lippen, in schweren Fällen Krampfanfälle und Somnolenz. Auf der emotionalen Ebene Besorgtheit, Reizbarkeit, ohne Freude, Kummer, Neigung zu klagen, humorlos (*Humores* = die Säfte). Der Puls kann oberflächlich, dünn und zwiebelstengelähnlich sein, die Zunge trocken, schmal, in schweren Fällen spiegelglatt und karminrot. Die Region der Lunge auf der Zunge hinter der Zungenspitze ist rissig.

Das Behandlungsprinzip ist, die Produktion der Flüssigkeiten zu fördern, dies mit kalten, süßen und feuchtigkeitsbildenden Drogen bzw. Speisen. Bananen, Honig, Milchprodukte, Eier, Spargel, Muscheln, Fisch, Melonen, Sojaprodukte, Tofu, Gelatine u. v. m. können dies bewirken. Akupunktur als unterstützende Maßnahme muss das Yin bewahren und die Hitze kühlen. Zusätzlich zu den bereits genannten Punkten kommen in Frage: *San Yin Jiao* (Mi 6) = Vereinigung der 3 Yin, *Yin Gu* (Ni 10) = Yin-Tal, *Yin Jiao* (Ren 7) = Yin-Verknüpfung; zur Klärung der Hitze kommen die Feuer-Punkte Lu 10 und Di 5 zum Einsatz, ebenso Du 14 (Yang-Reunion) und zur Stabilisierung der Psyche *Nei Guan* (P 6) = die innere Schranke.

---

[25] Ein einschneidendes Erlebnis war die Begegnung mit einem alten Qigong-Lehrer aus China, der, über 80-jährig, bei seinen Vorführungen so geschmeidig wie ein junger Kerl war. In einer Pause sahen wir ihn mit einer Zigarette im Mund. Auf unseren Einwand, dass es etwas widersprüchlich sei, wenn man einerseits etwas für die Gesundheit tue, andererseits aber durch das Rauchen seine Gesundheit schädige, antwortete er nur lapidar: Mäßiges Rauchen stärkt das Lungen-Qi!

Ganz allgemein gesagt kann innere Trockenheit alle drei Leibeshöhlen der *San Jiao* befallen:

- Im oberen Erwärmer: Leitsymptom ist trockener Husten;
- Im mittleren Erwärmer: Leitsymptome sind Durst und Magen-Hitze;
- Im unteren Erwärmer: Leitsymptom ist Obstipation.

Das Universal-Behandlungsprinzip bei Trockenheit ist Befeuchtung!

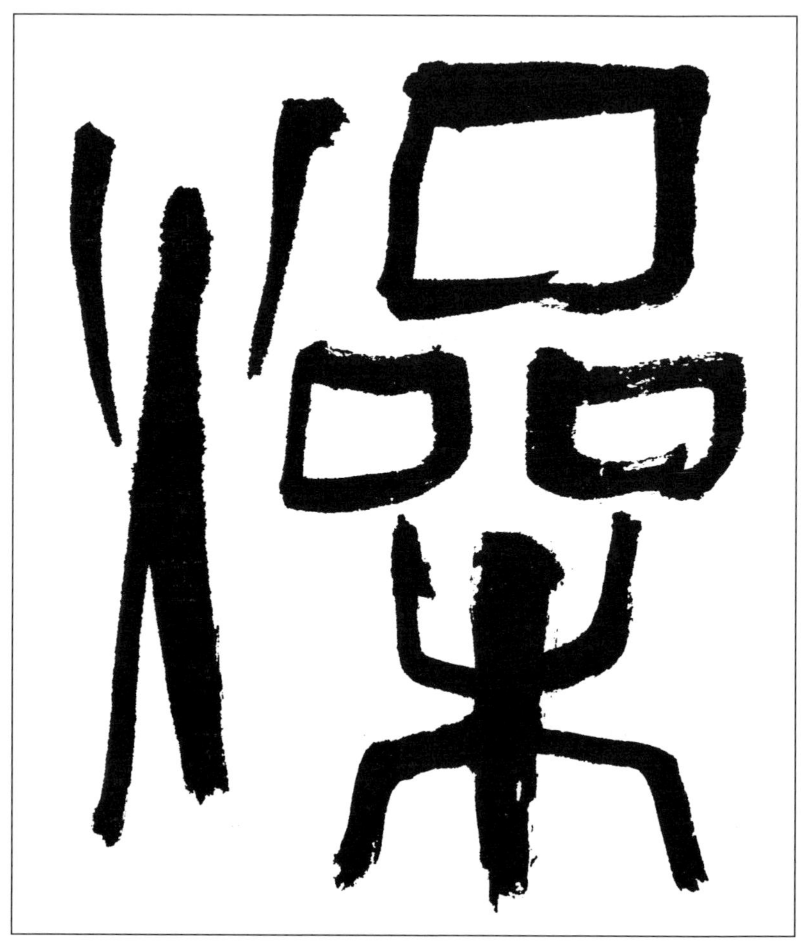

*Abbildung 11: Zao – die Trockenheit*

### 4.1.6. Der Metall-Planet

Der entsprechende Himmelskörper der Wandlungsphase Metall ist die Venus, der große weiße Stern *tài bái xīng* 太白星. Für die Chinesen ist die Venus ein männlicher Planet, der mit dem Westen und dem Herbst korrespondiert. Er herrscht über Kriege und Zerstörung und regelt die Bestrafungs- und Hinrichtungszeremonien. Im alten China war der Herbst die richtige Zeit, um Schuld und Sühne zu begleichen.

„Die Beamten überprüfen die Gesetze und verurteilen diejenigen, die es verdient haben, zum Tode. Der Himmel wird schreckliche Strafen schicken, wenn die Richter ungerecht sind.“ (*Li Ji*, a. a. O.).

Wann immer ein Reich Krieg führen wollte, wurde eine günstige Venuskonstellation abgewartet. *Si Ma Qian*, der berühmte Astrologe der Han-Dynastie, schreibt in den historischen Aufzeichnungen *Shi Ji*:

„Im Kriegsfall beobachtet man den Lauf des großen Weißen. Bewegt er sich schnell, so tue du es auch; bewegt er sich langsam, dann folge seinem Beispiel. Wenn er Strahlen aussendet, ziehe in die Schlacht; wenn er kühn funkelt, dann sei auch du kühn. Ist er rund und still, dann verhalte dich (auch) still.“[26]

Die chinesische Astrologie betont also mehr den männlichen, martialischen Aspekt des Metall-Planeten, während die westliche Astrologie stärker den Yin-Aspekt der Venus hervorhebt. Hier steht die Venus für Wertschätzung, Qualität und Niveau im Leben. Venus will bewundert werden, im Rampenlicht stehen, die Schönste von allen sein.

Ist Venus im Horoskop stark ausgeprägt, verleiht sie unserem Leben Rasse, Klasse und Schönheit; ist sie schwach vertreten, mangelt es an Selbstwert und Stolz. Die Venus kontrolliert den Haben-Bereich und damit das Verhältnis von Geben und Nehmen, Sammeln und Loslassen, Sein und Haben. Unser Selbstverständnis dem Leben gegenüber wird von der Venus beherrscht. Ob wir geizig, dogmatisch, pedantisch oder großzügig, offen und flexibel sind, ist aus astrologischer Sicht Ausdruck der Stellung der Venus im westlichen Horoskop.

Der Volksmund spricht vom Pfennigfuchser, Dukatenscheißer und Korinthenkacker und stellt so einen Bezug zum Dickdarm her, unseren Entsorgungsbeamten.

---

[26] Siehe **Derek Walters** (wie Anm. 24), S. 198 ff.

Ein Punkt der Milz-Leitbahn, *tài bái* 太白 = „der große Weiße" (Mi 3), hat die Venus als Punktenamen. An diesem Punkt ist die Metallqualität der Erde so klar wie der Glanz der Venus. Die Milz ist die Mutter der Lunge, Erde bringt Metall hervor. Mi 3 ist der Erde-Punkt in der Erde, also hochkonzentrierte Erde, in der die Metalle sich kristallisieren.

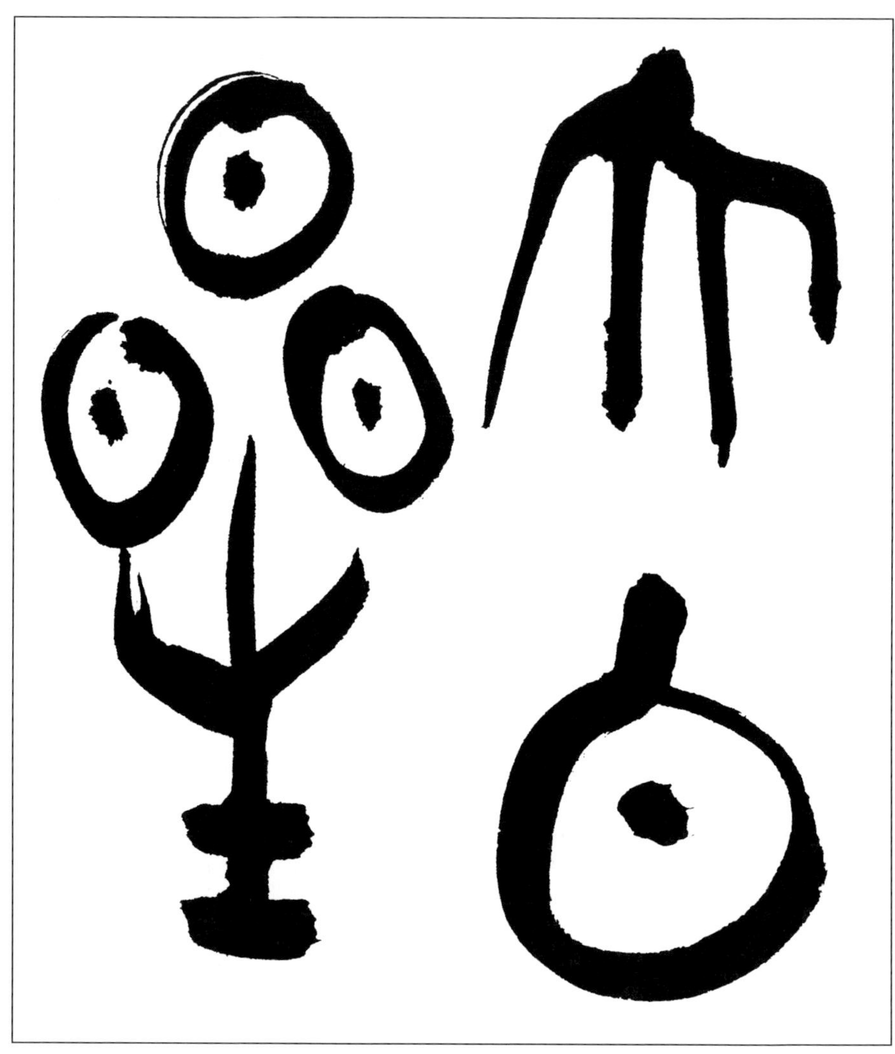

*Abbildung 12: Tai Bai Xing – der Metallplanet*

### 4.1.7. Die Himmelsrichtung des Metalls

*Xī* 西: Westen, westlich, ausländisch, Herbst, Gast u. v. m.

Das Schriftzeichen zeigt einen Vogel in seinem Nest; Vögel gehen bei Sonnenuntergang zu ihrem Schlafplatz zurück, deshalb der Gebrauch des Zeichens für Westen (Wieger, L. 412). Im Westen geht die Sonne unter, seine Entsprechung ist der Herbst und die damit verbundene Ernte. Die günstige Seite des Westens zeigt sich in ihrer Fülle, die ungünstige Seite darin, dass sich der Winter ankündigt und Vorsorge für die kommende magere Zeit getroffen werden muss.

Im Gegensatz zum Osten, der das subjektive Element in uns darstellt, zeigt der Westen unsere objektive Seite. Er spiegelt die andere Seite in uns, das Dunkle, Negative, Destruktive. Weil Metall silbrig glänzt, ist die Farbe des Westens weiß. Da der Sonnenuntergang Tod und Bestattung versinnbildlicht, ist die Trauerfarbe der Chinesen weiß und nicht schwarz. Der Ausdruck „Menschen in Weiß“ bedeutet in China die Geister der Verstorbenen *guǐ* 鬼.

Von *Xī Wáng Mǔ* 西王母, der legendären Königinmutter des Westens, geht die Sage, dass sie ihre ganze Schönheit und besonders ihre gute Haut dadurch erlangt hätte, dass sie mit jungen Männern sexuellen Kontakt pflegte und deren Essenz *jīng* 精 (hier Samen!) raubte. Dadurch blieb sie auch unsterblich.

Mag sein, dass die Autoren des *Nei Jing Su Wen* diesen Mythos im Sinn hatten, als sie formulierten: „Die westliche Region erzeugt Trockenheit, Trockenheit bringt Metall hervor und Metall erzeugt Scharfes. Das Scharfe ernährt die Lungen, die Lunge ernährt Haut und Haare, Haut und Haare erzeugen die Nieren.“ (*Su Wen*, Kap. 5 und 67)

Interessant ist an dieser Stelle, dass der Westen im Medizinklassiker die Wurzel aller weiteren Entsprechungen des Metalls im Mikro-Makrokosmos darstellt. Der Westen beeinflusst die Entstehung aller Metall-Eigenschaften, ebenso wie die anderen Regionen ihre Elemente hervorbringen. Der Himmelssohn (der Kaiser) wandte sich im Herbst gen Westen, damit die Kraft des Himmels durch ihn sein Reich erfüllte. Auch wir können uns die Energie des Westens zu Nutze machen, indem wir im Herbst (oder bei Sonnenuntergang) unsere Qigong- bzw. Taijiquan-Übungen in dieser Richtung ausüben.

## 4.1.8. Der Palast des weißen Tigers

Bei der Aufteilung des Himmels im lunaren Zyklus entsprechen das 15. – 21. Mondhaus (chin. *xiù* 宿) dem Westpalast. Das Konzept der 28 Lunarhäuser und ihr Einfluss auf den Charakter und auf Ereignisse des Tages bildet den wichtigsten Faktor in der volkstümlichen chinesischen Astrologie. Der Ausdruck Lunarhaus oder *Xiu* kann sich entweder auf die 28 Konstellationen des Mondzyklus beziehen oder auf einen der 28 Himmelsabschnitte, die diese Konstellation enthalten. Der Mondzyklus dauert 28 Tage, also ordnet man jeden Tag ein Haus (*Xiu*) zu.

Im Frühstadium der chinesischen Astrologie waren die 28 *Xiu* sogar wichtiger als die 12 Tierkreiszeichen. Die Stellung des Mondes im Verhältnis zu den Sternbildern zum Zeitpunkt der Geburt zeigt den günstigen oder ungünstigen Einfluss dieses Tages auf die weitere Entwicklung des Kindes. Im weiteren Leben bezeichnen die 28 *Xiu* glückliche Tage oder Pechtage für bestimmte Unternehmungen, damit das tägliche Glücksbarometer.

Der weiße Tiger *bái hǔ* 白虎 ist das Symboltier des Westens und des Metallelements. Der Westpalast ist der Wohnsitz des weißen Tigers, er hat sieben Zimmer, die folgende Namen tragen:

*Kuí* 奎: der Schritt (des Tigers), Donnerstag; ein Unglückstag, an dem man Bauarbeiten meiden soll. In der Familie gibt es Streit, mit Bekannten Disharmonie, Prozesse werden verloren, Krankheiten drohen besonders an diesem Tag.

*Loú* 婁 schleppen, tragen, (den Tiger) anbinden, Freitag; ein günstiger Tag fürs Bauen; die Familie wird sehen, wie sich Reichtümer anhäufen und alles gedeiht. Ehen werden fruchtbar sein, Männer und Frauen fröhlich und ausgelassen.

*Wèi* 胃 der Magen (des Tigers); Sonnabend; ebenfalls ein Glückstag, der Reichtum bringt. Dem, der an diesem Tage baut, wird ruhmvolle Ehre zuteil. Auch Bestattungen sind günstig an diesem Tag.

*Mǎo* 昴 das Sternbild der Plejaden oder das Siebengestirn; Sonntag; an diesem Tag zu bauen wäre so, als würde man den Büffel in das Reisfeld lassen. Begräbnisse würden ständigen Verdruss bewirken, Eheschließungen nichts als Trauer bringen. Ein ungünstiger Tag!

*Bì* 畢 das Netz (fängt den Tiger); Montag; ein Glückstag, an dem alles gelingt: Bauen, Bestattung, Heirat, Landwirtschaft.

*Zuǐ* 觜 die Schnauze (des Tigers); Dienstag; ein gefährlicher Tag für das Bauen; Feiern sie Beerdigungen und das Haus wird zusammenstürzen. Drei Todesfälle werden die Folge sein. Der frühere Symbolismus sagte Strafen wie Zwangsverkauf von Grundbesitz, Todesurteile etc. voraus und konnte sich besonders in einem Jahr des Tigers fatal auswirken.

*Shēn* 參 das Sternbild des Orions; Mittwoch; teils günstig, teils ungünstig. Wer an diesem Tage baut, wird belohnt werden, Orion ist jedoch ungünstig für geschäftliche Angelegenheiten. Der Tag ist auch nicht gut für Verlobungen und Hochzeiten.[27]

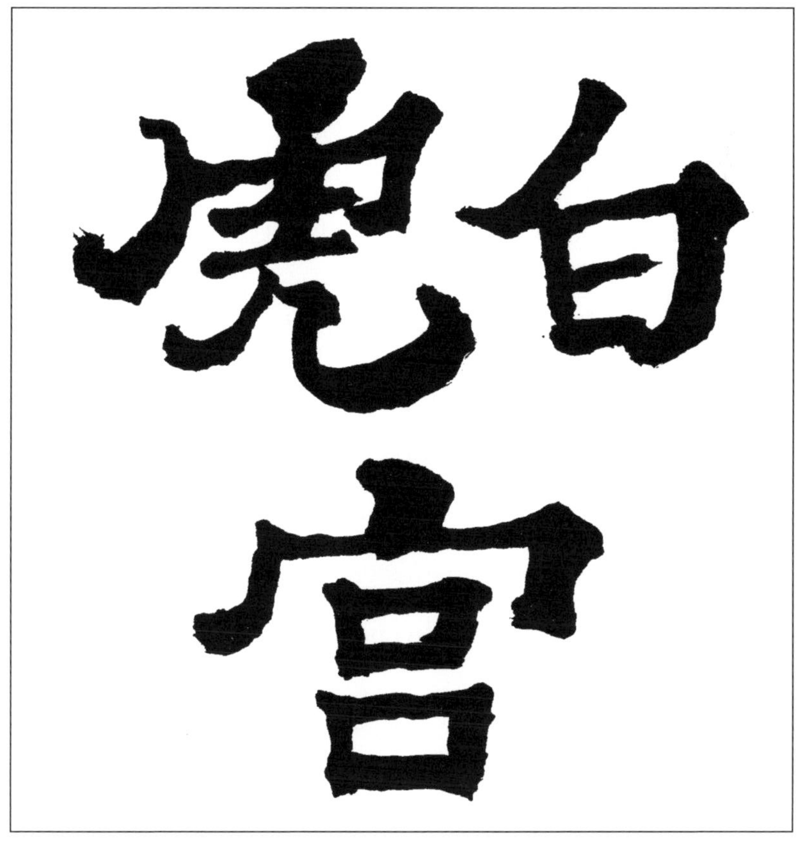


*Abbildung 13: Bai Hu Gong – der Palast des weißen Tigers*

[27] Siehe auch **Derek Walters** (wie Anm. 24), S. 104-110.

## 4.2. Irdische Entsprechungen

Die Erde *dì* 地 ist der Yin-Aspekt im Makrokosmos; sie symbolisiert Struktives, Materie, Land, Raum und Form. Erde ist Erdboden *tǔ* 土, Grund und Boden, Ort und Gebiet, Hand und Fuß, Fassbares. Das Radikal ist tǔ 土 = Erde, Erdboden, daneben das Zeichen für ein antikes Trinkgefäß aus Lehm (Wieger, L. 107 B).

Geformte Erde, die nützlich ist.

Oder, wie *Lao Zi* sagt: „Man bildet Ton und formt daraus Gefäße; auf dem Nichts darin beruht des Gefäßes Nutzen." (Vers 11)

*Tiān dì* 天地, Himmel und Erde, ist die erste Manifestation von *dào* 道, aus ihrem Zusammenwirken entstehen die 10.000 Wesen = die differenzierte Wirklichkeit.

### 4.2.1. Die Geschmacksrichtung des Metalls

*Xīn* 辛: scharf, das Scharfe, herb, bitter, Bitterkeit, kränkend, schmerzlich, mühsam; der 8. Himmelsstamm = Metall-Yin.

Ein Untergebener beleidigt seinen Herren wiederholt, das hat Bestrafung zur Folge (Wieger, L. 102 H). Hier wird die Schärfe des Metalls dargestellt, die Schmerz und Bitternis erzeugt.

Was erzeugt nun der scharfe Geschmack? Der scharfe Geschmack hat eine zerstreuende Wirkung, er bringt das Qi in Bewegung und wirkt schweißtreibend. Eine gestautes Lungen-Qi (resp. *Wei-Qi*) wird durch Scharfes zerstreut, die Hautporen öffnen sich, und mit dem Schweiß werden äußere pathogene Faktoren über die Haut entfernt.

Das Scharfe öffnet die Oberfläche *biǎo* 表 bei allen akuten fieberhaften Erkrankungen. Gemäßigt scharfe Speisen tonisieren das Lungen-Qi, ansonsten liebt die Lunge eher den sauren Geschmack, der ihr Struktur verleiht, d. h. das Lungen-Yin aufbaut und die Säfte schützt.

Zuviel Scharfes erschlafft die Muskeln und den Puls und verwirrt den Geist *shén* 神. (*Su Wen*, Kap.3)

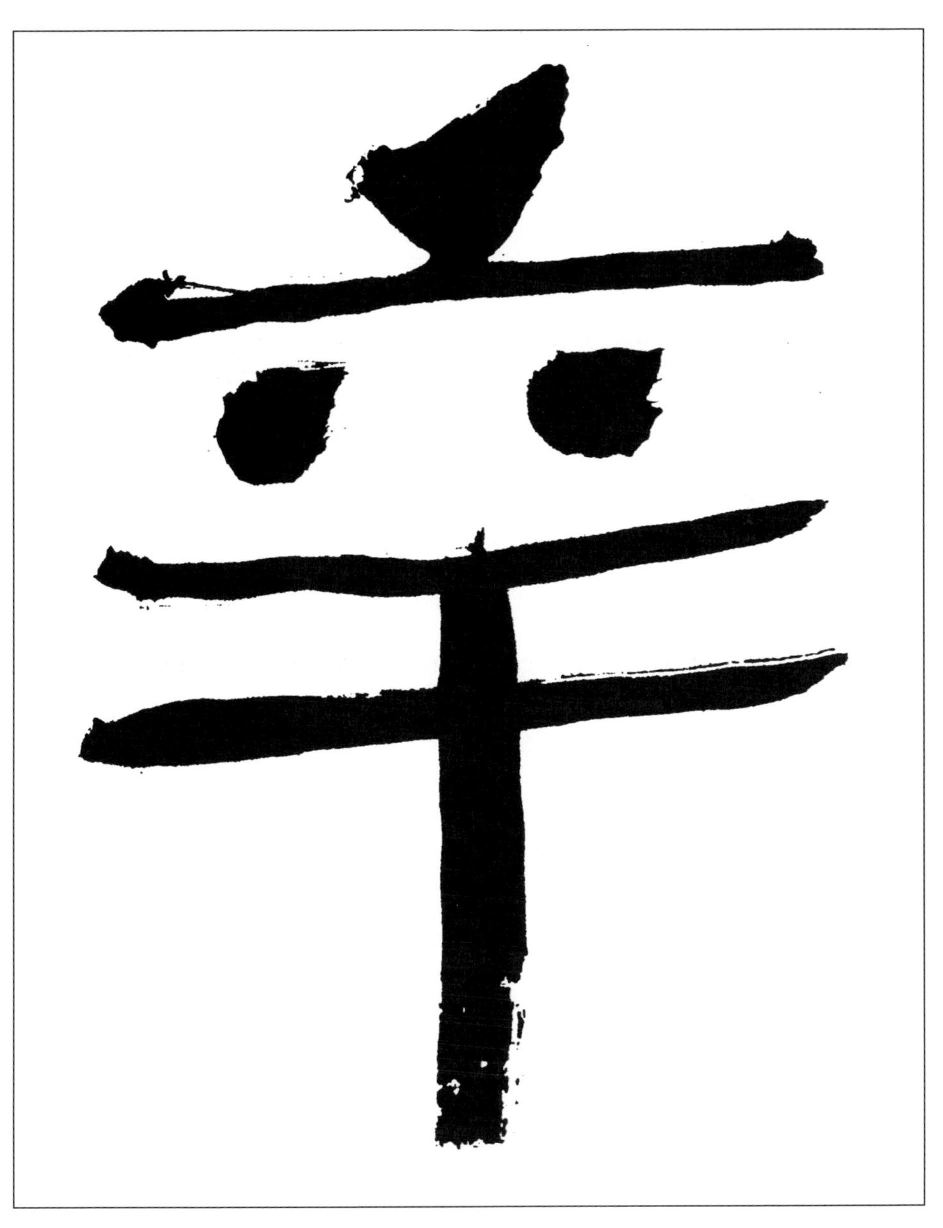

*Abbildung 14: Xin – der scharfe Geschmack*

Auch die Haut, Körperhaare und Nägel werden geschädigt und spröde.

Der scharfe Geschmack geht zum Qi; er ist zu meiden, wenn die Lunge zu trocken ist wie z. B. bei einer Lungen-Yin-Leere. (*Su Wen*, Kap. 23)

Das *Ling Shu* erläutert die Pathogenese des scharfen Geschmacks:

„*Huang Di* fragt: ‚Scharfes geht zum Qi und übermäßig scharfes Essen verursacht Aushöhlung des Geistes *dòng xīn* 洞心. Wie kommt das?' *Shao Yu* antwortet: ‚Der scharfe Geschmack geht in den Magen, von dort bewegt sich sein Qi zum oberen Erwärmer; der obere Erwärmer empfängt das Qi und baut das gesamte Yang (damit) auf. (Als Beispiel): Das Qi von Ingwer und Radieschen verdampft (nach oben) und Ying- und Wei-Qi empfangen es sogleich, und halten es lange unter dem Herzen (im Epigastrium) fest; so höhlt es (wenn im Übermaß gegessen) den Geist aus. Das Scharfe bewegt sich zusammen mit dem Qi; deshalb tritt der scharfe Geschmack (in den Körper) hinein und geht mit dem Schweiß wieder heraus.'" (Kap. 63)

Schließlich sollte ein chronisch Lungenkranker zuviel Bitteres meiden, da der bittere Geschmack die Flüssigkeiten austrocknet und bei einer Lungen-Yin-Schwäche die Säfte schon erschöpft sind. (zerstörerischer Cheng-Zyklus)

Im Falle einer Nässe-Schleim-Blockade in der Lunge wird Bitteres allerdings bevorzugt empfohlen, um die Nässe zu trocknen. (vgl. *Ling Shu*, Kap. 56)

Wenn die Niere an Trockenheit leidet, können scharfe Speisen sie befeuchten. Scharfes regt die Säftezirkulation an, besonders die absenkende Funktion der Lunge in Richtung Blase und Niere. Der Punkt der Nieren-Leitbahn *Fu Liu* (Ni 7) = wiederkehrende Strömung hat eine ähnliche Wirkung, wie der Name schon sagt. Er ist gleichzeitig der Metallpunkt dieser Leitbahn.[28]

[28] Überhaupt können die antiken Punkte in ihrer Wirkung ähnlich wie die entsprechenden Geschmacksrichtungen betrachtet werden. Der Erdpunkt harmonisiert, der Metallpunkt zerstreut (aber sammelt auch), der Wasserpunkt erweicht, der Holzpunkt astringiert und der Feuerpunkt trocknet aus. Dies ist jedoch nur eine Möglichkeit, die 5 antiken Punkte zu betrachten!

### 4.2.2. Eine Farbe

*Bái* 白: weiß, rein, hell, klar, das Weiße, einfach, offensichtlich. Das Schriftzeichen zeigt die Sonne, die gerade hervorkommt; die Morgendämmerung (Wieger, L. 88 A).

Die Farbe weiß ist symbolisch mit dem Westen verbunden, wie schon beim weißen Tiger in seinem Himmelspalast. Metall glänzt silbrigweiß, deshalb ist das Weiße auch die entsprechende Farbe des Metalls.

Ein weniger bekannter Punkt der Lungen-Leitbahn, *Xia Bai* (Lu 4) = zusammengepresstes Weiß, zeigt seine Beziehung zum Metall, indem er in der Lage ist, die Lungen zu „öffnen", auch im Sinne von: verhärtete Strukturen zu „lockern". Klassische Indikationen dieses Punktes sind:

*qì duǎn* 氣短 = Qi-Mangel;
*gān ǒu* 干嘔 = Würgen und Brechreiz;
*fán mǎn* 煩滿 = Besorgtheit, Unruhe und Völlegefühl.

Auf den Patienten übertragen könnte man meinen: Sie fühlt sich nur noch schlapp, es ist alles zum Kotzen, ängstliche Unruhe und Lebensüberdruss, dabei ein ständiges Völlegefühl mit Brechreiz.

*Xia Bai* (Lu 4) lockert das angespannte Metall und hilft dem Patienten, sich wieder zu öffnen, um Verbrauchtes loszuwerden und Neues aufzunehmen.

In der traditionellen Diagnostik steht die weiße Farbe für den Zustand des Lungen-Qi. So finden wir im *Nei Jing*:

„Wenn die Gesichtsfarbe so weiß ist wie trockene Knochen, bedeutet das den Tod. ....
Wenn die Gesichtsfarbe so weiß ist wie Schweinefett, bedeutet das Leben. ...
Die Farbe des Lebens für die Lunge ist wie das Rote im Futter einer weißen Seidenrobe. ...
Das Ankommen des weißen (Lungen-) Pulses zeigt Atemnot (und der Puls) ist oberflächlich. (Das bedeutet): oben ist Leere, unten ist Fülle; weiter besteht Schreckhaftigkeit, Qi-Ansammlungen in der Brustmitte, Atemnot und Schwäche. Der Name (dieser Erkrankung) ist *fèi bì bìng* 肺痹病 = Bi-Erkrankung der Lunge. Der Patient bekommt Fieber und Schüttelfrost, wenn er (dann noch) häufig betrunken ist und Geschlechtsverkehr ausübt." (*Su Wen*, Kap. 10)

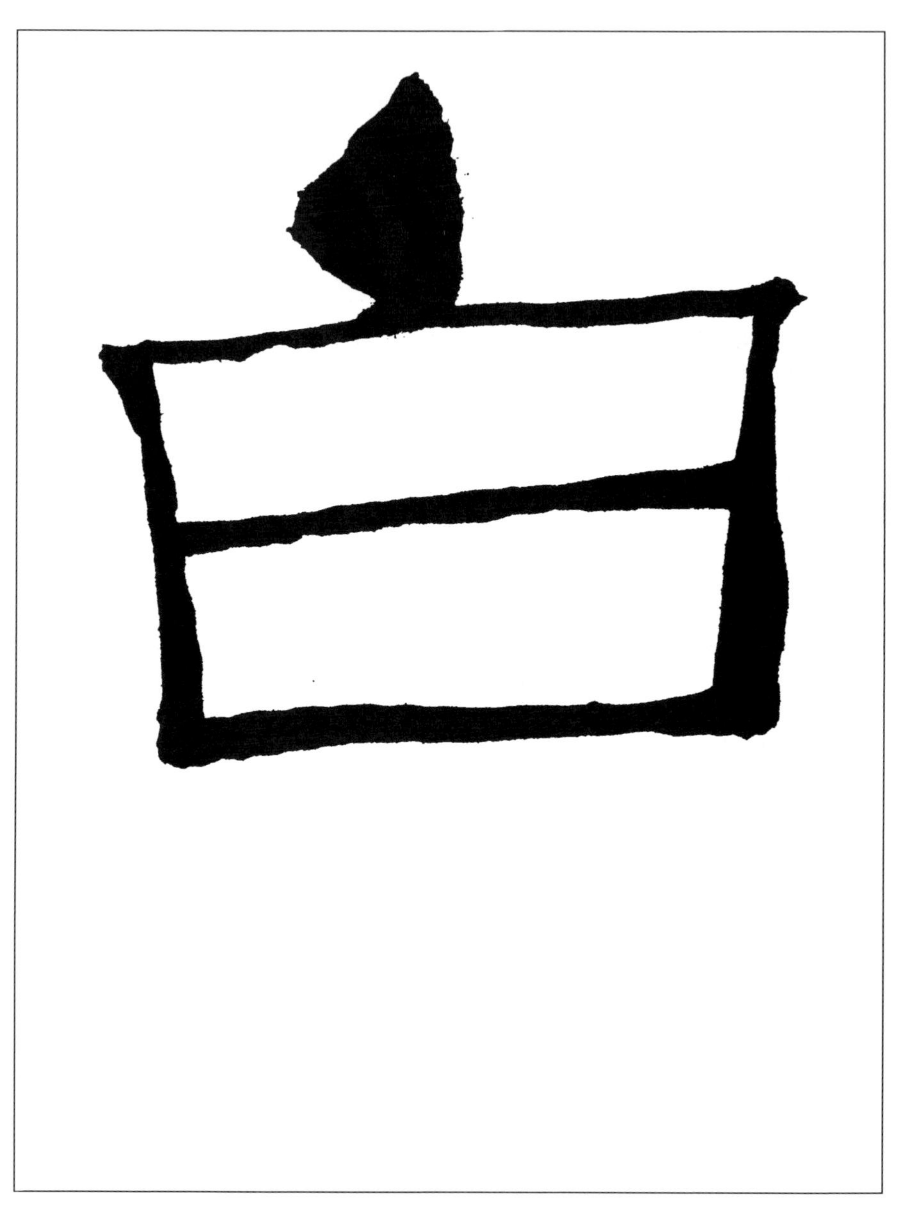

*Abbildung 15: Bai – die Farbe Weiß*

Das *Ling Shu* schreibt: „Eine weißliche Verfärbung (des Gesichtes) bedeutet Kälte.“ (Kap. 49)

... „Die Region zwischen den Augenbrauen *méi jiān* 眉間 zeigt Erkrankungen der Lunge; ... die Region unter dem Jochbein der Wangen zeigt Erkrankungen des Dickdarms an.“ (ebenda)

Weißliche Verfärbungen des Gesichts zeigen für gewöhnlich Kälte oder Leere-Zustände an. Ein ausgelaugtes, schwammiges Weiß mit Gesichtsödemen zeigt eine Schwäche des Yang-Qi und entsteht häufig nach schweren Blutungen, chronischen Nierenerkrankungen und bei asthmatischen Beschwerden. Ein blasses, glanzloses Weiß zusammen mit Auszehrung des Gesichtes zeigt eine Blut-Leere an.

Ein plötzliches Auftreten eines düsteren Weißtons im Gesicht, besonders bei akuten Krankheiten, bedeutet eine bedrohliche Erschöpfung des Yang, z. B. in verschiedenen Schockzuständen. (Yang-Kollaps).

*He Gu* (Di 4) ist einer der neun klassischen Punkte nach *Gao Wu* (1529), um das Yang zurückzuholen. Ein alternativer Name *hǔ kǒu* 虎口 = „Tigerrachen“, ist ebenfalls ein Hinweis auf die lebensrettende Funktion von Di 4 bei Schockzuständen mit Yang-Kollaps, besonders nach einem großen Schreck.[29]

Eine grau-weiße Gesichtsverfärbung kann auch beobachtet werden in Fällen von äußerer Wind-Kälte oder schwerer innerer Kälte mit heftigen Bauchschmerzen. (Meister Böck-Syndrom wie in der Geschichte von Max und Moritz bei Wilhelm Busch).

Ein weißer Zungenbelag ist gewöhnlich bei Syndromen mit äußerer Kälte zu erkennen. Je dicker und weißer der Belag, umso massiver die Kälteeinwirkung. Medikamente mit kalter Temperaturausstrahlung bilden ebenfalls einen dicken weißen Zungenbelag.

Man beobachte die Zungen z. B. von Patienten, die Psychopharmaka nehmen und nach massiven Antibiotikagaben!

Ein blasser Zungenkörper weist auf eine Schwäche des Yang-Qi oder des Blutes (*Xue*) hin.

---

[29] Wer würde nicht erschrecken, wenn er in den Rachen des Todes (*Hu Kou*) blickt?

### 4.2.3. Der Musikton des Metalls

*Shāng* 商: beraten, Berater, Handel, handeln, Kaufmann, die Shang-Dynastie (1711 - 1122 v. Chr.), herbstlich; die zweite der 5 Musiknoten in der traditionellen chinesischen Musik.

Das Schriftzeichen zeigt ein Haus, in dem vertrauliche Gespräche stattfinden. Handel bzw. Handel treiben ist eine sekundäre Bedeutung, die auf die Wichtigkeit eines guten Gesprächs für den Geschäftsabschluss hinweist (Wieger, L. 15 D). *Shang* ist seit alters in China der Musikton, welcher der Wandlungsphase Metall zugeordnet ist. In der westlichen Tonleiter entspricht ihm der Ton D (Re). Die Aussprache von *Shang* klingt, als ob man auf ein Metall schlägt, eine eher simple, jedoch überzeugende Erklärung dieser Zuordnung. Die fünf klassischen Musiknoten waren im alten China Embleme von weitreichender Bedeutung. Für den Metall-Ton galt:

„Krachender Donner im Herbst entspricht der Note *Shang*; ... Wenn *Shang* ertönt, bedeutet das Sieg im Kampf. Die Soldaten einer Armee sind stark! ...“[30]

Schließlich stehen die 5 Töne symbolisch für die Hierarchie im konfuzianischen Staat:

„*Gong* (Erde) entspricht dem Prinzen, *Shang* (Metall) dem Minister, *Jiao* (Holz) dem gemeinen Volk, *Zhi* (Feuer) den Staatsangelegenheiten und *Yu* (Wasser) den sozialen Beziehungen.“[31]

In den Namen einiger Akupunkturpunkte finden wir *Shang* als Emblem für die Wandlungsphase Metall resp. für Lunge und Dickdarm.

*Shao Shang* (Lu 11) = junges Metall; das Qi der Lungen-Leitbahn wird hier geboren (Holz im Metall).

*Shang Yang* (Di 1) = Metall-Yang; das Qi der Dickdarm-Leitbahn (Yang des Metalls) nimmt hier seinen Anfang (Metall im Metall).

*Shang Qiu* (Mi 5) = Metall-Hügel; das Qi der Milz-Leitbahn wird hier angesammelt (Metall-Punkt), bevor es in die Tiefe geht.

*Shang Qu* (Ni 17) = Metall-Krümmung; das Qi der Nieren-Leitbahn berührt hier eine Krümmung des Dickdarms auf dem Abdomen.

---

[30] **Joseph Needham**: Science & Civilisation in China, IV,1, Cambridge 1962, S. 140.
[31] **Ebd**. S. 157

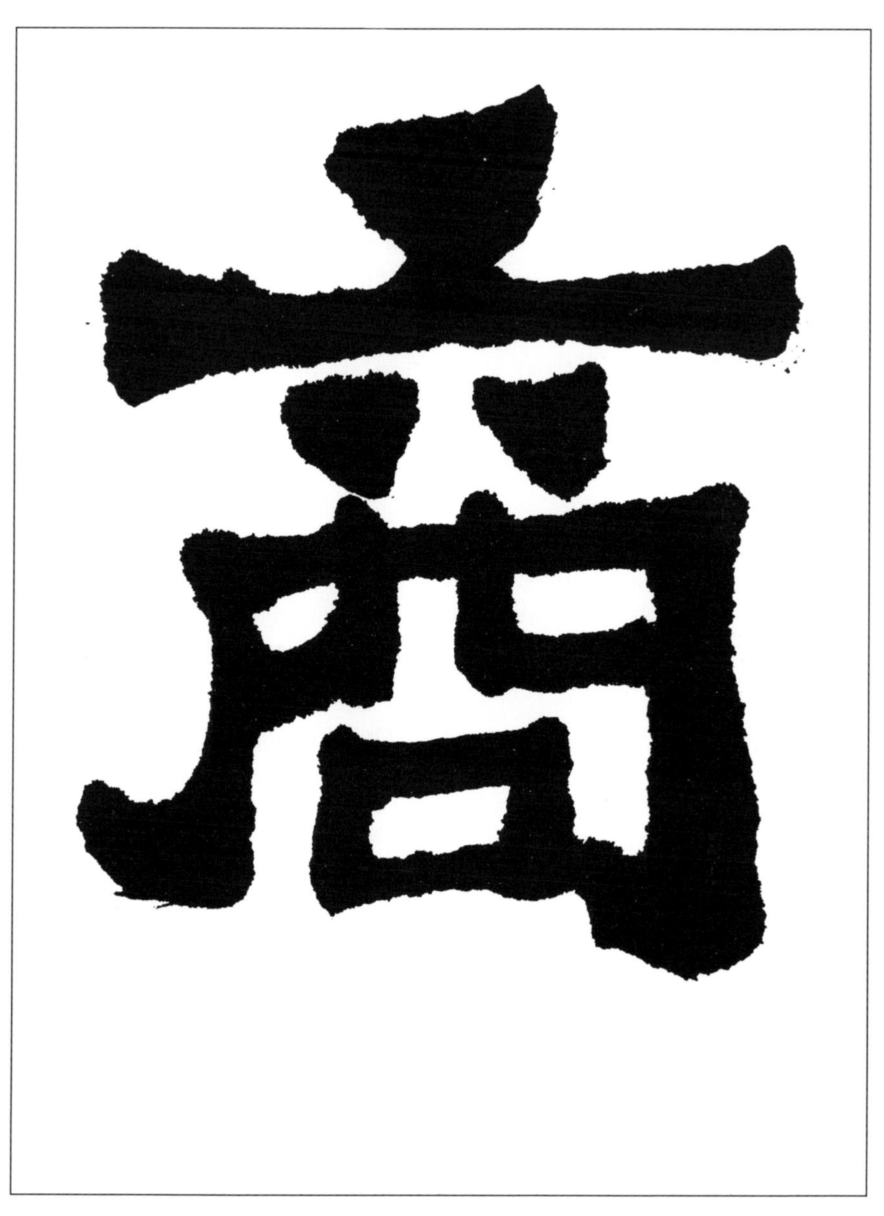


*Abbildung 16: Shang – der Musikton des Metalls*

## 4.2.4. Ein Musikinstrument

*Qìng* 磬: die Klangsteine, ein topfförmiges Schlaginstrument aus Kupfer oder Messing in buddhistischen Tempeln; Musikinstrumente, hergestellt aus klingenden Steinen, traditionellerweise 12 oder 24 Stück; mit einem Pferd im Galopp reiten.

Das Schriftzeichen zeigt als Radikal einen Stein, daneben die rechte Hand, welche ruckhafte Bewegungen macht. Das Zeichen für kleine Ziersteine aus Jade vollendet das Bild (vgl. Wieger, L. 173).

*Qìng*, der Klangstein, ist ein Homophon zu *qìng* 慶 = Glück, Glückwunsch, Segen, weshalb beides synonym verwendet wird.

Wie alle Musikinstrumente haben auch die Klangsteine emblematischen Charakter:

„Der Ton der Klangsteine ist ein helles Klingeln. Helles Klingeln löst Scharfsinn und Unterscheidungsvermögen aus. Scharfsinniges Unterscheiden ermöglicht es dem Menschen, seinen Tod zu bezwingen. Wenn der Edle den Ton der Klangsteine hört, denkt er an treue Offiziere, die an der Front gestorben sind." (*Shi Ji*).[32]

Ein anderes Musikinstrument, das dem Metall entspricht, ist die Glocke, chin. *zhōng* 鐘.

Seit alters dienen Glocken in China dazu, Versammlungen zusammenzurufen, bzw. Menschen zu sammeln, um den kaiserlichen Willen zu verkünden. In buddhistischen und daoistischen Klostern soll der Klang von Glockenspielen böse Geister vertreiben.

Das *Shǐ Jì* 史記 = Buch der geschichtlichen Aufzeichnungen beschreibt allgemein die traditionellen Assoziationen zu den klassischen Instrumenten. Zum Klang der Glocken finden wir hier:

„Der Ton der Glocken ist schallendes Klingeln (Läuten). Dieses Läuten erzeugt den Aufruf, sich zu bewaffnen. Dieser Aufruf lässt eine wilde Aufregung entstehen. Wilde Aufregung erzeugt kriegsähnliche Gefühle.

[32] Nach **Joseph Needham** (wie Anm. 30), S. 153.

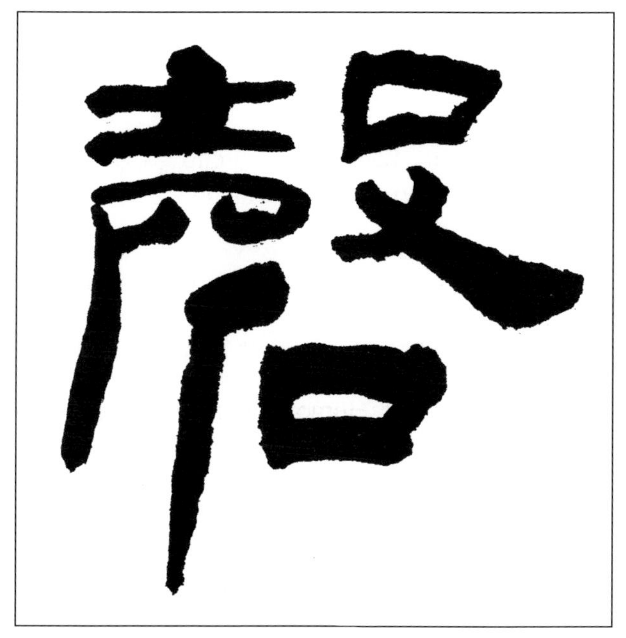


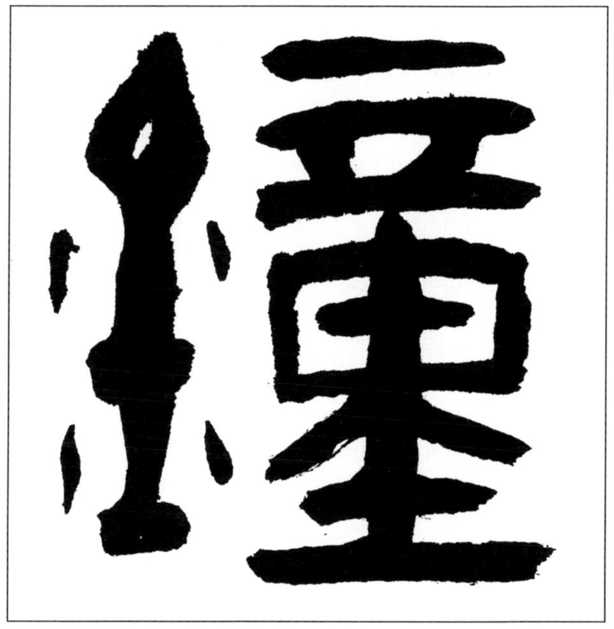


*Abbildung 17: Klangsteine und Glocken*

Wenn der Edle den Klang von Glocken hört, denkt er an heldenhafte Offiziere."[33]

Auch wir kennen den Klang der Kirchenglocken nicht nur bei Hochzeiten, sondern auch in Kriegszeiten.

Der Autor des *Shi Ji* beschreibt die Wirkung von Musiktönen und Musikinstrumenten auf das Qi bzw. als Qi-Bewegung. Klangsteine sammeln das Qi und fördern scharfsinniges Unterscheiden (die Aufgabe von *shén* 神 und *yì* 意), sie können uns helfen, den Tod zu akzeptieren und damit zu überwinden. Glockentöne rütteln das Qi auf und machen es stark; wer kann uns da noch besiegen?

In der Akupunktur kennen wir zwei „Glocken"-Punkte:

*Da Zhong* (Ni 4) = „große Glocke" mit den klassischen Indikationen:

*fán mèn* 煩悶 = bekümmert und des Lebens überdrüssig
*jīng kǒng* 驚恐 = Schrecken und Furcht
*bù lè* 不樂 = ohne Freude

Die Sammlung des Nieren-Qi vertreibt Kummer, Furcht und Melancholie. Dann kommt Freude auf!

*Xuan Zhong* (Gbl 39) = „hängende Glocke", anders übersetzt auch: „Glocke der Ängstlichkeit". Einige klassische Indikationen für diesen Punkt lauten:

*xū láo* 虛勞 = Leere-Erschöpfung
*yōu huì* 懮恚 = ängstliche Wut
*fán mǎn kuáng yì* 煩滿狂易 = Unruhe und Völlegefühl im Wechsel mit Irrsinn.

Die Sammlung des Gallenblasen-Qi harmonisiert die 3 Yang-Leitbahnen des Fußes (als Gruppen-Luo-Punkt!), senkt das Yang ab und entfaltet das Qi im oberen Erwärmer. So werden Herz und Lunge, Geist und Körperseele harmonisiert.

[33] **Ebd.**

## 4.2.5. Die Tierklassen des Metalls

Die Insekten und Gepanzerten *chóng jiè* 蟲介 entsprechen dem Metall. (*Su Wen*, Kap. 67)

*Chóng* 蟲: Würmer, Kriechtiere, Reptilien, Insekten, Schlangen; das Schriftzeichen hat dreimal Insekten (Radikal No. 142); die Multiplikation eines Symbols wird hier benutzt für etwas, das in Schwärmen oder in großer Anzahl auftritt. (Wieger, L. 110 C). Also: Alles, was krabbelt, kreucht und fleucht!

*Jiè* 介: Schuppe, Schale, Panzer, Rüstung, Harnisch; das Schriftzeichen zeigt Grenzen, die Menschen voneinander trennen (Wieger, L. 18 F). Wir sehen hier deutlich die Metalleigenschaft der Abgrenzung, die bei gepanzerten Tieren offensichtlich ist: Der Panzer als Schutz vor feindlichen Übergriffen.

Die Gattung der Schuppen- und Schalentiere umfasst alle Insekten, Eidechsen, Schlangen, Muscheln, Schnecken, Krebse, Reptilien etc. Die 5 Gifte *wǔ dú* 五毒 von Viper, Skorpion, Tausendfüßler, Kröte und Spinne sind einerseits eine mächtige Verbindung, um üble Einflüsse abzuwehren. Andererseits dienen sie als Bestandteile von Wurmgiften *gǔ* 蠱 in der schwarzen Magie Chinas.[34]
Abbildungen von ihnen aus schwarzer Seide werden oft auf roten Kleidungsstücken angebracht und von Kindern als Glücksbringer getragen, um sie vor Krankheiten zu schützen. Diese Kleidung wurde bevorzugt an den ersten 5 Tagen des 5. Monats getragen. Dies besonders von Familien, die nur einen Sohn haben. Man glaubte, es würde die Kinder ganz allgemein vor üblen Einflüssen schützen.[35]

---

[34] Die fünf Gifte beschreiben einen Aspekt der schwarzen Magie Chinas, bei der verhasste Personen heimlich vergiftet werden. Das Wurmgift *gǔ dú* 蠱毒 umfasst die Gifte von Viper, Skorpion, Tausendfüßler, Kröte und Spinne. Zusammengenommen steht es im chinesischen Volksglauben für alle möglichen Vergiftungen und Verhexungen. Um das Wurmgift zuzubereiten, wird von all diesen giftigen Tierarten jeweils eines in ein Gefäß gegeben und sich selbst überlassen. Nach einer Weile bleibt das stärkste Tier übrig, von ihm wird angenommen, es habe alle Gifte der anderen Tiere in sich vereint. Die Exkremente dieses stärksten Tieres werden dann als Wurmgift genommen. Legt man es in das Essen und Trinken des Opfers, verursacht es schwere Krankheiten und Unglück bei diesem und auch bei seiner Familie. Dies ist allerdings nur eine Möglichkeit, ein Wurmgift zuzubereiten! (Aus: **Van Straten**: Concepts of Health, Disease and Vitality in Traditional Chinese Society, Wiesbaden, 1983). Ethnologisch interessant wäre es zu untersuchen, ob das chinesische Konzept der fünf Gifte ***Wu Du*** dem afroamerikanischen Kult des **Voodoo-Zaubers** ähnelt, schon wegen seines Gleichklanges.

[35] **C.A.S. Williams** (wie Anm. 19), S. 187.

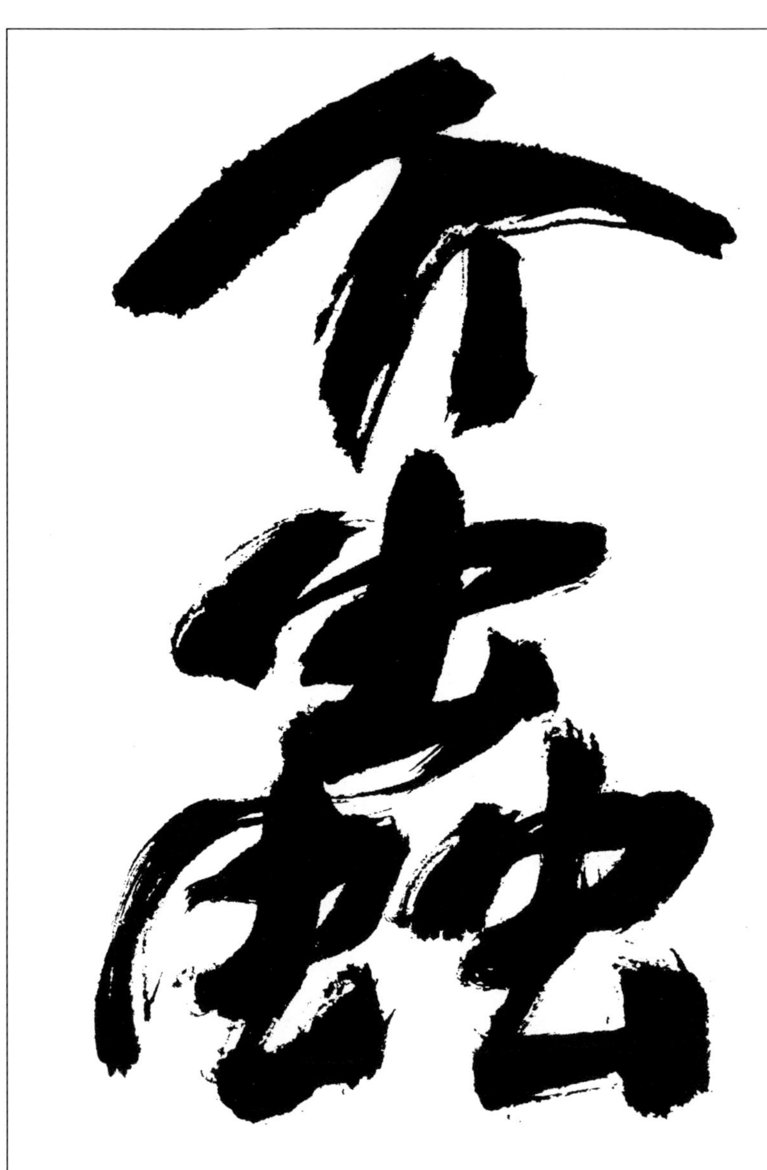

*Abbildung 18: Schuppentiere und Insekten*

Für den Adepten der klassischen Akupunktur kann eine ausgeprägte Abneigung oder panische Angst vor diesen Tieren eine Störung der Wandlungsphase Metall signalisieren. Konkret: Wasser bedrängt das Metall; Mögliche Behandlungspunkte sind *Chi Ze* (Lu 5), der Wasserpunkt der Lunge oder *Fu Liu* (Ni 7), der Metallpunkt der Niere. Auch an den Rücken-Shu-Punkten *Fei Shu* (Bl 13) und *Shen Shu* (Bl 23) ist eine Akupunktur hier sinnvoll.

### 4.2.6. Eine Tierfamilie

*Mǎ* 馬: Pferd, Reiterei, Hengst, Stute; Das Schriftzeichen zeigt Kopf, Mähne, Beine und Schwanz eines Pferdes, es stellt also ein Piktogramm dar (Wieger, L. 137).

Das Pferd ist das 7. Tier des chinesischen Tierkreises und entspricht hier dem höchsten Yang der Mittagszeit mit dem Erdenzweig wǔ 午, der Doppelstunde 11 - 13 Uhr und der Wandlungsphase Feuer.

Im *Yi Jing* ist das Pferd (die Stute) das weibliche Pendant zum männlichen Drachen.

In der chinesischen Symbolik ist das Pferd ein Yang-Emblem und steht für Schnelligkeit, Ausdauer, Durchhaltevermögen Schlagfertigkeit und Geistesgegenwart.
Ein starkes junges Pferd wird oft als ein *qiān lǐ mǎ* 千里馬 = „1000 Li-Pferd“ bezeichnet, wenn es sehr ausdauernd ist. Für die Buddhisten ist das Pferd eines der sieben Schätze.

Im frühen 17. Jahrhundert entstand das Buch *mǎ jīng* 馬經 = der Pferde-Klassiker, in dem alle möglichen Informationen über diese Tierklasse zusammengetragen sind.[36]

Wie beinahe alles ist auch das Pferd in die Materia Medica aufgenommen worden. Sehen wir uns an, was das berühmte *Ben Cao Gang Mu* darüber berichtet.[37]

---

[36] **C.A.S. Williams** (wie Anm. 19), S. 222 ff..
[37] Seit kurzem steht uns eine vollständige englische Übersetzung des *Ben Cao Gang Mu* in sechs Bänden zur Verfügung: *Li Shi Zhen*: Compendium of Materia Medica, Foreign Languages Press, 6 Bände, Beijing 2003.

„Pferdefleisch ist scharf, bitter, erfrischend und giftig. *Sun Si Miao* sagt: Es ist ungiftig. Man sollte Pferdefleisch in einem Eintopf verwenden, da es für sich allein schwer zu verdauen ist. Lasse das Fleisch eine Zeitlang im Wasser liegen und wasche es mehrmals ab, um das Blut zu entfernen. Anderenfalls bleiben Toxine nach, die zu Furunkel und Schwellungen führen können. ... Wenn eine Schwangere Pferdefleisch isst, wird sie eine späte Geburt haben. Wenn eine stillende Mutter Pferdefleisch isst, wird das Baby mager und unterernährt bleiben.

Heilwirkungen: Pferdefleisch ist gut, um innere Verletzungen zu heilen. Es vertreibt Hitze und senkt gegenläufiges Qi ab. Es fördert das Wachstum der Sehnen und Knochen und stärkt Hüfte und Wirbelsäule. Es macht einen stark und widerstandsfähig. Es stärkt den Willen *qiáng zhì* 強志 und macht den Körper leicht *qīng shēn* 輕身. Wenn man Pferdefleisch isst, dann fühlt man sich nicht mehr hungrig.[38]

Eine Verschreibung: Bei entzündlichen Geschwüren durch giftige Einflüsse *chuāng dú* 瘡毒 koche eine Brühe aus Pferdefleisch und wasche die befallenen Regionen mit dem Saft.[39]

Ein anderes Arzneibuch aus dem 16. Jahrhundert, das *Ben Cao Pin Hui Jing Yao*, beschreibt die Heilwirkung vom Penis eines weißen Pferdes *bái mǎ jīng* 白馬莖 bei Schlaganfall mit Pulslosigkeit und Yin-Kollaps. Weitere in diesem Buch als Arznei empfohlene Teile des Pferdes sind: Augen, Hufe, Zähne, Fell, Herz, Lunge, Kot, Urin und Fleisch.[40]

Gedanken über die Beziehung eines Menschen zu Pferden in unserer westlichen Kultur und ihre Interpretation hinsichtlich der chinesischen Medizin sind höchst spekulativ. Eine besondere Vorliebe für das Reiten bzw. für Pferde könnte möglicherweise ein Hinweis auf eine Metallschwäche sein. Die Therapeutin möge das in ihrer Praxis überprüfen.

---

[38] Meine Tochter und alle Pferdeliebhaber dieser Welt mögen mir diese Ausführungen über das Pferd als Heilmittelschatz verzeihen!

[39] Aus dem Englischen übersetzt aus dem Band 6 (wie Anm. 37), S. 3953 ff.

[40] Siehe **Paul Unschuld**: *Yü-chih pen-ts'ao p'in-hui ching-yao* – Ein Arzneibuch aus dem China des 16. Jahrhunderts, München 1973, S. 63.

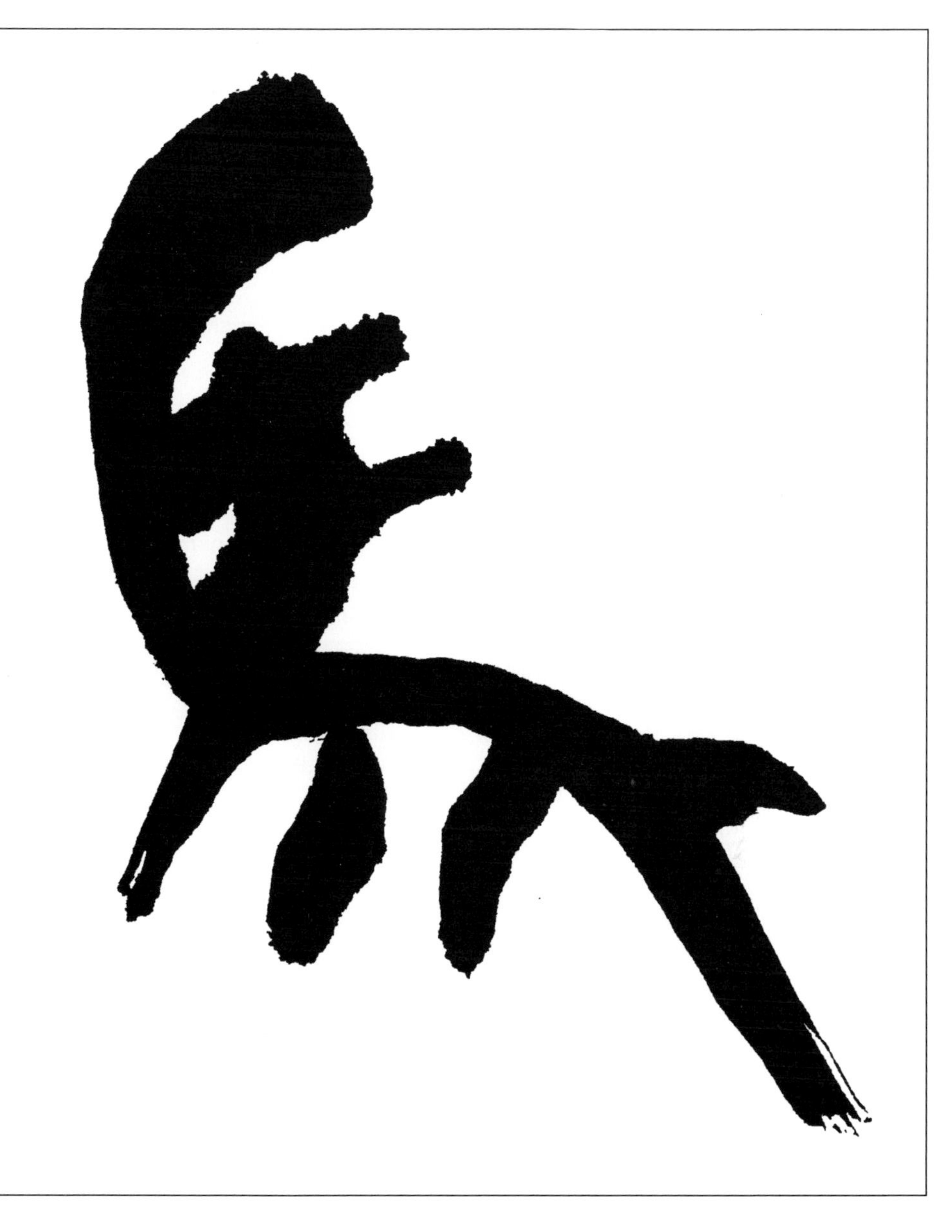

*Abbildung 19: Ma – das Pferd*

## 4.2.7. Metall in der Ernährung

### 4.2.7.1. Das Getreide ist Reis

*Dào* 稻: eine Reispflanze, ungeschälter Reis (Oryza sativa);
*Mǐ* 米: unzubereiteter, aber geschälter Reis; dieses Zeichen wird auch für andere Getreidekörner (Hirse etc.) verwendet.

Das Schriftzeichen für *Dao* = Reis hat das Radikal für Getreide, daneben die Hand, die einen Mörser nach oben zieht, um ein Gefäß zu entleeren (Wieger, L. 139 A). Das Bild der Trennung der Reiskörner von der Reispflanze.

Das Schriftzeichen für *Mi* = geschälter Reis zeigt vier Körner 米, die durch den Dreschvorgang getrennt werden (Wieger, L. 122 A). Es stellt das Bild der Trennung der Reiskörner von ihrer Schutzhülle dar.

Wird der Reis zubereitet, also gekocht, spricht man von *mǐ fàn* 米飯 = gekochter Reis. Im Schriftzeichen von *qì* 氣 steht das Teil *mǐ* 米 für den gekochten Reis, der aufsteigende Dämpfe erzeugt.

Reis ist das wichtigste Grundnahrungsmittel in China und zugleich eines der ältesten Heilpflanzen überhaupt. Der mythische Kaiser *Shen Nong* soll alljährlich das feierliche Ritual des Reispflanzens vollzogen haben. Früher war Reis die Speise der Reichen, heute Grundnahrungsmittel des bevölkerungsreichsten Landes der Erde.

Den Toten legte man in China Reis in den Mund. Man soll die Reisschale bis heute nie so aufhäufen, dass es sich türmt. Das Wegwerfen von Reis war ebenso verpönt wie Reis in der Schüssel zu lassen. Für die Heilung von bösen Geistern verlangte der Daoist *Zhang Lu* jeweils fünf Scheffel Reis, ein Brauch, den die religiös-politische Bewegung „Fünf Scheffel-Reis-Daoisten" *wǔ dòu mǐ dào* 五斗米道 in der späten Han-Dynastie für ihre Namensgebung ausnutzte.[41]

Ihr Samen ist, als Brei gekocht, ein wichtiges Stärkungsmittel bei Verdauungsschwäche, die Reisblumen werden als Zahnputzmittel genutzt, und die Stengel der Pflanze dienen zur Behandlung von Gallenkrankheiten. Die vielen Varianten, mit denen Reisstroh verarbeitet wird, sind beinahe ebenso bekannt wie der Reis selbst.

---

[41] Siehe **Wolfram Eberhard** (wie Anm. 12), S. 240 f.

Papier, Matten, Sandalen, Dachstroh, Brennmaterial, Dünger und Taschen sind nur einige Anwendungsbereiche.[42]

Die süßen Reiskekse, die zum chinesischen Neujahr gerne gegessen werden, symbolisieren Freude wegen ihrer Süße und Frieden und Harmonie wegen ihrer runden Form.

Reis in der Ernährung wirkt eindeutig auf die Harmonisierung der Mitte. In der medizinischen Literatur werden verschiedene Reissorten mit unterschiedlichen Heilwirkungen aufgelistet:

*cào mǐ* 糙米 = brauner unpolierter Reis
*nuò mǐ* 糯米 = polierter, klebriger Reis
*gēng mǐ* 粳米 = polierter, runder, nichtklebriger Reis

Im *Ben Cao Gang Mu* finden wir dazu:[43]

„*Dào* 稻 (ungeschälter Reis) ist der allgemeine Name für alle Arten von Reisfelder-Pflanzen. Das Schriftzeichen zeigt das Bild eines Bauern, der im Reisfeld arbeitet. Es wird damit sowohl der polierte klebrige Reis *nuò mǐ* 糯米 beschrieben als auch der runde polierte nichtklebrige Reis *gēng mǐ* 粳米. Das *Shuo Wen Jie Zi*[44] sagt: *Geng* ist *Dao*, *Dao* ist *Nuo*. *Nuo Mi* wird besonders auf den Reisfeldern im Süden angebaut. Er eignet sich sehr zum Brauen von Wein. Da er klebrig ist, kann man auch gut Reisnudeln aus ihm herstellen.

**1. Klebriger polierter Reis** (*nuò mǐ* 糯米):

Er ist bitter, warm und nicht giftig, *Sun Si Miao* sagt, er ist süß im Geschmack, *Su Song* sagt: er ist von kalter Temperatur! Erst wenn man ihn zu Wein braut, wird er heiß.
*Meng Xian* sagt: Reis ist von erfrischender Temperatur, er treibt pathogenen Wind und Qi nach oben. Er macht einen wie betrunken und sollte nicht übermäßig gegessen werden.
*Chen Cang Qi* sagt: Langes Essen von klebrigem Reis macht einen schwach und ohne Spannung, da er die Muskeln und Sehnen zu sehr lockert. Katzen und Hunde fangen an zu hinken, wenn sie ihn essen und ein Pferd kann lahm werden. Wenn Schwangere ihn zusammen mit Fleisch essen, kann es den Fötus schädigen!

---

[42] **Samuel Couling**: The Encyclopaedia Sinica, Hongkong 1983, S. 484.
[43] *Ben Cao Gang Mu*, (wie Anm. 37), Band 3, S. 2325 ff.
[44] *Xu Shen* (wie Anm. 4).

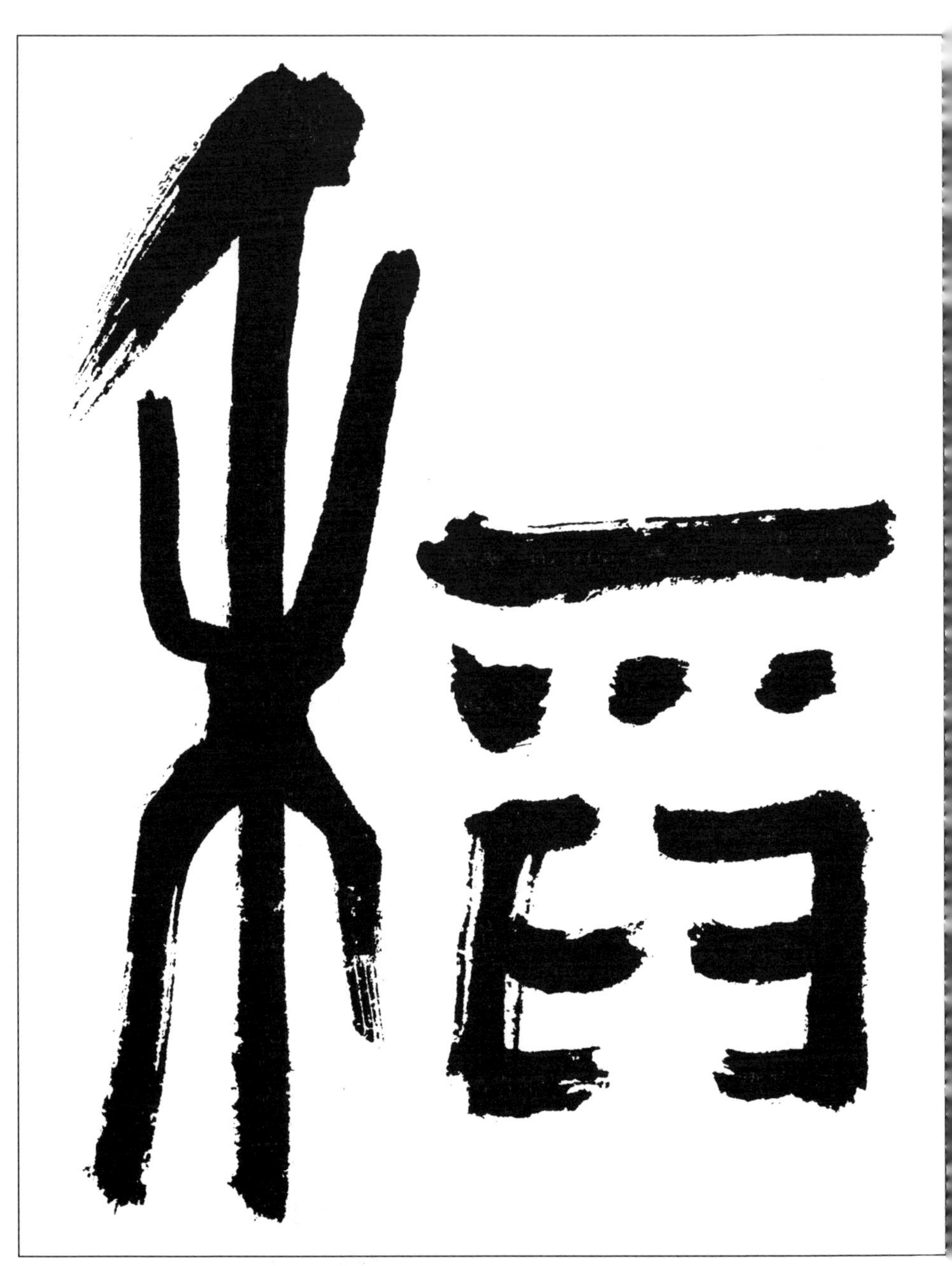

*Abbildung 20: Dao – ungeschälter Reis, Reispflanze*

*Xiao Bing* sagt: Klebriger polierter Reis behindert den freien Fluss von Qi in den Leitbahnen und macht die Glieder schlaff und locker. Der Patient kann dann leicht von pathogenem Wind befallen und geistig verwirrt werden.
*Li Shi Zhen* sagt: *Nuo Mi* ist klebrig und schwer zu verdauen. Er ist besonders bei kleinen Kindern und Kranken verboten. Heilwirkungen: Patienten mit Milzleiden sollten ihn essen, weil er süß ist. Bei Windpocken und Masern kann er die Entwicklung dieser Krankheiten beschleunigen! *Nuo Mi* ist eine Droge, die für Patienten passt, die an einer Leere-Kälte in Milz und Lunge leiden. *Nuo Mi* kann beide erwärmen.
Die Herren *Meng Xian* und *Su Son*g irren, wenn sie sagen, seine Temperatur sei kalt oder kühlend. Bei Schleim-Hitze oder Wind-Pathogenen kann er die Krankheit verschlimmern!

**2. Nichtklebriger polierter runder Reis** (*gēng mǐ* 粳米):

Er ist härter als der klebrige Reis, er ist der normale Reis, den alle Menschen täglich essen. Er ist süß, bitter, neutral und ungiftig. Je nach der Region des Anbaus und Farbe kann sich sein Temperaturverhalten verändern. Im Norden ist er kühlend, im Süden ist er erwärmend, der rote Geng Mi-Reis ist heiß und der weiße ist kühl. Frisch geernteter Reis ist eher heiß, länger gelagerter Reis ist eher kühl. Häufiges Essen vom trockenem gekochten Reis führt zu Hitzeansammlungen im Inneren mit trockenen Lippen und Mundtrockenheit.
Man sollte ihn nicht zusammen mit Pferdefleisch essen, denn es verschlimmert hartnäckige Krankheiten. Heilwirkungen: stärkt das Qi, beruhigt die Unruhe, löscht den Durst, stoppt Durchfälle, wärmt das Innere, harmonisiert das Magen-Qi und fördert das Muskelwachstum.

Dieser Reis fördert die Blutzirkulation, harmonisiert die 5 Zang-Organe und kräftigt das Milz- und Magen-Qi. Man darf ihn nicht zu kurz kochen, denn dann stärkt er die Milz nicht. *Geng Mi* wird auch dazu verwendet, die allgemeine Abwehrkraft *zhèng qì* 正氣 zu stärken. Reiswasser lindert Herzschmerzen, ist durstlöschend und stoppt Durchfälle, die durch eingedrungene pathogen Hitze verursacht werden.

4.2.7.2. Seine Frucht ist der Pfirsich

*Táo* 桃 der Pfirsich; das Schriftzeichen hat als Radikal Holz, Baum, daneben das Zeichen für zahlreiche Risse in einem Schildkrötenpanzer, die früher zur Wahrsagung benutzt wurden (Wieger, S. 56 D).

Kaum eine Frucht ist in China so symbolträchtig wie der Pfirsich. Das Holz des Pfirsichbaumes und seine Farbe können die Dämonen verbannen, seine Blüten verzaubern die Menschen und die berühmten Pfirsiche der Königinmutter des Westens *Xi Wang Mu* verleihen die Unsterblichkeit. Die Zweige des Pfirsichbaums werden noch heute von schamanischen Heilern in China dazu verwendet, den Fieber-Geist aus dem Kranken herauszuschlagen.

Der Pfirsich ist das häufigste Symbol für Langlebigkeit und eine gern benutzte Zutat für Lebenselixiere der daoistischen Alchimisten. Die Pfirsichblüte *táo huā* 桃花 wird mit der schönen Gesichtsfarbe junger Mädchen verglichen, sie deutet aber auch auf einen freizügigen Lebenswandel hin. *Táo huā yùn* 桃花運 = „Das Los der Pfirsichblüte" steht hier für häufig wechselnden Geschlechtsverkehr.

Auch in der traditionellen Heilkunde hat der Pfirsich seinen begrenzten, aber festen Standort. *Li Shi Zhen* schreibt über ihn:

Pfirsichbäume blühen früher als alle anderen Bäume, deshalb hat das Zeichen *dáo* 桃 den Holzradikal, daneben ist *zhào* 兆, was soviel wie eine große Anzahl (1 Million) bedeutet. Ein Baum also, der unzählige Früchte trägt. Ihre Samen dienen auch als Arzneimittel.
Der Pfirsich ist scharf, sauer und süß, dabei heiß und etwas giftig. Isst man zu viele Pfirsiche, dann sammelt sich Hitze im Inneren an.
*Sun Si Miao* sagt: Wenn man sich an Pfirsichen satt isst und danach badet, verursacht es Probleme beim Wasserlassen *lín* 淋 mit Fieber und Schüttelfrost.
*Li Shi Zhen* sagt: Wenn man zu viele unreife Pfirsiche isst, entstehen Blähungen im Bauch, Karbunkel und Furunkel. Es ist eine Frucht, die schädlich für den Menschen sein kann!
*Sun Si Miao* sagt: Als Frucht ist der Pfirsich der Lunge zugeordnet. Deshalb sollten Menschen mit Lungenleiden Pfirsiche essen! Wenn man Pfirsichstückchen in das Essen mischt, verbessert sich der Teint.[45]

---

[45] *Ben Cao Gang Mu* (wie Anm. 37), Band 4, S. 2683 f.

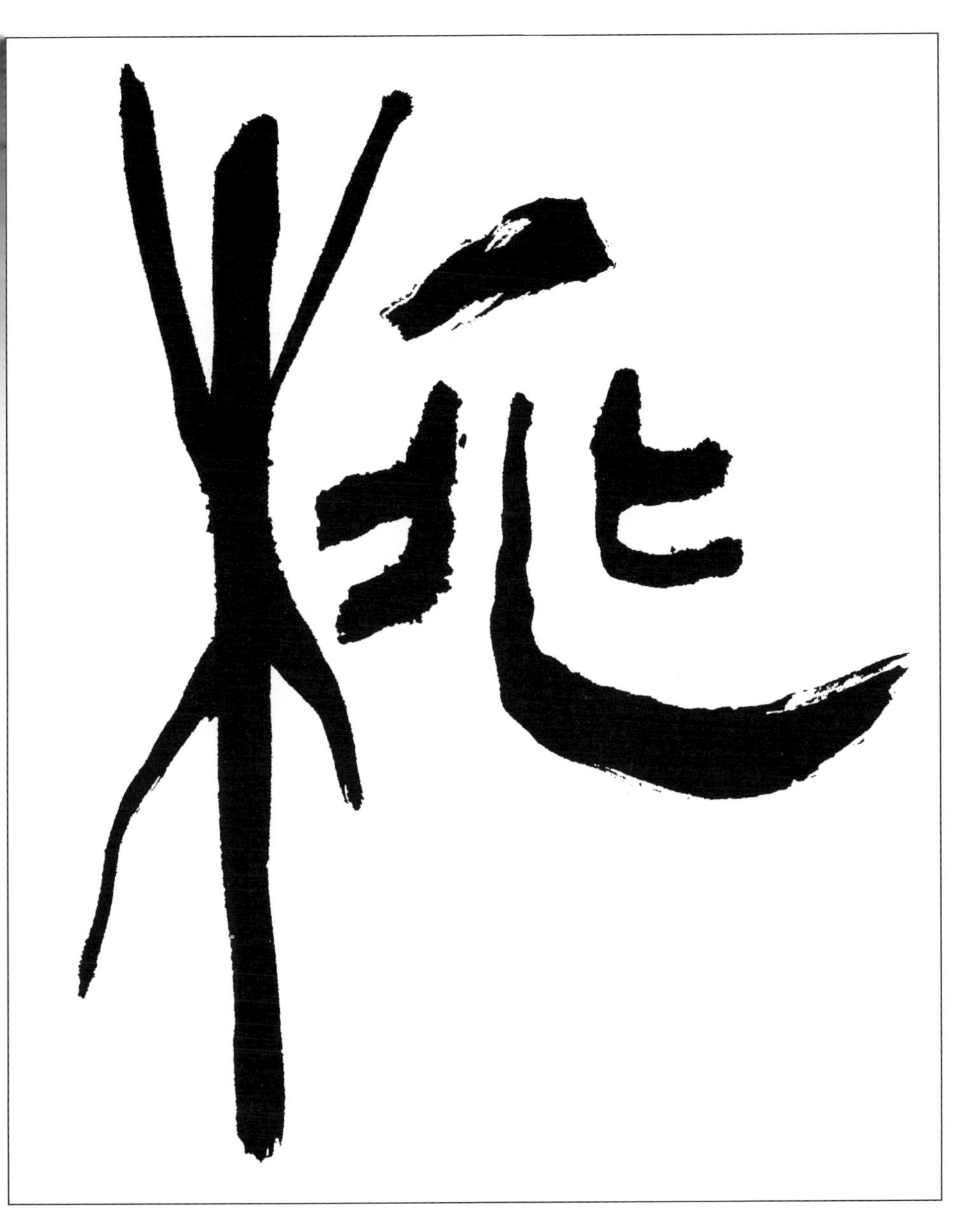

*Abbildung 21: Tao – der Pfirsich*

#### 4.2.7.3. Sein Gemüse ist die Zwiebel

*Jiŭ gēn* 韭根 = Die chinesische Schnittlauchwurzel (Allium tuberosum)
*Cōng bái* 葱白 = Die chinesische Porreezwiebel (Allium fistulosum)
*Xiè bái* 薤白 = Die chinesische Zwiebelknolle (Allium chinensis)

Die Zuordnung des entsprechenden Gemüses geschieht hier über die Farbe Weiß und über den scharfen Geschmack. Die Texte sind nicht eindeutig, welches Gemüse dem Metall zuzuordnen ist, deshalb werden drei Arten vorgestellt, die chinesischen Varianten von Schnittlauch, Porree und Zwiebel, wobei offen bleibt, ob diese wirklich deckungsgleich mit unserem westlichen Gemüse sind. Wieder wird aus dem *Ben Cao Gang Mu* zitiert.

**1. Schnittlauch** (*jiŭ gēn* 韭根):

Sein Geschmack ist scharf, etwas sauer, das Temperaturverhalten ist warm, astringierend und nicht giftig. Einer sagt: heiß in der Temperatur! Isst man zuviel davon, entsteht geistige Verwirrung und Trübsichtigkeit. Besonders verboten ist der Genuss nach Wein. Wenn man ihn 10 Tage nach einer überstandenen Fiebererkrankung isst, bewirkt er Schläfrigkeit.

Heilwirkungen: Der Schnittlauch wirkt auf das Herzsystem. Er beruhigt die 5 Zang-Organe, beseitigt Hitze im Magen und ist auch über eine längere Zeit genossen gut für den Patienten (*Sun Si Miao*). Schmore die Pflanze und nimm sie, um die Niere zu stärken und die männliche Sexualität zu verbessern. Sie wärmt Hüfte und Knie.

Mit Salz und Essig gebraten kann der Schnittlauch Völlegefühle und Blockaden in der Brust beseitigen. Nach der zehnten Dosis ist man geheilt. Koche die Knolle und die Stengel, um das Innere zu wärmen und gegenläufiges Qi abzusenken. Es stärkt einen Mangel und belebt das Yang. Zerstampfe das Gemüse und trinke den Saft, um schmerzhafte Blockaden in der Brust aufzulösen. Die Schmerzen sind so stark, dass der geringste Druck nicht toleriert wird. Der Saft kann auch die Giftigkeit vieler Substanzen neutralisieren. Man kann ihn auch äußerlich anwenden bei Bissen von tollwütigen Hunden, bei Schlangenbissen und Stichen von Skorpione und andere giftige Insekten.

**2. Porree** (*Cōng* 葱):

Sein Geschmack ist scharf und seine Temperatur neutral, die Stengel sind warm und die Wurzel ist neutral; beide sind nicht giftig. Wenn frischer Porree im ersten Monat des Jahres gegessen wird, bekommt man Ausschläge im Gesicht. Wird er mit Honig zusammen gegessen, bekommt man Durchfall. (*Sun Si Miao*). Koche das Gemüse und mache einen Dekokt, um fieberhafte Erkrankungen zu heilen, ebenso ein aufgedunsenes Gesicht durch pathogenen Wind. Man kann dann Schwitzen. Das *Shen Nong Ben Cao Jing* sagt: Es beruhigt das Innere und begünstigt die 5 Zang-Organe, es kann die Giftigkeit von vielen Drogen neutralisieren. Porree zerstreut pathogene Wind-Nässe und lindert Schmerzen im Körper mit Taubheit und Gelenksdeformationen.

Es holt das Yang zurück bei Yin-Vergiftungen und beruhigt Darmkoliken und Krampfanfälle kleiner Kinder, die durch Kälte entstanden sind. Bei Schwangeren stoppt es Blut im Urin, fördert die Milchbildung und löst akute Entzündungen der Brustdrüsen. Man kann es als Brei auf Bisswunden legen. Der chinesische Porree (*Cong*) kann alle Vergiftungen durch Fisch oder Fleisch beseitigen.

*Li Shi Zhen* sagt: *Cong* ist eines der fünf scharfen Gemüse, die im Buddhismus verboten sind. Wenn frischer Porree angeboten wird, ist er scharf und zerstreuend. Er wird süß und warm nach dem Kochen. Da er außen fest und innen hohl ist, gehört dieses Gemüse zur Lunge. Lungenkranke tun also gut daran, es zu essen. Weil die Lunge das Qi und die Außenseite beherrscht, ist der Porree dem *Tai Yang* zugeordnet. Deshalb wirkt er so gut zu Anfang bei schädigender Kälte. Weil das Qi auch das Blut antreibt, wird auch die Blutzirkulation durch das Essen von Porree verbessert.

Bei schmerzhaften Wunden und Frakturen forme eine Paste aus gestampften Porreezwiebeln und Zucker und lege dies auf die Verletzung. Man sagt, die Schmerzen hören sofort auf und es bleibt keine Narbe zurück.

Man kann die Porree-Stengel auch dazu benutzen, Salz in die Harnröhre zu blasen, um Störungen beim Wasserlassen und Bauchkrämpfe zu behandeln. Dies ist ein sehr wirksames Verfahren bei kritischen Zuständen! Es wirkt sehr zuverlässig! Ich habe verschiedene Male erfolgreich diese Krankheiten behandelt![46]

---

[46] **Li Shi Zhen** (Wie Anm. 37), Band 4, S. 2468 ff. Das *Ben Cao Gang Mu* hat unzählige praktische Rezepte und Tipps anzubieten, die bisher nur wenig im Westen bekannt sind.

### 3. Die Zwiebel (*Xiè bái* 薤白):

Ihr Geschmack ist scharf, bitter, ihre Temperatur warm, sie macht schlüpfrig und ist ungiftig. Sie tritt in die Hand Yang Ming (Dickdarm-) Leitbahn ein. Das Essen der frischen Zwiebel verursacht Niesen und vermehrten Speichelfluss. Man sollte sie nicht zusammen mit Rindfleisch essen, da sie Massenbildungen im Bauch verursacht.

Heilwirkungen: Zwiebeln sind gut, um Schnittwunden zu behandeln und krebsartige Geschwüre. Das Essen von Zwiebeln über eine lange Zeit bewirkt, dass der Körper leicht und lebendig ist, kein Hunger auftritt und man sich eines langen Lebens erfreuen kann. Koche die Zwiebeln und esse die Suppe. Dies ist gut, um einen widerstandsfähiger gegen Kälte zu machen. Es reguliert das Innere und kräftigt eine Leere-Konstitution, stoppt chronische Durchfälle durch eingedrungene Kälte und hilft einem, Gewicht zuzulegen. Zwiebeln (*Xie Bai*) sind gut zur Behandlung von Durchfällen mit eiskalten Gliedmaßen, also bei Jue Yin-Syndromen.

*Sun Si Miao* sagt: Menschen mit einem Herzleiden sollten viel Zwiebeln essen. Sie sind auch gut für Frauen im Wochenbett.
*Meng Xian* sagt: Mache eine Zwiebelsuppe und trinke sie um weißlichen oder rötlichen Ausfluss zu behandeln.
*Su Song* sagt: Zwiebeln stärken ganz allgemein Schwächezustände und leiten Gifte aus.
*Kou Zhong Shi* sagt: Zerdrücke eine Zwiebel und mische die Paste mit Honig; streiche es auf Brandwunden, die Wirkung setzt sofort ein!
*Tao Hong Jing* sagt: Die Zwiebel (*Xie Bai*) ist erwärmend und stärkend und wird weitläufig bei den daoistischen Alchimisten eingesetzt und bei denen, die das Leben verlängernde Methoden anwenden.
*Meng Xian* sagt: Die weiße Xie Bai-Zwiebel ist die Beste! Obgleich sie scharf ist, schädigt sie doch nicht die 5 Zang-Organe. Menschen, die das Dao praktizieren, können sie regelmäßig essen. Auf diese Weise bleibt ihr Geist offen und ihre Hun- und Po-Seelen ruhig. Außerdem nährt es das Qi und stärkt die Kraft der Muskeln und Sehnen.
*Wang Zhen* sagt: Die frische Zwiebel ist scharf im Geschmack. Zubereitet wird sie süß und köstlich. Motten essen sie nicht. Sie sind wohltätig für die Gesundheit, deshalb essen die Daoisten sie. Alte Menschen essen sie als Tonikum.

Einige Verschreibungen: Gegen die Ben Tun-Krankheit zerdrücke Zwiebeln, um den Saft zu trinken. Drohender Abortus mit Kälte und Schmerzen im Bauch: 1 Sheng Zwiebeln und vier Liang Angelikawurzeln, koche beides in 5 Sheng Wasser, bis noch 2 Sheng übrig sind. Nimm das Dekokt in drei Dosen.

Entzündungen der Fingerspitzen: Koche eine Handvoll Zwiebeln, mache ein Paste und trage sie auf die befallenen Stellen auf, bis die Verletzung geheilt ist. Ebenso kann man bei Schlangen- Tiger- und Hundebissen den Zwiebelsaft trinken und ihn auch äußerlich auf die Wunde auftragen.[47]

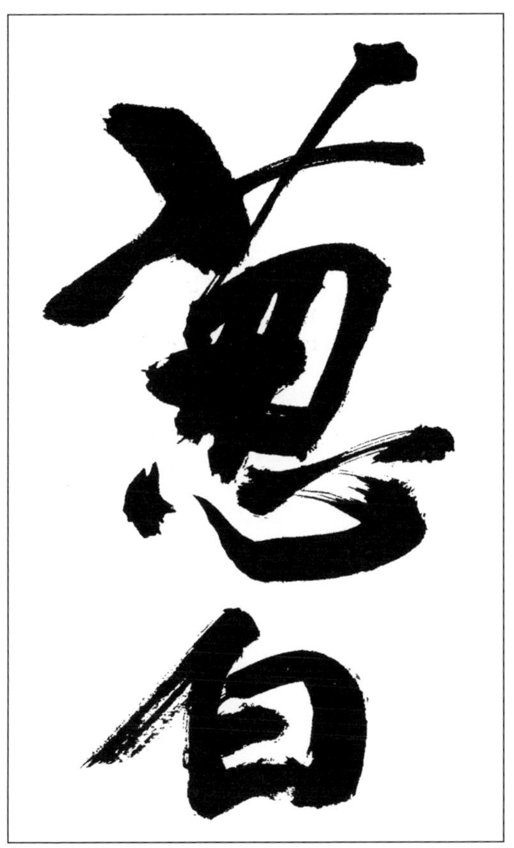


*Abbildung 22: Chong Bai – die Zwiebel*

---

[47] *Ben Cao Gang Mu* (wie Anm. 37), Band 4, S. 2479 ff..

## 4.2.8. Eine symbolische Zahl

*Jiǔ* 九 = die Neun (9); auch: verbinden, versammeln; das Schriftzeichen dient als Zahlensymbol und hat keine tiefere Bedeutung (Wieger, L. 23 A). Das *Shuo Wen Jie Zi* sagt: Neun ist die Umwandlung des Yang.

Die Potenz von drei ist neun und verkörpert damit die stärkste Yang-Zahl. Der Einfluss des Himmels ist hier besonders mächtig.

In der chinesischen Zahlensymbolik steht die Neun (9) als Folgezahl der Acht (8) für eine Organisation der acht Wirkkräfte (Trigramme, Winde, Wundergefäße etc.) um ein Zentrum herum. Alle Aktivitäten des Lebens sind gut differenziert und organisiert und streben nach der Vollständigkeit einer perfekten Einheit, die durch die Zehn (10) vollendet wird. Das mächtige Yang ist gleichzeitig sterbendes Yang, weil es den Schritt zur Ganzheit einleitet.

So steht die Neun (9) im Buch der Wandlungen *Yì Jīng* 易經 für einen bewegten Yang-Strich, der zukunftsweisend auf einen Wandlungszustand hindeutet; die neunfache (9x) Nadelstimulation soll das Qi besonders sammeln, um eine Leere aufzufüllen. Die neun Körperöffnungen[48] sind die Ein- und Austrittspforten für das himmlische und irdische Qi; es gibt neun Provinzen nach König *yǔ* 禹, einem der legendären Herrscher in alter Zeit; es gibt ebenfalls die neun himmlischen Sphären der Daoisten, die zu durchqueren sind, um erleuchtet zu werden. Neun Höllen sind nach buddhistischer Ideologie zu überwinden, um schließlich nach den Gesetzen des Karmas in der zehnten Hölle die Wiedergeburt als Tier oder als Mensch zu erleben.[49]

---

[48] Zwei Ohren, zwei Augen, zwei Nasenlöcher, Mund, Anus und Urethra, die beiden unteren Yin, die von der Niere beherrscht werden.

[49] Unter Karma (chin. *yè* 業) wird ein spirituelles Konzept verstanden, wonach jede Handlung - physisch wie geistig - unweigerlich eine Folge hat. Diese Konsequenz muss nicht unbedingt im aktuellen Leben wirksam werden, sondern kann sich möglicherweise erst in einem nächsten Leben manifestieren. In den indischen Religionen ist die Lehre des Karma eng mit dem Glauben an Samsara, den Kreislauf der Wiedergeburten, verbunden und damit an die Gültigkeit des Ursache-Wirkungsprinzips auf geistiger Ebene auch über mehrere Lebensspannen hinweg. Im Hinduismus und Buddhismus bezeichnet der Begriff **Karma** die Folgen jeder Tat bzw. alle Auswirkungen von Handlungen und Gedanken, die Rückwirkungen auf den Akteur selbst haben. Karma entsteht demnach durch eine kosmische Gesetzmäßigkeit und nicht infolge einer Beurteilung durch einen Weltenrichter oder Gott. Es geht also nicht um „Göttliche Gunst" oder „Strafe". Nicht nur „schlechtes" Karma erzeugt den Kreislauf der Wiedergeburten, sondern gleichermaßen auch ein „gutes" Karma. Letztendlich geht es bei diesen Religionen darum, überhaupt kein Karma mehr zu erzeugen.

Aus 9 mal 9 Kapiteln bestehen einige wichtige Klassiker der chinesischen Medizin: *Su Wen*, *Ling Shu*, *Nan Jing* und eben auch der Klassiker über das Dao, das *Dao De Jing*.

Wenn Zahlen eine emblematische Bedeutung haben und die Neun (9) die Zahl des Metalls ist, dann sollten wir im 9. Vers des *Dao De Jing* auch etwas über diese Wandlungsphase lesen können. So heißt die Überschrift des 9. Verses dann auch treffsicher:

**Den Zerfall aufhalten**

„Nicht an dem festhalten, was übervoll ist;
besser ist es, loszulassen.
Auch etwas, das sich scharf anfühlt,
kann nicht auf ewig schützen.
Eine Halle gefüllt mit Gold und Jade,
lässt sich auf Dauer nicht bewachen.
Reich und angesehen, dabei jedoch überheblich,
zieht natürlicherweise Vorwürfe nach sich.
Sich selbst zurücknehmen nach einer verdienstvollen Leistung,
das entspricht dem Dao für alles unter dem Himmel."

*Lao Zi*

---

Dann erst tritt man in das Nirwana (chin. *niè pán* 涅槃) ein. **Nirwana** bedeutet auch verlöschen, ausgelöscht, das absolute Ende des Seins, vergleichbar mit dem Auslöschen des Lichtes einer Lampe. Es ist kein Paradies, kein Himmel, kein weißes Licht und keine Seligkeit, es ist ein Abschluss, finito, kein Neubeginn in einer anderen Sphäre. Nirwana bezeichnet das Verlassen des ewigen Kreislaufs von Leben und Sterben, von Wiedergeburt und Tod. Alle karmischen Kräfte sind nun überwunden.
Dieser Zustand entspricht im Daoismus dem Eintauchen in die Leere *shén guī xū wú* 神歸虛無 = „Rückkehr des Geistes in das leere Nichts". Er beschreibt das ursprüngliche Sein, in dem alle Polaritäten aufgehoben sind. In der Naturphilosophie der Daoisten wird er *Wu Ji* = „ohne Grenzen" genannt und häufig als leerer Kreis dargestellt. Ein Mensch, der diesen Zustand erreicht hat, ist ein „goldener Unsterblicher" *jīn xiān* 金仙, der zu unendlicher Wandlung fähig ist und die Kraft besitzt, das Rad der Wandlungen und Wiedergeburten anzuhalten. (siehe dazu auch **Udo Lorenzen**: Mikrokosmische Landschaften, München 2006, S. 48-52).

# 5. Resonanz im Mikrokosmos

## 5.1. Emotionalität in der Wandlungsphase Metall

Gefühle spielen eine wichtige Rolle in der menschlichen Energetik. Sie stellen in der Regel adäquate Reaktionen auf Umweltreize dar. Normalerweise helfen sie uns in der Auseinandersetzung mit der Umwelt und sind Bestandteil gesunder Lebensäußerungen. Nur bei extremen Gefühlsausbrüchen oder längerem Festhalten an einer Emotion wird das Qi irritiert: Die Zang-Fu-Organe, Yin und Yang sowie Qi und Blut kommen ins Ungleichgewicht und Krankheiten können entstehen.

Dass Gefühle ebenso selbstverständlich sind wie Bewegungen in der Natur wird ausdrücklich im *Su Wen* gesagt. Dort heißt es:

„Am Himmel gibt es die vier Jahreszeiten und die fünf Wandlungsphasen, durch sie finden Geburt, Wachstum, Sammlung und Speicherung statt. Ebenso entstehen Kälte, Hitze, Trockenheit, Nässe und Wind. Im Menschen gibt es die fünf Zang-Organe, welche die fünf Qi umwandeln, so entstehen Freude, Zorn, Kummer, Sorge und Furcht. Übermäßige Freude und Zorn schädigen das Qi, übermäßige Kälte und Hitze schädigen die Form. Heftiger Ärger schädigt das Yin, heftige Freude schädigt das Yang.“ (Kap. 5)

Gefühlsäußerungen und Gemütsbewegungen werden in der klassischen chinesischen Literatur häufig unterschieden.

Die fünf Gefühlsäußerungen *wŭ zhì* 五志 beschreiben eher natürliche und adäquate Reaktionen auf Umweltreize. Sie sind „gesunde“ Äußerungen des Qi.

Das Schriftzeichen für *Zhi* bedeutet: die Absichten des Herzens wollen sich verwirklichen (Wieger, L. 79 B). Das *Shuo Wen Jie Zi* sagt: Die Gedanken folgen der Stimme des Herzens.

*Zhì* 志 der Wille ist in der Entsprechungsmedizin auch der geistig-seelische Aspekt der Niere, der Anteil von Shen, der willentlich versucht, seine Potenziale zu entdecken und auszuleben. Dazu braucht es Jing-Essenz, wobei sich nur in der Mühelosigkeit ein wirkliches Talent entfaltet. Alles, was mit Anstrengung verbunden ist, verbraucht übermäßig Nierenessenz, verkürzt die Lebenspanne, erschöpft den Organismus.

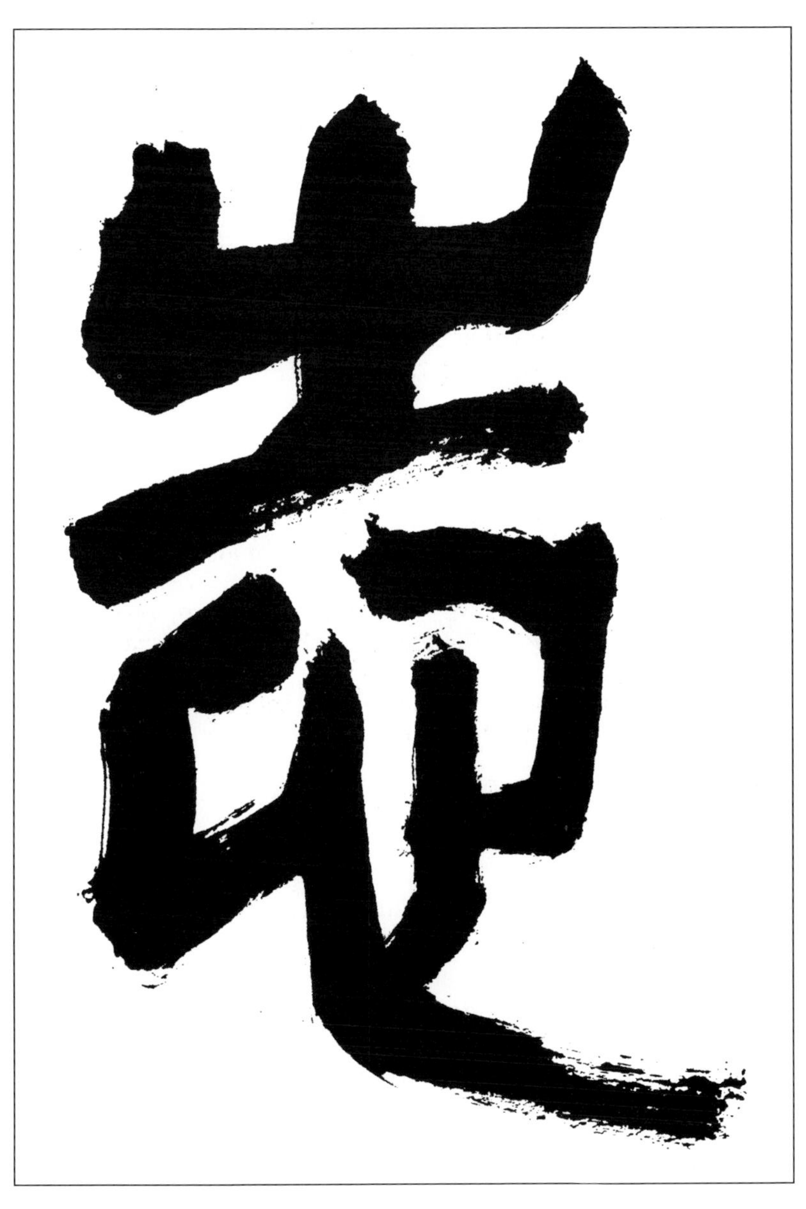

*Abbildung 23: Zhi – die Gefühlsäußerung*

Wenn wir von den 5 Gefühlsäußerungen *Wu Zhi* sprechen, meinen wir damit das physiologische Vermögen der Zang-Organe, situationsabhängig emotional zu reagieren. Die Zahl Fünf (5) steht als symbolische Zahl für die Bewegungen des Qi aus einem Zentrum heraus, hier aus dem Herzen, das shen-geprägt die Gefühle beherrscht.

Aber was nun, wenn die Gefühle entgleisen, wenn Gemütserregungen entstehen, die zu Leidenschaften werden? Die chinesische Medizin bringt diese mit der Ordnungszahl Sieben (7) in Verbindung; eine neue Aktivität entsteht, die zerstörerisch wirkt, wenn sie nicht reguliert werden kann. Wir sprechen dann von den sieben Leidenschaften oder Gefühlserregungen *qī qíng* 七情, Affekte, welche Leiden schaffen und pathologisch wirken.[50]

Im Zeichen von *qíng* 情 finden wir ebenfalls das Herz-Radikal, daneben das Zeichen für grün, entsprechend der Farbe der Wandlungsphase Holz. Die Gefühle des Herzens, die spontan und impulsiv im Menschen entstehen (Wilder, No. 420).

Das *Shuo Wen Jie Zi* sagt: Das Yin-Qi im Menschen, das Begehren hat!

Bedauerlicherweise fehlen diesen Gefühlsbewegungen Tiefe und Substanz, so dass ein chinesisches Sprichwort lautet:

„Menschliche Gefühlserregungen sind so dünn wie ein Blatt Papier. So leicht, wie dieses Papier zerreißt, entflammt die Leidenschaft oder ändert sich das Gemüt."

Im Vergleich zu den willentlich geäußerten Gefühlen *zhì* 志 sind die Gemütserregungen *qíng* 情 spontan und kaum beherrschbar. Sie vermitteln Begehren, Leidenschaft und Wollust *yù* 欲. Hier bewegen wir uns bereits im Wirkungskreis der triebhaften Körperseele *pò* 魄, und so stehen seit alters die Po-Seelen, die nach daoistischer Tradition ebenfalls siebenfach vertreten sind, als Synonyme für die sieben Leidenschaften *Qi Qing* (siehe später).

---

[50] Wir kennen den schönen Spruch: „Eifersucht ist eine Leidenschaft, die mit Eifer sucht, was Leiden schafft!"

### 5.1.1. Der Gefühlsausdruck der Wandlungsphase Metall

*Yōu* 憂 = Kummer, Sorge, sich Sorgen machen, Trübsal, traurig, niedergeschlagen, bekümmert, besorgt sein, in Trauer (um die Eltern), sich Sorgen machen, beunruhigt sein.

Das Schriftzeichen hat ebenfalls das Herz-Radikal, dazu Kopf, Körper und Fuß. Das Leiden umfasst alle Anteile des Menschen: Das Herz folgt den Gedanken (um einen Verlust), sodass Kummer entsteht (vgl. Wieger, L. 160 C). Das ursprüngliche Piktogramm zeigt einen Menschen, der sich in Trauer bewegt und dabei tanzt. (vgl. *Shuo Wen Jie Zi*).

Es ist das Bild der Darstellung eines Trauerrituals im traditionellen chinesischen Ahnenkult. Seit alters wurde die Bestattung nach genauen protokollarischen Vorschriften vollzogen. Die schwersten Auflagen hatte dabei der älteste Sohn zu erfüllen. Nach dem Ableben eines Angehörigen ließ der Sohn ein Ritual durchführen, welches die Geist-Seele *hún* 魂 zurückrufen sollte. Denn wenn im alten China ein Mensch gestorben war, wurde dieses nicht etwa akzeptiert, sondern mit allen Mitteln versucht, rückgängig zu machen.

Waren alle Versuche, den Toten wachzurütteln, misslungen, erstieg eine bestellte Schamanin *wū* 巫 einen erhöhten Ort, das Dach des Sterbehauses oder, wenn der Tote fern der Heimat verschieden war, einen Wagen, um für die umherschweifende Seele weithin sichtbar zu sein. Dann wandte sie sich gen Norden, wo sich nach alter chinesischer Tradition die Unterwelt befand, und winkte unter dreimaligem Ruf nach der Seele des Verstorbenen mit dessen Gewändern, in der Hoffnung, die Seele werde ihre Kleider erkennen und wieder hineinschlüpfen. Danach warf sie die Kleider hinab, und man legte sie auf die Leiche, um die Seele aus dem Gewande in den Körper eingehen zu lassen.[51]

Hatte das Ritual des „Zurückrufens der Seele“ keinen Erfolg gezeichnet, folgte das eigentliche Trauerritual, dessen Sinn und Zweck es war, die Vereinigung der Geist-Seele *Hun* des Verstorbenen mit den Seelen der Ahnen im Himmel einzuleiten. Die dafür vorgeschriebenen chinesischen Klageriten zeigen deutlich, wie Gefühlsregungen (hier die Trauer) in feste Bahnen geleitet wurden.

---

[51] Die Tradition des „Zurückrufens der Seele“ *zhāo hún* 招魂 wurde bereits ausführlich in der Wandlungsphase Holz beschrieben. **Lorenzen/Noll**: Die Wandlungsphase Holz, 2. Auflage, München 2002, S. 139 ff.

„Der Schmerz wird zu festgelegten Zeiten bekundet und einem Rhythmus entsprechend geäußert, der unter Berücksichtigung der sozialen Stellung des Toten protokollarisch festgelegt wird.

... Sie brüllen und stampfen, verfallen jedoch nicht wie die Barbaren in unkontrollierte Schreie oder Bewegungen, noch äußern sie einfach ihren Schmerz wie ein Kind, das über einen verlorenen Gegenstand traurig ist. Das Brüllen und Stampfen der Verwandten läuft in aller Ordnung und auf Befehl ab, jeweils zum rituellen Zeitpunkt, wenn der Kummer der Familie zum Ausdruck kommen soll, und auf ein Zeichen, das der Leiter des Trauerchors gibt: Dann setzen alle ihre Gliedmassen in Bewegung und lassen ihre Stimmen ertönen, um den Schmerz zu beruhigen und die Angst zu mindern. Die Zahl der Sprünge und Rufe ist festgelegt, ihr Rhythmus richtet sich nach der verwandtschaftlichen Beziehung mit dem Verstorbenen.

... Der Sohn wimmert, ohne je zu verstummen wie ein Neugeborenes, während die entfernteren Verwandten nur einen klagenden Ton anstimmen dürfen.

... Doch die Sprünge und Schreie dienen nicht nur dazu, den Grad des Schmerzes anzugeben und die Verwandtschaftshierarchie zu manifestieren, sondern sie sind, wenn sie das Leid der Familie läutern, zugleich noch für den Verstorbenen von Nutzen und müssen desto zahlreicher sein, je vornehmer seine Substanz war. Die Zahl der Sprünge ist mit der Zahl der Monate identisch, die das provisorische Begräbnis im Haus dauern muss. Die Verwandten können durch ihr Stampfen und im Chor-Heulen einen Lärm hervorrufen, der dem Grollen des unterirdischen Donners gleicht.

... Wenn der Sohn trauert und dabei hüpft und seine Glieder schwingt, so beschwichtigt er damit sein Herz und dämpft sein Qi."[52]

Das Zeichen, das eng mit der „rituellen" Trauer *yōu* 憂 verbunden ist, ist *chóu* 愁 = Kummer, Wehmut, betrübt. Das Radikal ist Herz, das Phonetikum der Herbst und damit die rechte Zeit, um Abschied zu nehmen und einen Toten zu betrauern. Der Einfluss des Herbstes auf das Herz erzeugt Kummer und Wehmut (*Shuo Wen Jie Zi*).

---

[52] **Marcel Granet**: Die chinesische Zivilisation, München 1976, S. 192 f.. Es kann hier nicht der Ort sein, diesen überaus interessanten Aspekt der chinesischen Kultur zu vertiefen, aber vielleicht kann man sich vorstellen, wie tief der Ahnenkult das Denken und Handeln der Chinesen noch in der Moderne beeinflusst. Zur weiteren Lektüre verweise ich auch auf **Johann Frick**: Zwischen Himmel und Erde – Riten und Brauchtum in Nordwestchina, Sankt Augustin 1995, S. 111-216.

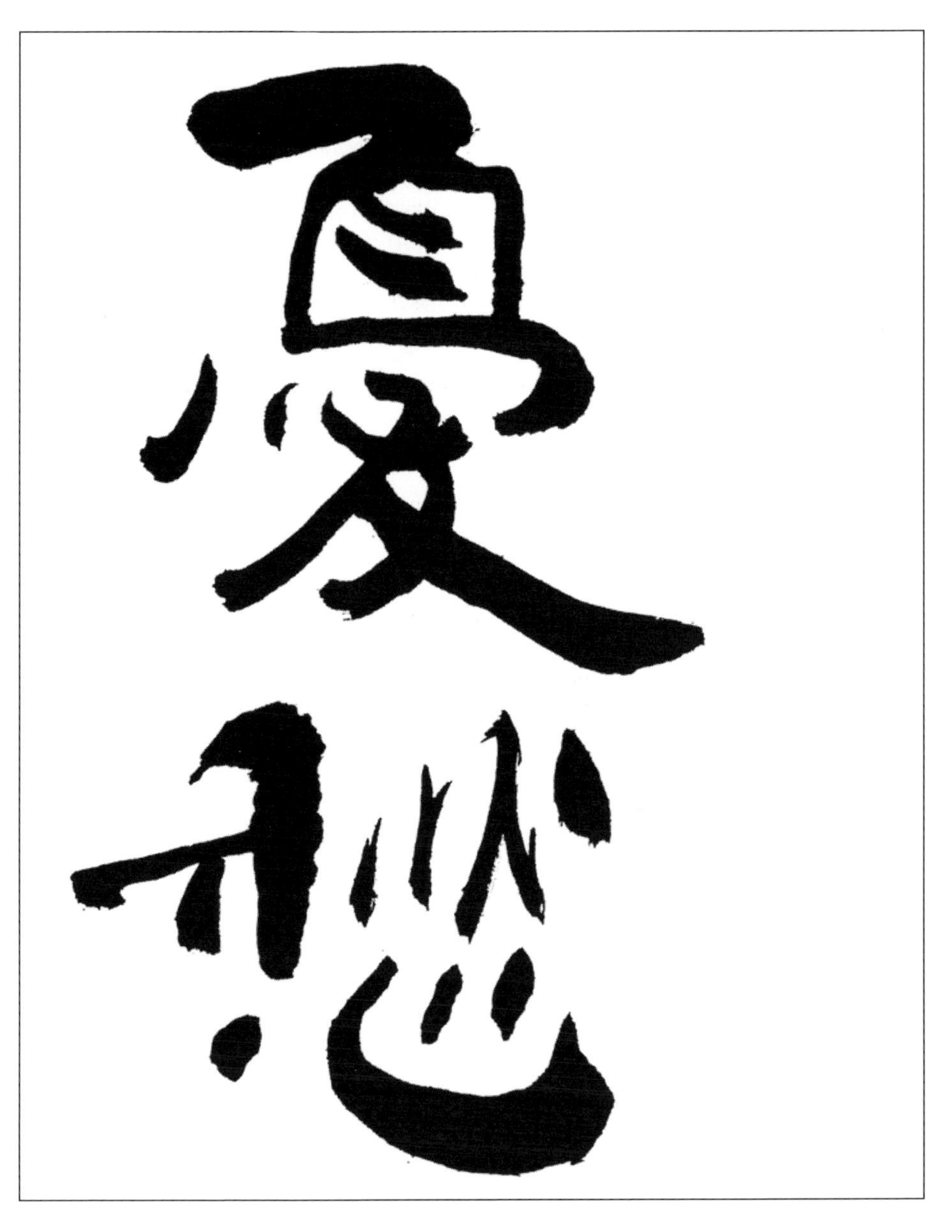


*Abbildung 24: You Chou – die Gefühlsäußerung des Metalls*

Obgleich ein so festgelegtes Trauerritual auf den ersten Blick befremdend wirkt, ist die Verehrung der Toten durch ihre Nachkommen wohl eine der ältesten Religionsformen der Menschheit überhaupt und nicht nur im alten China ansässig. Die rituelle Trauer dient hier wie dort dazu, den Weg für die Seele des Verstorbenen zu einem wie auch immer gearteten Paradies zu ebnen. Der Ahnenkult beruht auf einem ausgeprägten Jenseitsglauben. Der körperliche Tod bedeutet nicht das Ende, sondern der Anfang bzw. die Weiterführung des Lebens ohne den Körper. Tatsächlich ist diese Ahnenverehrung auch die logische Fortsetzung einer Verehrung der angestammten Familie, die in der traditionellen chinesischen Kultur mit dem Begriff *xiào* 孝 = Kindespflicht so treffend beschrieben ist.[53]

Für den Trauernden bieten diese Rituale die Möglichkeit, das Herz zu beruhigen und das Qi zu sammeln, auch um einer möglichen Krankheit durch exzessiven Kummer vorzubeugen.

Was bietet unsere Kultur für Möglichkeiten der Trauerarbeit? Auch wir sind bei einem Verlust aufgefordert, Trauerarbeit zu leisten, um unseren Rhythmus nicht zu verlieren bzw. dem Lungen-Minister zu helfen, einen geordneten Rhythmus wiederzufinden.

Degeneriert Trauer zu Melancholie, dann wird die Lunge geschädigt, das Qi steigt gegenläufig *nì* 逆 nach oben und es entsteht Hitze im oberen Erwärmer. Das Ergebnis ist eine schwere Depression.

Dieses Krankheitsbild heißt in der traditionellen chinesischen Medizin *diān* 癲. Zur Dian-Erkrankung heißt es im *Ling Shu*:

„Zu Beginn ist der Kranke gleichgültig und ohne Freude. Sein Kopf ist schwer und schmerzt, sein Blick ist starr nach oben gerichtet. Seine Augen werden rot, manchmal feuerrot. Dann fühlt er Unruhe und Besorgtheit *fán* 煩 im Herzen und sein Gesichtsausdruck verändert sich." (Kap. 22)

Alexander und Margarete Mitscherlich beschreiben in ihrem Buch „Die Unfähigkeit zu trauern", wie eine ganze Nation, das Deutschland in der Nachkriegszeit, ihre schmerzvolle Vergangenheit verleugnet, um „an der Oberfläche" im geschäftigen Treiben fortzufahren. Eine wirkliche Trauerarbeit über das Verlorene ist nie geleistet worden.[54]

---

[53] **Johann Frick** (wie Anm. 52), S. 111.

[54] **A.** und **M. Mitscherlich**: Die Unfähigkeit zu trauern, München 1968.

Richtige Trauer bedeutet Erinnerungsarbeit und die damit verbundenen Schmerzen.

„Die Trauerarbeit ist das auffallendste Beispiel für die mit der Erinnerungsarbeit verbundenen Schmerzen. ... So wird das Erinnern ein stückweises, fortgesetztes Zerreißen der Bindung an das geliebte Objekt und damit ein Erlebnis von Rissen und Wunden im Selbst des Trauernden. ... Trauer um einen geliebten Menschen ist ein lange sich hinziehender Vorgang der Ablösung."[55]

Echte Trauer um einen geliebten Menschen dauert lange; erst allmählich, mit dem Ende der Trauerarbeit, werden Kräfte für neue Objektbesetzungen frei und neue Beziehungen können geknüpft werden.

Anders ist die Trauer, bei der das Objekt auf narzisstischer Basis (d. h. zur Selbstaufwertung und -liebe) geliebt wurde. Mit seinem Verlust ist stets auch ein Verlust am Selbstwert verbunden. Es kommt nicht zum Schmerz in der Trauer um den geliebten Menschen, sondern zur Trauer um einen selbst, der verlassen wurde und so einen Teil seiner Identität verliert. Der Trauerklage um das verlorene Objekt steht die melancholische Selbstanklage gegenüber. Die Selbstzerfleischung der Melancholie ist im Grunde eine Anklage gegen das Objekt, das dem eigenen Selbst einen solchen Verlust zugefügt hat.[56]

Wie konnte sie mir das antun? Warum gerade ich? Wieso hat er mich allein gelassen? Niemand kann mir helfen!

Diese Patienten haben die Anklage in ihrer Stimme; es ist der ewig jammervolle Tonfall über ihr Leben, in dem ständig ein stiller und verbalisierter Vorwurf mitschwingt. Der Therapeut wird hier auf eine harte Geduldsprobe gestellt, wenn er zum x-ten Mal die gleichen Beschwerden, mit jammernder Stimme vorgetragen, in der Anamnese hört. Es sind Patienten, die in uns selbst Ärger erzeugen, um den Druck des geballten Metalls standhalten zu können. Nur ein starkes Holz kann soviel Metall widerstehen!

Diese stimmliche Veränderung ist typisch für ein gestörtes Metall-Element besonders nach einem schweren Kummer. Sie ist ein Aspekt des Hörens in der chinesischen Diagnostik.

---

[55] **Mitscherlich** (wie Anm. 54), S. 78.
[56] **Ebd**. S. 78-79.

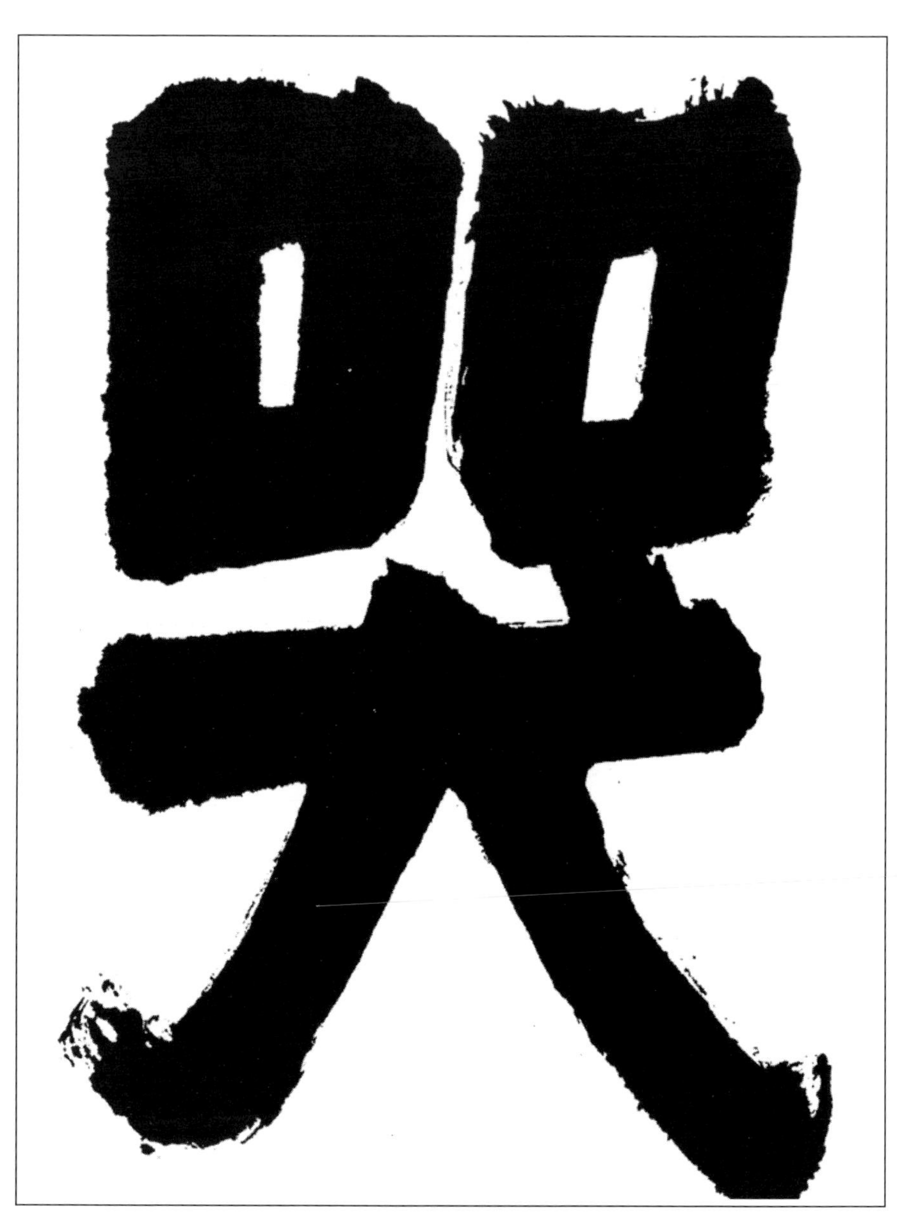


*Abbildung 25: Ku – die Stimme des Metalls*

### 5.1.2. Die Stimme des Metalls

*Kū* 哭 = beweinen, schluchzen, wehklagen, jammern, wimmern, heulen. Das Schriftzeichen zeigt zwei Münder und das Bild eines Hundes; das Aufheulen der Stimme nach der Art von Hunden (Wieger, L. 82 C).

Einige chinesische Redewendungen:

*kū kū tí tí* 哭哭啼啼 = endlos jammern und klagen
*kū qióng* 哭窮 = sein Schicksal als armer Schlucker bedauern
*kū tiān mǒ lèi* 哭天抹淚 = in Tränen zerfließen
*kū xiào bù de* 哭笑不得 = man weiß nicht, ob man lachen oder weinen soll

Diesen Aspekt der Diagnose erfahren wir in der Regel nur in einem ruhigen und ausführlichen Anamnesegespräch. Das Spektrum des Jammerns kann von einer monotonen, schwer zu ertragenen Stimme bis zum hemmungslosen Tränenausbruch des Patienten liegen. Häufig ist die Möglichkeit, im therapeutischen Gespräch zu weinen, bereits der erste Schritt zur notwendigen Trauerarbeit. Auch die Klagestimme hat ihre den Wandlungsphasen entsprechenden Unterschiede:

**Holz im Metall**: der Patient versucht mit aller Gewalt die Fassung zu wahren; Tränen werden unterdrückt, die Stimme ist beherrscht; der Patient ärgert sich über seine Schwäche.
**Feuer im Metall**: einmal angetippt kann der Patient sich nicht mehr halten, er zerfließt in Tränen und empfindet den Gefühlsausbruch als wohltuend, ein befreiendes Lachen kann folgen.
**Erde im Metall**: dieser Patient braucht Sympathie und Verständnis; nur wenn die Beziehungsebene stimmt, offenbart er seinen Kummer.
**Metall im Metall**: hart ist der Panzer gegen die Traurigkeit; was sagen die Leute? Der Patient hat sich aufgegeben, er sieht keinen Sinn mehr am Leben; Todessehnsucht, um dem geliebten Partner zu folgen.
**Wasser im Metall**: Die Stimme des Patienten ist vom vielen Klagen schwach und ausdruckslos geworden. Auch wenn kaum noch Jammern in der Stimme nachklingt, wirkt die Patientin versteinert, wie in einer katatonen Starre; endogene Depressionen können anzeigen, wie tief der Kummer in die Persönlichkeit eingedrungen ist.

Die Akupunktur erfolgt über die entsprechenden antiken Punkte auf der Metall-Leitbahn.

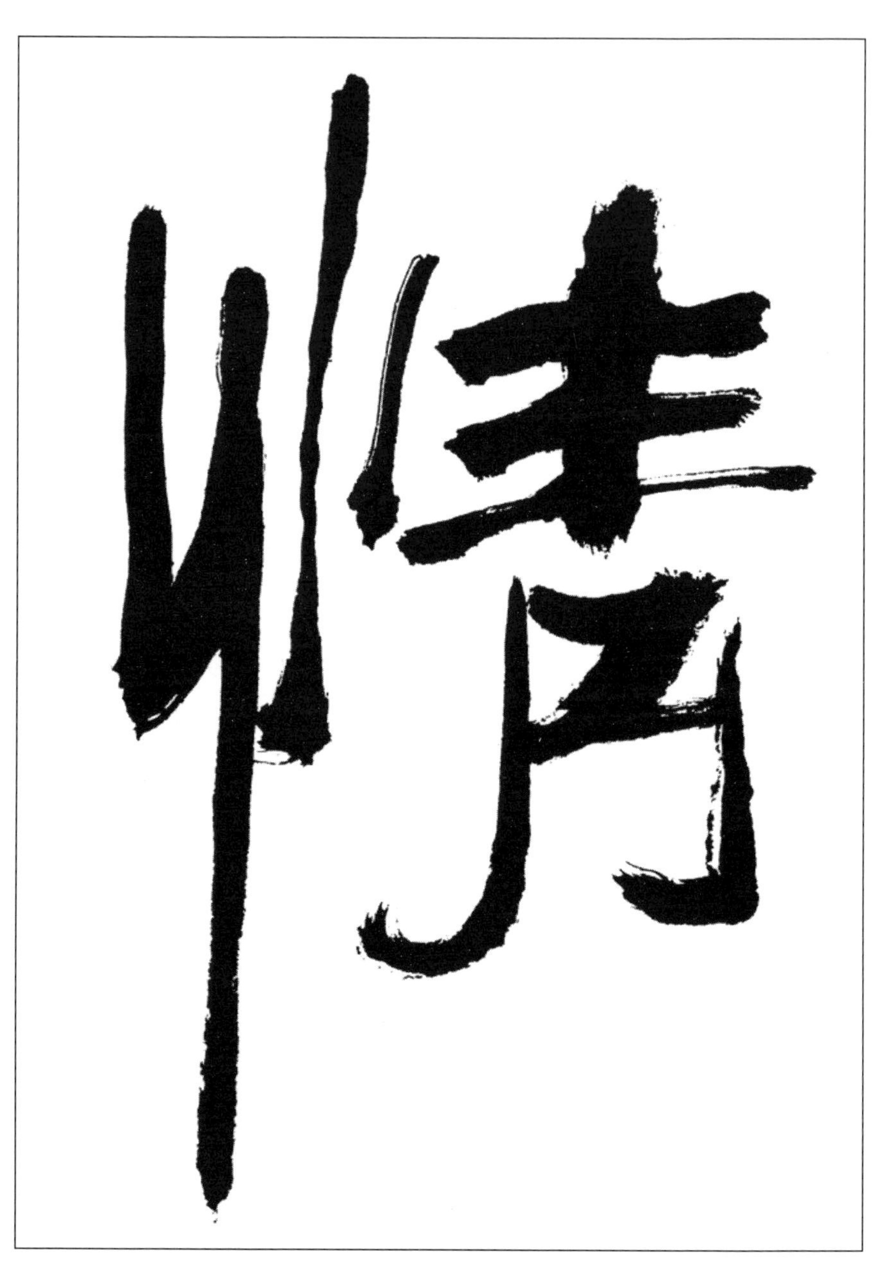


*Abbildung 26: Qing – Leidenschaften*

### 5.1.3. Die Gefühlserregung der Wandlungsphase Metall

*Bēi* 悲 = betrübt, traurig, bedauern, bemitleiden, erbarmen, Kummer, Trauer; Das Schriftzeichen hat das Herz-Radikal, darüber das Zeichen für Opposition bzw. eine Negation. Etwas, das nicht im Einklang mit dem Herzen ist und somit Kummer bereitet (Wilder, No. 540). Das *Shuo Wen Jie Zi* sagt: „*Bei* ist eine Krankheit!"

Mit *bēi* 悲 einher geht oft der Terminus *āi* 哀 = Trauer, Wehmut, Schmerz, Mitleid, bedauern, erbarmen, jammern, erflehen, mutterlos; ein Trauernder, dargestellt durch einen Mund, klagt im Trauergewand (Wieger, L. 16 C).

*āi yuè* 哀樂 = Trauermusik
*āi shāng* 哀傷 = von Trauer überwältigt
*āi má* 哀痲 = Trauerflor

Im Gegensatz zur echten Trauer *yōu* 憂, die notwendigerweise nach einem Verlust entsteht, ist der Kummer *bēi* 悲 eine haltlose, narzisstisch belegte Trauer, die den Qi-Fluss irritiert und krank macht. Das *Nei Jing* beschreibt an vielen Stellen die krankmachenden Eigenschaften exzessiver Traurigkeit. Andererseits kann aber auch ein Mangel diese Gefühlserregung herbeiführen.

Im Kap. 23 des *Su Wen* finden wir z. B.

„Die 5 Verbindungen der Essenzen:
Jing und Qi verbinden sich im Herzen, daraus entsteht Freude,
ihre Verbindung in der Lunge, daraus entsteht Trauer,
ihre Verbindung in der Leber, daraus entsteht Besorgtheit,
ihre Verbindung in der Milz, daraus entsteht Ängstlichkeit,
ihre Verbindung in den Nieren, daraus entsteht Furcht.
Dieses nennt man die 5 Verbindungen.

Es liegt ein Mangel vor, und doch vereinigen sie sich miteinander!"

Ein Kommentar sagt dazu: „Wenn die Essenzen eines Zang-Organs in Leere *xū* 虛 sind, hat das Qi eine Fülle *shí* 實 und Krankheiten können entstehen. Für die Lunge gilt: Wenn die Essenz der Lunge erschöpft ist (z. B. bei einer Lungen-Yin-Leere), hat das Lungen-Qi Überschuss und bringt übermäßige Trauer hervor. So ist *bēi* 悲 die Gefühlserregung der Lunge."

Wir haben hier ein Krankheitskonzept für emotionale Störungen, welches klar ein Behandlungsprinzip nahe legt: das „Auffüllen“ des Lungen-Yin. Ursachen eines Lungen-Yin-Mangels können sein: Trockenheit (innere und äußere), ein geschädigtes Magen-Yin oder gar eine Nieren-Yin-Leere, damit auch Ernährungsfehler, Stress und Schockerlebnisse.

Ist die Trauer nach einem Verlust nicht beherrschbar, entsteht Kummer, der zu Herzen geht. Die Auswirkung exzessiver Traurigkeit beschreibt das *Su Wen* im 39. Kapitel:

„Traurigkeit verkrampft die Herzfäden *xīn xì* 心系, die Lungenblätter heben sich und der obere Erwärmer ist nicht mehr durchgängig. Ying- und Wei-Qi können sich nicht verteilen, Hitzeeinflüsse sammeln sich (im Inneren) und das Qi schwindet dahin.“

Wenn die Herzfäden blockiert sind, verliert unser Kaiser im Mikrokosmos seinen richtungsweisenden Einfluss *shén míng* 神明 auf die anderen Zang-Fu-Organe. Ohne Herzbeteiligung degeneriert unser Leben zu einem Schattendasein ohne Freude, zu einem automatischen Dahinvegetieren als lebender Leichnam. In extremen Fällen entwickeln sich Geisteskrankheiten.

„Die Leber speichert die Geistseele *Hun*. Wenn Trauer und Wehklagen *bēi āi* 悲哀 sich übermäßig im Inneren bewegen, wird die Hun-Seele verletzt. Wenn die Hun-Seele verletzt ist, wird man ausschweifend, vergesslich und ohne Scharfsinn. Ohne Scharfsinn handelt man unkorrekt und richtungslos. (Auf der körperlichen Ebene) schrumpfen die Geschlechtsorgane und die Sehnen ziehen sich zusammen. Die Rippenknochen können nicht mehr angehoben werden, die Haare erbleichen, die Gesichtsfarbe verliert ihren Glanz und der Betroffene stirbt im Herbst.“ (*Ling Shu*, Kap. 8)

Therapeutische Überlegungen:

Die Fähigkeit zu trauern ist eine notwendige Reaktion auf einen Verlust. In unserer heutigen Kultur werden Emotionen ehe unterdrückt als ausgelebt. Es ist in unserer gegenwärtigen Gesellschaft nicht vorgesehen, dass man heftig trauert oder gar lange nachtrauert. Trauern stört das reibungslose Funktionieren des Systems, die tiefen Abgründe des Unglücklichseins werden deshalb vermieden. Nichts darf in die Tiefe gehen, weder die Liebe noch die Trauer.

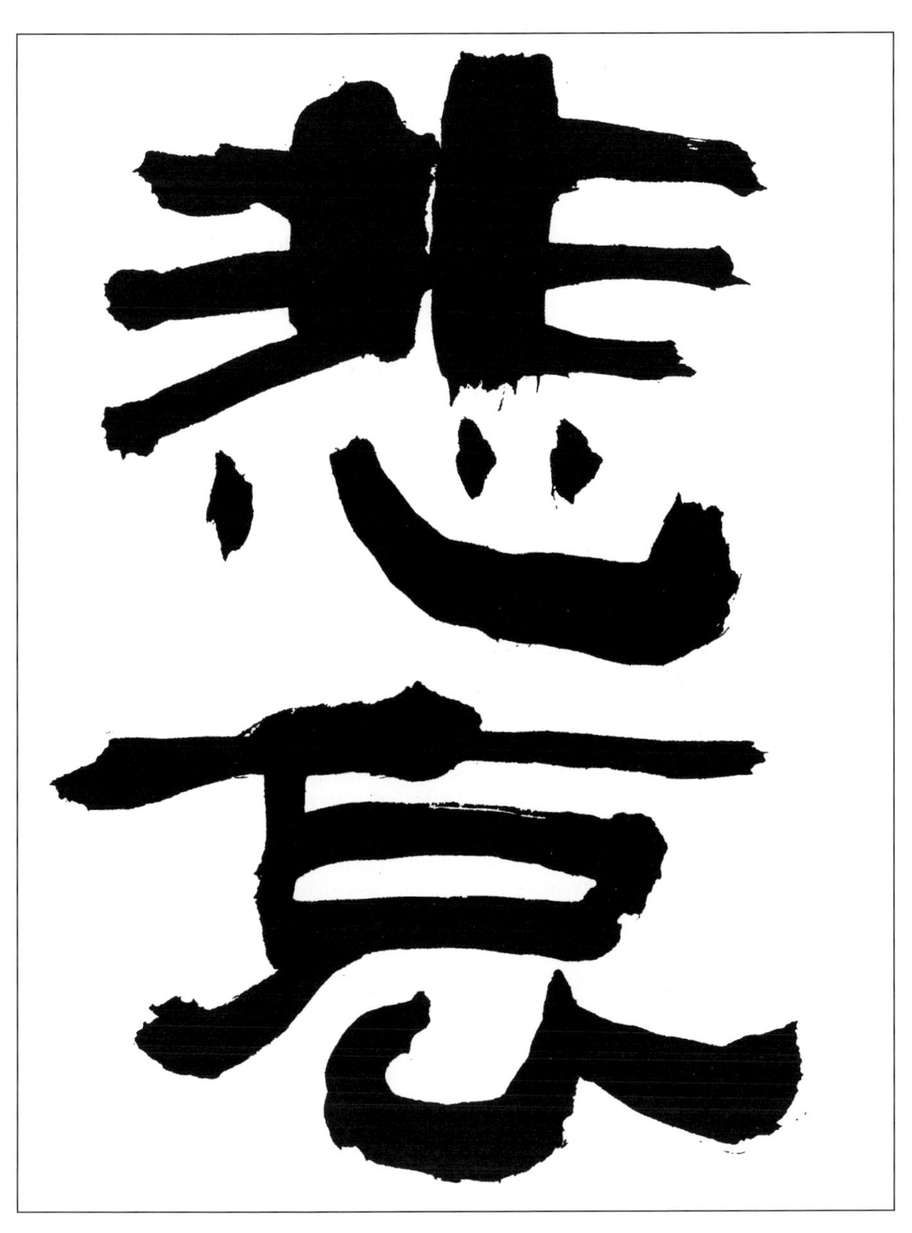


*Abbildung 27: Bei Ai – Kummer und Pein*

Diese moderne Art des Nicht-Trauerns kann krank machen. Wie können wir unseren Patienten bei seiner Trauerarbeit helfen? Natürlich müssen wir in begleitenden Gesprächen dem Patienten bei der Realisierung seines Schmerzes helfen. Natürlich müssen wir seelischen Beistand leisten, um den Leidenden bei der Bewältigung seines Verlustes zur Seite zu stehen.

Auch das Inszenieren individueller Trauerrituale kann dazu beitragen, den Kranken aus seiner Melancholie herauszuholen. Taiji- und Qigong-Übungen können mithelfen, den Eigenrhythmus des Patienten wiederherzustellen.

Aber auch eine kunstgerechte Akupunktur kann blockierte Gefühle lösen, Qi-Ansammlungen zerstreuen und Mangelzustände auffüllen. Bei zurückgehaltener Trauer regen wir das *yáng qì* 陽氣 an, um das Innere (die Trauer) nach außen zu bringen. Dafür besonders geeignet sind die Rücken Shu-Punkte auf der Blasen-Leitbahn, die in direkter Verbindung mit den Zang-Organen stehen. *Fei Shu* (Bl 13), tonisierend genadelt oder gemoxt, bringt den Kummer zum Ausdruck ebenso wie die sedierende Nadelung von *Lie Que* (Lu 7), dem Luo-Punkt der Lungen-Leitbahn. Hier leiten wir die angestaute Energie in den Dickdarm-Meridian, der als Außenseite des Metalls auch emotionale Äußerungen nach außen bringt. Nicht zu vergessen ist der Punkt *He Gu* (Di 4), der große Ausscheider für alle möglichen Entsorgungsprobleme.

Bei emotionalen Überreaktionen (zuviel Trauer, die durch einen Mangel entsteht oder einen Mangel erzeugt) müssen wir analog dazu das *yīn qì* 陰氣 stärken, um eine Kontrolle der Gefühle zu unterstützen. Mu (Konzentrations-) Punkte sammeln das Qi und stützen das Yin, hier *Zhong Fu* (Lu 1), tonisierend genadelt.

Betrachten wir die „Essenz" einiger Punktenamen, finden wir Bilder mit deutlichen Hinweisen auf emotionale Probleme.

*Tai Yuan* (Lu 9) = tiefster Abgrund; werden wir hier nicht an die tiefsten Depressionen erinnert, zu denen ein Mensch fähig ist?

*You Men* (Ni 21) = dunkles Tor; mit diesem Bild ist nicht nur der Pylorus beschrieben, es berührt auch die tief im Inneren verborgenen Gefühle, die Sehnsucht an Vergangenes wecken oder Höllenqualen erzeugen. Als klassische Indikationen hat dieser Punkt u. a. Symptome wie: tief im Herzen verborgene Bitterkeit, leidvoll bekümmert, unter dem Herzen betrübt.

*Lin Qi* (Gbl 41) = tränenüberströmt: allein der Name des Punktes weist schon auf seine Heilwirkung bei Gemütsproblemen hin.

Viele andere Punkte tragen in ihren traditionellen Indikationen alles Leid dieser Welt:

*Tian Fu* (Lu 3) = himmlischer Palast: Kummer und Tränen, häufige Vergesslichkeit, vom Dämon besessen

*Xia Bai* (Lu 4) = eingezwängtes Weiß: Kummer und Verdruss mit Erbrechen

*Chi Ze* (Lu 5) = Sumpf in der Ellenbeuge: Unruhe im Herzen, Kummer und Pein, ohne Freude

*Lie Que* (Lu 7) = Fehler in der Reihe: voller Unruhe und aufbrausend, Vergesslichkeit, Krämpfe durch Schrecken, wildes Lachen und unsinnige Worte, furchtsam und scheu

*Jing Qu* (Lu 8) = Abzugsgraben der Leitbahn: gegenläufig nach oben steigendes Qi, Hitze in der Brust

*Tai Yuan* Lu 9) = tiefster Wasserstrudel: voller Unruhe und aufbrausend; manische Geschwätzigkeit

*Yu Ji* (Lu 10) = Region der Fische: Unruhe im Herzen durch Qi-Mangel, furchtsam und scheu, Trauer und Furcht

*Shao Shang* (Lu 11) = Junges Metall: Unruhe im Herzen, furchtsam und scheu, Fülle unter dem Herzen, vom Dämon besessen

*Shao Hai* (He 3) = Junges Meer: Geisteskrankheiten, manisch oder mit Rückzug

*Ling Dao* (He 4) = Der natürliche Weg des Ling: Trauer und Furcht, anfallsartiges Lachen, ohne Freude

*Tong Li* (He 5) = freier Durchgang zum Inneren: verärgert und gekränkt, das Herz ist verwirrt und verängstigt, Trauer, Furcht und Scheu

*Lou Gu* (Mi 7) = aus dem Tal sickern: Trauer im Herzen durch gegenläufiges Qi

*Shen Dao* (Du 11) = der natürliche Weg des Shen: Kummer und Leid, man ist wie betäubt.

Vergessen wir schließlich nicht das Resümee, das der Autor des *Su Wen* am Ende des 5. Kapitels zieht:

„Übermäßige Traurigkeit schädigt die Lunge, aber Freude kann den Kummer überwinden."

Ziel jeder Trauerarbeit muss es auch sein, die Freude am Leben wieder zu gewinnen. Denn ohne Freude bleibt das Herz voller Kummer und hat keinen Platz mehr, die schöpferische Kraft *shén* 神 aufzunehmen. Dann bewegt sich unser Leben an der Oberfläche, metallbestimmt, hart, abwehrend oder zurückgezogen, ohne Liebe!

„Die Tränen von gestern wird die Sonne trocknen,
die Spuren der Verzweiflung wird der Wind verwehen.
Die durstigen Lippen wird der Regen trösten,
und die längst verloren Geglaubten
werden von den Toten auferstehen!"

Ton, Steine, Scherben

## 5.2. Ein spontanes Verhalten

### 5.2.1. Der Husten

*Ké* 咳 = Husten, husten; Das Schriftzeichen hat den Mund als Radikal, daneben das Zeichen für den 12. Erdenzweig *hài* 亥, der mit der Wandlungsphase Wasser und Kälte korrespondiert. Dieser entspricht auch der Doppelstunde 21-23 Uhr, der Maximalzeit des *San Jiao*. Ursprünglich zeigt das Piktogramm ein Schwein und weist damit auf das 12. Tierkreiszeichen hin.[57] Wieger sieht im Zeichen einen Mann und eine Frau unter einem Dach, also eine günstige Zeit zur Empfängnis (Wieger, L. 69 K). Das *Shuo Wen Jie Zi* sieht im Zeichen von *Ke* ein Kind, das lacht.

Die Lunge ist ein empfindliches Zang-Organ *fèi wéi jiāo zàng* 肺為嬌臟 und hasst die Kälte. Wenn Kälte die Lunge angreift, entsteht Husten.

Husten ist also ein primäres Zeichen für eine Schädigung der Lunge. Die absenkende und zerstreuende Funktion der Lunge ist behindert, und es passiert, dass das Lungen-Qi entgegen seinem natürlichen Verlauf nach oben steigt.

Krankheitsbedingte Faktoren für einen Husten können wie bei allen Pathologien der Zang Fu-Organe sowohl äußere (klimatische) als auch innere Faktoren (Emotionen, Ernährungsfehler) sein.

Das *Su Wen* differenziert sogar noch weiter:

„*Huang Di* fragt: ‚Wieso ist es die Lunge, die im Menschen den Husten erzeugt?'

*Qi Bo* antwortet: ‚Alle 5 Zang- und 6 Fu-Organe können Husten verursachen, nicht nur die Lunge!'

*Huang Di* fragt: ‚Ich möchte etwas über die Symptome hören!' *Qi Bo* antwortet: ‚Haut und Körperhaare sind im Einklang mit der Lunge. Haut und Körperhaare empfangen als Erste die üblen Einflüsse, die dann voranschreiten zu dem entsprechenden (Organ), mit dem sie im Einklang sind.

[57] **Li Leyi**: Entwicklung der Chinesischen Schrift am Beispiel von 500 Schriftzeichen, Beijing 1993, S. 123.

Wenn kalte Speisen in den Magen kommen, erreichen sie über das Lungen-Gefäß oben die Lunge, sodass die Lunge ebenfalls die Kälte empfängt. Wenn die Lunge erkältet ist, weil sowohl innere wie äußere Kälte sich verbinden und im Körper zu Gast sind, dann bildet die Lunge Husten." (Kap. 38 „Über den Husten")

Die üblen Einflüsse, die hier beschrieben werden, sind in der Regel Wind-Kälte, seltener Wind-Hitze-Übel und zu kalte Speisen, die das Lungen-Qi schwächen.

Die 5 Zang-Organe empfangen die krankmachenden Einflüsse besonders in den ihnen entsprechenden Jahreszeiten, d. h. die Leber im Frühling, das Herz im Sommer usw. (ebenda)

Dann reagieren sie besonders empfindlich auf das Übel, das ihre Funktionen zu schwächen droht. Das *Su Wen* unterscheidet zehn verschiedene Formen des Hustens, die von den befallenen Zang-Fu-Organen ausgehen:

1. Der Lungen-Husten (im Herbst):
   Husten mit keuchender Atmung und Röcheln, in schweren Fällen mit Blutspucken;

2. Der Herz-Husten (im Sommer):
   Husten mit Herzschmerzen, blockierter Kehle, entzündeter Hals mit Schmerzen und Schwellungen;

3. Der Leber-Husten (im Frühling):
   Husten mit Schmerzen auf beiden Seiten unter den Rippen, in schweren Fällen ist eine Drehung des Körpers unmöglich und Schwellungen auf beiden Seiten entstehen;

4. Der Milz-Husten (im Spätsommer):
   Husten mit Schmerzen unter der rechten Rippenregion mit „heimlicher" Ausdehnung zu Schultern und Rücken; in schweren Fällen mit Bewegungsunfähigkeit oder der Husten verschlimmert sich bei Bewegung;

5. Der Nieren-Husten (im Winter):
   Husten mit Schmerzen im Lendenbereich, die sich über den Rücken ausdehnen; in schweren Fällen hustet man Speichel heraus.

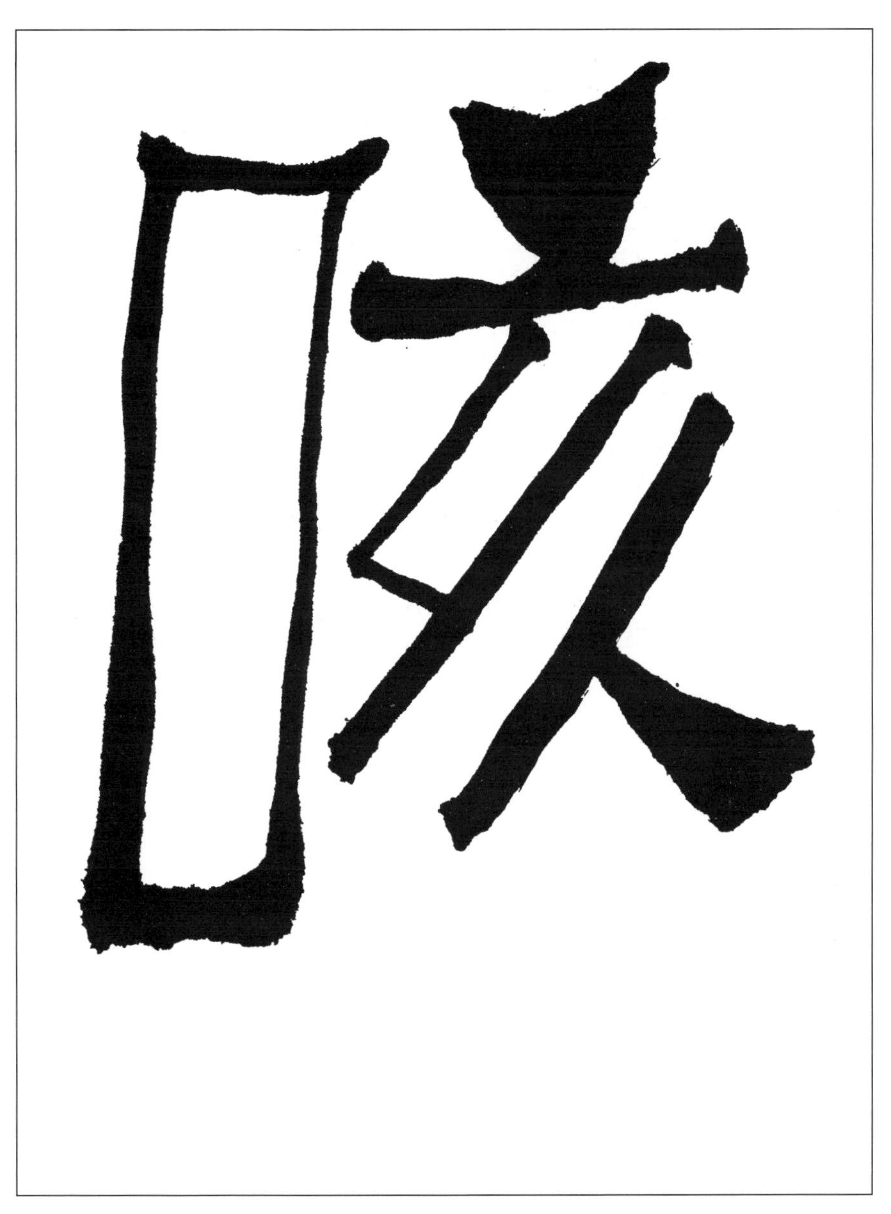

*Abbildung 28: Ke – der Husten*

Wenn der Husten der Zang-Organe für längere Zeit anhält, wandert das Übel in die 6 Fu-Organe (ebenda). Auch hier haben wir spezifische Hustensymptome:

6. Der Magen-Husten (Das Übel kommt von der Milz):
   Husten mit Erbrechen, in schweren Fällen werden Würmer erbrochen;

7. Der Gallenblasen-Husten (Das Übel kommt von der Leber):
   Husten mit Erbrechen von Gallenflüssigkeit;

8. Der Dickdarm-Husten (Das Übel kommt von der Lunge):
   Husten mit unfreiwilligem Stuhlgang;

9. Der Dünndarm-Husten (Das Übel kommt vom Herzen):
   Husten mit Erschöpfung des Qi, wobei das Qi mit dem Husten zusammen verloren geht (d. h. Schwächeanfälle beim Husten!);

10. Der Blasen-Husten (Das Übel kommt von der Niere):
    Husten mit unfreiwilligem Wasserlassen.

Auch die korrekte Behandlung der verschiedenen Hustenformen wird im 38. Kapitel des *Su Wen* beschrieben:

„*Huang Di* fragt: ‚Und wie kann man dies alles behandeln?' *Qi Bo* antwortet: ‚Den Husten der Zang-Organe heilt man mit den Shu (Strom-) Punkten, den Husten der Fu-Organe mit den He (Meer-) Punkten. Bei Wasserschwellungen (als Begleitsymptom) wählt man die Jing (Fluss-) Punkte.' *Huang Di* sagt: ‚vortrefflich!' "

Konkret nadeln wir also die Punkte:

| | |
|---|---|
| *Tai Yuan* (Lu 9) | bei Lungen-Husten |
| *Shen Men* (He 9) | bei Herz-Husten |
| *Tai Chong* (Le 3) | bei Leber-Husten |
| *Tai Bai* (Mi 3) | bei Milz-Husten |
| *Tai Xi* (Ni 3) | bei Nieren-Husten |
| *Zu San Li* (Ma 36) | bei Magen-Husten |
| *Yang Ling Quan* (Gbl 34) | bei Gallenblasen-Husten |
| *Qu Chi* (Di 11) | bei Dickdarm-Husten |
| *Xiao Hai* (Dü 8) | bei Dünndarm-Husten |
| *Wei Zhong* (Bl 40) | bei Blasen-Husten |

Die Nadeltechnik ist tonisierend *bŭ* 補, um den Mangel aufzufüllen, dazu Moxa, um die Kälte zu zerstreuen.

### 5.2.2. Unnachgiebige Strenge

*Sù* 肅 = ehrerbietig, würdevoll, streng, ernsthaft, ernst, Ehrfurcht, hart, Furcht; Das Schriftzeichen zeigt einen handgeschriebenen Bericht an einen Vorgesetzten in ehrerbietiger Furcht, als ob man am Rande eines Abgrundes stände (Wieger, L. 125 C). Die Furcht vor der Strenge eines Überlegenden. Das *Shuo Wen Jie Zi* sagt: Das Zittern aus Furcht vor der Obrigkeit (*zhàn zhàn jīng jīng* 戰戰兢兢).

*sù lì* 肅立 = Haltung annehmen, strammstehen
*sù qīng* 肅清 = liquidieren, ausrotten
*sù jìng* 肅靜 = feierliche Stille
*sù fǎn* 肅反 = Ausrottung von Konterrevolutionären

Die Beispiele zeigen die Härte des Metalls wie beim Militär, Zucht und Gehorsam werden eingefordert. Sie zeigen aber auch die Würde einer feierlichen Veranstaltung wie in der Kirche oder bei einer Auszeichnung.

*Shā* 殺 = töten, kämpfen, fechten, schlachten, in die Schlacht ziehen, morden, ausrotten, heftig, abschneiden, wehtun, beißen, verkürzen, schwächen, äußerst, im höchsten Grad. Die rechte Hand macht eine ruckartige Bewegung, um zu schlagen oder zu töten. Das Lautzeichen ist Hirse und suggeriert die Idee des Abschneidens der Getreideköpfe (Wilder, No. 165). Das Abschneiden der Getreideähren ist analog dem Abschneiden der Köpfe im Krieg (Wieger, L. 45 J).

Das ganze Zeichen drückt eine starke Schlagbewegung aus und betont die Assoziation des Tötens wie mit einem Schwertstreich! Auch dieses Zeichen vermittelt Kriegsstimmung, aber im Gegensatz zu *sù* 肅 wird jetzt aktiv gekämpft, wer kann uns da noch besiegen!

Manfred Porkert übersetzt das Binom *sù shā* 肅殺 mit: „das durch Herbheit und Härte Zerstörende.“[58]

*shā dí* 殺敵 = gegen den Feind kämpfen
*shā jī xià hóu* 殺雞嚇猴 = jemanden exemplarisch bestrafen
*shā jùn* 殺菌 = Krankheitserreger vernichten
*shā shēn chéng rén* 殺身成仁 = sich für eine gerechte Sache opfern

---

[58] **Manfred Porkert**: Die theoretischen Grundlagen der chinesischen Medizin, Wiesbaden 1973, S. 115.

Wir werden mit diesem spontanen Verhalten der Wandlungsphase Metall an die Strenge des Herbstes erinnert, in dem das Richten und Gerechtigkeit in der Luft liegt und das Töten zur Pflicht wird. Unnachgiebig und streng werden die Schuldigen verurteilt und die Feinde ausgerottet.

Die Politik des kalten Krieges hat uns in der Vergangenheit gezeigt, wie ein ganzer Planet unter metallener Härte zu leiden hatte, als nach 1945 die Auseinandersetzung zwischen den beiden Machtblöcken USA und Sowjetunion begann. Eine direkte militärische Auseinandersetzung zwischen den beiden Supermächten gab es zwar nicht, dafür aber erbitterte wirtschaftliche, diplomatische und ideologische Gefechte. Gegensätzliche Interessen bedingten Misstrauen und Feindseligkeit in einer eskalierenden ideologischen Auseinandersetzung.

Heute holt uns die längst überwunden geglaubte metallene Abgrenzung auf einer ganz anderen Ebene wieder ein in Glaubenskriegen, Bombenterror und internationalem Terrorismus. Auch die zunehmende Klimakatastrophe, die im Sprachgebrauch elegant mit dem Wort „Klimawandel" verschönert wird, zeigt uns die ganze Härte der sich wehrenden Natur. Die Tatsache, das jedes Jahr hunderte Tierarten vom Aussterben bedroht sind, gibt uns ein weiteres Bild von der universellen Macht des *Shu Sha* = „das durch Herbheit und Härte Zerstörende."

Wie im Großen so auch im Kleinen sehen wir heute gleichfalls einen gestörten Ausdruck der Wandlungsphase Metall im zwischenmenschlichen Bereich. Unnachgiebige Strenge *sù shā* 肅殺 zeigt sich heute in der Unfähigkeit, in Konflikten nachzugeben, im Bedürfnis, mit Ellenbogen an die Spitze zu gelangen und in der Unanständigkeit des Verhaltens anderen gegenüber, um eigene egoistische Ziele zu erreichen. War früher das Anständige[59] das Normale, so ist heute das Schräge, Unanständige der allgemeine Wertmaßstab. Wir sagen: „An dem beißt du dir die Zähne aus" und sprechen damit die unerbittliche Härte eines Menschen an, der kompromisslos seinen Weg geht ohne Respekt und Verständnis für den Anderen.

„Der geht über Leichen" sagt man an anderer Stelle und meint ebenfalls ein rücksichtsloses Verhalten, das andere Menschen zerstören kann.

---

[59] Anständigkeit als ein ethischer Begriff, der die Schicklichkeit des Betragens bestimmt. **O. F. Bollnow** definiert Anständigkeit als die „Tugend der einfachen Sittlichkeit", verwandt mit Ritterlichkeit oder Fairness. Sie zeigt sich etwa im Verzicht auf Vorteile gegenüber anderen oder im Einsatz für Mitmenschen.

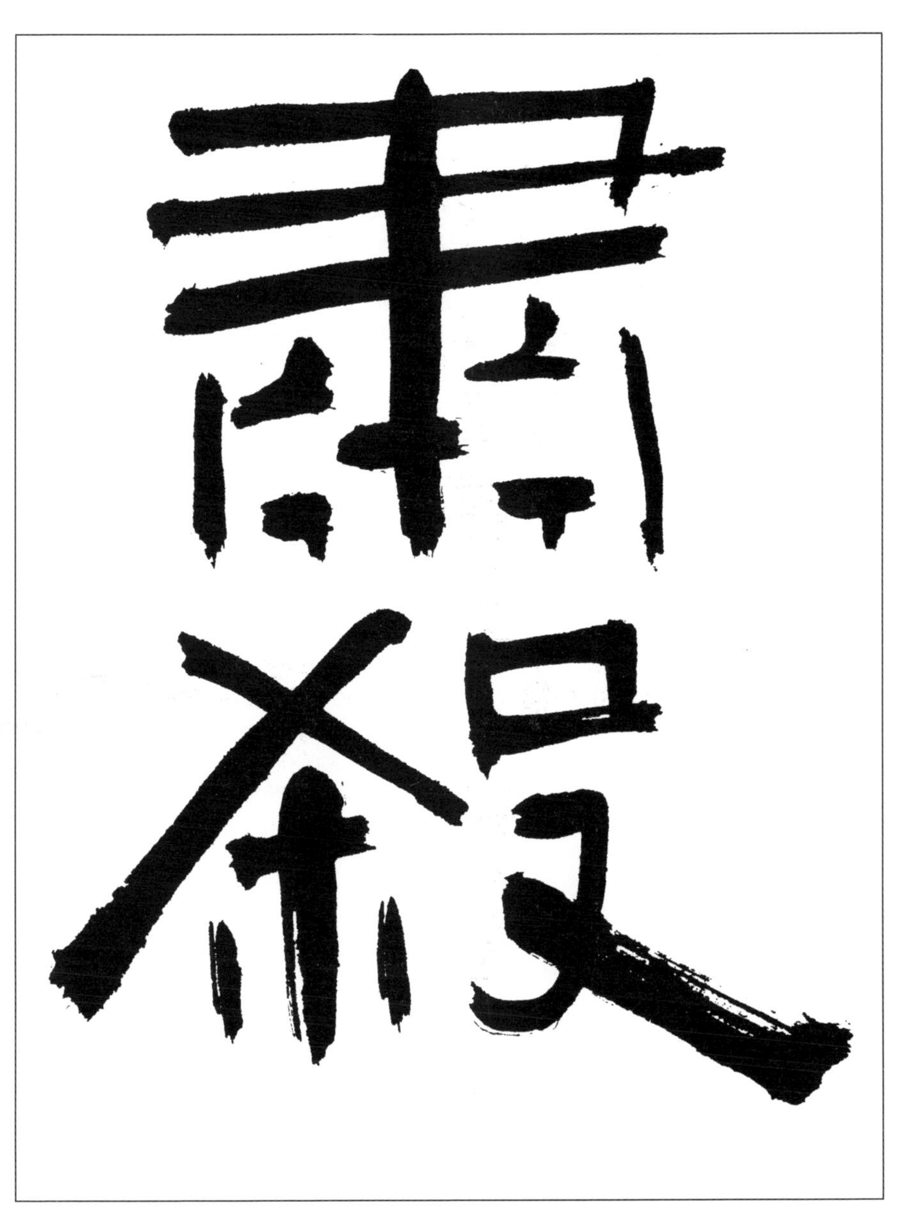


*Abbildung 29: Su Sha – unnachgiebige Strenge*

Als Eltern werden wir besonders mit der Metallqualität von Gehorsam und Strafe konfrontiert. Kinder zu erziehen bedeutet nichts anderes, als den Lebensraum des Heranwachsenden zu begrenzen und ihn dem sozialen Norm- und Wertsystem entsprechend anzupassen.

Erziehen wir mit unnachgiebiger Strenge, d. h. autoritär, dann zerstören wir das junge Wachstum entsprechend der Beziehungen zwischen den Wandlungsphasen Metall und Holz. Parieren heißt nun die Devise, aber zack zack! Stramm gestanden! Das Ergebnis dieses Erziehungsstiles sind oft verkrüppelte Bäumchen mit Führermentalität, wie die Geschichte bewiesen hat. Die Generationen des 2. Weltkrieges und danach leiden noch heute unter ihrer emotionalen Härte bzw. ihrem Mangel an Emotionen.

Aber auch das andere Extrem wird dem Holz nicht gerecht. Allzu große Nachgiebigkeit und Milde, ja sogar eine Erziehung im laissez fair-Stil entzieht dem jungen Menschen nur zu leicht seinen Halt im Leben. Wo Begrenzung fehlt, entstehen Egoismus und Allmachtsgefühle. Das Holz breitet sich rücksichtslos aus, es wuchert und missachtet schließlich das Metall mit seinen Wertmaßstäben. Die Generationen nach der Studentenbewegung 1968 leiden noch heute unter dem Mangel an Führung und Leitmotiven.

Die Familie von heute ist in einem desolaten Zustand und versagt völlig in der Vermittlung von Werten, die menschliches Zusammenleben erfordern, wie z. B. Rücksicht, Achtung und Respekt voreinander. Das Verhalten ihrer Kinder in den Schulen gibt Zeugnis darüber. So wird auch jede Schulreform scheitern, wenn das primäre Erfahrungsfeld der Familie nicht wieder in Ordnung gebracht wird. Denn den Kindern in der Schule beizubringen, wie man richtig sitzt, isst oder in der Gruppe miteinander spricht, ist nicht im Lehrplan des Erkenntnisfeldes Schule enthalten und gehört da auch nicht hin.

Der Konsumwahn hat das Gros der Menschen in seinen Klauen und suggeriert ihnen: Nur wer konsumieren kann, ist was wert. Winner oder Loser? Wie sollen wir da noch unsere Kinder erziehen?[60]

---

[60] Auf die Spitze treibt diese Ideologie ein neues Online-Spiel, in dem sich die Mitspieler eine virtuelle Welt aufbauen können, dabei aber mit realem Geld bezahlen müssen. Alle Träume von Macht, Luxus, Liebe und Geltung werden hier erfüllt; man braucht sich nicht mehr mit sich und seinen Nächsten auseinander zusetzen, auch nicht mehr anzustrengen, wozu auch: Alles Wichtige im Leben reduziert sich auf Bildschirmgröße! Da reiben sich die Mächtigen der Welt die Hände und freuen sich darüber, wie leicht es ihnen doch gemacht wird, ihren Profit zu maximieren.

Unnachgiebig wird ein Wirtschaftswachstum eingefordert, das grenzenlos zu sein scheint und alleiniger Maßstab für die Gesundheit einer Firma ist. Wo in der Medizin grenzenloses Wachstum einen Tumor bildet, der zum Krebs entarten kann, scheint in der Wirtschaft dieses Naturgesetz nicht zu gelten. Massenentlassungen begleiten den Aufstieg der großen Firmen, kriminelle Handlungen deren Führung.

Bei all der Hetze und Schnelllebigkeit in der Welt, die uns einen lebensfeindlichen Rhythmus aufdrücken, gibt es kaum Zeit zum Verschnaufen im Überlebenskampf. Wo finden wir noch Oasen der Ruhe und des Verweilens? Wo finden wir Kraft in der Ruhe?

Vielleicht gibt uns das *Dao De Jing* Antworten auf die großen und kleinen Probleme dieser Welt? Beim Studieren seiner Verse können wir wieder Zugang zu den natürlichen Abläufen bekommen und versuchen, sie in den Lebensalltag zu integrieren.

Dass das Harte und Unnachgiebige Begleiter des Todes sind, betont schon *Lao Zi* im 76. Kapitel:

**Warnung vor der Stärke**

„Bei der Geburt ist der Mensch biegsam und geschmeidig,
im Tod steif und hart.

Alle Dinge, Gras und Bäume, sind biegsam und geschmeidig,
wenn sie leben, dürr und vertrocknet, wenn sie sterben.

Also sind Steifheit und Härte Begleiter des Todes,
das Weiche und Biegsame Begleiter des Lebens!“[61]

[61] Übersetzung aus dem *Lǎo Zi Zhù Yì Jí Píng Jiè* 老子註譯及評介, Beijing 1984, S. 342.

## 5.3. Ethik in der Wandlungsphase Metall

*Yì* 義 = Pflichtgefühl und Gerechtigkeit

Über 2000 Jahre lang spielte die Regelung der zwischenmenschlichen Beziehungen nach einer festen Ordnung eine überragende Rolle in China. Geprägt von der konfuzianischen Ethik entstand ein sozialer Verhaltenskodex, dessen Ziel es war, den „Edlen" *jūn zi* 君子 hervorzubringen. Im Einklang mit dem System der fünf Wandlungsphasen gab es auch fünf Normprinzipien *wǔ cháng* 五常: *rén* 仁 = Menschlichkeit, *yì* 義 = Gerechtigkeit, *lǐ* 禮 = Sittlichkeit, *zhì* 智 = Weisheit und *xìn* 信 = Vertrauen. Diese fünf Tugenden, denen nachzueifern das höchste konfuzianische Ideal war, bestimmten das Zusammenleben zumindest der höheren Schichten Chinas.

Nun gab es über die Vermittlung dieser Werte durchaus unterschiedliche Standpunkte unter Chinas Philosophen.

*Mèng Zi* 孟子, der wohl berühmteste Schüler des Konfuzius, vertrat die Ansicht, dass alle guten Charaktereigenschaften dem Menschen in die Wiege gelegt werden, quasi als Geschenk des Himmels.

„Der Mensch ist von Natur aus gut (*shàn* 善), wie das Wasser nach unten fließt. Unter den Menschen gibt es keinen, der nicht gut wäre, ebenso wie es kein Wasser gibt, das nicht abwärts fließt. ... Wenn einer Böses tun, so liegt der Fehler nicht in seiner Veranlagung. Das Gefühl des Mitleids ist allen Menschen eigen, das Gefühl der Scham und Abneigung ist allen Menschen eigen, das Gefühl der Achtung und Ehrerbietung ist allen Menschen eigen, das Gefühl der Billigung und Missbilligung ist allen Menschen eigen.

Das Gefühl des Mitleids führt zur Menschenliebe (*rén* 仁), das Gefühl der Scham und Abneigung zum Pflichtgefühl (*yì* 義), das Gefühl der Achtung und Ehrerbietung zur Schicklichkeit (*lǐ* 禮), das Gefühl der Billigung und Missbilligung zur Weisheit (*zhì* 智). Menschenliebe, Pflichtgefühl, Schicklichkeit und Weisheit sind nicht von außen her uns eingetrichtert, sie sind unser ursprünglicher Besitz, die Menschen denken nur nicht daran." (*Meng Zi*, Buch 6, Kapitel 6)[62]

[62] **Mong Dsi** – Aus dem Chinesischen verdeutscht und erläutert von **Richard Wilhelm**, Jena 1916, S. 132.

Die Unterschiede kommen durch äußere Verhältnisse, in denen einige ihre Anlagen nicht erschöpfend zur Darstellung bringen können. Durch besondere Pflege muss die angeborene Güte erhalten oder wiedererlangt werden, wenn sie verloren geht.[63]

*Xún Zi* 荀子, ebenfalls ein Konfuzianer, der ca. 70 Jahre nach *Meng Zi* lebte, vertrat genau den entgegengesetzten Standpunkt, nämlich den, dass die menschliche Natur von Haus aus böse ist.

„Der Mensch ist von Natur aus böse - was daran gut ist, ist nur künstlich. Seiner Natur nach liebt der Mensch von jeher seinen Vorteil und, weil alle sich ihren Neigungen hingeben, entsteht Streit und Raub, sodass Rücksichtnahme (*cí ràng* 辭讓) ausstirbt. Menschen sind von Natur aus voller Neid und Hass, und weil sie diesen Neigungen nachgehen, entwickeln sich Brutalität und Zerstörungswut, sodass Treue (*zhōng* 忠) und Aufrichtigkeit (*xìn* 信) zugrunde gehen.“ (*Xun Zi*, Kap. 23).[64]

Deshalb bedurfte es nach *Xun Zi* einer Erziehung durch einen Lehrer, um das Gute zu erlernen, denn alles Gute stammte von außen.

Schließlich stellt ein konfuzianischer Klassiker aus den Sui-Dynastie, *Xiào Jīng Gōu Mìng Jué* 孝經勾命決 = „Der Klassiker der Kindespflichten mit Lebensweisheiten“, explizit Beziehungen zwischen den Zang-Organen und den fünf Grundtugenden her:

„Was verstehen wir unter den fünf Grundprinzipien *wǔ cháng* 五常? Diese sind Güte, Gerechtigkeit, Sittlichkeit, Weisheit und Vertrauen. Sobald der Mensch bei seiner Geburt einen Körper hat, der im Einklang mit den acht Trigrammen ist, erwirbt er gleichzeitig die fünf Qi, aus denen er die fünf Grundprinzipien bildet. ... Der Mensch hat fünf Zang-Organe, Leber, Herz, Lunge, Nieren und Milz. Die Leber erzeugt die Güte, die Lunge Gerechtigkeit, das Herz die Sittlichkeit, die Nieren Weisheit und die Milz das Vertrauen.“[65]

---

[63] **Ebd.**

[64] **Xun Zi**: „Die Natur des Menschen ist schlecht“; aus dem Chinesischen übersetzt in **Joseph Needham** (wie Anm. 3) S. 19.

[65] Zitiert in **J. J. M. de Groot**: The Religious System of China, Reprint, Taipei 1989, Volume 4, S. 17-18.

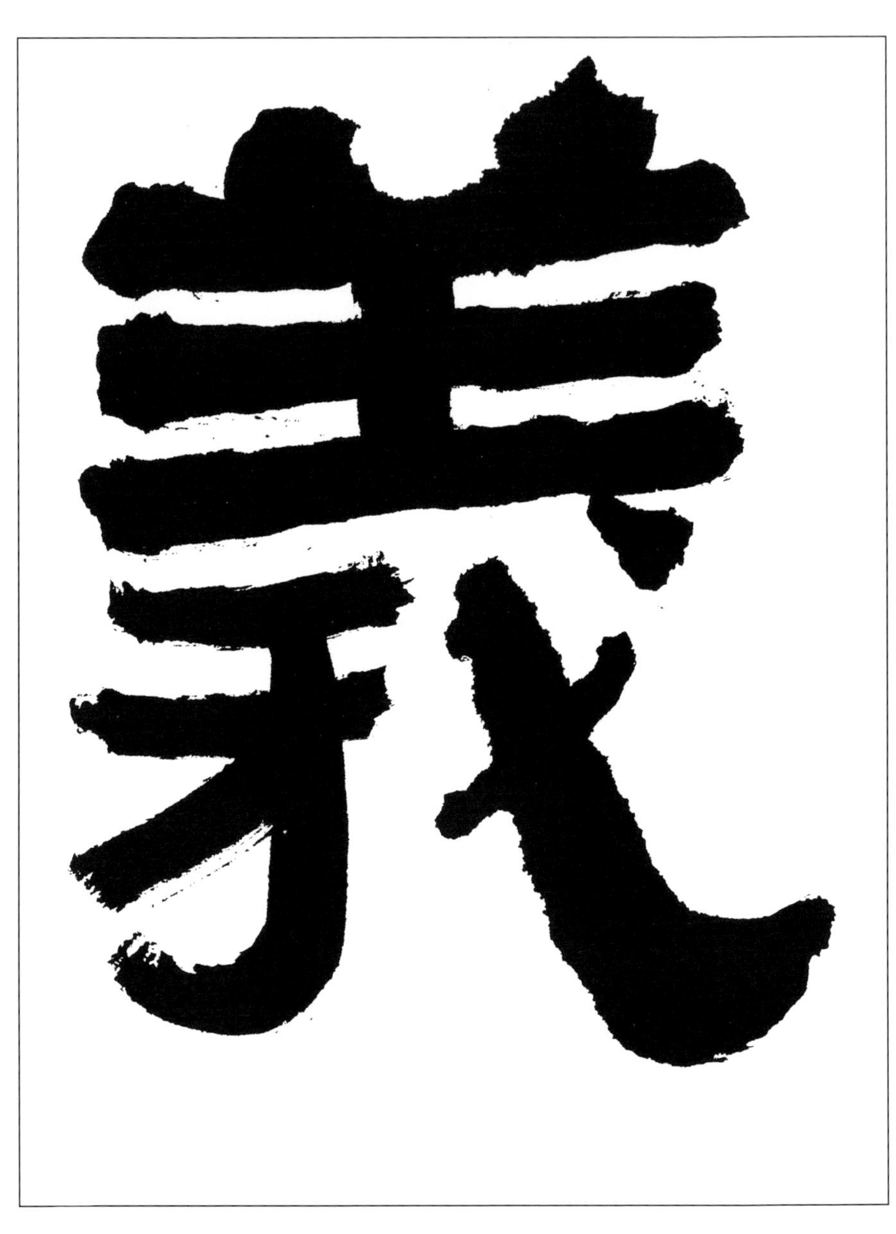

*Abbildung 30: Yi – Pflichtgefühl und Gerechtigkeit*

Das sittliche Grundprinzip der Wandlungsphase Metall ist *yì* 義 = Rechtschaffenheit, Gerechtigkeit, Pflicht, Pflichtgefühl, Folgsamkeit, um das öffentliche Wohl besorgt sein, Gemeinsinn, Vaterlandstreue.

Das Schriftzeichen hat das Radikal für Schaf, daneben das Zeichen für ein Ich, das sein Recht durchsetzen will. Als Symbol für die Aggression stehen zwei sich kreuzende Speere. Im modernen Zeichen sind nur noch die Speere geblieben: ausgleichende Gerechtigkeit.[66]

Wenn Gerechtigkeit vorherrscht, wird auch ein aggressives Ich unterwürfig und sanft wie ein Lamm. Das Zeichen steht also auch als Symbol für eine richtige Führung.[67]

Oder: Gutes Verstehen nach einem Konflikt, beide Parteien sind zufrieden (vgl. Wieger, L. 71 Q).

*Yì* 義 bedeutet demnach ein richtiges Verhalten im Einklang mit einem vorgegebenen Wertesystem. Gedanken und Handlungen entsprechen einem bestimmten Standard. Ein Wörterbuch der chinesischen Philosophie schreibt: „*Yì* ist Stimmigkeit", oder: „Wenn eine Handlung stimmig ist, so heißt das *Yì*." [68]

Warum wird nun Gerechtigkeit und Pflichtgefühl ausgerechnet der Lunge zugeordnet?

„Der Grund dafür ist, dass die Lunge der Essenz des Metalls angehört. Gerechtigkeit und Pflichtgefühl entscheiden über das Schicksal der westlichen Gebiete, ebenso wie der Herbst alles zur Reife bringt. Weil die Lunge dem Metall angehört, ist ihre Farbe weiß. Wieso ist die Nase ihr Öffner? Weil die Nase das Qi ein- und austreten lässt, weil sie in erhabener Position ist und weil sie Öffnungen hat. In der Tat sind auch die erhabenen Orte auf der Erde Ansammlungen von Metallen und Steinen und haben Höhlen und Öffnungen, die Dämpfe ausatmen und Regen empfangen, um den Erdboden zu befruchten, nachdem sich die Wolken verzogen haben. Dies ist ganz ähnlich wie das Ein- und Ausatmen der Nase.[69]

---

[66] Kaum ein anderes Schriftzeichen ist nach der Einführung der modernen Kurzzeichen in China so gerupft worden wie dieses: alte Schreibweise 義, neue Schreibweise 义.

[67] **Ong Tee Wah**: Fun with Chinese Characters, Singapore 1953, Band 1, S. 118.

[68] **Geldsetzer/Hong**: Chinesisch-Deutsches Lexikon der Chinesischen Philosophie, Aalen 1986, S. 78

[69] **J. J. M. de Groot** (wie Anm. 65), S. 19.

*Meng Zi* pries die Gerechtigkeit als die überragende Tugend, für deren Einhaltung er sogar sein Leben opfern wollte.

„Ich liebe Fische, und ich liebe auch Bärentatzen. Wenn ich nicht beides vereinigen kann, so lasse ich die Fische und halte mich an die Bärentatzen.

Ich liebe das Leben, und ich liebe auch die Pflicht. Wenn ich nicht beides vereinigen kann, so lasse ich das Leben und halte mich an die Pflicht.

Ich liebe wohl auch das Leben, aber es gibt etwas, das ich mehr liebe als das Leben; darum suche ich es nicht mit allen Mitteln zu erhalten. Ich hasse wohl auch den Tod, aber es gibt etwas, das ich noch mehr hasse als den Tod; darum gibt es Nöte, denen ich nicht ausweiche.

Wenn es nichts gäbe, das der Mensch mehr liebte als das Leben, warum sollte ihm dann nicht jedes Mittel recht sein, um sein Leben zu behalten? Wenn es nichts gäbe, das der Mensch mehr hasste als den Tod, warum sollte er nicht alles tun, um der Not zu entgehen? Darum, dass er etwas, das ihm das Leben erhalten könnte, doch nicht benützt und etwas, das ihn der Not entgehen ließe, doch nicht tut, muss es etwas geben, das man mehr liebt als das Leben und etwas, das man mehr hasst als den Tod.

Nicht nur die Weisen haben diese Gesinnung; sie ist allen Menschen gemeinsam.“ (*Meng Zi*, Buch 6, Kapitel 10) [70]

Der edle Mensch der konfuzianischen Ethik drückt also seine Rechtschaffenheit *yì* 義 durch eine aufrechte Haltung aus, für die er sterben würde. Nach ihm muss es etwas geben, das wichtiger als Tod oder Leben ist. Wenn er die Wahl hat zwischen einem unwürdigen Leben und einem würdigen Tod, wählt er den Tod.

Was bedeutet das sittliche Verhalten des Metalls nun für den westlich zivilisierten Menschen? Welche Normen und Werte regeln unser soziales Zusammenleben?

Mit der Übersetzung von *Yi* = Gerechtigkeit und Pflichtgefühl haben wir die Möglichkeit, diese Begriffe näher zu analysieren.

---

[70] **Mong Dsi** (wie Anm. 62), S. 135-136.

**Gerechtigkeit**: die Tugend der richtigen Behandlung seiner Mitmenschen; richtig leitet sich von Recht ab, deshalb nennt man sie auch Rechtschaffenheit. Gerechtigkeit betrifft die Beziehungen der Menschen zueinander in Hinblick auf einen Ausgleich konkurrierender Interessen, Ansprüche und Pflichten, auf Kooperation oder Konfliktlösung. Gerechtigkeit wird in verschiedenen Bezugssystemen unterschiedlich belegt, aber ihre Idee ist stets verbunden mit der des Guten: In der Rechtssprechung als Gesetz, im sozialen Zusammenleben als soziale Gerechtigkeit, im Sport als Fairness, in der Ethik als zwischenmenschliche Verantwortung, bei Auswahlverfahren als Chancengleichheit, im Ausgleich zwischen gesellschaftlichen Gruppen als Gleichberechtigung zwischen Generationen und Geschlechtern und in der Philosophie als ausgleichende oder austeilende Gerechtigkeit.

Für einen Gerechtigkeitsdiskurs sind besonders die Themen Armut, Verteilung ökonomischer und politischer Macht, kulturelle Selbstbestimmung sowie Gerechtigkeit gegenüber Tieren und der Natur eine Herausforderung. Auch die Frage des „gerechten Krieges" muss immer wieder neu diskutiert werden.[71]

**Pflichtgefühl**: die Tugend, zu jeder Zeit seine Pflicht zu erfüllen im Rahmen des sozialen Bezugssystems.

Pflicht (althochdeutsch *pfliht* = Pflege, Dienst, Obhut, Fürsorge) leitet sich von pflegen ab und bezeichnet ein Verhalten, das notwendig ist, um die sittlichen Anforderungen einer Gesellschaft zu erfüllen. Unter Pflicht versteht man eine verbindliche Aufgabe oder Handlung, gegenüber der sich der Einzelne oder eine Gruppe verantwortlich weiß. Pflichten haben ihre Wurzeln und ihre Begründung meist in gewohnheitsmäßigen kulturellen oder rechtlichen Normen und werden durch die Autorität einer verordnenden Instanz (Familie, Gericht, Staat) vorgegeben.

Kant bezeichnet die Pflicht als etwas, das jemand aus unbedingten moralischen Gründen tun soll. Pflichtbewusstsein ist die gedankliche Integration einer Pflicht, Pflichtgefühl beinhaltet auch die Wertschätzung einer Pflicht. Der Pflichtbegriff wird in der Pädagogik auch auf Grund des potenziellen politischen Missbrauchs („unbedingter Gehorsam" im Dritten Reich) kontrovers diskutiert. Einig ist man sich allerdings darüber, dass eine Erziehung zum Pflichtbewusstsein für die Charakterbildung wesentlich ist.[72]

---

[71] Vgl. auch die **Brockhaus Enzyklopädie**, Band 8, Mannheim 1989, S. 346 ff.

[72] Vgl. auch hier die **Brockhaus Enzyklopädie**, Band 17, Mannheim 1992, S. 66 f.

In Abgrenzung zum Zwang unterscheidet sich die Pflicht dadurch, dass sie auf einem gesellschaftlichen, rationalen oder ethischen Diskurs beruht, der einen Konsens einschließt. Ein Pflichtausübender erkennt die Notwendigkeit der Pflicht in der Regel an und ist einsichtig. Daraus ergibt sich eine Verantwortlichkeit für das eigene Tun. Die eigene Erwartungshaltung und die Erwartungen anderer ggü. der Pflichterfüllung bestimmen Erfolg oder Misserfolg der Handlung.

Kurz gesagt, *yì* 義, das sittliche Verhalten der Wandlungsphase Metall, regelt das Zusammenspiel von Rechten und Pflichten in einem sozialen System. Wenn wir unsere Pflicht erfüllen, fördern wir die Struktur der Gemeinschaft und einen gerechten Umgang untereinander. Legen wir Pflichtgefühl und Gerechtigkeit zu extrem aus, verliert die Gesellschaft ihre Flexibilität und produziert Fehlverhalten und soziale Konflikte.

Wird Gerechtigkeit stark übertrieben, bilden sich starre Wertmaßstäbe: Hier die Guten, dort die Bösen, schwarz oder weiß, ein Schubladendenken ohne individuelle Orientierung und Spielräume entsteht. Menschliches Verhalten wird moralisiert und denunziert, ein so ausgerichteter Mensch ist der ewige Ankläger und Richter. Er neigt zu Vorwürfen und Schuldzuweisungen und kritisiert alles, was nicht seinen Rechtsnormen entspricht. Er ist das personifizierte schlechte Gewissen der anderen. Diese Menschen führen ständig Prozesse und verfolgen andere mit ihrem Gerechtigkeitswahn.[73]

Wird Gerechtigkeit andererseits negiert, entsteht Rücksichtslosigkeit und Egoismus. Es entwickeln sich Brutalität und Zerstörungswut, in extremer Form das organisierte Verbrechen. Mildere Ableger führen im zwischenmenschlichen Bereich zur Ausnutzung des Anderen und berechnendem Verhalten. Dies ewige Bedürfnis, dem Partner gegenüber aufzurechnen und das ständige Gefühl, zu kurz zu kommen, spiegelt ebenfalls diesen Metall -Typus wieder.

Wie du mir, so ich dir, nur wenn du meinen Wunsch erfüllst, erfülle ich deinen – Ein ständiges Abwägen und Einfordern macht jedes Vertrauen und die Spontaneität in der Beziehung kaputt. Wird Pflichtgefühl übertrieben, dann erscheint jede Kleinigkeit wichtig. Solche Menschen sind spitzfindig, pedantisch und pingelig.

[73] Die Rechtsstruktur in einigen Ländern fördert diese Haltung und produziert Menschen, die ihren Lebensunterhalt darin zu bestreiten versuchen, indem sie imaginäre Schäden durch große Firmen oder Prominente einklagen in der Hoffnung, ein großzügiges Schmerzensgeld zu bekommen.

Ein zwanghaftes Pflichtbewusstsein entspringt einem starken Bedürfnis nach Ordnung und Struktur. Aber wie leicht dienen solche Strukturen nicht mehr der Erhaltung einer sozialen Gemeinschaft, sondern nur zur Pflege eigener Bedürfnisse nach Größe, Macht und Wichtigkeit? Die Loyalität einem Führer gegenüber ist schon in vielen Diktaturen missbraucht worden, um individuelle Machtansprüche durchzusetzen.

Auch eine Demokratie verkörpert ihre metallene Tugend in den Organen, die das öffentliche Recht verwirklichen, den Behörden. Wer kennt nicht das Gefühl der Machtlosigkeit in einem Amt, das Rechtsansprüche prüfen soll (Behörde, niederdeutsch behören = prüfen), in Wirklichkeit aber Macht ausübt und menschlich unrecht tut. Die Güte des Holzes wird von der starren Gerechtigkeit des Metalls zerstört!

Auch zwanghafte Sauberkeits- und Ordnungsrituale zeigen auf ein gestörtes Metallelement. Hier dient ein übertriebenes Pflichtgefühl nur der Kompensation einer inneren Leere. Die starre Ordnung gibt aber nur scheinbar Halt; die geringste Veränderung von außen erschüttert diese Menschen in ihren Grundfesten.

Interessanterweise treffen wir oft auf ähnliche Menschentypen, die als Beamte den Staat repräsentieren:

„Metallmenschen haben einen kleinen Kopf, schmale Schultern und einen zarten Rücken sowie einen zierlichen Leib.

Ihre Hände und Füße sind (ebenfalls) klein, an der Ferse steht deutlich ein Knochen heraus. Ihre Knochen sind leicht. Diese Menschen sind sehr sauber, ihr Wesen ist sprunghaft und aufbrausend. Sie können sich aber auch der Umgebung anpassen und ein Amt in der Verwaltung ausüben.“ (*Ling Shu*, Kap. 64)

## 5.4. Ein spezifischer Geruch

*Xīng* 腥 = rohes Fleisch, übelriechend, muffig, moderig, verdorben, roher Fisch; Das Schriftzeichen hat Fleisch als Radikal, daneben einen Stern.

Das *Shuo Wen Jie Zi* sagt: „Wenn man die Sterne betrachtet und dabei Schweine füttert, bilden sich kleine Polypen im Fleisch."

Das Zeichen für Fleisch *ròu* 肉 kombiniert mit einem Stern *xīng* 星 verbindet eine Substanz am Himmel mit einer Substanz auf der Erde. Das *Han Yu Da Zi Dian* erklärt: Eine Krankheit im Fleisch von Schweinen, die wie Sterne oder Reiskörner aussehen; man nennt sie auch *xí* 瘜 = Polypen.[74]

*xīng qì* 腥氣 = einen Fischgeruch haben, übler Geruch, Gestank
*xīng chòu* 腥臭 = übler Geruch von verdorbenen Fischen
*xīng shān* 腥膻 = Hammelgeruch, muffig, verdorben
*xuè yǔ xīng fēng* 血雨腥風 = stinkender Wind und blutiger Regen – eine diktatorische Herrschaft, die Terror verbreitet; auch für das organisierte Verbrechen (Mafia, Yakuza, etc.) gebraucht.

Mit dem Zeichen für Alkohol davor entsteht *xǐng* 醒 mit der Bedeutung von nüchtern, wieder zu sich kommen, aus einem Rausch erwachen.

Man braucht eine feine Nase, um die subtilen Geruchsveränderungen seiner Patienten zu differenzieren. Ein übelriechender moderiger Geruch nach verdorbenem Fleisch oder Fisch zeigt eine Störung im Metall an, meist eine Fülle an Nässe und Hitze, die der Organismus über die Ausscheidung loszuwerden versucht, oder einen Qi-Mangel in der Lunge.

Alle Ausdünstungen wie Schweiß, Urin, Stuhl, Menses, Auswurf, Nasenschleim und Mundgeruch können diesen Geruch annehmen. Dickflüssiges Sputum mit eitriger und blutiger Expektoration, das einen fischigen Geruch hat, zeigt extreme toxische Hitze in der Lunge, z. B. bei einer Lungenentzündung oder einem Lungenabszess.

---

[74] *Hàn Yǔ Dà Zì Diǎn* 漢語大字典 = Großes Wörterbuch der chinesischen Sprache, Chengdu 1988, Band 3, S. 2095. Der Terminus bezieht sich auf Wucherungen im Muskelgewebe.

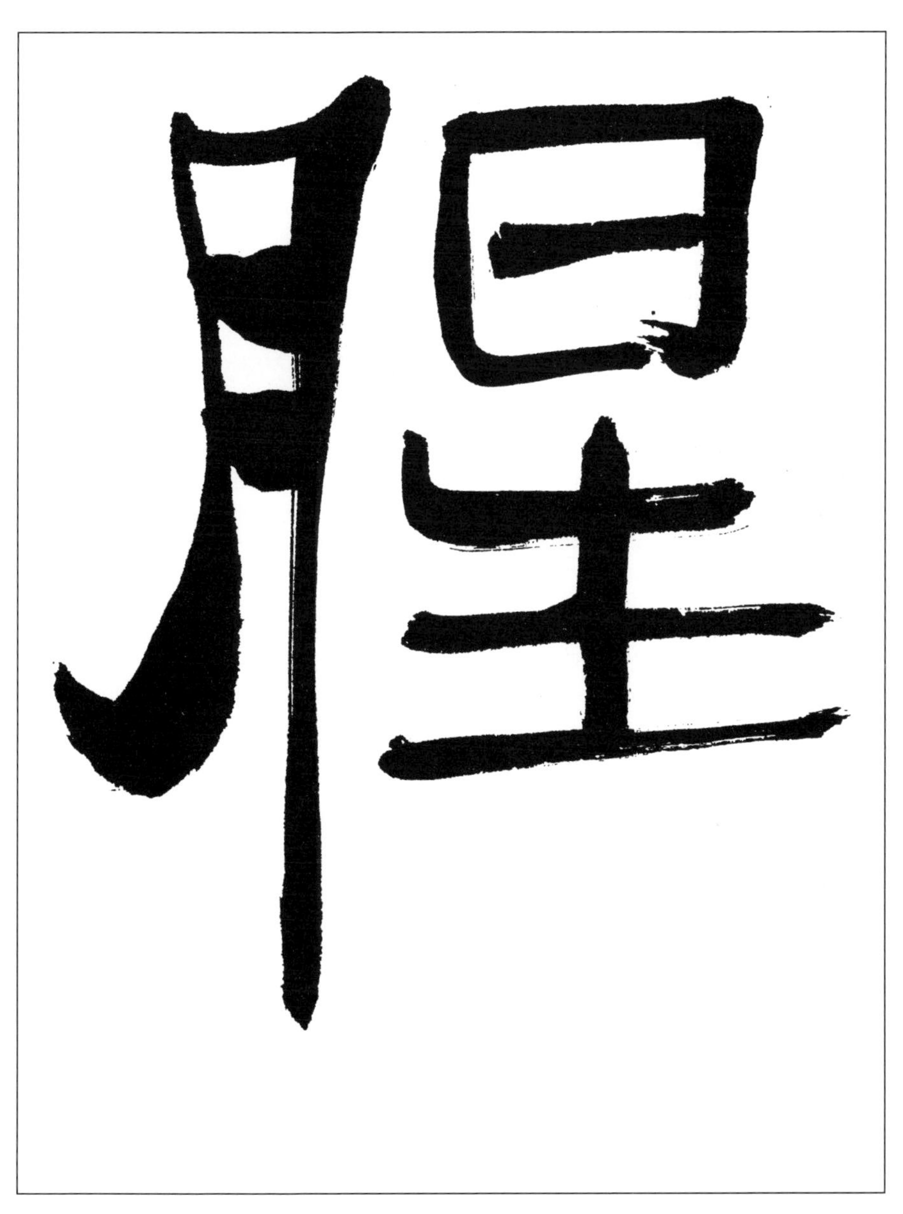

*Abbildung 31: Xing – der Geruch des Metalls*

Riecht Erbrochenes fischig, zeigt es Kälte im Magen an. Durchfälle, die einen Fischgeruch haben, weisen auf Yang-Schwäche der Milz hin, ebenso zeigt klebriger, profuser Ausfluss, der fischig riecht, Nässe-Kälte im unteren Erwärmer an.

Um das Essenzielle der Geruchsqualität des Metalls zu verstehen, müssen wir lernen, unser Riechpotential zu entwickeln. Das Leben in unserer modernen Zivilisation versucht, üble Gerüche zu vermeiden, indem Parfüms, Air Refresher („Lufterfrischer") und Deosprays uns immerwährenden Wohlgeruch suggerieren.

Deshalb stecken wir unsere Nase nicht mehr in Dinge, die stinken. Um bei unseren Patienten subtile Gerüche wahrzunehmen, müssen wir dieses künstliche Klima verlassen und dort hingehen, wo üble Gerüche natürlicherweise auftreten. Ob auf dem Fischmarkt oder im Schlachthaus, hier lernen wir den Geruch von rohem Fleisch oder Fisch kennen. Besonders rohes Hammelfleisch entspricht dieser Geruchsqualität. Wir können Fisch zu Hause länger liegen lassen und der Geruch wird die ganze Wohnung erfüllen.

Alte, feuchte Kleidung riecht muffig, ebenso Mottenkugeln, Schimmelpilz und modriges Laub im Herbst. Ein brackiger Teich riecht moderig, Seetang fischig. Oft haben wir diesen muffigen Geruch bei Patienten, die in feuchten Räumen leben, die selten ihre Kleider wechseln oder die ein chronisches Lungenproblem haben.

Der beste Zeitpunkt, subtile Geruchsqualitäten am Patienten wahrzunehmen, ist bei der körperlichen Untersuchung und Tastung der Rücken-Shu-Punkte. Dann halten wir unsere Nase dicht an die Region zwischen den Schulterblättern, weil hier die Körperpflege aus den verschiedensten Gründen oft ungenügend ist und der tatsächliche Körpergeruch noch vorhanden ist.

## 5.5. Metall öffnet sich nach außen

Die Grundlage für das öffentliche Wirkvermögen *guān néng* 官能 des Metalls ist die Nase.

*Bí* 鼻 = die Nase ist das Radikalzeichen No. 209 und zeigt eine Nase als Symbol für ein Individuum, die sich über einen Tisch beugt, auf dem ein Geldpfand liegt (Wieger, L. 40 C).

Der obere Teil des Zeichens ist *zì* 自, das ursprünglich für die Nase stand. Wir sehen hier im Piktogramm eine Nase von vorn mit Nasenrücken und Nasenflügel (Wieger L 159 A). Erst später bedeutet das Zeichen „Ich" oder „persönlich", als Projektion der spontanen Geste, sich an die Nase zu tippen, um sich selbst zu meinen. Mit dem Phonetikum *bì* 畀 darunter, ein Geldeinsatz auf einem Tisch, kommt die Komponente einer Geschäftsbeziehung hinzu, entweder im Glücksspiel oder für eine Dienstleistung. Man braucht einen guten Riecher, um einträgliche Geschäfte zu machen.

Die Nase ist der Öffner *guān* 官 („Beamte") der Lunge, durch sie vollzieht sich die Atmung als erster Kontakt mit dem himmlischen Qi.

Das *Ling Shu* erklärt: „Das Qi der Lunge durchdringt die Nase; ist die Lunge harmonisch eingestimmt, kann sie Wohlgeruch von Gestank unterscheiden." (Kap. 17)

Ist das Lungen-Qi schwach, oder dringen krankmachende Faktoren von außen ein (Wind, Kälte, Hitze), verstopft die Nase, das Geruchsvermögen geht verloren oder heftiges Niesen entsteht. Bei Hitze in der Lunge kommt es zu Nasenbluten, und die Nasenflügel bewegen sich heftig (Nasenflügelatmung).

Die Chinesen sagen, die Nase ist das „Fenster" der Lunge. Es bestehen Verbindungen zwischen Nase, Lunge und Kehle als Durchgangsstationen für das klare Qi des Himmels *qīng qì* 清氣. Deshalb hängen sowohl Geruchsvermögen als auch die Stimmbildung mit dem Zustand des Lungen-Qi zusammen, ein Konzept, das erstmalig im *Nan Jing*, dem Klassiker der Schwierigkeiten, vertreten wird.

„Die Nase zeigt den Zustand der Lunge an und weiß, wie man Wohlgeruch von Gestank unterscheiden kann." (Kap. 40)

„Die Lunge herrscht über die Töne. In der Leber erzeugt sie das Rufen, im Herzen erzeugt sie das Plappern, in der Milz erzeugt sie das Singen, in der Niere erzeugt sie das Stöhnen und in ihr selbst erzeugt sie das Klagen.“ (Kap. 49)

Erkältungen zeigen sich meist zuerst in der Nase, dann im Hals und in der Kehle und schließlich in der Lunge.

**Wind-Kälte-Angriff**: klarer, wässriger Nasenschleim, Kratzen im Hals; geringes Fieber;
**Wind-Hitze-Angriff**: dicker, gelber Nasenschleim, Tonsillitis, stärkeres Fieber, vermehrter Durst;
**Hitze in der Lunge**: Nasenbluten, hohes Fieber, starker Durst, rote Zunge mit gelbem Belag.

Auch die Dickdarm-Leitbahn hat eine besondere Beziehung zur Nase: Sie endet neben den Nasenflügeln am Punkt *Ying Xiang* (Di 20) = „Willkommen, Wohlgeruch!“ Die Nadelung von Di 20 bewirkt, dass eine verstopfte Nase wieder frei wird, sodass Wohlgerüche empfangen werden können.

„Willkommen, Wohlgeruch!“ ist außerdem ein zweifacher Hinweis auf die Präsenz der Wandlungsphase Erde. *Yíng* 迎 = empfangen, willkommen heißen, begrüßen weist auf eine soziale Interaktion hin, nämlich jemanden mit Einfluss zu treffen; das Gehen zu einer Obrigkeit, um einen Wunsch zu äußern (Wieger L. 26 G).

*Xiāng* 香 = Wohlgeruch, Duft, wohlriechend, Weihrauch, der spezifische Geruch der Erde. Angenehme Gerüche, die aus fermentiertem Getreide aufsteigen (Wieger, L.73 B).

An diesem Punkt vereinigen sich die Leitbahnen von Magen und Dickdarm, ebenso regt ein wohlriechendes Essen den Appetit an und fördert die Umwandlungs- und Transportaufgaben von Milz und Magen. Diese Funktionen beziehen sich ja nicht nur auf Nahrung in fester und flüssiger Form, sondern auf alle Einflüsse, die aus der sozialen Umwelt als Gedanken, Wünsche, Erwartungen, Gefühle oder Stimmungen auf uns einwirken! Die Nase hat den ersten Kontakt mit allen äußeren Einflüssen. Sie entscheidet, ob wir uns auf die Einflüsse einlassen oder nicht.

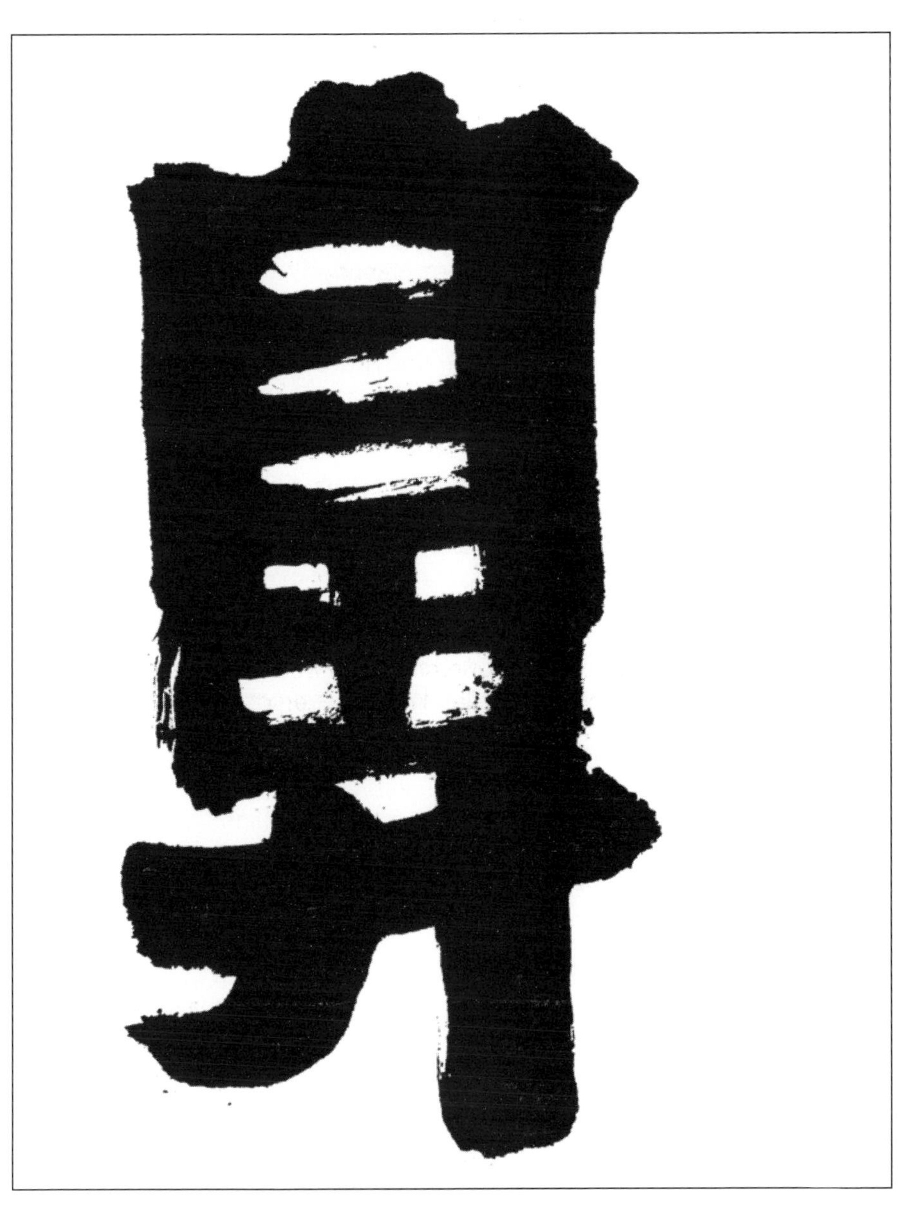

*Abbildung 32: Bi – die Nase*

Wenn wir jemanden nicht riechen können, bedeutet das, dieser Mensch ist uns zutiefst zuwider. Wenn uns etwas stinkt, fühlen wir uns in der gegebenen Situation unwohl, sie erregt unseren Ärger. Einen guten Riecher zu haben, kann uns vor unnötigen Belastungen schützen oder ein einträgliches Geschäft einleiten.

Die Nase mit ihrem Geruchsvermögen fördert auch unsere sinnliche Wahrnehmung hinsichtlich positiven und negativen Begegnungen. Wo wir natürlicherweise Unheil wittern, können wir uns rechtzeitig abgrenzen, wo wir Angenehmes erwarten dürfen, werden wir uns entspannen und öffnen. Wie schon erwähnt, erschwert das künstliche Klima der Körpersprays, Deo-Roller und Parfüms eine natürliche Begegnung zweier Menschen, ganz zu schweigen von den Giften und Düften der Umweltverschmutzung.

Dass „guter" Körpergeruch mittlerweile existenziell für die zwischenmenschliche Begegnung geworden ist, zeigt uns die Werbung. Werbespots versprechen uns das Blaue vom Himmel: Ein Parfüm, das „Fragnance" (Wohlgeruch) heißt, scheint zu bewirken, dass einem massenweise Frauen (oder Männer) nachlaufen. Andere wecken Sehnsüchte und Begehrlichkeiten („der Duft, der Frauen provoziert"). Wieder andere versprechen heißen Sex. Allen gemeinsam ist, dass sie den Geruchssinn abstumpfen und falsche Erwartungen aufbauen. Im schlimmsten Fall verstopfen die Deodorants die Schweißdrüsen und wichtige Abflusswege für Toxine gehen zu.[75]

Duft-Signalstoffe, sog. Pheromone, sind wichtige biochemische Kommunikationsträger, sie sollen die menschliche Begegnungen natürlicherweise bestimmen. Die geistig-emotionale Verdauung von Fremdeinflüssen, also auch das Aufnehmen einer Beziehung nach der ersten Kontaktaufnahme, heißt in der chinesischen Medizin *sī* 思 und stellt die Emotion der Wandlungsphase Erde dar. Wie bei all den künstlichen Gerüchen noch natürliche Begegnungen stattfinden und sich entwickeln sollen, bleibt schleierhaft. Aber zum Glück haben wir das *World Wide Web* (www.com), das uns dieses Problem abnimmt, da es den idealen Partner als Massenware produziert.

---

[75] Es wäre interessant zu untersuchen, ob es Zusammenhänge zwischen der hohen Zunahme von Brustkrebs und der Benutzung von schweißbremsenden Deodorants gibt.

## 5.6. Eine spezifische Körperflüssigkeit

*Tì* 涕 = Nasenschleim, triefende Nase, weinen, Tränen, Rotz; das Radikal ist Wasser, daneben das Bild des jüngeren Bruders; die alte Form zeigt einen Menschen mit einem Bogen auf dem Rücken. In antiken Zeiten wurde ein Toter außerhalb des Dorfes unter Feuerholz verborgen und der Leichnam von den Angehörigen mit Pfeil und Bogen gegen Tiere verteidigt. Wenn der ältere Bruder starb, oblag diese Pflicht dem jüngeren Bruder vice versa, so entstand allmählich die Etymologie des Zeichens.[76]

Das *Shuo Wen Jie Zi* sagt: *Ti* bedeutet weinen, trauern (*qì* 泣) und meint den Augensaft *mù yè* 目液. Wer um etwas trauert, heult Rotz und Wasser, die Flüssigkeiten kommen aus der Nase und den Augen.

Nach dem *Su Wen* sind es die Zang-Organe, die ihre spezifischen Körperflüssigkeiten bilden:

„Das Herz bildet den Schweiß, die Lunge bildet den Nasenschleim, die Leber bildet die Tränen, die Milz bildet den (Verdauungs-) Speichel, die Nieren bilden den (Zahn-) Speichel." (Kap. 23)

An einer anderen Stelle heißt es:

„Herzenskummer *xīn bēi* 心悲 ist Kummer des Willens *zhì bēi* 志悲. Wenn der Wille und das Herz ihre Essenzen verbinden, sammelt es sich in den Augen. Wenn man vollständig in Trauer ist, dann breitet sich ihr Ausdruck *shén qì* 神氣 im Herzen aus. Die Essenz, die aufsteigt, wird nicht dem Willen zugeführt, da der Wille nur auf Trauer ausgerichtet ist *dú bēi* 獨悲. Deshalb kommen Tränen heraus. Tränen und Nasenschleim gehören zum Gehirn; das Gehirn ist Yin. Das Mark füllt die Knochen, und Nasenschleim läuft heraus, wenn die Flüssigkeiten des Gehirns nach unten strömen. Der Wille beherrscht die Knochen; der Grund, weshalb der Nasenschleim den Tränen folgt, liegt darin, dass sie derselben Quelle entspringen. Nehmen wir als Beispiel den älteren und den jüngeren Bruder. Wenn plötzlich einer von ihnen stirbt, entsteht bei dem anderen eine lang anhaltende Traurigkeit und Tränen brechen gewaltsam hervor. Dieses Beispiel kann für alle Menschen gelten." (*Su Wen*, Kap. 81)

---

[76] **Shi Zhengyu**: Picture within a Picture, Beijing 1997, S. 366.

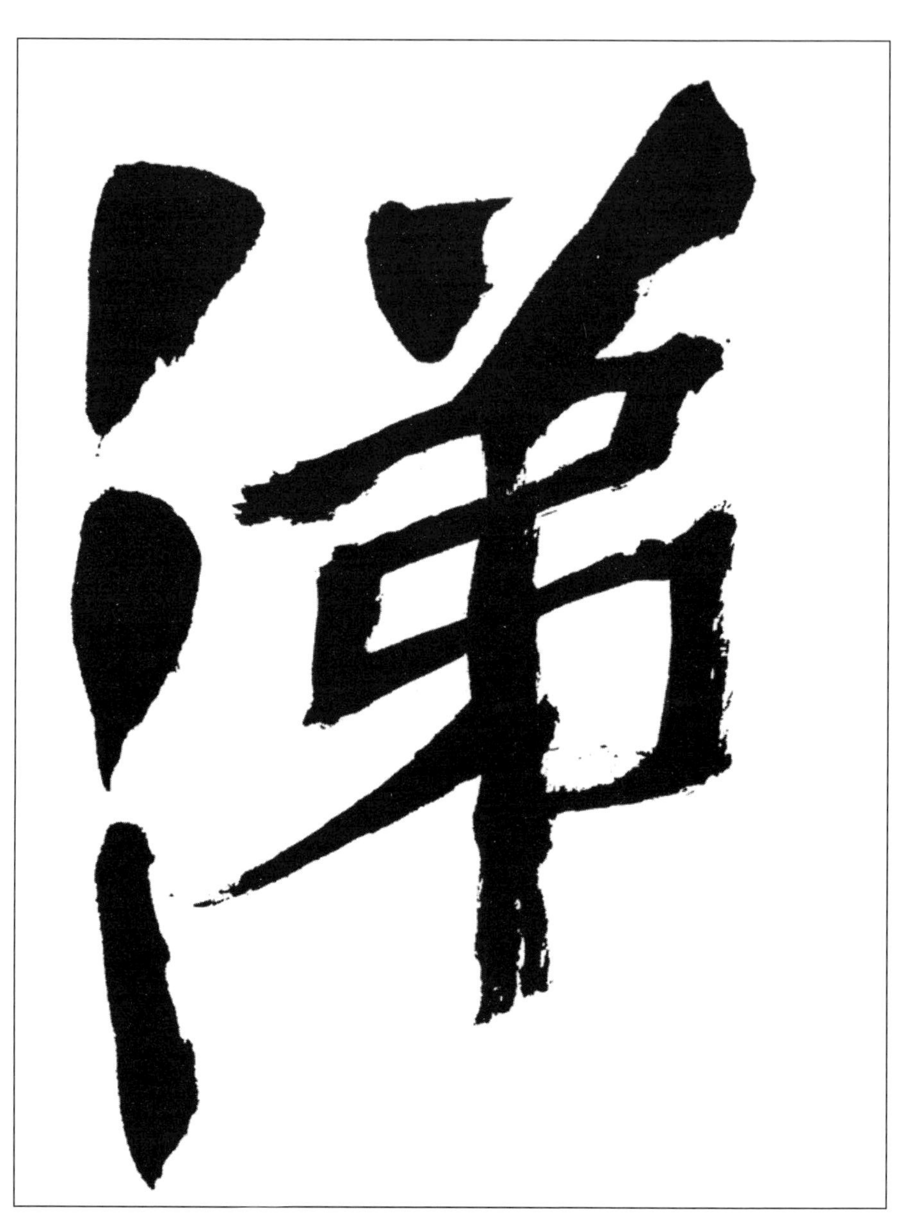

Abbildung 33: Ti – der Rotz

Auch das *Ling Shu* hat eine Theorie über Rotz und Tränen.

„*Huang Di* fragt: ‚Wenn Menschen traurig sind und Tränen und Nasenschleim heraustreten, welches Qi ist dafür verantwortlich?' *Qi Bo* antwortet: ‚Das Herz beherrscht die fünf Zang- und die sechs Fu-Organe. Die Augen sind der Ort, an dem sich alle Gefäße versammeln, sie sind die natürlichen Öffnungen für die Wege der Körperflüssigkeiten, die nach oben steigen. Mund und Nase sind Tür und Tor des Qi.

Deshalb: Wenn Kummer *bēi* 悲, Leid *āi* 哀, Pein *chóu* 愁 und Sorge *yōu* 憂 das Herz erregen, dann schüttelt das Herz alle fünf Zang- und sechs Fu-Organe und beeinflusst die versammelten Gefäße. Die versammelten Gefäße beeinflussen dann das Öffnen der Wege der Körperflüssigkeiten zu den Augen. Sind die Wege für die Körperflüssigkeiten geöffnet, dann treten können Tränen und Nasenschleim heraustreten.'" (Kap. 28)

Es sind die Bewegungen des Herzens, die den Rotz nach außen treten lassen. Das gleichzeitige Erscheinen von Tränen, eigentlich die Körperflüssigkeit der Leber, und Rotz zeigt die enge Zusammenarbeit der Holz-Metall-Achse in der Trauerarbeit. Auch die Interaktion von Herz und Niere ist beim Weinen gefordert, wobei das Herz die Flüssigkeiten nach oben führt und die Nieren als Meer des Markes (Gehirn) diese nach unten bringt. *Shén* 神 und *zhì* 志, die Geister in Herz und Niere, werden durch Kummer erschüttert und öffnen alle Schleusen für die Flüssigkeiten im oberen Bereich.

Tränen und Nasenschleim verhalten sich wie Brüder; im Todesfall trauern immer beide! Deshalb zeigt sich echte Trauer nur darin, dass beide zusammen erscheinen. Andernfalls, so erklärt *Huang Di*:

„Wenn Tränen nicht herauskommen, dann ist das Klagen ohne Trauer und ohne Tränen ist der Geist nicht mitfühlend *bù cí* 不慈. Wenn der Geist nicht mitfühlend ist, dann ist auch der Gefühlsausdruck *zhì* 志 ohne Trauer. Wenn Yin und Yang gemeinsam aufsteigen, wie können denn dann Tränen kommen?" (*Su Wen*, Kap. 81)

Trauer ohne Tränen erweicht das Herz nicht. Diese Patienten klagen ihr Leid mit trockenen Augen, was läuft, ist der Nasenschleim. Das *Nei Jing* bietet hier eine interessante Theorie über die Entstehung von allergischer Rhinitis auf dem Boden emotionaler Verhärtungen. Veränderungen des „Nasenwassers" durch exogene pathogene Faktoren sind schon weiter unten beschrieben worden.

## 5.7. Die Körperstruktur des Metalls

*Pí* 皮 = die Haut, Fell, Pelz, Leder, Rinde, Schale, Hülle, Äußeres; Das Schriftzeichen zeigt eine rechte Hand mit einem Messer, die ein Tier abhäutet (Wieger, L. 43 H). Es handelt sich um das 107. Radikal.

Die Tierhaut, die sehr haltbar ist, wird im chinesischen Volksmund mit dem Ruf eines Menschen verglichen: „Ein Mensch stirbt und hinterlässt seinen Namen, der Tiger stirbt und hinterlässt seine Haut."

*pí máo* 皮毛 = oberflächliche Kenntnisse haben
*pí bāo gú tóu* 皮包骨頭 = nur noch Haut und Knochen sein
*pí jiá zi* 皮夾子 = Brieftasche, Geldbeutel
*pí shí* 皮實 = robust und widerstandsfähig

Der Aspekt, welcher das Metall am deutlichsten nach außen hin repräsentiert, ist die Haut. Die Haut ist die erste Verteidigungsfront gegen Fremdeinflüssen. Sie ist der Sitz des *Wei-Qi*, unserer Abwehrenergie, die sich Yang-gemäss flink und behende dort konzentriert, wo „Not am Mann und an der Frau" ist. Mit der Haut findet Abgrenzung statt. Grenzziehungen sind notwendig, um die eigene Integrität und den Eigenrhythmus zu schützen.

Die Haut ist auch Sitz der *còu lǐ* 腠理 = die natürlichen Maserungen der Haut, die Verbindungsstellen zwischen Haut und Fleisch. Die *Cou Li* (wörtl. das Zusammenkommen der Haut-Linien) dienen als Eintritts- und Ausgangsstellen für den Fluss von Qi und Blut und als Wege für die Ausscheidung von Körperflüssigkeiten. Sie dienen als Barrieren gegen äußere Übel. Ein westliches Äquivalent dafür sind die Hautporen.

Über die Haut werden also äußere Einflüsse abgewehrt, aber auch hineingelassen, ebenso werden innere trübe Einflüsse *zhuó qì* 濁氣 nach außen ausgeschieden.

Gesundheit zeigt sich im rhythmischen Wechsel von aufnehmen und abwehren, einlassen und ausscheiden, sich öffnen oder „dichtmachen". Diese Funktionen beziehen sich nicht nur auf äußere Einflüsse (Wind, Kälte, Viren, Bakterien, Strahlungen, Soziales) sondern auch auf innere Schwingungen wie Emotionen, Ideen etc.

Ist dieser rhythmische Wechsel gestört, entstehen Krankheiten auf allen Ebenen. Die Folgen einer extremen Aufnahmebereitschaft oder allzu großer Offenheit ggü. Fremdeinflüssen können sich in überschießenden Reaktionen ausdrücken, wie z. B. in Allergien, Diarrhöen, Mondsüchtigkeit, Sehnsüchten und anderen Süchten. Diese Menschen sind die Stimmungsbarometer jeder Gesellschaft. Auch Menschen, die übermäßig unter dem Elektrosmog und Temperaturwechsel leiden, sind dünnhäutig und haben eine Schwäche des Lungen-Qi.[77]

Ist die Öffnung nach außen blockiert, entsteht Verstopfung. Was der Dickdarm nicht ausscheiden kann, sucht sich aber andere Ventile. Eine Obstipation zeigt sich dann auf der Hautebene als Akne, Mitesser, Ekzeme, Urtikaria u. a. Die Haut ist eigentlich nur ein Notausgang für trübe Einflüsse, die entsorgt werden müssen. Er darf nicht verstopft werden (z. B. durch Zink- oder Cortisonsalben), denn dann geht die Störung nach innen und materialisiert sich auf der Zang-Fu-Ebene als Asthma, chronische Bronchitis oder Zystitis (Beziehung Lunge - Blase nach der Organuhr).

Wir finden in der Praxis nicht selten Fälle, in denen eine chronische Organerkrankung auf dem Boden eines unterdrückten Hautausschlages entstanden ist. Wenn sich im Verlauf einer korrekten Akupunkturbehandlung die organischen Beschwerden bessern, aber der Hautausschlag wieder erscheint, sind wir auf dem richtigen Weg, auch wenn die Haut rebelliert. In diesem Fall ist die Patientenführung sehr wichtig, damit der Erfolg nicht wieder durch eine Salbenbehandlung zunichte gemacht wird.

Nicht nur die Chinesen sagen, die Haut ist der Teppich der Seele! Ein ähnliches Bild finden wir auch in unseren westlichen psychologischen Theorien wieder. Oft drücken sich emotionale Probleme und ungelöste Konflikte über die Haut aus. Wer sich in seiner Haut nicht wohlfühlt, mag Probleme mit seinem Selbstwert haben. Auch ein ungesunder Rhythmus oder eine ungemütliche Gesellschaft zeigen sich in Hautirritationen. Der Kontakt zur Außenwelt kann ebenso blockiert sein wie die Hautporen. Die rebellierende Haut ist häufig nichts anderes als die Darstellung der inneren Rebellion. Wo der innere Frieden fehlt, wird die Außenseite zum Kampfplatz.

---

[77] Man darf gespannt darauf sein, welche neuen alten Krankheitsbilder der Klimawandel unseren Praxen beschert. Die Schulmedizin wird dem wohl ziemlich hilflos gegenüberstehen, weil sie nichts „findet“. Die chinesische Medizin mit ihrem ganzheitlichen Ansatz vermag hier eine viel klarere Diagnose zu stellen und zu einer individuellen Therapie zu kommen.

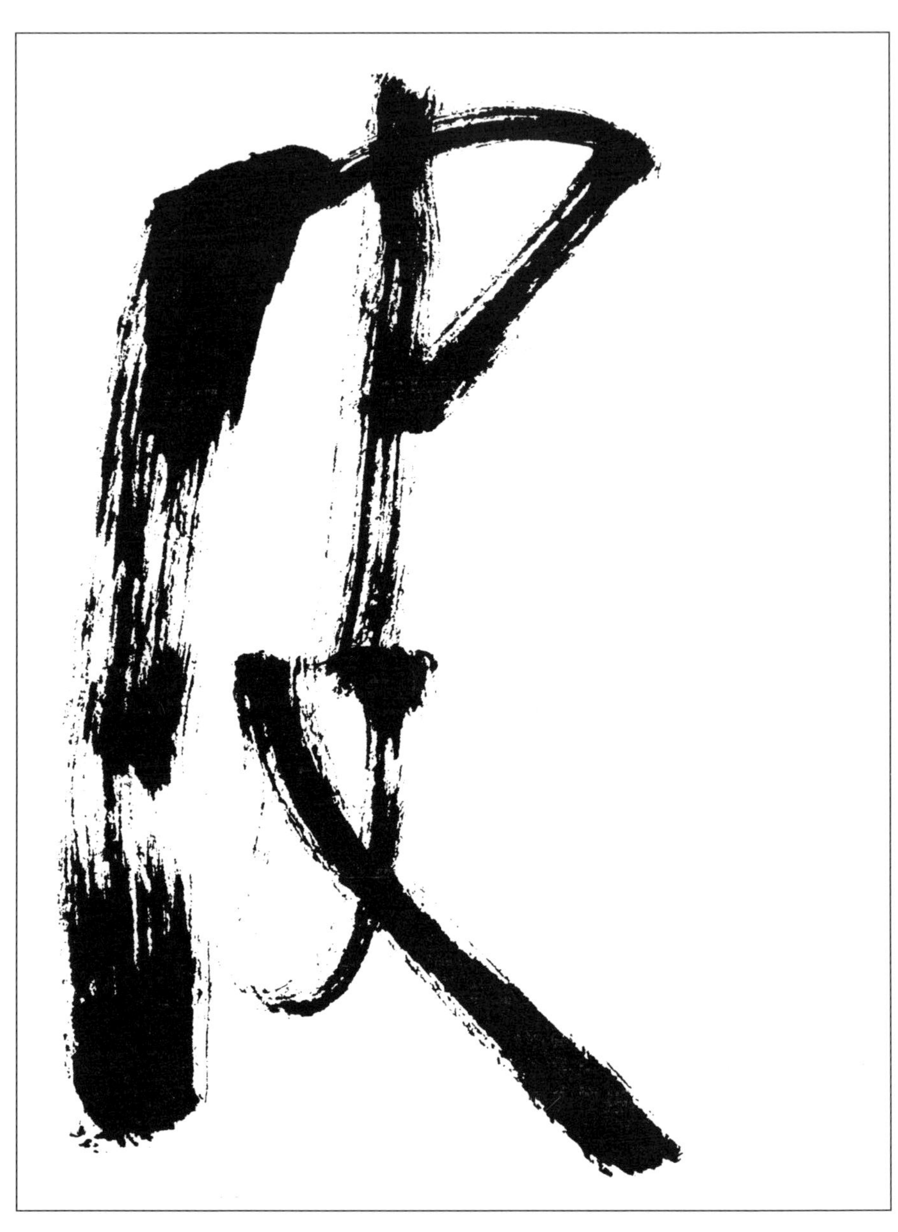

*Abbildung 34: Pi – die Haut*

Einige klinische Bilder der traditionellen chinesischen Medizin (TCM) aus der dermatologischen Abteilung *pí fū kē* 皮膚科 sind:

1. *Bān* 瘢: eine primäre Effloreszenz (Macula); es sind fleckenartige, rötliche Hautveränderungen, deren Farbe sich bei Druck nicht verändert. Die chinesische Medizin unterscheidet:

- *Yáng bān* 陽瘢: betroffen ist die Ying-Qi- oder Blut-Ebene nach den *Wēn Bìng* 瘟病 (Hitzeerkrankungen). Sie entstehen durch Invasion von Wärme- oder Hitze-Übel. Wir finden diese Effloreszenzen häufig als Begleiterscheinung von epidemischen fieberhaften Erkrankungen wie z. B. Scharlach, früher bei der Pest. Je dunkler die rötliche Farbe, um so stärker die Hitze und um so schwerer die Erkrankung.

- *Yīn bān* 陰瘢: In der Regel sind diese Flecken hellrot und erscheinen unregelmäßig. Sie erscheinen bei Qi- und Blut-Mangel oder bei einer Milz-Qi-Schwäche, die das Blut aus den Gefäßen austreten lässt. Sie können auch ein Kälte-Syndrom begleiten.

2. *Zhěn* 疹: Eine knötchenartige Veränderung der Haut (Papula), die ebenfalls bei epidemischen Fiebererkrankungen auftreten kann. Die Haut ist gerötet, erhaben, rauh wie Sandpapier. Die Hautverfärbung verändert sich auf Druck. Masern, Röteln, Windpocken, Urtikaria sind entsprechende westliche Krankheitsbilder. Krankheitsursachen sind äußere Wind-Hitze-Übel, die an der Hautoberfläche stagnieren und Papeln bilden.

- *Yīn zhěn* 隱疹 (Nesselsucht, wörtl. „verborgene Papeln") entsteht durch ein Ungleichgewicht zwischen Qi und Blut sowie Ying- und Wei-Qi. Krankmachende Faktoren sind hier oft Ernährungsfehler und emotionale Probleme. Alle möglichen Allergene können diese verborgene Papeln an die Oberfläche bringen.

- *Bái zhěn* 隱疹: sind hirsekorngroße, wasserhelle Bläschen auf der Haut, Frieselausschlag oder „Hitzepickel" (Miliaria alba). Sie entstehen durch Stagnation der Schweißabsonderung aufgrund von verstopften Schweißporen. Die Ursache ist ein Wind-, Nässe- oder Hitze-Übel.

3. *Shé pí* 蛇皮 (Schlangenhaut) , *bái tū chuāng* 白秃疮 (Tinea capitis), *bái bì* 白庇 (Schuppenflechte): Es handelt sich um ähnlich aussehende Hautkrankheiten mit weißen, trockene Schuppen an lokalen Stellen der Haut. Diese Art von Schuppen entstehen durch Blut-Schwäche und Wind- (Trockenheit-) Übel und durch mangelnde Ernährung der Haut.

Ölige Schuppen entstehen durch Nässe-Hitze-Übel oder Blut-Stase im Inneren. In Verbindung mit heftigem Jucken oder Brennen denken wir an Nässe-Hitzeansammlungen und toxische Übel *dú xié* 毒邪. Hat die befallene Haut große, dunkelrote Flecke, auf der sich kleine Abschuppungen bilden, ist die Krankheitsursache häufig ein Kälte-Nässe-Übel oder eine Qi- und Blut-Stagnation in den Leitbahnen und Nebengefäßen. Westliche Äquivalente sind z. B. Psoriasis, Pityriasis rosea, Ichthyosis und Neurodermitis.

**Therapeutische Überlegungen**:
Hautprobleme werden besonders über Punkte der Dickdarm-Leitbahn behandelt, da der Dickdarm die Außenseite des Metalls repräsentiert und so einen besonderen Bezug zur Haut hat. Die Koppelung mit der Magen-Leitbahn als Yang Ming privilegiert auch diese Leitbahn für die Therapie der Dermatosen. Bei Hitze im Blut empfiehlt es sich, die Punkte bluten zu lassen!

- *Shang Yang* (Di 1): Herpes Labiales, Akne vulgaris im Gesicht

- *Er Jian* (Di 2): kühlt Hitze an der Haut als Wasserpunkt

- *San Jian* (Di 3): Handrückenekzem, Mundwinkelraghaden, vertreibt pathogenen Wind als Holzpunkt

- *He Gu* (Di 4): Mundwinkelraghaden, Hitzebläschen, Akne und Furunkulose des Gesichts, Kopf-Ekzeme, Psoriasis, Neurodermitis

- *Yang Xi* (Di 5): bei starkem Juckreiz, der sich durch Bettwärme verschlimmert, Hitze Fülle-Dermatosen (Feuerpunkt!), juckende Ekzeme, giftige Schlangenbisse

- *Pian Li* (Di 6): nesselartiger Ausschlag

- *Wen Liu* (Di 7): Entzündungen im Gesicht, Geschwüre im Mund- und Lippenbereich

- *Xia Lian* (Di 8): Geschwüre, Furunkel und Abszesse in der Brust

- *Shou San Li* (Di 10): Herpes labialis, Akne im Gesicht, Nasenfurunkel

- *Qu Chi* (Di 11): Grind, Krätze (*jiā* 痂), alle Hautausschläge, Wind-Papeln, Flechten am ganzen Körper, Juckreiz; Hautgeschwüre und Abschälen der Haut, alle epidemischen Hautausschläge, Herpes Zoster, Akne, Furunkel, Urtikaria, Psoriasis

- *Jian Yu* (Di 15): Hautausschläge durch Wind-Hitze, Exantheme, Urtikaria

- *He Liao* (Di 19): Nasenfurunkel

- *Ying Xiang* (Di 20): Juckreiz im Gesicht, Nasenfurunkel, Akne

- *Nei Ting* (Ma 44): Urtikaria, Quincke-Ödem

- *Wei Zhong* (Bl 40): alle Hauterkrankungen, besonders bei Blut-Hitze (jucken und brennen), Urtikaria

- *Xue Hai* (Mi 10): alle Hauterkrankungen, Ekzeme, Urtikaria, Herpes Zoster

- *Huan Tiao* (Gbl 30): Wind-Papeln (*fēng zhěn* 風疹)

- *Kun Lun* (Bl 60): Wind-Papeln

- *Yong Quan* (Ni 1): Wind-Papeln

- *Fu Tu* (Ma 32) verborgene Nesselsucht (*yǐn zhěn* 癮疹)

- *Tian Yu* (Dü 16): bei Wind-Papeln mit Kopfschmerzen

- *Zhu Bin* (Ni 9): fördert die Ausscheidung von Toxinen, bei giftigen Tierbissen

- *Wai Qiu* (Gbl 36): Bisse von tollwütigen Hunden

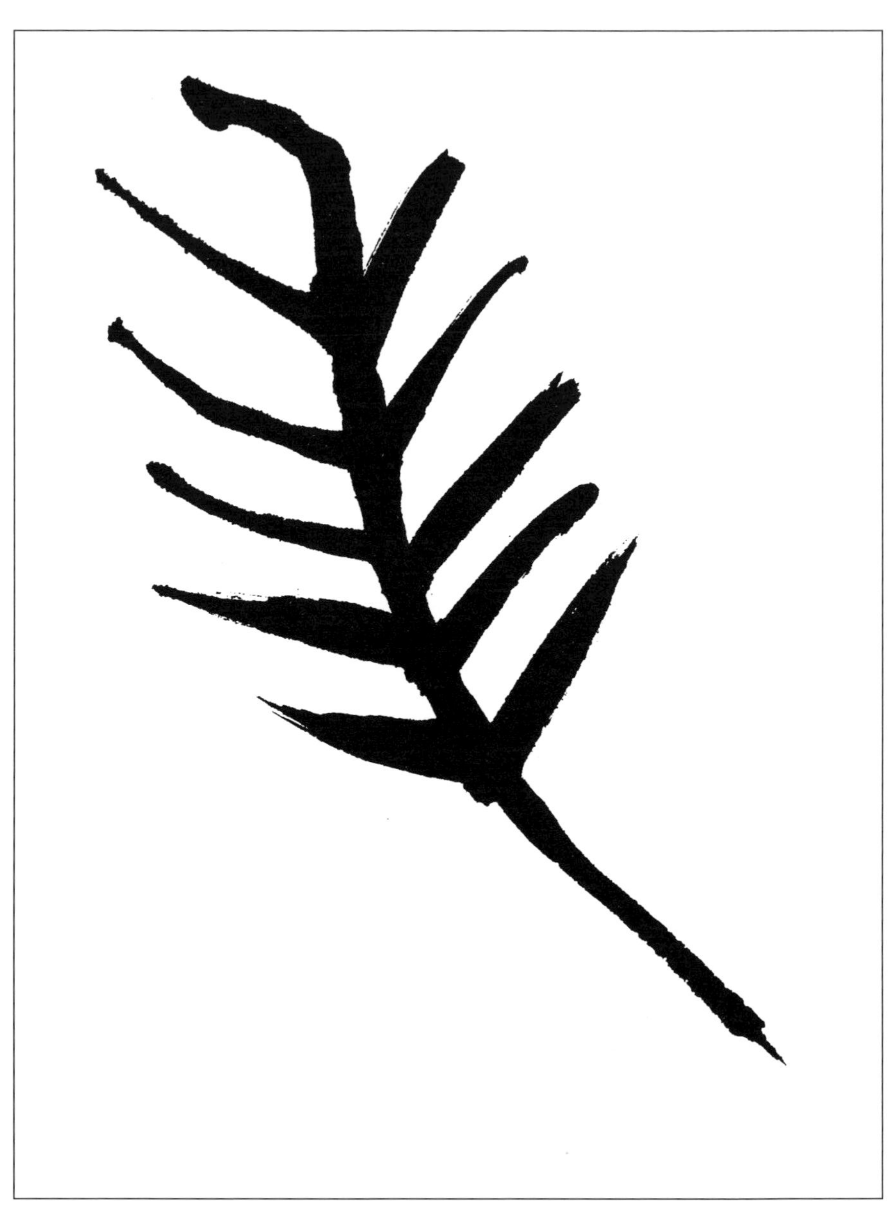

*Abbildung 35: Mao – die Körperbehaarung*

## 5.8. Metall zeigt seinen Glanz

*Máo* 毛 = Haar, Pelz, Flaum, Feder, aber auch: überängstlich, sorglos, erschrocken, unvorsichtig, nachlässig.

Das Schriftzeichen zeigt das Bild von Haaren eines Menschen oder auch eines Tieres. Es ist das Radikal Nr. 82 (Wieger, L. 100 A). Ein chinesisches Sprichwort: „Die Haare sind unzählbar, aber ziehe ein Haar heraus und der ganze Körper reagiert."

*máo fǎ* 毛髮 = Körperbehaarung
*máo chóng* 毛蟲 = Raupe
*bù máo* 不毛 = unfruchtbar sein
*lǎo máo bìng* 老毛病 = ein altes Leiden

Im *Su Wen* steht: „Die Lunge ist die Wurzel des Qi und die Wohnung von Po, der Körperseele. Sie zeigt ihren Glanz im Körperhaar, ihre Erfüllung liegt in der Haut, sie bildet das Tai Yin im Yang und steht in Verbindung mit den Einflüssen des Herbstes." (Kap. 9)

„Die harmonische Vereinigung der Lunge ist die Haut, ihre Herrlichkeit ist das Körperhaar und ihr Herrscher ist das Herz." (Kap. 10)

Unter *máo* 毛 = Haare ist die Körperbehaarung im allgemeinen zu verstehen. Nur *Sun Si Miao* besteht darauf, dass der Glanz der Lunge im Kopfhaar liegt. (*Qian Jin Yao Fang*, Kap. 17)

*Fǎ* 髮 = das Kopfhaar, wird ansonsten in den chinesischen Medizinklassikern nahezu durchgängig als Glanz der Nieren vorgestellt.

Wenn das Lungen-Qi harmonisch eingestimmt ist und Qi und Blut üppig vorhanden sind, dann wird die Haut gut ernährt und bringt ihren Glanz durch die Körperbehaarung zum Ausdruck. Spärliche Behaarung weist auf eine Lungen-Qi-Schwäche, üppiges Körperhaar auf starkes Lungen-Qi (Lungen-Yin) hin. Ebenso wie der Pelz des Tieres bietet auch der menschliche Flaum, wenn auch rudimentär, Schutz gegenüber äußeren Einflüssen. Wenn wir frieren, sträuben sich die Körperhaare, um mehr Schutzfläche gegen die Kälte zu bieten. Vielleicht zeigt ein stark behaarter Menschenkörper einen ausgeprägten Instinkt, der sich durch eine beherrschende Po-Seele ausweist?

## 5.9. Zwei Pulstaststellen am Handgelenk

Metall hat seine Resonanz am Handgelenkpuls an der rechten Daumen-(Cun) Position. Hier prüfen wir:

- auf der Ebene zwischen Knochen und Fleisch, d. h. durch kräftigen Druck, den Yin-Aspekt im Metall (das Lungen-Qi)

- auf der Ebene zwischen Haut und Fleisch, d. h. durch leichten Druck, den Yang-Aspekt im Metall (das Dickdarm-Qi)

Ein ausgeglichener „Metallpuls“, bei dem Yin und Yang, Lunge und Dickdarm, harmonisch zusammenwirken, hat sein stärkstes Volumen in der mittleren Ebene der rechten Cun-Pulstaststelle.

Die Verlagerung der Pulswelle in die Tiefe zeigt eine Konzentration im Yin, d. h. in der Lunge an, ein oberflächlicher Puls zeigt eine Konzentration des Qi im Yang an, d. h. an der Außenseite, die der Dickdarm repräsentiert.

Ist der Puls an der rechten Cun-Position tief und kraftlos, zeigt er ein schwaches Metall-Yang (der Dickdarm) an; ist er oberflächlich und kraftlos, ist das Metall-Yin (die Lunge) erschöpft. Ist der Puls an dieser Position tief und kraftvoll, ist die Lunge in Fülle, ist er oberflächlich und kraftvoll, ist der Dickdarm in Fülle.

Die Erklärung für dieses Konzept finden wir im *Nan Jing*. Dort heißt es:

„Ein verminderter und schwacher Puls an der Oberfläche zusammen mit einem vollen und starken Puls in der Tiefe zeigt an: Yin-Fülle und Yang-Leere. Ein verminderter und kraftloser Puls in der Tiefe zusammen mit einem vollen und starken Puls an der Oberfläche bedeutet: Yang-Fülle und Yin-Leere.“ (Kap. 6)[78]

---

[78] Diese Darstellung der Pulse ist die ältere Form und basiert auf den Ideen des *Nan Jing* und des *Mai Jing*, die im 3. Jahrhundert n. Chr. die Grundlagen der Pulsdiagnose für den Akupunkteur fundierten. Es ist eine leitbahnbezogene Interpretation der Pulstaststellen, eine Überprüfung und Auswertung an der Oberfläche und in der Tiefe, sie bezieht das Wechselspiel von Yin und Yang, Innen- und Außenseite mit ein. Die heutige Pulsdiagnose fußt auf den Aussagen im *Bin Hu Mai Xue* = der Pulslehre des *Bin Hu*, die durch *Li Shi Zhen* am Ende des 16. Jahrhunderts zur geltenden Lehre über die Pulsdiagnose avancierte. Sie überprüft im Wesentlichen den Zustand der Zang-Organe, also des Inneren und zeigt die Dominanz der Arzneimitteltherapie auf, die zum Ende der Ming-Dynastie die Akupunktur weitgehend in den Hintergrund gedrängt hatte.

## 5.10. Die Pulsqualität des Metalls

*Máo mài* 毛脈 = der haarige Puls
*Fú mài* 浮脈 = der oberflächliche Puls

Das Buch *Bīn Hú Mài Xué* 瀕湖脈學 („Die Pulslehre des *Bin Hu*")[79] schreibt über den *Fu Mai*:

„Der *Fu Mai* ist ein Yang-Puls. Er ist ein Puls, der sich beim Heben (des Fingers) stark anfühlt, aber schwach wird, wenn man kräftig drückt. Er ist gleichmäßig und bewegt sich sanft wie eine leichte Brise, welche die Rückenfedern eines Vogels anhebt. Äußerst leicht und oberflächlich wie der Same einer Ulme oder wie ein Stück Holz an der Wasseroberfläche. Als ob man eine Zwiebelhaut zwischen den Fingern rollt. Seiner Natur nach erscheint der *Fu Mai* schwach, aber er ist deutlich zu fühlen und oberflächlich. Unter den Trigrammen entspricht er *qiān* 乾, unter den Jahreszeiten dem Herbst und im Menschen der Lunge. Man nennt ihn auch *Mao* = haarförmig.

Ist der *Fu Mai* sehr ausgeprägt, zeigt er Stärke im Inneren, andererseits auch eine Schwäche, wie bei einer Hühnerfeder; dann befindet sich die Krankheit im Äußeren. Nicht so günstig ist es, wenn das Qi wie ein winziges Haar ankommt, dann ist die Krankheit im Inneren. Wenn der Puls sehr ausgeprägt ist, oberflächlich und dabei überflutend und gespannt erscheint, dann ist das kein *Fu Mai*.

Erscheint der oberflächliche Puls in den drei Herbstmonaten, dann weiß man, dass man in guter Gesundheit ist. Erscheint er bei chronischen Krankheiten, kann er einen jedoch erschrecken.

Erscheint der Puls oberflächlich, dann befindet sich die Krankheit im Yang und an der Oberfläche. Wenn er dazu langsam ist, blockiert Wind, wenn er dazu schnell ist, blockiert Hitze und wenn er gleichzeitig gespannt ist, dann blockiert Kälte (das Qi an der Oberfläche). Oberflächlich und dabei kräftig bedeutet viel Wind-Hitze, oberflächlich und kraftlos bedeutet Blut-Leere.

---

[79] *Li Shi Zhen* hat hier seinen persönlichen Namen *Bin Hu* im Titel eingebracht und möchte uns damit wohl seine Gedanken über diese Form der Pulsdiagnose, die er von seinem Vater übernommen hat, als Herzensangelegenheit nahe bringen. *Bin Hu* bedeutet auch „nahe des Sees Hu" und bezeichnet eine Region in der Hubei-Provinz, also die Heimat von *Li Shi Zhen*.

Erscheint an der Cun-Stelle ein oberflächlicher Puls, bedeutet das Kopfschmerzen und Schwindel, der durch Wind entsteht, vielleicht auch Wind und Schleim, die sich in der Brust versammeln. An der Guan-Stelle zeigt er zuallererst, dass die Erde schwach ist und das Holz blühend, an der Chi-Stelle bedeutet er, dass die Wasserwege blockiert sind und der Urin nicht gut abgeht."[80]

Der *fú mài* 浮脈 ist der Normpuls des Metalls und zeigt im Herbst Gesundheit an. Dazu das *Nan Jing* (Kap. 15):

„Im Herbst ist der Puls haarförmig (*Mao Mai*), weil dies der Lunge, der westlichen Region und der Wandlungsphase Metall entspricht. Es ist die Zeit, in der alles zu einem Ende kommt. Alle Blüten und Blätter der Pflanzen und Bäume fallen im Herbst herab. Nur die Zweige bleiben übrig, sie ähneln feinem Haar. Deshalb ist der Puls (im Herbst) kraftlos, leicht und oberflächlich. Man nennt ihn *Mao* (*Mai*)."

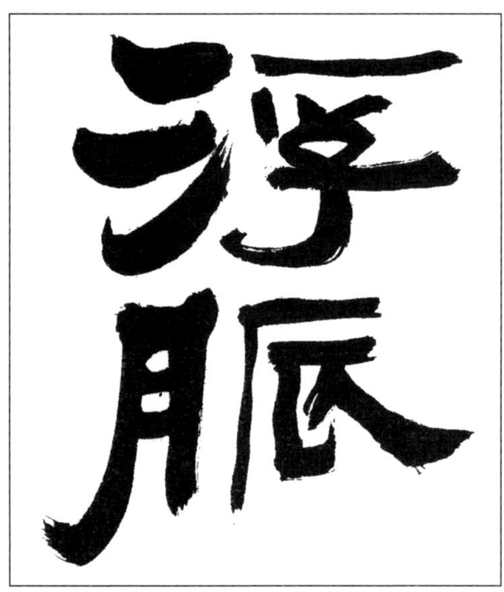


*Abbildung 36: Fu Mai – der oberflächliche Puls*

---

[80] **Li Shi Zhen**: *Bin Hu Mai Xue* in: *Lì Dài Zhōng Guó Míng Zhù Wén Kù* 历代中国名著文库 = „Zusammenstellung berühmter Werke aus den vergangenen Dynastien", Beijing 1997, S. 669.

## 5.10.1. Pulsvariationen über den Fu Mai

**1) Nach den 5 Wandlungsphasen**:

Ein oberflächlicher Puls, der nicht im Herbst erscheint und auch an anderen Pulstaststellen als an der Cun-Stelle zu fühlen ist, zeigt ein gestörtes bzw. störendes Metall an:

An der linken Cun-Position (kaiserliches Feuer): Metall missachtet Feuer (z. B. übermäßige Trauer *bēi* 悲 oder extremes Begehren *yù* 欲 überwältigt das Herz). An der linken Guan-Position (Holz): Metall zerstört Holz (z. B. zu starres Verhalten, Paralysen durch pathogenen Wind usw.)

**2) Nach der Pathogenese:**

- Oberflächlicher und kraftvoller Puls: (+ *shí mài* 實脈) zeigen eine Fülle an der Außenseite an; exogene krankmachende Einflüsse haben die Oberfläche *biǎo* 表 befallen und werden dort von einem starken *Wei-Qi* bekämpft. Sedierende Nadeltechnik!

- Oberflächlicher und kraftloser Puls (+ *xū mài* 虛脈):
a) bei akuten Infekten: Es herrscht eine Leere an Außenseite, das *Wei-Qi* ist zu schwach, um den Feind zu bekämpfen; das Yang-Qi ist erschöpft. Tonisierende Nadeltechnik auf den Yang-Leitbahnen! Moxa ist bevorzugt anzuwenden.
b) bei chronischen Krankheiten: Es herrscht eine Leere der Substanzen im Inneren, eine Yin-Leere oder Blut-Schwäche! Die Speicher sind leer und die Aktivität des Yang treibt ziellos und unkontrolliert an der Oberfläche. Tonisierende Nadeltechnik auf den Yin-Leitbahnen! Moxa ist mit Vorsicht anzuwenden!

- Oberflächlicher und langsamer Puls (+ *chí mài* 遲脈) und/oder oberflächlich und gespannt (+ *jǐn mài* 緊脈): Wind-Kälte bedrängen die Außenseite; dies entspricht einem Tai Yang-Syndrom nach dem *Shang Han Lun*. Das Behandlungsprinzip ist schwitzen lassen!

- Oberflächlicher und schneller Puls (+ *shuò mài* 數脈): Wind-Hitze-Erkrankung; Hitze klären, Wind vertreiben, sedierende Nadeltechnik!

- Oberflächlicher und behäbiger Puls (+ *huǎn mài* 緩脈): Wind-Nässe-Erkrankung; Nässe ausleiten, Wind vertreiben!

- Oberflächlicher und hohler Puls (+ *kōu mài* 芤脈): Mangel an Yin, Essenz oder Blut; nach schweren Blut- oder Säfteverlusten.

- Oberflächlicher und überflutender Puls (+ *hóng mài* 洪脈): innere Leere und Hitze; das Yin oder Blut ist erschöpft und Hitze steigt nach oben; auch bei einer schweren Depression *diān* 癲, die durch einen Mangel entsteht (s. u.).

- Oberflächlicher und zerstreuter Puls (+ *săn mài* 散脈): ein Zeichen von extremer Erschöpfung; das Yuan-Qi ist geschädigt, das Milz- und Nieren-Yang fast zerstört. Bei Schwangeren ein Zeichen, dass die Geburt unmittelbar bevorsteht, oder ein Abortus droht.

**3) Nach dem Situs**:

| | links: | | rechts: |
|---|---|---|---|
| CUN | Herz-Yin-Schwäche, Unruhe, Schlaflosigkeit, Gedankenrasen; Kopfschmerzen, linksseitige Schmerzen | Dü Di<br>**Feuer**<br>**Metall**<br>He Lu | Wind im oberen Erwärmer; Kopfweh; Verwirrtheit, Besorgtheit und Ängstlichkeit; rechts-seitige Schmerzen |
| GUAN | Disharmonisches Leber-Qi im mittleren Erwärmer, verursacht durch zuviel Ärger, zuviel Grübeln oder Diätfehler | Gbl Ma<br>**Holz**<br>**Erde**<br>Le Milz | Schwäche in Milz und Magen; Nässe-Ansammlungen, Nahrungsblockaden; Die Milz ist schwach, der Magen überaktiv; Milz-Yin-Schwäche |
| CHI | Nieren-Yin-Schwäche, Jing-Leere, Lumbago (+ saitenförmig) und Miktionsstörungen, alle Erkrankungen des unteren Erwärmers | Bl SJ<br>**Wasser**<br>**Feuer**<br>Yin-Niere Yang-Niere | Nieren-Yang-Schwäche mit Kälteempfindungen; Jing-Leere; die Essenz ist erschöpft, aber der Wille treibt den Patienten zur Aktivität |

**4. Das Lungen-Puls-Gedicht des Zhang Shi Xian:**[81]

„Wenn der Lungen-Puls oberflächlich und voll ist, dann ist der Hals trocken und wund, der Stuhlgang schwierig und mühsam. In der Nase fehlt der Geruch.

Wenn der Puls voll, groß und schlüpfrig ist, dann sind die Körperhaare wie verbrannt (es herrscht hohes Fieber). Der Kranke ist weinerlich und hat Auswurf wie Kleister. Im Herbst erreicht diese Erkrankung ihren Höhepunkt, deshalb soll man im Sommer akupunktieren (die Feuer-Punkte nadeln).

Wenn der Puls tief, gespannt und schlüpfrig ist, dann hört man einen bellenden Husten.

Ist der Puls klein, oberflächlich und zerstreut, ist das Lungen-Qi in der Rekonvaleszenz (erholt sich nach einer schweren Krankheit).

Wenn der Puls überfließend ist, ist die Brust voll (Schleim oder Hitze), das Qi zerstreut sich und im Dickdarm gibt es Geräusche.

Ist der Puls saitenförmig, so hat sich Kälte im Darm festgesetzt. Ist der Puls hohl, so ist die Krankheit grausam mit Schmerzen und heilt nicht.

Ist der Puls tief, fadenförmig und schlüpfrig, so weiß man, dass Hitze in den Knochen sitzt, Haut- und Körperhaare schmerzhaft sind und Wechselfieber besteht."

---

[81] Nach dem *Mài Jué* 脈決 = „Pulsbestimmungen", 1510 n. Chr. (wie Anm. 80, S. 604). Alle hier beschriebenen Pulsqualitäten beziehen sich auf die rechte Cun-Position, dem Situs der Lunge.

## 5. Bin Hu's Puls-Gedicht mit vier ausgewählten Worten:[82]

浮脈主表 Fu Mai beherrscht die Außenseite,
里必不足 im Inneren ist sicher nicht genug.
有力風熱 Er ist kraftvoll bei Wind-Hitze,
無力血弱 er ist kraftlos bei Blut-Schwäche.
浮遲風虛 Oberflächlich und langsam: Wind-Leere,
浮數風熱 oberflächlich und schnell: Wind-Hitze,
浮緊風寒 oberflächlich und gespannt: Wind-Kälte,
浮緩風濕 oberflächlich und behäbig: Wind-Nässe,
浮虛傷暑 oberflächlich und leer: schädigende Sommerhitze,
浮芤失血 oberflächlich und hohl: Blutverlust,
浮洪虛火 oberflächlich und überflutend: Leere-Hitze,
浮微勞极 oberflächlich und winzig: Strapazen bis zum Äußersten,
浮濡陰虛 oberflächlich und feucht: Yin-Leere,
浮散虛劇 oberflächlich und sich zerstreuend: akute Leere,
浮弦痰飲 oberflächlich und saitenförmig: Schleim-Wasser,
浮滑痰熱 oberflächlich und schlüpfrig: Schleim-Hitze.

[82] *Sì Yán Jŭ Yào* 四言舉要 = „Das Wesentliche in vier Worten auswählen", ein Pulsgedicht, in dem pro Zeile vier Zeichen verwendet werden, um eine wichtige Aussage zu treffen. Es sind hier die Zeilen übersetzt worden, die den oberflächlichen Puls *Fu Mai* betreffen. Ein spezieller Situs wird nicht angegeben. Dieses Gedicht wird dem Vater von *Li Shi Zhen* zugeschrieben und beschließt das *Bin Hu Mai Xue* (wie Anm. 80, S. 677).

## 5.11. Die Leitbahnen der Wandlungsphase Metall

### 5.11.1. Die Lungen-Leitbahn (*Shou Tai Yin Fei Jing*)

**A. Verlauf**: „Das Gefäß der Lunge ist das Tai Yin der Hand; es hat seinen Anfang im mittleren Erwärmer, zieht von hier nach unten, um an den Dickdarm anzuknüpfen und dann wieder nach oben, um die Mitte des Magens zu umkreisen. Dann durchquert es das Zwerchfell und verbindet sich mit der Lunge. Weiter zieht es zu den Artverwandten der Lunge (Bronchien und Trachea) und stößt über dem Schlüsselbein an die Oberfläche (Lu 1). Von hier verläuft die Leitbahn an der inneren Seite des Oberarms und erreicht vor der Herz-Leitbahn den Ellbogen (Lu 5). Von hier geht sie über die Innenfläche des Unterarms zur Cun Kou-Stelle (Lu 9), zieht über den Fischbauch (Lu 10) und endet schließlich an der äußeren Seite des Daumennagels (Lu 11). Ein Ast zweigt über dem Handgelenk ab und führt geradewegs zur Außenseite des Zeigefingernagels, um sich mit der Dickdarm-Leitbahn zu verbinden." (*Ling Shu*, Kap. 10)

**B. Symptomatik**: „Bei Störungen der Leitbahn durch äußere Übel entstehen Beschwerden wie Stauungen und Fülle in der Lunge, Atemnot, Husten und Schmerzen in der Schlüsselbeingrube. Im extremen Fall kreuzt man die Arme über die Brust und sieht verschwommen. Man nennt das: *jué* 厥-Syndrom (Erschöpfung mit Eiseskälte) der Arme. Bei Störungen der Lunge selbst entstehen Symptome wie Hitze im Gesicht, keuchende Atmung, Husten, trockene Kehle, Reizbarkeit und Völlegefühl in der Brust. Es können Schmerzen entlang des Leitbahnverlaufs in den Armen auftreten, ebenso Hitze in den Handtellern und Kälte in den Armen.

Wenn das Lungen-Qi in Fülle ist, entstehen Schmerzen in den Schultern und Rücken, Wind-Kälte-Pathogene bewirken übermäßiges schwitzen. Wind, der ins Zentrum geht *zhòng fēng* 中風 verursacht häufiges Wasserlassen und Gähnen. Wenn das Lungen-Qi in Leere ist, können ebenfalls Schmerzen in den Schultern und im Rücken entstehen, es herrscht jedoch Kälte vor und Atemnot aufgrund von Qi-Mangel. Der Urin ist unnatürlich verfärbt." (ebenda)

**C) Diagnostik**: „Bei Fülle ist der Puls an der Cun-Stelle (Lu 9) dreimal so stark wie der Puls an der Ren Ying-Stelle (Ma 9). Bei Leere ist der Cun-Puls deutlich kleiner als der Ren Ying-Puls." (ebenda)

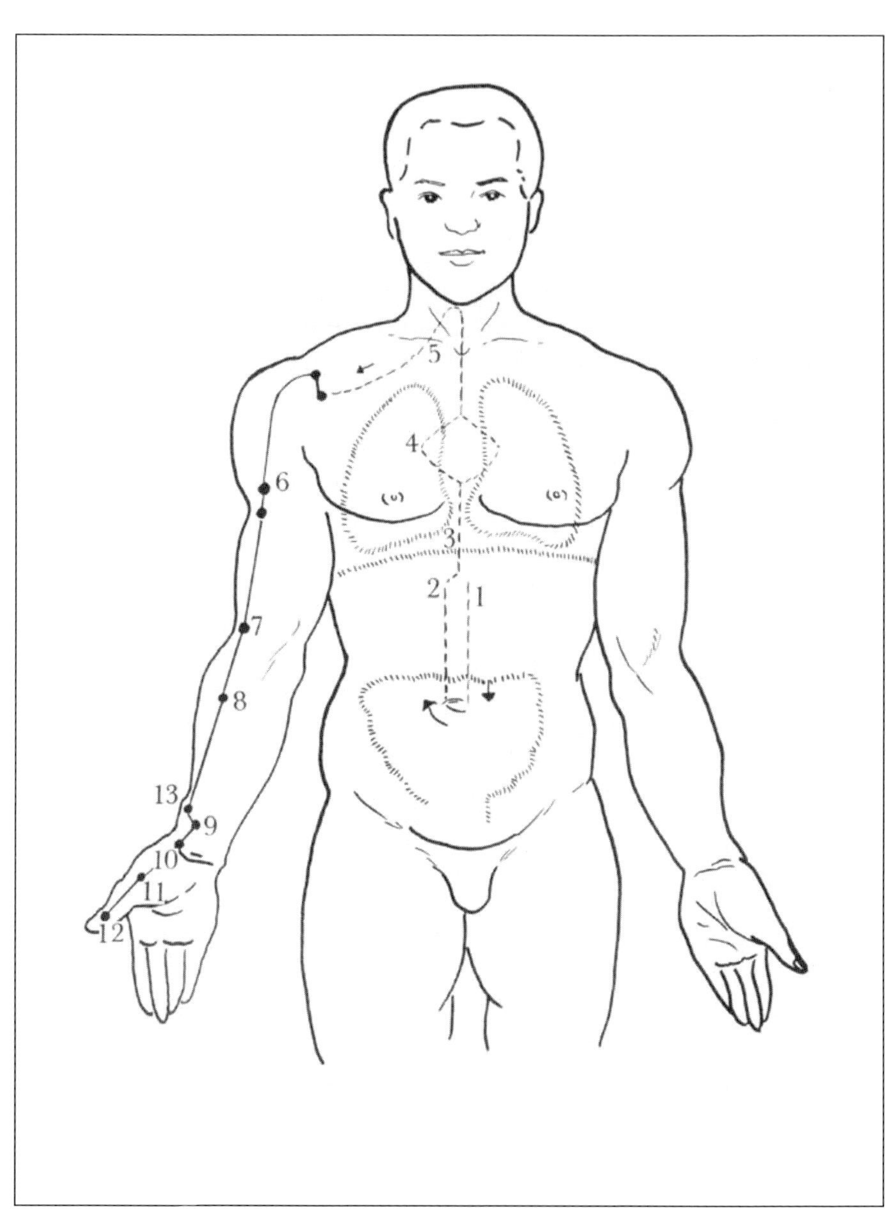


*Abbildung 37: Die Lungenleitbahn*

**D) Therapie**: „Bei Fülle wähle die Methode des Ableitens *xiè* 瀉, bei Leere die Methode des Auffüllens *bŭ* 補. Bei Hitze nehme (die Nadel) eilig heraus, bei Kälte lasse sie länger verweilen. Bei Vertiefungen entlang des Verlaufes der Lungen-Leitbahn benutze Moxa, wenn weder Fülle noch Leere (festzustellen) ist, wähle (Punkte) der Leitbahn." (ebenda)

**E) Prognose**: „Wenn das Qi der Hand-Tai Yin Lungen-Leitbahn völlig abgeschnitten ist (*jué* 絕), dann sind Haut und Körperhaare wie verbrannt. (Normalerweise) bewegt das Tai Yin das Qi und erwärmt Haut und Körperhaare. Wenn das Qi jedoch ohne Ernährung *yíng* 營 ist, dann verbrennen Haut und Körperhaare. Sind Haut und Körperhaare verbrannt *jiāo* 焦, dann versiegt (die Zufuhr an Flüssigkeiten) zur Haut und Muskulatur. Versiegen die Körperflüssigkeiten in Haut und Muskulatur, dann vertrocknen die Fingernägel und die Körperhaare fallen ab. Fallen die Körperhaare ab, dann stirbt das Haar zuerst. An den Tagen *bǐng* 丙 wird (die Krankheit) ernst, an den Tagen *dīng* 丁 stirbt der Kranke, weil Feuer das Metall zerstört." (ebenda)[83]

[83] *Bing* und *Ding* sind Himmelsstämme, die der Wandlungsphase Feuer entsprechen. Sie stehen für bestimmte Tage, an denen Dünndarm und Herz eine zusätzliche „kosmische" Kraft erhalten, die dann zerstörerisch auf die ohnehin schon geschwächte Lunge wirkt (Cheng-Zyklus).

## 5.11.2. Die Dickdarm-Leitbahn (*Shou Yang Ming Da Chang Jing*)

**A) Verlauf**: „Das Gefäß des Dickdarms ist das Yang Ming der Hand. Seine Leitbahn beginnt an der äußeren Seite des Zeigefingernagels (Di 1) und verläuft zwischen Daumen und Zeigefinger durch das Tal der Vereinigung *He Gu* (Di 4). Dann zieht es weiter am äußeren Teil des Unterarms nach oben zum Ellbogen und mündet in den Teich an der Krümmung, *Qu Chi* (Di 11). Von hier zieht die Leitbahn seitlich des Oberarms zur Schulter, wo sie zwei Abzweigungen bildet: Die eine geht nach hinten zum großen Hammer *Da Zhui* (Du 14) und wieder nach vorn zur Schlüsselbeingrube, wo sie ins Innere eintritt. Der innere Verlauf zieht zur Lunge, durchstößt das Zwerchfell und erreicht den Dickdarm. Die andere Abzweigung steigt oberflächlich den Hals entlang nach oben, passiert die Wange und geht in den Unterkiefer. Von hier umkreist die Leitbahn die Mitte des Menschen *Ren Zhong* (Du 26) und kreuzt zur gegenüberliegenden Seite, um das Nasenloch zu umklammern." (*Ling Shu*, Kap. 10)

**B) Symptomatik**: „Bei Störungen der Leitbahn durch äußere Übel entstehen Zahnschmerzen und Gesichtsschwellungen. Der Dickdarm kontrolliert die Körperflüssigkeiten *jīn yè* 津液.[84] Bei Störungen des Dickdarms erscheinen gelbliche Augen, Mundtrockenheit, Nasenbluten, Blockaden *bì* 痺 in der Kehle, Schmerzen in Schultern und Oberarmen sowie im Zeigefinger, der deshalb nicht bewegt werden kann. Wenn das Qi in Fülle ist, entstehen Hitze und Schwellungen entlang der Leitbahn, wenn das Qi in Leere ist, dann fürchtet man die Kälte und kann überhaupt nicht warm werden." (ebenda)

**C) Diagnostik**: „Bei Fülle ist der Puls an der Ren Ying-Stelle (Ma 9) viermal so stark wie der Puls an der Cun-Stelle (Lu 9). Bei Leere ist der Ren Ying-Puls deutlich kleiner als der Cun-Puls." (ebenda)

**D) Therapie**: „Bei Fülle nehme die Methode des Ableitens (Xie), bei Leere wähle die Methode des Auffüllens (Bu). Bei Hitze (entferne die Nadel) eilig, bei Kälte lasse (die Nadel) verweilen. Bei Vertiefungen entlang der Leitbahn gebrauche Moxa, wenn weder Fülle noch Leere (festzustellen) ist, wähle (Punkte) der Leitbahn." (ebenda)

[84] Dies ist die einzige Stelle im *Nei Jing*, an der diese Zuordnung beschrieben ist, denn eigentlich kontrolliert die Niere die Körperflüssigkeiten und die Blase speichert sie.

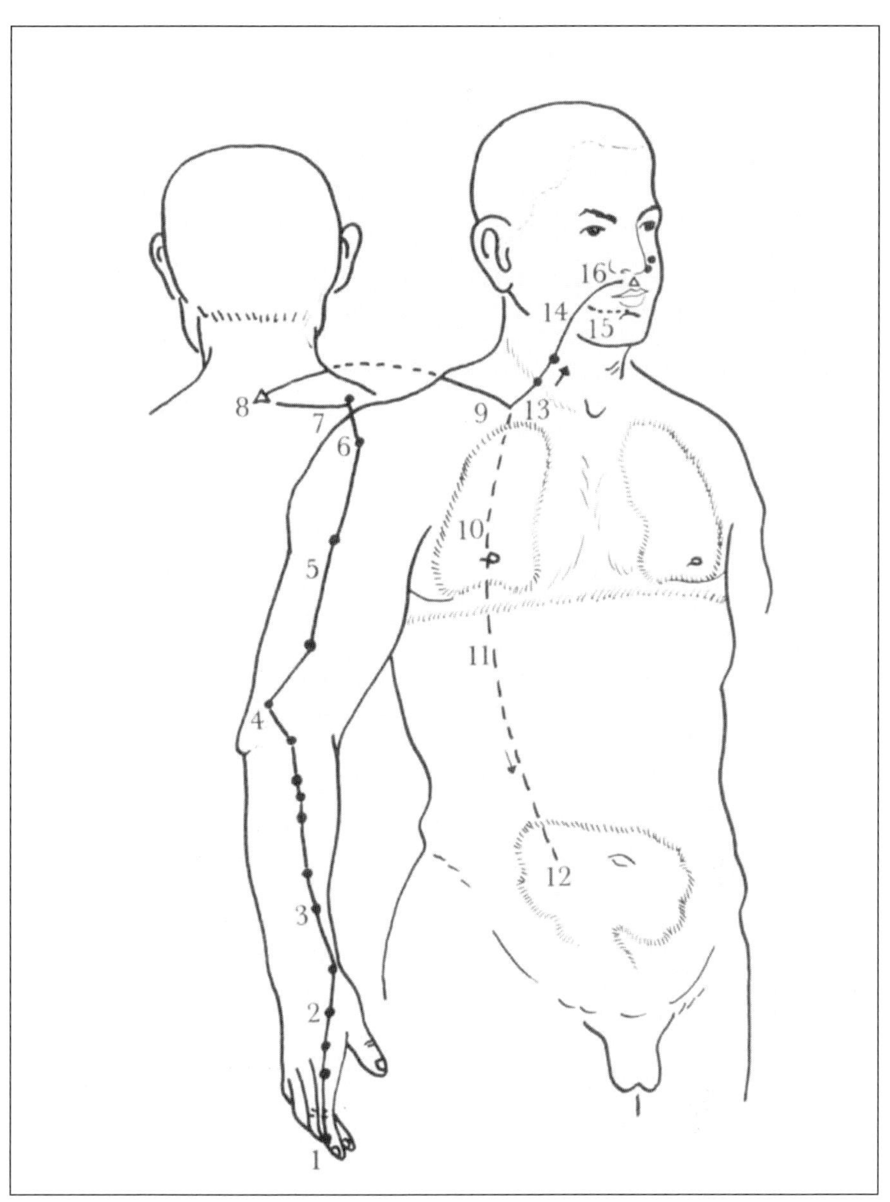


*Abbildung 38: Die Dickdarmleitbahn*

## 5.12. Diskussion über die Körperseele Po

### 5.12.1. Einführung

Es gibt kaum eine Theorie in der chinesischen Medizin, die in China nach der „Reform" der traditionellen Heilkunde Anfang der 50er soviel Federn lassen musste wie das Konzept über *hún* 魂 und *pò* 魄.[85] In diesem Kapitel soll versucht werden, Grundlegendes über die „Seelen" herauszuarbeiten und ihre Relevanz für die Praxis zu dokumentieren.

In der energetischen Darstellung der nachgeburtlichen Entwicklung stellen die Zang-Organe die Rücklagen für alle Lebensfunktionen dar. Dabei speichern sie nicht nur essentielle Energien oder Feinstoffliches *jīng* 精, sondern beherbergen auch einen Geist *shén* 神, der diesen Grundstoff bearbeitet und formt.

Die Leber beherbergt *hún* 魂 = die Geistseele, das Herz hat den eigentlichen *shén* 神 zu Gast, die Milz ist die Hütte von *yì* 意 = das gerichtetes Denken und die Niere speichert *zhì* 志 = den Willen. Schließlich ist die Lunge der Wohnsitz von *pò* 魄 = die Körperseele. (*Su Wen*, Kap. 23).

Diese fünf geistig-seelischen Einflüsse *wǔ shén* 五神 sind die Schätze der 5 Zang-Organe, sie gestalten das menschliche Leben auf einem höheren Niveau und unterscheiden uns von niederen Lebensformen wie Tiere und Pflanzen.

Die Ursprünge der *Wu Shen* datieren bis in die Zhou-Dynastie (11-7. Jahrhundert. v. Chr.) zurück, in der die vorherrschende Medizin von Schamanenzauber geprägt war und Krankheiten durch üble Einflüsse von Geistern und Dämonen erklärt wurden. Zu dieser Zeit entwickelte sich in China auch die Vorstellung einer zweifachen Seele im Menschen.

---

[85] Die Traditionelle Chinesische Medizin (TCM) ist ein relativ neues Produkt der Volksrepublik China, die 1950 die Vereinheitlichung und Vereinfachung der vielen traditionellen Schulen anstrebte, um eine Gesundheitsfürsorge für die Volksmassen zu gewährleisten. Die Führungsspitze Chinas traf eine selektive Auswahl hinsichtlich der klassischen Texte sowie der führenden Autoritäten und Praktiker der Medizin. Alle Richtungen, Schulen und Familientraditionen, die von diesem standardisierten Modell zu sehr abwichen, wurden nicht erfasst, ihre Verfechter wurden in der Kulturrevolution sogar verfolgt und eingesperrt. Siehe auch **Unschuld, Paul**: Medicine in China – A History of Ideas, Berkely 1985, S. 229-230.

Der Völkerpsychologe Wilhelm Wundt spricht in seiner Untersuchung über „Elemente der Völkerpsychologie" zuerst von einer Körperseele, die identisch mit dem Körper als Träger des Lebens ist. Solange der Körper existiert, trägt er dieses Leben in sich. Zwar kann die Körperseele den Körper verlassen, um andere Menschen als Dämon zu befallen, sie muss aber stets mit einem Corpus zusammenhängend bleiben. Deshalb wurde früher die Nähe eines Toten ängstlich gemieden.

„Im Augenblick, wo der Mensch stirbt, ist der nächste Impuls, ihn liegen zu lassen wo er liegt und zu fliehen. Der Tote wird verlassen, die Stätte, wo er gestorben ist, wird noch lange gemieden ... Es ist der Affekt der Furcht, der uns hier handgreiflich entgegentritt ... Der Stillstand der Bewegungen, die Todesblässe, das plötzliche Aufhören der Atmung sind Erscheinungen, die hinreichend äußersten Schrecken hervorbringen. ...

Darum wird der Tote zum Dämon, zu einem Wesen, das unsichtbar den Menschen ergreifen, überwältigen, töten oder Krankheiten in ihm hervorrufen kann. ... Noch wirkt hier die Körperseele als Ganzes, sie kann, indem sie sich vom Körper trennt, zum Dämon werden und in einen anderen Menschen übergehen." [86]

Es scheint, als ob diese Vorstellungen in allen Kulturen in ähnlicher Weise aus der Furcht vor dem Tod und den Toten entstanden. Sie legitimierte die Macht der Schamanen und Priesterärzte, (chin. *wū* 巫), die allerlei Gegenzauber und magische Rituale entwickelten, um den Dämon der Krankheit zu verbannen und einen Schutzzauber für die Lebenden zu errichten (siehe ausführlich weiter unten).

„Der Medizinmann oder Schamane der alten Kulturen ist in Wahrheit der Vorfahre des heutigen Arztes und daneben in gewissem Sinn auch der des heutigen Priesters. Er sorgt nicht bloß für den Einzelnen, den er durch seinen Gegenzauber wieder gesund werden lässt, sondern er kann seinerseits Zauber ausüben. Indem er über die Dämonen gebietet, kann er sie aus dem Körper entfernen, aber auch in ihn hineinzaubern.[87]

Zur Körperseele tritt dann im „totemistischen Zeitalter" eine Art von geistiger Seele, die aus dem Körper entweichen und unabhängig von ihm ein Eigenleben führen kann.

---

[86] **Wilhelm Wundt**: Elemente der Völkerpsychologie, Leipzig 1912, S. 81-82.
[87] **Ebd**. S. 84.

Die Wahrnehmung eines plötzlichen Entweichens der Lebenskraft mit dem letzen Atemzug, das Versiegen des Lebens mit dem Ausfließen des Blutes haben zu einer Entwicklung des Seelenglaubens geführt, die neben einer körperlich gebundenen Seele noch eine zweite Seele postuliert, die unabhängig vom Körper ihr Dasein weiter führen kann.

„Wir nennen diese Seele Psyche, Hauch- oder Geist-Seele. Hauchseele ist sie, weil der Hauch des Atems vielleicht der erste Anlass dieser Vorstellung ist, Geist (Schatten-) Seele, da namentlich das Traumbild die weitere Form eines schattenhaften, sichtbaren aber nicht tastbaren Abbildes des Menschen gestaltet hat. Als flüchtiges, rasch erscheinendes und wieder verschwindendes Gebilde ist die Schatten- oder Geist-Seele eine Abart der Hauch-Seele."[88]

Im Gegensatz zur Körperseele ist die Geistseele nicht an den Corpus gebunden. Sie kann wandern oder umherschweifen und vermag sowohl in Lebewesen als auch in leblosen Dingen zu erscheinen. Als Geist ist die Hauchseele flüchtig und unbeständig. Sie kann einen Menschen zwar erschrecken und von ihm kurzfristig Besitz ergreifen, ihn aber nicht körperlich schädigen.

Diese Idee unterschiedlicher Seelen ist im kulturellen Gedächtnis fast aller Völker verankert. Das Bemerkenswerte in dieser ganzen Entwicklung ist nun, dass keineswegs mit der Entstehung der Hauchseele der Glaube an eine Körperseele verschwindet, quasi als ein evolutionärer Prozess. Vielmehr bleiben beide Seelen gleichwertig nebeneinander bestehen. In den Versen von Homer fährt die Geistseele zum Hades hinab, um dort als traumähnlicher Schatten ein tristes Dasein zu führen. Im alten Ägypten hatte sich der feste Glauben an eine Körperseele darüber erhalten, dass die einbalsamierten Mumien auf die Rückkehr der wandernden Hauchseele warteten, die in einem Totenreich weiterlebte und nur gelegentlich zur Mumie zurückkehrte.

Das mythologische Denken der alten Kulturen löste demnach den Widerspruch zwischen Einheit und Vielheit der Seelenvorstellungen durch geregelte Umgangsformen der Seelen untereinander. So erklären sich auch die mannigfaltigen Opferrituale vieler Kulturen, die Menschen und/oder Tiere opferten, um einerseits die Körperseele zu besänftigen und am Ort zu binden und andererseits die Geistseele herbeizulocken oder dessen Kraft in den Körper des Lebenden einzuverleiben.[89]

---

[88] **Ebd.** S. 204 f.

[89] Siehe dazu auch **Wundt** (wie Anm.86), S. 204.

Die dämonischen Kräfte im Toten, die Krankheiten verursachen konnten, wurden auch im alten China durch einen Gegenzauber bekämpft. Die Möglichkeit, mit den Geistern zu kommunizieren, ja sie sogar zu beherrschen, schuf den Heilkundigen dieser Zeit, den Schamanen, und gab ihm große Macht und Einfluss auch über die Lebenden. Erst in der Periode der streitenden Reiche (ca. 500 v. Chr.), als sich ein Ärztestand zunehmend etabliert hatte, entwickelten sich neue Ideen im Umgang mit den Geistern, und die Schamanen und Priesterärzte verloren ihren allgegenwärtigen Einfluss zumindest am Hofe.[90]

Ungefähr zeitgleich mit der Bildung des ersten Kaiserreiches entwickelte sich ein systematisches Lehrbuch der Medizin, das *Nei Jing*, mit einer neuen Doktrin: Nicht mehr Dämonen, sondern ganz allgemein pathogene Übel *xié qì* 邪氣 waren die neuen Feinde, unter denen besonders der Wind *fēng* 風 als die „Speerspitze der 100 Krankheiten" hervorragte. Die Abkehr vom „Mythos zum Logos" geschah demnach im China der Han-Dynastie (206 v.-220 n. Chr.). Im *Nei Jing* wurden neue Ideen aus den Erkenntnissen und Spekulationen der Naturphilosophen auf die Medizin übertragen.[91] Das Zentrum der neuen Lehre bildete hier nun ein Zweiersystem (Yin und Yang) und das Fünfersystem der Fünf Wandlungsphasen.

Das herrschende Denkmodell im Zeitalter des sich etablierenden Konfuzianismus integrierte die Geister in das Entsprechungssystem der fünf Wandlungen *wǔ xíng* 五行. Geistig-seelische Aktivitäten wurden zum Ausdruck von Qi-Bewegungen im Inneren, die fünf Zang-Organe zu den Wohnsitzen der *Wu Shen*. Fünf Geister deshalb, weil sich der Kosmos eben durch fünf Wirkprinzipien („Elemente") gestaltete und der Mensch nur ein Abbild des Makrokosmos ist. Der Zustand der Zang-Organe war ausschlaggebend dafür, ob sich ein Geist darin wohlfühlte oder nicht. Im *Nei Jing* vollzieht sich der Wandel von mythologischen Vorstellungen zu rationalen Erklärungen in der Medizingeschichte Chinas und seitdem gibt es keine Geister mehr in der chinesischen Medizin.[92]

---

90 Siehe bei **D. und M. J. Hoizey**: A History of Chinese Medicine, Edinburgh 1988, S. 19.f.

91 Zur Dämonenmedizin und über das Wind-Übel vgl. **Unschuld** (wie Anm. 83), S. 34-43 und S. 67-73. Vgl. auch **W. Nestle**: vom Mythos zum Logos, Stuttgart, 1940.

92 Nach einem persönlichen Gespräch mit **Prof. Dr. Hu Lingxiang**, einer Altärztin der chinesischen Medizin und Lehrerin an der University of TCM in Chengdu, Sichuan. Ihre Anschauung vertritt allerdings nur die konfuzianische Gelehrtenmedizin *rú yī* 儒醫. Die daoistischen und buddhistischen Traditionen glauben bis heute an durch Dämonen verursachte Krankheiten *guǐ zhù* 鬼疰. Und es gab in der medizinischen Ausbildung seit der Tang-Dynastie, festgelegt durch Richtlinien eines kaiserlichen Medizinbüros *Tài Yī Yuàn* 太醫院, immer noch eine Professur für magische Künste *zhòu jìn bó shì* 咒禁博士 in der Medizin.

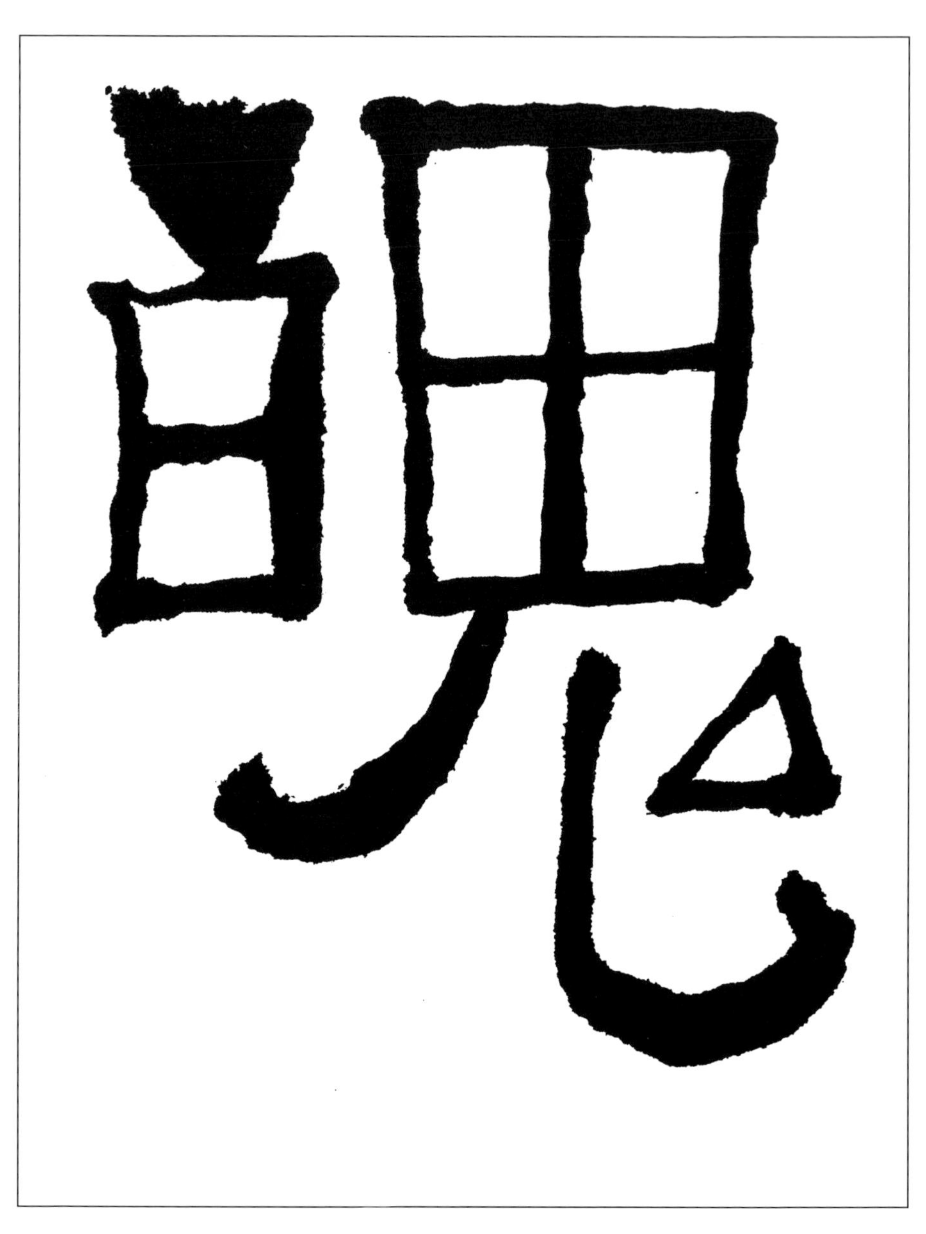


*Abbildung 39: Die Körperseele Po*

## 5.12.2. Bedeutungsfacetten von Po

In der chinesischen Kultur ist es die Polarität von *hún* 魂 und *pò* 魄, die Geistiges und Körperliches im Menschen verbinden.

Die Lunge ist der Wohnsitz der Körperseele! Betrachten wir die Po-Seele vom etymologischen Standpunkt aus, so zeigt das Schriftzeichen mit seinem Radikal einen Dämon *guǐ* 鬼, daneben das Zeichen für weiß. Das Weiße *bái* 白 ist die farbliche Entsprechung des Metalls und der Lunge und korrespondiert mit dem Westen, wo die Sonne untergeht. Das Abenddunkel ist Yin-Qi, die Zeit der Schattenwesen.

Das *Shuo Wen Jie Zi* erklärt: „Po ist (ein) Yin-Geist!" Die ursprüngliche Bedeutung von Po ist wohl die eines weißen Geistes, d. h. der durch seine Blässe charakterisierte Leichnam, der zwar von der Hun-Seele verlassen, aber noch von der Po-Seele besessen ist. Dieser Yin-Geist ist durchaus noch in der Lage, üble Krankheiten hervorzurufen, wie wir später noch sehen werden.

Herbert Giles definiert Po als „den Teil der Seele, der unlösbar dem Körper anhaftet. Er geht mit dem Körper zur Erde, wenn dieser stirbt. Der Yin-Geist im Menschen; Po hat die Natur eines Dämons (*Gui*), der beim Tod zur Erde zurückkehrt.; der Anteil des Mondes in der Zeit vom Abnehmen bis zum Neumond." [93]

In Chinas alter Kunst und Prosa wird diese dunkle Seite des Mondes immer wieder mit der Körperseele Po verknüpft. *Lǐ Tài Bái* 李太白, ein berühmter Dichter aus der Tang-Zeit, schreibt z. B. „Am Himmel der Venusstern, kühler Wind, der bis zum tiefsten Herzensgrund reicht, es ist Neumond, die Zeit der Po-Seele!"[94]

*hún fēi pò sǎn* 魂飛魄散 = zu Tode erschrocken sein
*pò lì* 魄力 = Kühnheit und Wagemut
*tǐ pò* 體魄 = körperliche Konstitution
*jīng xīn dòng pò* 驚心動魄 = atemberaubend, erschütternd
*shī hún luò pò* 失魂落魄 = den Kopf verlieren

---

[93] **Herbert A. Giles**: A Chinese-English Dictionary, Shanghai 1892, S. 1144.

[94] Zitiert im *Han Yu Da Zi Dian* (wie Anm. 74), Band 7, S. 4431. Beim Lesen der Gedichte von *Li Tai Bai* (701-762) fällt auf, dass der Mond, die Einsamkeit und viele Becher Wein in seinen Gedichten übermäßig oft vorkommen. Eine Legende erzählt dann auch, dass *Li Tai Bai* ertrank, als er vom Wein benebelt ins Wasser sprang, um den Mond zu umarmen. Siehe **Bruce M. Wilson**: 100 Tang Poems, Hongkong 1992, S. 45-63.

### 5.12.3. Po herrscht über das Fleischliche

Betrachten wir Po in seiner Entwicklungsgeschichte, haftet die Körperseele von Anfang an der körperlichen Gestalt *xíng* 形 und dem Fleischlichen *ròu tǐ* 肉體 an.

Die Haftung am Körperlichen beginnt bereits in der embryonalen Entwicklung. Die wohl älteste Darstellung über Hun und Po finden wir im Buch *Zuǒ Chuán* 左傳, einem konfuzianischen Klassiker vor der Kaiserzeit (ca. 530 v. Chr.), in einem Kapitel über Embryologie:

„Wenn sich der Fetus zu entwickeln beginnt, beherrscht Po dies. Wenn die Form sich entwickelt hat, kommt ihr Yang-Anteil ins Leben, das ist Hun. Die Essenzen aller Dinge geben beiden Seelen Kraft, sodass sie Vitalität, Lebhaftigkeit und Frische bekommen. Schließlich kann tatsächlich ein klarer Geist *shen ming* 神明 entstehen."[95]

Und ein Klassiker der Frauenheilkunde, das *Fu Ren Da Quan Liang Fang* aus der Song-Zeit schreibt: Im vierten Monat bildet die Wirkkraft des Yin die sieben Po-Seelen und im achten Monat wandern die Po-Seelen umher.

Auch in der klassischen medizinischen Literatur ist das Wirken von Po eng mit den Essenzen *jīng* 精 verbunden. So heißt es im *Ling Shu*: „Das, was im Gefolge der Essenzen aus- und eintritt, nennt man Po." (Kap. 8)

Po, die Körperseele, gestaltet und bestimmt das Körperliche auf der Grundlage der Essenzen. In der embryonalen Entwicklung wirkt Po aktiv auf das Jing, um den Embryo zu formen, nach der Geburt regt die Körperseele die ersten vitalen Prozesse an, die außerhalb des Mutterleibes stattfinden, u. a. auch den ersten Schrei als Ausdruck eigenständiger Identität.

Der Wille zu (über-) leben ist der Po-Seele inhärent! Ohne ihre Kraft könnten wir nach der Geburt nicht allein leben, mit ihrer Kraft verbrauchen wir im weiteren Leben Essenzen, um körperliche Bedürfnisse zu befriedigen. Beim Tod klammert sich Po an den Körper und zerfällt mit ihm. Asche zu Asche, Staub zu Staub!

---

[95] Vergleiche die Übersetzung von **J. J. M. De Groot**: The Religious System of China, Volume IV, Buch 2, reprinted in Taipei 1989, S. 10.

*Zhang Jie Bin*, ein berühmter Heilkundiger aus der Ming-Zeit schreibt:

„Jing steht in Opposition zu Shen, deshalb sagt man: Shen bildet Yang und Jing bildet Yin. Po steht in Opposition zu Hun, deshalb sagt man: Hun bildet Yang und Po bildet Yin. So folgt Hun dem Shen, indem es kommt und geht, und deshalb ist Po mit dem Jing in enger Verbindung und tritt mit ihm aus und ein.

Es wird gesagt, Shen ist zusammen mit Hun an allem Yang beteiligt. Wie ist es zu verstehen, dass Hun dem Shen folgt in seinem Kommen und Gehen? Der Grund dafür ist, wenn die Wirkkraft des Shen hell leuchtend, strahlend und klar ist, dann ist auch die Wahrnehmung und das Hören scharf und man ist wach und hat eine schnelle Auffassungsgabe.

Man sagt, die Arbeit der Hun-Seele, liege darin, im Schlaf zu träumen *mèng mèi* 夢寐 und mit dem Geist zu schweifen *huǎng hū* 恍惚. Das sind Zustände, bei denen der Geist unregelmäßige Wanderungen über alle Grenzen hinaus unternimmt. Der Shen ist im Herzen gespeichert. Deshalb, wenn das Herz ruhig ist, ist der Shen klar. Hun folgt dem Shen. Deshalb, wenn der Shen verwirrt ist, dann schweift Hun rastlos umher. Dies sind die Beziehungen von Shen und Hun.

Ebenso kann man sich vorstellen, dass Jing zusammen mit Po alles Yin bildet. Was ist damit gemeint, wenn Po in enger Verbindung mit Jing aus- und eintritt? In der Tat, Jing, die Essenz bildet die materielle Gestalt *wù* 物, sie ist von schwerer und trüber Substanz, deshalb vollendet sie auch die körperliche Form. Der Nutzen der Po-Seele besteht darin, dass sie die Grundlage und Voraussetzung für die Bewegungsenergie und -kraft *dòng néng* 動能 ist, außerdem kann sie Schmerzen und Jucken empfinden.

Das Jing bringt das Qi hervor, wenn Qi sich ansammelt, gibt es einen Überfluss an Jing. Po steht in Verbindung mit Jing, deshalb, wenn der Körper stark ist, ist auch die Po-Seele robust. Dieses sind die Beschreibungen von Jing und Po. Man kann sich ebenfalls merken, dass Shen das Yang im Yang ist, Hun das Yin im Yang, Jing das Yin im Yin und Po das Yang im Yin. Dies ist eine zusätzliche Unterscheidung von Yin und Yang.“[96]

---

[96] **Zhang Jie Bin**: *Lèi Jīng* 類經 = „Der geordnete Klassiker“, 1624 n. Chr. Ausgabe Beijing 1965, S. 48-51.

Die Körperseele Po formt die Essenzen und gestaltet das Körperliche. Ohne die Körperseele wäre unser Jing nur ein Haufen träger, wenn auch kostbarer Substanz, Struktivpotenzial eben, das auf eine Möglichkeit wartet, Gestalt zu erlangen. Po ist die Mutter des Jing, ebenso wie Metall das Wasser hervorbringt!

Das *Guān Yĭn Zi* 關尹子, ein daoistischer Klassiker aus der Tang-Zeit (742 n. Chr.), beschreibt minutiös die Beziehungen zwischen den einzelnen Wandlungsphasen und den *Wu Shen*:

„Jing, das ist Wasser, Po, das ist Metall, Shen, das ist Feuer und Hun, das ist Holz. Jing beherrscht Wasser, Po beherrscht Metall; Metall bringt Wasser hervor, deshalb, was das Jing anbetrifft, Po bewahrt es auf.

Shen beherrscht Feuer, Hun beherrscht Holz; Holz bringt Feuer hervor, deshalb, was den Shen anbetrifft, Hun bewahrt es.

Jedoch, Wasser kann beim Formen der Dinge das Metall aufbewahren und es ruhen lassen, kann es wachsen und es üppig erblühen lassen. Dadurch werden Hun und Po geschieden.

Jedoch, Feuer kann beim Formen der Dinge das Metall schmelzen und auflösen, das Holz ansengen und es verbrennen, dadurch werden Hun und Po verdunkelt.

Jedoch, das Jing, am Himmel ist es Kälte, auf der Erde Wasser und im Menschen Feinststoff. Shen, am Himmel ist es Hitze, auf der Erde Feuer und im Menschen Geist. Po, am Himmel ist es Trockenheit, auf der Erde Metall und im Menschen Körperseele. Hun, am Himmel ist es Wind, auf der Erde Holz und im Menschen Geistseele.

Allein, das Jing des Ich kann die Essenzen der 10.000 Dinge von Himmel und Erde vereinigen, zum Beispiel beim Vereinigen von 10.000 Flüssen zu einem Gewässer.
Allein, der Shen des Ich kann die Geister der 10.000 Dinge von Himmel und Erde vereinigen, zum Beispiel beim Vereinigen von 10.000 Feuer zu einem Feuer.
Allein, die Po-Seele des Ich kann die Po-Seelen der 10.000 Dinge von Himmel und Erde vereinigen, zum Beispiel beim Formen und Einschmelzen der verschiedenen Metalle zu einem einzigen Metall.

Allein, die Hun-Seele des Ich kann die Hun-Seelen der 10.000 Dinge von Himmel und Erde vereinigen, zum Beispiel, indem beim Formen von Holz andere Hölzer miteinander verbunden werden und ein einziges Holz hervorbringt.

Daraus folgt, die 10.000 Dinge von Himmel und Erde (enthalten) alle meine Essenz, meinen Geist, meine Körperseele und meine Geistseele. Aber was ist es, das vergeht, was ist es, das entsteht?" [97]

**Resümee**: Die Geister, die ich rief, kommunizieren alle miteinander nach den Regeln der 5 Wandlungsphasen. Dabei zeigt sich, dass die Verflechtung von Himmel-Erde-Mensch auch auf die *Wu Shen* angewendet wird: denn Kälte und Wasser ist von gleicher Art wie das Jing, die Essenz, Hitze und Feuer ist von gleicher Art wie Shen, der Geist, Dürre und Metall entsprechen der Körperseele Po und Wind und Holz der Geistseele Hun.

So trägt jedes Individuum („Ich") den ganzen Kosmos in sich vereint und es gibt nichts, dass geboren wird und nichts, was sterben muss, es gibt also keine Spaltung, Differenzierung oder Isolierung. Der Autor des *Guan Yin Zi* möchte hier einen perfekten Gleichgewichtszustand beschreiben, der jenseits der polaren Wirklichkeit möglich ist. Er versucht, dem Leser das Dao präsentieren, das die 10.000 Dinge ohne Mühe vereinigt hat.

Auffällig ist, dass hier (noch) die Erde fehlt, die mit ihrem Geist der Vernunft (*yì* 意 = das gerichtete Denken) durch gedankliches Assimilieren die Wirklichkeit neu erschafft. Kommt die Erde hinzu, wird durch das Ich gefiltert und der Andere kommt ins Spiel, der Mensch wird aus seinem Paradies vertrieben und immer aufs Neue in Widersprüche verwickelt.

„Nachdem nun die Erde in den Kreislauf eingeschaltet worden ist, ist das Ich ein falsches Ich geworden und wird nun in einer „realen" Welt umgetrieben und fortwährend neu geschaffen, d. h. in einem Circulus virtuosus von Objekten beeinflusst." [98]

---

[97] Übersetzung der Schriftzeichen aus: **Hans Steininger**: Hauch- und Körperseele und der Dämon bei *Kuan Yin Tze*, Leipzig 1953, S. 33-36.

[98] **Hans Steininger** (wie Anm. 97), S. 37.

### 5.12.4. Das Zusammenwirken von Hun und Po

Grundsätzlich verhalten sich Hun und Po wie Yin und Yang!

**Im Mutterleib**: „im 7. Monat (der Schwangerschaft) wandert die Hun-Seele, das Kind kann den linken Arm bewegen; im 8. Monat wandert die Po-Seele, das Kind kann den rechten Arm bewegen. (*Chen Zi Ming*, 1237 n. Chr.).

**Im Menschenleben**: „Hun beschreibt die Idee eines ständigen ruhelosen Umherfliegens; es ist das Qi des Shao Yang (Holz) und ist im Menschen nach außen gerichtet. Hun beherrscht den Charakter *xìng* 性 des Menschen. Po beschreibt die Idee eines zwanghaften Druckes im Menschen; es ist das Qi des Shao Yin (Metall) und wirkt nach innen gerichtet. Po beherrscht das Temperament *qíng* 情 des Menschen. Hun ist verbunden mit dem Ausmerzen *yún* 芸, so dass das Schädliche im menschlichen Charakter entfernt wird. Po ist verbunden mit Klarheit und Reinheit *bái* 白 (wie im Metall), damit die Gefühlsregungen im Inneren beherrscht werden können.“ [99]

**Im Tod**: „Hun ist Qi und kehrt zum Himmel zurück; Hun ist der Überfluss des Shen. Po ist Gestalt und kehrt zur Erde zurück: Po ist der Überfluss des Dämonischen (Gui). Die höchste Lehre ist, die Gui und Shen zu harmonisieren.“ (*Li Ji* = Buch der Riten)

**Im Streben nach Unsterblichkeit**: Der daoistische Klassiker *Guan Yin Zi* beschreibt das rechte Verhältnis von Hun und Po wie folgt:

„Der gewöhnliche Mensch nimmt Po, um Hun zu ergreifen, das bedeutet: Metall hat zuviel und Holz ist nicht genug. Der Weise nimmt Hun, um Po zu bewegen, das bedeutet: Holz hat zuviel und Metall ist nicht genug. Denn die in der Körperseele aufbewahrte Geistseele vervollständigt jene. Und im Schweifen folgt die Körperseele der Geistseele. Die Geistseele weilt am Tage in den Augen und die Körperseele wohnt in der Nacht in der Lunge. In den Augen wohnend, kann diese sehen, in der Lunge hausend kann jene träumen. Was das Sehen anbelangt, so hat die Geistseele nichts, was sie unterscheidend teilen und trennen kann.

[99] *Bai Hu Tong De Lun*, übersetzt in **Joseph Needham**: Science and Civilisation in China, Volume V, 2, Cambridge 1974, S. 87.

Wenn man Unterscheidungen trifft, dann muss man sagen, Himmel und Erde sind die Gewohnheiten der Geistseele. Was das Träumen anbelangt, so hat die Körperseele (ebenfalls) nichts, was sie unterscheidend teilen und trennen kann. Wenn man (auch hier) Unterscheidungen trifft, dann muss man sagen, der Andere und das Ich sind die Gewohnheiten der Körperseele." [100]

Um ein wahrhaftiger Mensch *zhēn rén* 真人 zu werden, muss der Adept seine Hun-Seele pflegen und die Po-Seele erleichtern, d. h. sich vom materiellen Streben und Begehren befreien. Dann wird die leichte Körperseele zum Begleiter der Geistseele und vermag die Grenzen von Raum und Zeit zu überwinden! Hält die Geistseele sich frei von den Abhängigkeiten der triebhaften Körperseele, so steigt sie irgendwann als unsterblicher Geist zu den himmlischen Gefilden empor, andernfalls irrt sie als Dämon gespenstisch durch die Welt und stirbt.

„Dämon 鬼 plus Hauch 云 ist Geistseele 魂. Dämon 鬼 plus Blässe 白 ist Körperseele 魄. So steht es in den Schriftzeichen.

Dämon ist das, was der Tod des Menschen abwandelt. Hauch ist Wind, Wind ist Holz. Blässe ist Qi, Qi ist Metall. Wind ist zerstreut, daher leicht und klar, das Leichte und Klare geht auf zum Himmel. Metall ist fest und daher schwer und dickflüssig. Das Schwere und Dickflüssige geht in die Erde. Wenn die Körperseele leicht und klar ist, folgt sie der Hauchseele und steigt. Wenn die Hauchseele schwer und dickflüssig ist, folgt sie der Körperseele und sinkt ab.

Was durch Güte steigt, wird zum Begleiter des Holzsterns, was durch Gerechtigkeit steigt, wird zum Begleiter des Metallsterns. Was durch Sittlichkeit steigt, wird zum Begleiter des Feuersterns, was durch Weisheit steigt, wird zum Begleiter des Wassersterns. Was durch Treue steigt, wird zum Begleiter des Erdsterns.

Ist etwas, das durch Unmenschlichkeit absinkt: Holz reißt es an sich.
Ist etwas, das durch Ungerechtigkeit absinkt: Metall reißt es an sich.
Ist etwas, das durch Unanständigkeit absinkt: Feuer reißt es an sich.
Ist etwas, das durch Unwissen absinkt: Wasser reißt es an sich.
Ist etwas, das durch Untreue absinkt: Erde reißt es an sich." [101]

---

[100] **Hans Steininger** (wie Anm. 97), S. 52-53.
[101] **Ebd**. S. 74-76.

### 5.12.5. Die Aufteilung in sieben Po-Seelen

Seit der späteren Han-Zeit (ca. 200 n. Chr.) wurden Hun und Po weiter differenziert und symbolisch den Ordnungszahlen Drei (3) und Sieben (7) zugeordnet.

Die sieben Po-Seelen stehen am Himmel in Verbindung mit den sieben Planeten und den sieben Sternen des großen Bären, auf der Erde mit den sieben Meeren und den sieben Schätzen des Kaisers und im Menschen mit den sieben Körperöffnungen *qī qiào* 七竅 und den sieben Leidenschaften *qī qíng* 七情. 7 x 7 Tage ist die festgelegte Trauerzeit eines Angehörigen, 7 x 7 Jahre ist die reguläre „Amtszeit" des *Chong Mai* und des *Ren Mai*, um für die Fruchtbarkeit und damit für die biologische Grundfunktion der Frau zu sorgen.

In der traditionellen chinesischen Familie gab es die sieben Gründe für den Mann, sich von seiner Ehefrau scheiden zu lassen (*qī chū* 七出 = „die sieben Austritte"):

*wú zi* 無子 = Kinderlosigkeit
*yín yī* 淫泆 = ausschweifendes Leben
*bù shì jiù gū* 不事舅姑 = nicht den Schwiegereltern dienen
*duō yán* 多言 = Schwatzhaftigkeit
*dào qiè* 盜竊 = Diebstahl
*dù jì* 妒忌 = Eifersucht
*è jí* 惡疾 = unheilbare Krankheiten[102]

---

[102] Kein einfaches Los für die Ehefrau in der chinesischen Kaiserzeit. Obwohl die Entwicklung einer eigenen Frauenheilkunde seit der Song-Dynastie auch ein größeres Interesse an der Gesundheit der Frau zeigt, wird sie hier noch stärker an ihre Rolle innerhalb der Familie gebunden. Die Aufgabe der Erziehung hatte, wie bei uns auch, hauptsächlich die Mutter, da der Vater sich oft seines Amtes wegen fern von der Heimat aufhalten musste. So konnte die Gesundheit der Frau in ihrer Rolle als Garantin von männlichem Nachwuchs und dessen erfolgreicher Erziehung an Bedeutung gewinnen.
Im China der Song-Dynastie kam auch der Brauch des **Fußbindens** (*chán zú* 纏足) bei Frauen auf, der sich allmählich über das ganze Land verbreitete und sich bis in das 20. Jahrhundert erhalten hat. Auch dieses Ritual hatte den Zweck, die Frau an Heim und Herd zu binden und eigenständige Schritte nach außen zu verhindern. Dann sollte sich durch den trippelnden Gang der so behinderten Frauen auch die Beckenmuskulatur trainieren, damit ihre Vagina so eng und straff wie die einer Jungfrau blieb und dem Mann im Liebesspiel besondere Wonnen schenken konnte. **Sigmund Freud** sagt dazu in seinem Beitrag über Fetischismus: „Eine andere Variante, aber auch eine völkerpsychologische Parallele zum Fetischismus möchte man in der Sitte der Chinesen erblicken, den weiblichen Fuß zuerst zu verstümmeln und den verstümmelten Fuß dann wie einen Fetisch zu verehren. Man könnte meinen, der chinesische Mann will es dem Weibe danken, dass es sich der Kastration unterworfen hat."

Die drei Hun-Seelen entsprachen u. a. den drei Lichtern am Himmel (Sonne, Mond und Sterne), den drei Inseln der Heiligen auf der Erde und den 3 Kostbarkeiten im Menschen *shén* 神, *qì* 氣 und *jīng* 精.

Zusammen ergeben die sieben Po und die drei Hun zehn Seelenanteile, die zu harmonisieren die wichtigste Aufgabe im Menschenleben (eines Daoisten) ist, um das Eine (das Dao) zu erlangen.

**Möglichkeiten**

„Kannst du die Einheit der Geist- und Körper-Seelen bewahren und so deine Ganzheit erreichen?

Kannst du dein Qi leiten und dadurch weich und geschmeidig wie ein Neugeborenes werden?

Kannst du in die tiefsten Tiefen deiner Visionen vordringen ohne Fehler und Irrtümer?

Kannst du dein Volk lieben und dein Reich regieren, indem du dich im Nicht-Tun übst?

Kannst du deine Himmelspforten öffnen und schließen und dabei wie ein Vogelweibchen sein?

Kannst du mit völliger Klarheit alles durchdringen, ohne am Wissen haften zu bleiben?

Hervorbringen, aber nicht besitzen, handeln, aber nicht beharren, führen, aber nicht beherrschen, das nennt man die geheimnisvolle Kraft des Dao."

(*Lao Zi*, Kap. 10).

---

**Sigmund Freud**: Fetischismus (1927), in: Freud-Studienausgabe Psychologie des Unbewussten Band 3, Frankfurt a. M. 1975, S. 388.

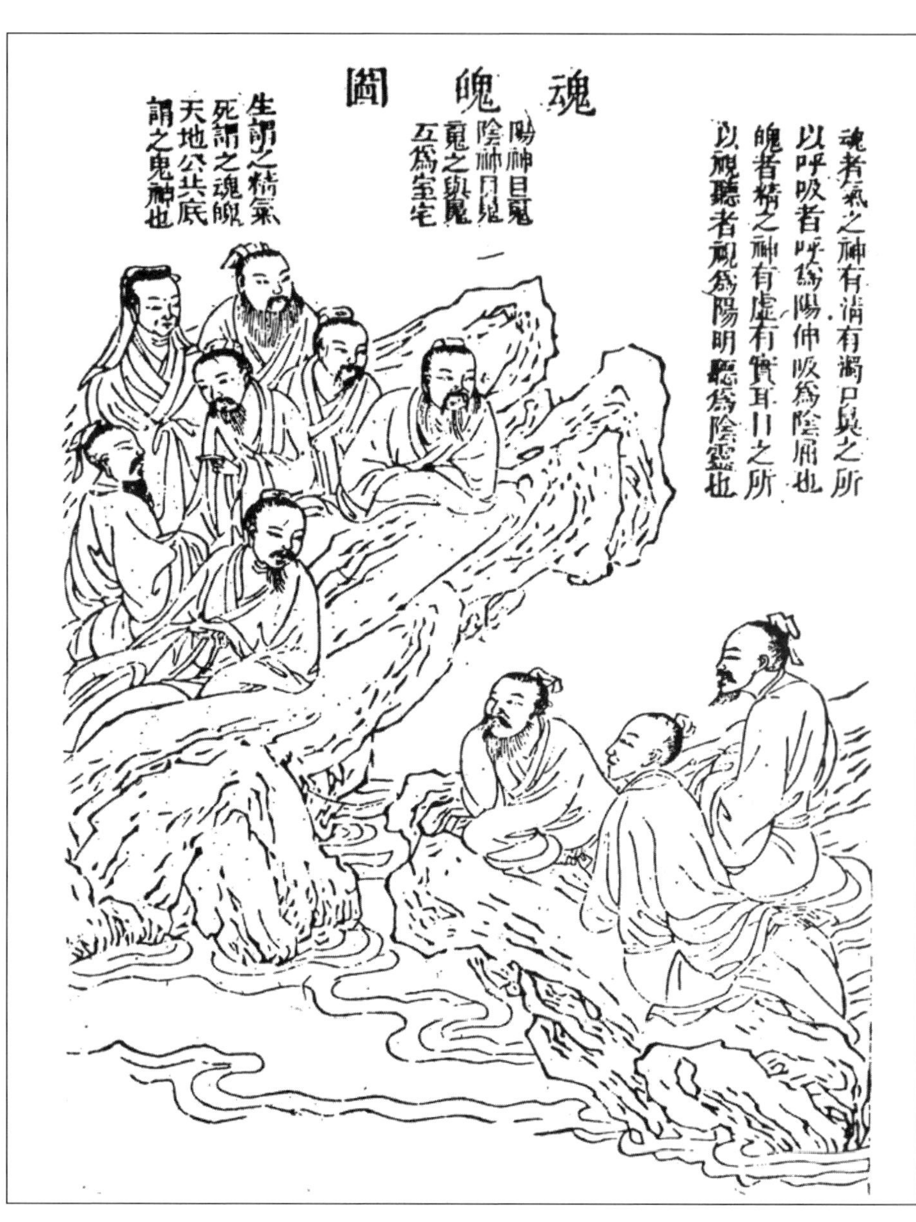


*Abbildung 40: Drei Hun und sieben Po in Vollversammlung*

Wenn auch nur eine der Seelen „aus der Reihe tanzt", entstehen Krankheiten.

„Jedermann, egal ob weise oder dumm, weiß, dass sein Körper Hun und Po enthält. Wenn auch nur eine (der Seelen) den Körper verlässt, entsteht eine Krankheit. Wenn alle (Seelen) den Körper verlassen, stirbt der Mensch. Im ersten Fall können Wu-Zauberer die Seele mit magischen Ritualen zurückhalten, im zweiten Fall gibt es Trauerrituale, um sie zurückzurufen.

Die drei Hun-Seelen sind klar, aufsteigend und Yang im Wesen; sie verschmelzen oben mit dem Himmel. Die sieben Po-Seelen sind dunkel, absinkend und von Natur aus Yin. Sie lösen sich in der Erde auf.

Die Hun und Po sind von allen Dingen am engsten mit uns verbunden. Sie sind wie Perlen aufgereiht in einer Kette. Der Körper ist der einzige Faden, der sie zusammenhalten kann. Im Verlauf unseres Lebens wird wahrscheinlich niemand diese Seelen sehen oder hören. Aber gibt es irgendeinen, der sagt, es gäbe sie nicht? [103]

Und in einem anderen daoistischen Klassiker aus der Tang-Zeit finden wir zur Entstehung der drei Hun und sieben Po:

„Im dritten Monat (der Schwangerschaft) lässt der Geist des Yang *yáng shén* 陽神 die drei Hun-Seelen ins Leben kommen. Im vierten Monat bildet die Wirkkraft des Yin *yīn líng* 陰靈 die sieben Po-Seelen als Wächter der körperlichen Form."[104]

Einen interessanten Beitrag zur Klärung der Unterschiede zwischen den Hun- und Po-Seelen liefert ebenfalls ein daoistischer Klassiker, der in der großen Sammlung daoistischer Texte *Dào Zàng* 道藏 zu finden ist. Im *Tài Shàng Chú Sān Shī Jiǔ Chóng Bǎo Shēng Jīng* 太上除三尸九虫保生經 = „Der höchste Klassiker über das Beseitigen der drei Leichname und der neun Würmer zum Schutze des Lebens" lesen wir über die Po-Seelen:

[103] *Bao Pu Zi*, 3. Jahrhundert n. Chr., in der Übersetzung von **Joseph Needham**: Science and Civilisation in China, Volume V, 2, Cambridge 1974, S. 89.
[104] *Tai Shang Lao Jun Nei Guan Jing*, ca. 650 n. Chr., zitiert in **Chen Zi Ming**: *Fù Rén Dà Quán Liáng Fāng* 婦人大全良方 = vollständige Sammlung wirksamer Rezepte für verheiratete Frauen, (1237 n. Chr), Volksverlag Beijing 1985 S. 304.

„Man sagt, die sieben Po-Seelen bestehen aus der Kraft des angesammelten Yin. Ihre Form ist von der Art eines Dämons. Sie verursachen im Menschen viel Begehren, sie führen zu Schäden durch Überanstrengungen, sie können wichtige Lebensfunktionen plötzlich verstopfen und blockieren. Sie lieben das Schmutzige und lieben nicht das Saubere, sie bewirken, dass Leichname wandern können und handeln so dem Leben zuwider.

Sie wenden sich dem Tod zu und schmeicheln ihm, sie täuschen und betrügen. Sie sehnen sich nach Liebe und weiblicher Sinnlichkeit, Tag und Nacht frönen sie dem Übel der Leidenschaften. Sie bedrängen die Menschen, so dass sie frühzeitig sterben. Um zu verhindern, dass die Dämonen der Lust eintreten können, muss das menschliche Leben vor ihnen geschützt werden. Ihre Namen sind: Leichenhund, lauernder Pfeil, drängendes Yin, gieriger Räuber, fliegendes Gift, Dreckbeseitiger, stinkende Lunge."[105]

Die Namen der sieben Po-Seelen sprechen für sich: Sie suggerieren üble Einflüsse aus allen Richtungen und versprechen ein destruktives Wirken im Menschen. Ihr Antlitz ist widerwärtig.[106]

## 1. *Shī Gǒu* 尸狗 = „Leichenhund"

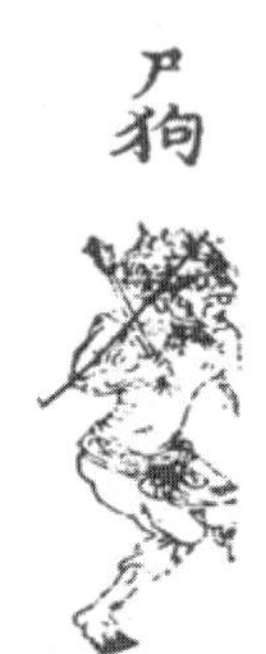


Ist ein Schimpfwort (wie bei uns „Dummer Hund"). Diese Seele produziert schmähende Worte, die verletzen und kränken.

*Shī* 尸 = Leichnam oder Kadaver bezeichnet einen Zustand, in dem Hun den Körper bereits verlassen hat und Po die Alleinherrschaft übernimmt. Scheintote oder Patienten im Koma sind Beispiele dafür (siehe später).

[105] *Tai Shang Chu San Shi Jiu Chong Bao Sheng Jing*, Dao Zang 896, in: *Zhèng Tǒng Dào Zàng* 正統道藏 = Schätze des Dao aus der Zheng Tong-Periode), erster Druck 1444, Nachdruck 1924 durch Commercial Press, 60-bändige Ausgabe, Band 18, S. 430-431.

[106] Alle Abbildungen stammen aus dieser Schrift.

## 2. *Fú Shǐ* 伏矢 = „lauernder Pfeil“

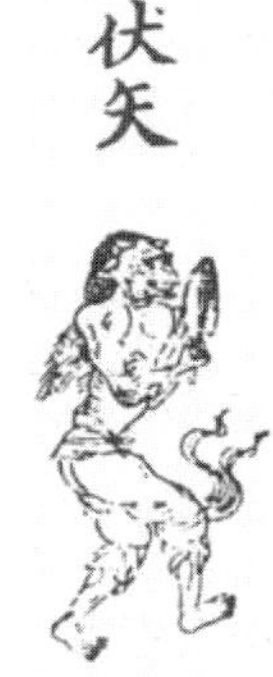


Eine Metapher für plötzliche, heimtückische Erkrankungen, die einen blitzartig umwerfen. Verletzungen im Krieg durch Schusswunden; von hinten angeschossen zu werden;

*Fú* 伏 bedeutet auch: sich niederkauern, sich niederwerfen, im Hinterhalt lauern.

## 3. *Què Yīn* 雀陰 = „drängendes Yin“

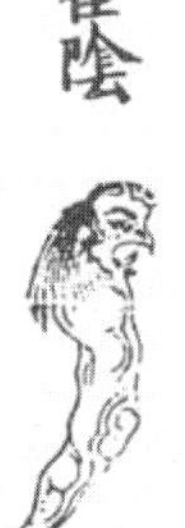


Eine Umschreibung für einen exzessiven Sexualtrieb; übermäßige sexuelle Betätigung ist ein „Jing-Räuber“ *par exellance*. Wir wissen nun, dass das Drängen in den Genitalien eine übermäßig agierende Po-Seele ist. Man denke nur an die Geschichte von *Xi Men* und seinen sechs Frauen, der zu einem ernsten Fall von Jing-Verlust führte. (Siehe: Die Wandlungsphase Wasser)

## 4. *Tūn Zéi* 吞賊 = „gieriger Räuber“

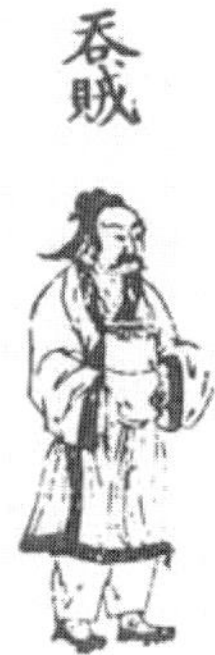


Ist die Körperseele, welche haben und besitzen will; sie schafft die Gier nach Reichtum, Macht und Geltung, sie hat Besitzstreben und provoziert im Extremen kriminelles Verhalten; Diese Form der Persönlichkeit ist weiter oben unter der Tugend und dem natürlichen Verhalten des Metalls beschrieben.

5. *Fēi Dú* 飛毒 = „fliegendes Gift"

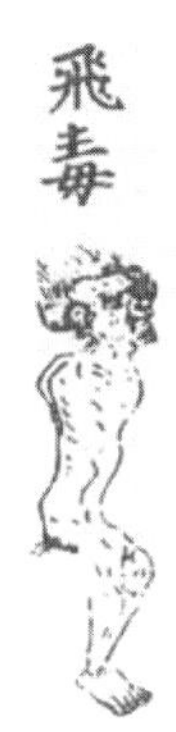

Sie nimmt toxische Einflüsse auf und entwickelt schwerste Infektionserkrankungen, z. B. Pocken *fēi dòu* 飛痘, Lepra oder Tuberkulose; diese Körperseele ist verantwortlich für ansteckende Krankheiten, für Epidemien, für alle plötzlich heranfliegenden Übel, sie machen es möglich, dass die acht Leere-Winde einen schwer erkranken lassen. (Siehe: Die Wandlungsphase Holz)

6. *Chú Huì* 除穢 = „Dreckbeseitiger"

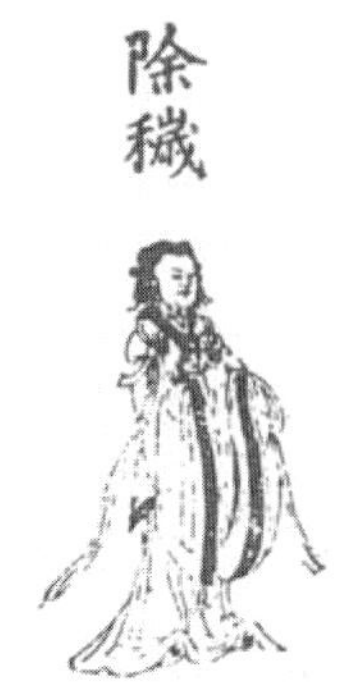

Ist hier dargestellt als weibliche Figur. Sie scheint Entsorgungsaufgaben zu haben. Die sechste Po-Seele ist die einzige, die irgendwie Vertrauen einflösst und die eine Art Gegenbewegung zu den destruktiven Aktivitäten der anderen Seelen darstellt. Wir haben hier den Hinweis auf den Dickdarm und die Haut, welche Schmutziges *zhuó qì* 濁氣 ausscheiden können.

7. *Chòu Fèi* 臰肺 = „stinkende Lunge"

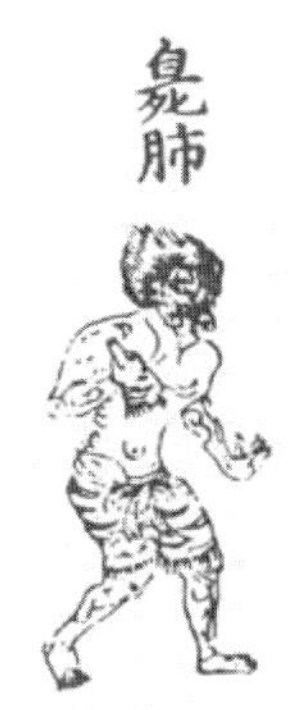

Die stinkende Lunge beschreibt möglicherweise den Zerfall der Lunge bei einer verzehrenden Krankheit (TBC, Lungen-CA, Lungenabszess etc.). Wir können bei dieser Körperseele auch den Drang nach Selbstzerstörung vermuten, wie es z. B. durch Drogen und Nikotinabusus so grausam passiert.

„Der menschliche Körper hat sieben Po-Seelen, alle stehen für schmutzige Dämonen im Körper. Für gewöhnlich hausen sie (im Menschen), wenn Neumond und Vollmond ist. Am Abend des letzten Tages des Monats schweifen sie umher und lassen Schmutz und Schlamm zurück.

Oder sie stehen in Verbindung mit Blut und Essen oder kommen im Gefolge eines Dämons oder Spuckgeistes, oder sie nehmen einen gestorbenen Leichnam und treten in ihn ein.
Oder sie bewirken, dass schon ein Neugeborenes unzüchtig *yín* 淫 wird oder Ehebruch *jiān* 奸 das Haus unterjocht.
Oder sie sprechen über die Verbrechen *zuì* 罪 der Menschen und rufen nach der öffentlichen Polizei *guān hé bó* 官河伯.
Oder sie verwandeln sich und werden zu Kobolden und Monstern. Oder sie senden den Menschen verabscheuungswürdige, vierbeinige Ungeheuer mit Menschengesichtern *mèi* 魅.
Oder sie sorgen dafür, dass Dämonen eintreten können mit üblen Schlachtrufen aller Art, um Fremde zu vernichten.

All dies sind die Verbrechen der Po-Seelen. Die Menschen sterben zu lassen liegt in der Natur der Körperseelen. Sie verderben die Wünsche der Menschen, alles dient nur dazu, sie mit den Krankheiten der Po-Seelen zu verbinden. Die sieben Po bilden die Kraft des versammelten Yin. Sie verursachen viele Begierden, viele Verletzungen, viele Strapazen und viel Dreck. Sie sind wie schlecht bemalte Schauspieler *bù hǎo jìng* 不好淨 (aus der Peking-Oper).[107] Sie schweifen umher, lieben die Sinnlichkeit und bringen die Menschen in Situationen, die sie ins Eintrittstor des Todes führen!“[108]

Die oben aufgezählten „Übeltaten“ der Po-Seelen lassen sich ohne Mühe auf unsere heutige Zeit übertragen und machen deutlich, wie stark der Mensch bereits im China des 8. Jahrhunderts von seinen Begierden geplagt wurde und welche zerstörerische Kraft in der Körperseele liegt.

Es scheint, als ob die triebhafte Körperseele kulturübergreifend und zeitlos das Schlechte in allen Menschen hervorzubringen vermag.

---

[107] Die wichtigsten Rollen in der Pekingoper *jīng jù* 京劇 sind in vier Gruppen aufgeteilt: *shēng* 生 = männliche Rollen, *dàn* 旦 = weibliche Rollen, dann die *jìng* 淨 = Rollen mit maskenartig geschminkten Gesichtern und *chǒu* 丑 = Spaßmacher- oder Clownsrollen. An den kräftigen Farben der bemalten Gesichter lassen sich die Charaktere der Figuren leicht erkennen. Mit Ausnahme der Dan sind alle Rollen männlich.

[108] *Tai Shang Chu San Shi Jiu Chong Bao Sheng Jing* (wie Anm. 105), S. 431.

Bei den krankmachenden Faktoren in der chinesischen Medizin stehen die sieben Po-Seelen in der Regel synonym für die sieben Leidenschaften *qī qíng* 七情. Diese sind klassischerweise, wie erstmalig im Buch der Riten aufgezeichnet, Freude *xǐ* 喜, Ärger *nù* 怒, Kummer *bēi* 悲, Furcht *kǒng* 恐, Hass *è* 惡, Liebe *ài* 愛 und Begehren yù 慾.

Im *Nei Jing* finden wir anstelle von Liebe das Nachdenken *sī* 思, anstelle des Hasses Schock oder Schrecken *jīng* 驚 und anstelle des Begehrens die Sorge *yōu* 憂. Zuviel Freude schädigt das Herz, zuviel Ärger schädigt die Leber, zuviel Kummer schädigt die Lunge, zuviel Furcht schädigt die Niere, zuviel Grübeln schädigt die Milz, zuviel Schrecken schädigt Herz und Niere und zuviel Sorge schädigt Milz und Lunge.

Die sieben Po werden als böse, unheilbringende Dämonen beschrieben, die im Menschen triebhaftes und kriminelles Verhalten sowie Leidenschaften induzieren. Sie sind ebenfalls für auszehrende Erkrankungen verantwortlich. Leider gibt es in der Literatur keine konkreten Zuordnungen der sieben Po zu den sieben Gefühlserregungen. Wenn hier der Versuch gewagt wird, eine solche Zuordnung zu treffen, so geschieht dies aufgrund eigener – durchaus spekulativer – Überlegungen und hat keine Grundlage in einem klassischen Text.

*Shī Gǒu* 尸狗 = Leichenhund – Grübeln und Sorge (Milz)
*Fú Shǐ* 伏矢 = lauernder Pfeil – Ärger und Hass (Leber, Milz)
*Què Yīn* 雀陰 = drängendes Yin – Freude und Begehren (Herz)
*Tūn Zéi* 吞賊 = gieriger Räuber – Furcht und Begierde (Niere, Herz)
*Fēi Dú* 飛毒 = fliegendes Gift – Schrecken und Furcht (Niere, Herz)
*Chú Huì* 除穢 = Dreckbeseitiger – Sorge und Hass (Milz)
*Chòu Fèi* 臭肺 = stinkende Lunge – Kummer und Begehren (Lunge).

Die Po-Seelen haften am Materiellen und beherrscht die Instinkte. Ungesteuerte Triebbefriedigung und Leidenschaften zehren den Körper aus und erschöpfen schließlich das Qi. Das *Ling Shu* schreibt dazu:

„Exzessive Freude und Lust schädigt die Körperseele Po, welche in der Lunge sitzt. Ist Po geschädigt, entsteht Irrsinn *kuáng* 狂. Beim Irrsinn ist der Kranke nicht mehr in der Lage, seine Gedanken für sich zu behalten. Die Haut wird trocken, die Haare erbleichen, das Gesicht erblasst und der Betroffene stirbt im Sommer." (Kap. 8)

## 5.12.6. Po beherrscht die sinnliche Wahrnehmung

Nach der Geburt vermittelt uns die Körperseele die Fähigkeit des Empfindens und Fühlens. Wenn Po präsent ist, sind Augen und Ohren scharf und können Töne und Farben unterscheiden.

„Po, das ist der Geist des Jing.
Es gibt Leere und Fülle (des Jing).
Ohren und Augen können dann hören und sehen.
Sehen ist leuchtendes Yang, Hören ist wirksames Yin.“[109]

Und *Zhang Jie Bin*, der Autor des *Lei Jing* sagt:

„Die Körperseele ist aktiv und beweglich, über sie können Schmerzen und Jucken empfunden werden.“[110]

Wir sehen hier die Beziehungen Metall-Lunge-Haut-Körperseele, vermittels derer sinnlich wahrgenommen werden kann. Diese Beziehungen erklären z. B. die somatische Darstellung von emotionalen Spannungen auf der Haut oder unerträgliches Hautjucken, das zum Wahnsinn treibt.

Es ist die Po-Seele, über die wir die Nadelsensation, das *de qì* 得氣, bei der Akupunktur erfahren. Ebenso bedingen sich eine sensible Schmerzempfindung und ein gut arbeitendes *wèi qì* 衛氣. Denn wenn der Schmerz ein Abwehrmechanismus des Körpers ist, dann steckt die Körperseele Po dahinter, deren wesentliche Funktion es ist, das Überleben zu sichern. *Wei-Qi* ist ein Aspekt des Lungen-Qi, Po ist im Qi zuhause und drückt der Wirksamkeit des Qi seinen Stempel auf.

Die zunehmende Entspannung im Verlauf einer Nadeltherapie und die Verbesserung der Nadelempfindung beim Patienten sind ebenfalls Ausdruck einer entspannten und präsenten Po-Seele. Die Prognose ist günstig, wenn dieses eintritt, zeigt es doch, dass die Körperseele zu ihrer eigentlichen Bestimmung, nämlich für den Körper zu sorgen, zurückgekehrt ist.[111]

---

[109] *Xing Ming Gui Zhi*, (1615 n. Chr.), übersetzt aus **Needham** (wie Anm. 99), S. 91.

[110] **Zhang Jie Bin** (wie Anm. 96), S. 50.

[111] Jedem aufmerksamen Behandler wird schon aufgefallen sein, dass Patienten nach einer längeren Behandlungsphase das *de Qi* so deutlich spüren, dass es beinahe unangenehm ist. Hier sollten die Behandlungsabstände verlängert oder sogar eine Pause eingelegt werden.

### 5.12.7. Po und seine Beziehung zum Qi

Die Lunge beherrscht das Qi und kontrolliert alle rhythmischen Lebensäußerungen. Besonders die Atmung zeigt den pulsierenden Rhythmus der Körperseele. Ist das Lungen-Qi ausreichend, dann ist die Atmung tief und Po erreicht die Essenzen der Nieren. Ist das Lungen-Qi schwach, ist Po nicht gefestigt, und Krankheiten im oberen Erwärmer entstehen.

Das *Ling Shu* sagt: „Die Lunge speichert das Qi. Qi ist die ‚Hütte' von Po. Wenn das Lungen-Qi in Leere ist, ist die Nase ‚erkältet' und nur wenig Luft kommt hindurch. Wenn das Lungen-Qi in Fülle ist, ist die Atmung keuchend, die Stimme rauh und die Brust übervoll." (Kap. 8)

Atemführende Übungen wie z. B. *qì gōng* 氣功 sind eine exzellente Methode, um eine diffuse Körperseele zu konsolidieren. Dies mag einer der Gründe sein, warum Atemübungen so weit in der chinesischen Bevölkerung verbreitet sind. Selbst in einem populären chinesischen Roman der Qing-Zeit finden wir Hinweise darüber:

„Um das Innere zu harmonisieren, stärke zuallererst das Qi! So ernährst du Ying- und Wei-Qi, förderst den Appetit, beruhigst den Geist und besänftigst Po, die Körperseele. Dadurch wird Hitze und Kälte entfernt, die Speisen verdaut und Schleim aufgelöst. Schließlich wird das Jing stark und der Mut und die Klarheit gefestigt."[112]

Wenn Qi die „Hütte" der Körperseele ist, dann folgt Po allen Bewegungen des Qi, besonders der schützenden Funktion des *Wei-Qi*. Schützt das Wei Qi den Menschen vor pathogenen exogenen Faktoren, so verteidigt Po ebenso Körper, Geist und Seele vor üblen emotionalen und sozialen Einflüssen. Eine nicht gefestigte Körperseele macht uns verletzbar für negative Schwingungen im psycho-sozialen Bereich. Die *pò hù* 魄戶 = Türen des Po, also die Schweißporen, stehen offen, so dass üble Einflüsse sofort eindringen können. Andersherum sickern lebenswichtige Körperflüssigkeiten haltlos nach außen, man spricht von *pò hàn* 魄汗 = Po-Schweiß. Eine extreme Lungen-Qi-Schwäche ist die Ursache für die spontanen Schweiße, die Körperseele hat ihr zuhause verloren.

---

[112] Siehe im berühmten Roman: Traum der Roten Kammer (*Hóng Lóu Mèng* 紅樓夢) wie in http://www.cycnet.com/encyclopedia/literature/ancient/collection/hongluomeng (01.02.2007).

### 5.12.8. Po Men = der Anus

Die Bezeichnung *pò mén* 魄門 = Tor der Po-Seele für den Enddarm/Anus ist erstmalig im *Su Wen* zu finden:

„*Po Men* ist der Bote der 5 Zang-Organe, durch sie werden Wasser und Nahrungs-(Rückstände) ausgeschieden ohne sie länger zu sammeln.“ (Kap. 11)

Und das *Nan Jing* sagt:

„Das untere Ende (des Dickdarms) bildet das Po Men“. (Kap. 44)

*Xú Dà Chūn* 徐大椿, ein Kommentator des *Nan Jing* aus dem 18. Jahrhundert, erklärt dazu:

„Wenn die Speisen und Getränke hier ankommen, ist ihre Essenz und Fülle längst herausgezogen. Was übrig bleibt ist nur noch die materielle Erscheinung als Abfall und Rückstand. Deshalb nennt man das Rektum *Po Men* = Tor des Po. Ein anderer Name ist *guǐ mén* 鬼門 = Tor des Dämons (Tor zur Hölle). Ebenso, das Rektum ist verknüpft mit dem Dickdarm, dieser wiederum ist mit der Lunge wie Außenseite und Innenseite verbunden. Deshalb spricht man von *Po Men*.“[113]

Die Lunge speichert Po, die Körperseele, welche vom ersten bis zum letzten Atemzug instinktiv das menschliche Leben erhält.

Stirbt der Mensch, trennen sich Yin und Yang. Hun, die Geistseele steigt yang-gemäss nach oben und verlässt den Körper über den Punkt *Bai Hui* (Du 20), um sich mit dem Himmel zu verbinden. Po, die Körperseele sinkt yin-entsprechend nach unten ab und tritt aus dem Körper durch *Po Men*, dem Anus. Zusammen mit dem Körper zerfällt Po nach einiger Zeit und verbindet sich mit der Erde.

Dieser Prozess geschieht kontinuierlich, wenn die Lebensspanne *mìng* 命 des Verstorbenen erfüllt ist. Es gibt allerdings auch Situationen, wo Po sich nicht auflöst, sondern sich instinktiv ans Lebens klammert. Dies passiert, wenn die Lebensspanne nicht erfüllt wurde und noch Essenzen vorhanden sind.

---

[113] **Paul Unschuld**: Nan Ching, The Classic of Difficult Issues, Berkely 1986, S. 431.

Wenn Menschen durch einen Unglücksfall, einen Mord oder einer Hinrichtung eines gewaltsamen Todes sterben, dann klammern sich Jing und Po, Essenz und Körperseele, aneinander fest, denn das Verlangen zu leben ist übermächtig, solange noch Feinstmaterie vorhanden ist. Obgleich ent-hun(t), sucht sich die lebenshungrige Po-Seele ein Opfer unter den Lebenden.

Po als Yin-Geist wird zum Dämon *guǐ* 鬼, der den Körper und Geist derjenigen schädigen kann, die mit ihr in Kontakt kommen. Es entsteht die Krankheit *guǐ zhù* 鬼疰 = vom Dämon besessen, der Kranke sieht Gespenster, redet ständig über Geister oder zeigt ein irres, absurdes Verhalten. In späteren Zeiten, als sich eine systematische Entsprechungsmedizin herausbildete, entwickelte sich daraus das Konzept der Geisteskrankheiten *diān kuáng* 顛狂.

Nun werden nicht alle Menschen Opfer einer gierigen Körperseele und mutieren zu einem Dämon. Als besonders gefährdet gelten diejenigen Menschen, deren Hun-Seelen diffus bzw. nicht gefestigt ist oder gar gefährdet sind, verloren zu gehen.

Das *Nan Jing* sagt:

„Geht das Yang-Qi verloren, dann sieht man Dämonen.“ (Kap. 20)

... „Ein Pulsschlag während einer Atemperiode oder zwei Pulsschläge während zwei Atemperioden nennt man Abwesenheit der Hun-Seele. Wenn Hun abwesend ist, muss der Mensch sterben. Der Betroffene mag zwar noch in der Lage sein zu gehen, aber man spricht hier von einem wandernden Leichnam *xíng pò* 行魄.“ (Kap. 14).

*Zhang Shi Xian*, ein Kommentator aus der Ming-Zeit, sagt dazu:

„Hun gehört zum Yang und Po gehört zum Yin. Im Falle von nur einem Pulsschlag pro Atemperiode ist das Yang völlig erschöpft und seine Bewegungen abgeschnitten. In diesem Fall verlässt Hun den Körper während Po verweilt ... Dieser Mensch mag zwar noch gehen können, aber das nur, weil noch etwas Essenz zurückgeblieben ist. Sie hält den Po-enthaltenden Leichnam noch in Bewegung. Solch einen Menschen nennt man wandernder Leichnam.“[114]

---

[114] **Paul Unschuld**: Nan Jing (wie Anm. 113), S. 197.

## 5.12.9. Weitere Beziehungen zwischen Hun und Po

„Hun, das ist der Geist des Qi,
es gibt Klares und es gibt Trübes,
Mund und Nase sind es, womit man aus- und einatmen kann.
Ausatmen ist sich ausdehnendes Yang,
Einatmen ist sich zusammenziehendes Yin.

Po, das ist der Geist der Jing,
es gibt Leere und es gibt Fülle,
Ohren und Augen sind es, womit man sehen und hören kann.
Sehen ist das Leuchten des Yang *yáng míng* 陽明,
Hören ist die Wirkkraft des Yin *yīn líng* 陰靈.

Yang-Geist *yáng shén* 陽神 ist Hun,
Yin-Geist *yīn shén* 陰神 ist Po.
Hun und Po, zusammen sind sie wie Zimmer und Haus.

Im Leben nennt man sie Jing und Qi,
im Tode nennt man sie Hun und Po.
Himmel und Erde sind ihre gemeinsame Grundlage,
hier nennt man sie Gui und Shen.“[115]

Hun und Po, Geist- und Körperseele, sind die Repräsentanten von Shen im Mikrokosmos. Hun ist das aktive Wirken des kosmischen Geistes im Menschen, demnach Yang-Qi, Po dagegen die struktive, formgebende Kraft von Shen und so mit Jing eng verwandt.

Ebenso wie Yin und Yang, Jing und Qi, aufeinander wirken, sich konsumieren und regulieren, verhalten sich Hun und Po im geistig-seelischen Bereich. Im Leben sind sie aufeinander angewiesen, aber jeder versucht, den Seelenanteil des Anderen zu überwinden und die Herrschaft an sich zu reißen: Dr. Jekyll und Mr. Hyde, Animus und Anima, Bewusstsein und Instinkt, Götter und Dämonen. Aber Frieden findet nur der, dem es gelingt, die drei Hun-Seelen und die sieben Po-Seelen zu einer Vollversammlung einzuladen und jeder Stimme Gehör zu verschaffen. Nur dann ist eine Ganzheit nach *Lao Zi* möglich. Jede einseitige Fixierung, wie auf die geistige Entwicklung zu Lasten der körperlichen Bedürfnisse oder auf die Triebbefriedigung zu Lasten der geistigen Klarheit wird sich ungünstig auf das Leben auswirken und letztendlich zur Krankheit führen.

---

115 *Xing Ming Gui Zhi* (wie Anm. 109), S. 91.

Die folgende Tabelle fasst nochmals die wichtigsten Unterschiede zwischen der Geist- und Körperseele zusammen:

| Hún 魂 (Geistseele) | Pò 魄 (Körperseele) |
|---|---|
| ist die Wirkkraft des Yang und die Blüte des Qi | ist die Wirkkraft des Yin und die Fülle des Jing (Essenz) |
| kommt und geht mit Shen | tritt ein und aus mit Jing |
| Die Leber speichert Hun | Die Lunge speichert Po |
| Blut ist die Hütte von Hun | Qi ist die Hütte von Po |
| Die Bewusstheit der Persönlichkeit, die sich nach außen hin darstellt, das repräsentative Bewusstsein | Instinkte, Triebhaftigkeit, das lebenserhaltende Prinzip im Inneren |
| prägt Charakter, Natur und Wesen eines Menschen *xìng* 性 | prägt Emotionen, Leidenschaften und das Temperament eines Menschen *qíng* 情 |
| drei Hun-Seelen als symbolische Zahl des *Shao Yang* = Holz | sieben Po-Seelen als symbolische Zahl des *Shao Yin* = Metall |
| entsteht im dritten Monat der Schwangerschaft, wird aktiv im siebten Monat | entsteht im vierten Monat der Schwangerschaft, wird aktiv im achten Monat |
| steigt im Tod zum Himmel, wird zum *shén* 神 oder reinkarniert | sinkt im Tod zur Erde, löst sich auf oder wird ein Dämon *guǐ* 鬼 |
| beherrscht Präsenz, Phantasie und Kreativität eines Menschen | beherrscht Selbsterhaltungstrieb, Körper und Gestalt eines Menschen |
| ist bewegt, agierend, wie ein Feuer, das sich ausbreitet, wenn genug Holz vorhanden ist | ist ruhig und bewegungslos, wie das Wasser, das die Wirklichkeit wiederspiegelt |
| aktive Tätigkeit des Geistes, der denkend Nachforschungen anstellt (erlerntes Wissen) | passives Laufen lassen der Gedanken, die spontan an etwas erinnern (natürliches Gedächtnis) |
| ist hell und klar wie der Vollmond | ist dunkel und verborgen wie der Neumond |
| hat seine Wurzeln im Leber-Yin bzw. Leber-Blut | hat seine Wurzeln im Lungen-Qi |
| Trauer im Übermaß *bēi āi* 悲哀 schädigt die Hun-Seele | Freude und Lust im Übermaß *xǐ lè* 喜樂 schädigen die Po-Seele |
| Hun beherrscht das Geistige | Po beherrscht das Körperliche |

| | |
|---|---|
| nächtliches Träumen und tägliche Geistesabwesenheit sind Wanderungen der Hun-Seele auf Grund einer Leber-Yin (Blut-) Schwäche; Schwäche der Hun-Seele zeigt sich in übermäßiger Geistesabwesenheit mit Unruhe und Schwäche | wandernde Leichname, Zombies, maschinenartiges Verhalten oder ein komatöser Zustand bedeutet herrschende Po-Seele am Tag in Abwesenheit von Hun auf Grund einer Lungen-Qi Schwäche; im Schlafwandeln ist die Po-Seele in der Nacht aktiv und übernimmt das Kommando |
| Krankheiten zeigen sich im geistig-seelischen Bereich: Verwirrtheit, planloses Handeln, Phantasielosigkeit, Charakter-schwäche, Geistesabwesenheit Schlafstörungen und Konzentrationsprobleme | Krankheiten zeigen sich im psycho-somatischen Bereich: extreme Schwäche, Leichenblässe, extreme Trauer, Festhalten an Gefühlen, Leidenschaften, Süchte, sexuelle Perversionen |
| im Himmel ist es Wind, auf der Erde ist es Holz, im Menschen ist es Geistseele | im Himmel ist es Trockenheit, auf der Erde ist es Metall, im Menschen ist es Körperseele |
| Hun wird betrauert und zurückgerufen im Trauerritual | Po wird ängstlich gemieden und gefürchtet im Trauerritual |
| Hun agiert im Lichten | Po agiert im Dunklen[116] |

[116] Siehe auch bei **Rolf Homann**: Die wichtigsten Körpergottheiten im Huang t'ing ching, Göppingen 1971, S. 147 ff, der in seinem Buch eine Reihe von Bedeutungsfacetten zu Hun und Po aus daoistischen Texten anbietet. Ich stimme Homann zu, wenn er sagt, dass es für *hún* 魂 (Geistseele) und *pò* 魄 (Körperseele) keine allgemeinen Begriffsbestimmungen gibt, sondern im jeweiligen Kontext neu bestimmt werden müssen. Dies gilt übrigens für viele der grundlegenden Termini der chinesischen Medizin. So haben hier die Geistseele und die Körperseele im medizinischen Kontext andere Bedeutungen wie z. B. in der inneren Alchimie, im Totenkult andere Zuordnungen wie im chinesischen Buddhismus. Auch haben sich ihre Interpretationen in den sich wandelnden Kulturen der chinesischen Dynastien immer wieder modifiziert.

**Meditation zur Harmonisierung der drei Hun-Seelen**:
„In jedem Monat in der Nacht am dritten, dreizehnten und dreiundzwanzigsten Tag verlassen die drei Hun-Seelen den Körper und streifen außen umher. Wer sie vereinigen will, muss emporblicken, die Kissen verlassen, die Füße strecken, die beiden Hände über dem Herzen verschränken, die Augen schließen, dreimal den Odem verschließen und dreimal mit den Zähnen klappern. Er bewahrt dann den im Herzen befindlichen roten Odem, der einem Kücken gleicht. Mit dem Speichel kommt der rote Odem (Qi) aus dem Inneren heraus und macht einen großen Umlauf. Er verwandelt sich in Feuer und erhitzt den Körper. Lass ihn einen Umlauf machen und achte darauf, dass im Körper kein Fieber entsteht.

Rufe die drei Hun-Seelen beim Namen:

*yōu jīng* 幽精 = verborgene Essenz
*shuǎng líng* 爽靈 = munteres Ling
*tāi guāng* 胎光 = Leuchten des Embryos

Dann ist das Leuchten des Embryos friedlich und still."

**Meditation zur Harmonisierung der sieben Po-Seelen**:
„Um Mitternacht einer Monatswende streifen die sieben Po-Seelen weit umher und haben sexuellen Verkehr mit Geistern und Dämonen. Die Methode zur Beherrschung, Zügelung und Umkehr der Po-Seelen ist wie folgt: In eben dieser Nacht muss man emporblicken, die Füße strecken, mit beiden Handflächen die Ohren verschließen, so dass sich die Finger oben auf dem Kopf verschränken, den Odem siebenmal verschließen und siebenmal mit den Zähnen klappern. Der weiße Odem hat die Größe einer kleinen Bohne und beginnt sich allmählich zu vergrößern, so dass es den ganzen Körper oben und unten neunfach bedeckt. Der Odem verwandelt sich dann plötzlich in zwei grüne Drachen, die sich in die Ohren setzen und in zwei weiße Tiger, die sich in die Nasenlöcher setzen. ... Verschlucke siebenmal den Speichel und rufe die sieben Po-Seelen beim Namen:

*shī gǒu* 尸狗 = Leichenhund
*fú shǐ* 伏矢 = lauernder Pfeil
*què yīn* 雀陰 = drängendes Yin
*tūn zéi* 吞賊 = gieriger Räuber
*fēi dú* 飛毒 = fliegendes Gift
*chú huì* 除穢 = Dreckbeseitiger
*chòu fèi* 臭肺 = stinkende Lunge

So schmelze ich die Po-Seelen, damit sie friedlich und schwach sind und mit mir in Frieden leben."[117]

[117] Siehe **Homann** (wie Anm. 116), S.150-151.

## 5.12.10. Therapeutische Überlegungen

Wie oben dargestellt, sind die Aktivitäten von Hun und Po untrennbar verbunden mit dem Zustand der Essenzen ihrer „Gasthäuser", den Zang-Organen. Hun als Blüte des Yang findet ihr zuhause im Blut, der Essenz der Leber. Ebenso ist Po die Wirkkraft des Yin und hat ihren Wohnsitz im Qi, der Essenz der Lunge.

*Hún* 魂 = Yang wird durch Blut = Yin harmonisiert, *Pò* 魄 = Yin wird durch Qi = Yang reguliert. Damit ist ausgesagt, dass die aktive Geistseele Struktives, nämlich Blut, braucht, um nicht zu ausschweifend zu werden; die struktive Körperseele benötigt Aktives, nämlich Qi, um aus sich herauszukommen.

*Zhang Zhong Jing* erklärt in seinen Verschreibungen aus der goldenen Truhe:

„Krankhaftes Wehklagen *xié kū* 邪哭 bewirkt, dass Hun und Po ruhelos werden, dann sind Blut und Qi zuwenig. Wenn zuwenig Blut und Qi dem Herzen zugeteilt sind, dann ist das Herz-Qi in Leere und der Mensch ist furchtsam *wèi* 畏, er schließt die Augen und möchte schlafen, oder er träumt von einer weiten Reise. Wenn seine ursprüngliche Vitalität *jīng shén* 精神 sich zerstreut, dann unternehmen Hun und Po merkwürdige Wanderungen. Wenn das Yin-Qi abnimmt (*shuāi* 衰), dann entstehen Geisteskrankheiten mit Rückzug *diān* 癲, wenn das Yang-Qi abnimmt, dann entstehen manische Geisteskrankheiten *kuáng* 狂." [118]

Um Erkrankungen der Hun- und Po-Seelen zu behandeln, müssen wir also zuerst den Zustand von Qi und Blut bzw. deren Zang-Organe überprüfen. Obwohl die „moderne" TCM Hun- und Po-Störungen in ihren Syndromen nicht erwähnt, lassen sie sich dennoch analog zu einer Leber-Yin oder (Blut) -Schwäche oder einer Lungen-Qi-Leere erkennen und behandeln. Weiter muss der Zustand des Herz-Qi und des Herz-Blutes betrachtet werden und auch die ursprüngliche Vitalität des Patienten, denn wie oben aufgezeigt führt ein Mangel in Herz und Niere ebenfalls zu Entgleisungen der beiden Seelenkräfte.

---

[118] **Zhang Zhong Jing**: *Jīn Kuì Yào Luè Fāng Lùn* 金匱要略方論 ca. 200 n. Chr., Beijing 1995, S. 263. Ein Kommentator weist an dieser Stelle auf einen möglichen Druckfehler hin und glaubt, an Stelle von *shuāi* 衰 müsse ein Zeichen für Exzess oder Fülle stehen.

Auf der einfachsten Ebene ist demnach unser Behandlungsprinzip:

Die Leber stärken und das Leber-Blut nähren, um die Hun-Seele zu konsolidieren; das Lungen-Qi auffüllen, um die Po-Seele zu bändigen. Das Herz-Qi stärken, um Hun und Po zu befrieden; das Jing-Shen stabilisieren, um Hun und Po im Körper zu halten.

**Zur Konsolidierung von Hun**: *Gan Shu* (Bl 18), *Ge Shu* (Bl 17 = Meisterpunkt des Blutes;) *Qu Quan* (Le 8), etc.

**Zur Stabilisierung von Po**: *Lie Que* (Lu 7), *Fei Shu* (Bl 13), *Shen Zhu* (Du 12), *Gao Huang Shu* (Bl 43) etc.

**Zur Befriedung von Hun und Po**: *Shen Dao* (Du 11), *Shen Men* (He 7) *Ling Dao* (He 4), *Xin Shu* (Bl 15) etc.

**Zum Halten von Hun und Po**: *Da Zhong* (Ni 4), *Tai Xi* (Ni 3), *Lin Qi* (Gbl 41), *Tian Fu* (Lu 3), *Shen Zhu* (Du 12) etc.

Auf einer subtileren Ebene erreichen wir Hun und Po über die Shu- („antiken") Punkte der fünf Wandlungsphasen.

Altmeister August Brodde gibt uns dafür Hinweise in einem Vortrag, den er anlässlich der 10. Tagung der Arbeitsgemeinschaft für klassische Akupunktur und TCM in Rothenburg 1979 gehalten hat:

„Da Shen Feuer ist, ist logischerweise Shen selbst im Herzmeridian: Feuer im Feuer. Hun ist der Leber zugeordnet: Feuer im Holz. Po ist schließlich Feuer im Metall, und Zhi ist Feuer im Wasser. Yi am Ende ist Feuer in der Erde ... Wenn ich mich also nun auf Shen beziehen will, dann muss ich den Feuerpunkt im Herzmeridian stechen, ... so ist für Hun der Punkt Le 2 des Lebermeridians wichtig, Feuer im Holz. Haben sie eine Erkrankung im Bereich Po ausgesiedelt, so sollte diese über den Lungenmeridian angegangen werden. Feuer im Metall ... ist der Punkt Lu 10, *Yu Ji*." [119]

---

[119] **August Brodde**: Die fünf Ebenen des Seins, in: Beiträge zur XI. und XII. Tagung der Arbeitsgemeinschaft für Klassische Akupunktur und Traditionelle Chinesische Medizin, München 1982, S. 22. Sein Büchlein Ratschläge für den Akupunkteur erschien bereits 1954 und war eines der ersten deutschen Bücher zur Akupunktur! August Brodde, der selbst keine Kenntnisse über die chinesische Sprache besaß, schöpfte dabei ausführlich aus französischen Quellen, wie z. B. bei **Solie de Morant** (wie Anm. 120). Brodde muss als einer der Pioniere der Akupunktur in Deutschland angesehen werden, dessen Verdienste gerade in den Anfängen der Akupunkturvermittlung nicht hoch genug eingeschätzt werden kann.

Betrachten wir dazu die klassischen Indikationen der oben genannten Feuer-Punkte, dann finden wir z. B. für den Punkt *Yu Ji* (Lu 10) im *Lei Jing Tu Yi* reichlich Anhaltspunkte für eine gestörte Po-Seele:

*jiŭ bìng* 酒病 = eine Schwäche für Wein (Alkohol) haben
*xīn bì bēi kŏng* 心痹悲恐 = Trauer und Furcht verkrampfen das Herz
*shēn rè* 身熱 = Hitze im Körper
*mù xuàn fán xīn* 目眩煩心 = Schwindel mit Besorgnis im Herzen
*fán xīn shăo qì* 煩心少氣 = Unruhe im Herzen mit Antriebslosigkeit
*fù tòng shí bù xià* 腹痛食不下 = Bauchschmerzen, das Essen geht nicht nach unten.

Das *Pu Ji Fang* beschreibt Indikationen wie:

*yīn shī yăng* 陰濕痒 = Juckreiz im Schambereich durch Nässe
*xū jí* 虚極 = äußerste Schwäche
*jiē xū* 皆虚 = alle möglichen Schwächen
*kŏng kuáng yì huò luàn* 恐狂易霍亂 = Furcht und Irrsinn wandeln sich plötzlich und wahllos.

In westlichen Quellen finden wir u. a.: Magersucht, manisches Wüten, Hysterie, Stimmverlust, starker Juckreiz, große Schmerzempfindlichkeit, exzessives Schwitzen, Unfähigkeit zu schwitzen, Inkontinenz beim Husten, exzessiver Durst u. v. m.[120]

Störungen der Po-Seele betreffen also oft vegetativ gesteuerte Funktionen und psycho-somatische Krankheitsbilder. Besonders krankhafte Fixierungen auf körperliche Vorgänge und Suchtverhalten sind Beispiele dafür. Wir finden für *Yu Ji* (Lu 10) Indikationen wie „Schwäche für Wein" und Magersucht und erreichen über diesen Punkt die Suchtstruktur des Kranken, die als fehlgesteuerte Po-Seele interpretiert werden kann. In der Raucherentwöhnung hat sich dieser Punkt ebenfalls bewährt. Er lindert Entzugserscheinungen = „Hilfeschreie" der Po-Seele und leitet die Hitze ab, die der Tabak im oberen Erwärmer erzeugt. Eine ableitende Nadeltechnik *xiè* 瀉 ist hier anzuwenden.

[120] Siehe **Solie de Morant:** Chinese Acupuncture (L'Acuponcture Chinoise), Paradigm Publications, Brookline, 1994.

Die höchste Ebene in der Behandlung von geistig-seelischen Problemen erreichen wir, wenn wir die Namen der Akupunkturpunkte betrachten.

So finden wir auf dem zweiten, äußeren Ast der Blasen-Leitbahn Punkte, die nach den fünf „Geistern“ *wǔ shén* 五神 benannt wurden:

*Po Hu* (Bl 42) = Tür der Po-Seele
*Shen Tang* (Bl 44) = Halle des Shen
*Hun Men* (BL 47) = Tor der Hun-Seele
*Yi She* (Bl 49) = Hütte der Gedanken
*Zhi Shi* (BL 52) = Zimmer des Willens

Die Punkte liegen alle 1,5 Cun lateral zu den Rücken-Shu-Punkten der entsprechenden Zang-Organe. Über diese Punkte haben wir den direktesten Zugang zu den fünf geistig-seelischen Energien, wir betreten den Intimbereich der *Wu Shen*.

Was passiert nun, wenn wir zum Beispiel durch Nadelung von *Po Hu* (Bl 42) die Tür zur Körperseele öffnen? Auch hier finden wir Anregungen in den klassischen Indikationen dieses Punktes, die im Verlauf von über 2000 Jahren empirisch zusammengetragen wurden:

- *xiè wǔ zàng zhī rè* 瀉五臟之熱 = sedierend genadelt, beherrscht er Hitze in den 5 Zang-Organen.
- *xū láo fèi wěi* 虛勞肺痿 = Lähmung der Lunge durch eine erschöpfende Leere: Das Bild zeigt eine konsumierende Lungenerkrankung, die durch toxische Hitze im Inneren entsteht. Symptome wie trockener Husten, blutiger, schaumiger Auswurf, Auszehrung, Rastlosigkeit, Kurzatmigkeit und große Schwäche können im schlimmsten Fall auf eine Lungen-TBC oder ein Lungen-CA hinweisen.
- *tǐ rè láo sòu* 體熱勞嗽 = Hitze im Körper und erschöpfender Husten
- *xū láo fā rè* 虛勞發熱 = Leere-Strapazen mit ausstrahlender Hitze
- *láo sǔn* 勞損 = Schäden durch Überanstrengungen
- *hū xī bù de wò* 呼吸不得臥 = Atemnot, man kann nicht liegen
- *xiàng qiáng jí bù de huí gù* 項強急不得回顧 = akute Nackensteife, man kann den Hals nicht drehen
- *chuǎn xī ké nì* 喘息咳逆 = Atemnot und Husten durch gegenläufig (aufsteigendes Qi)
- *ǒu tǔ fán mǎn* 嘔吐煩滿 = Erbrechen mit Unruhe und Völlegefühl.

Die interessantesten Indikationen von *Po Hu* (Bl 42), die gleichzeitig am deutlichsten auf die triebhafte Po-Seele hinweisen, sind allerdings:

*sān shī zǒu zhù* 三尸走疰 = Krankheit der drei wandelnden Leichname
*wǔ shī zǒu zhù* 五尸走疰 = Krankheit der fünf wandelnden Leichname.

Was sich wie ein schlechter Zombie-Film anhört, beschreibt ein Konzept in der klassischen chinesischen Medizin, das seine Wurzeln in antiken daoistischen Vorstellungen hat.

Bei den *sān shī* 三尸 oder *wǔ shī* 五尸 handelt es sich um drei bzw. fünf geisterartige Leichname (andere sprechen von Würmern), die im Inneren des Menschen wohnen und seinen Geist und Körper zugrunde richten. Sie verursachen Leidenschaften, Sinnlichkeit und Zerstörungswut. Sie werden als leibhaftige Verkörperungen menschlicher Instinkte angesehen, die jung und alt zu exzessiven Gefühlsäußerungen und triebhaftem Verhalten animieren.

Jeder der Leichname kann alle möglichen Formen und Gestalten annehmen und den Gastkörper dort krankmachen, wo er am verletzlichsten ist. Wenn der Betroffene im Sterben liegt, können sie ihn durch die neun Körperöffnungen und über die Hautporen verlassen und sich neue Opfer suchen. Wir sehen in diesen Beschreibungen der Wurmgeister deutliche Parallelen zu den gierigen, triebhaften Po-Seelen.

Ein daoistischer Adept muss auf seinem Weg zur Unsterblichkeit diese Leichenwürmer abstoßen, d. h., seiner Instinkte und Triebe Herr werden, um ein wahrhaftiger Mensch *zhēn rén* 真人 zu werden.

Da die drei (fünf) Leichname das Qi der fünf Getreide brauchen, um im Gastkörper am Leben zu bleiben, musste der Adept, wenn er erfolgreich diese Wurm-Geister loswerden wollte, sich völlig dem Getreide entsagen.

Wandernde Leichname als Ursache für verzehrende Krankheiten kommen in vielen medizinischen Texten vor, so im *Su Wen* (Kap. 72), im *Qian Jin Yao Fang* des *Sun Si Miao* (Kap.17) und im *Tai Ping Sheng Hui Fang*, ein song-zeitlicher Medizinklassiker, der sich im 56. Kapitel ausführlicher dieser Krankheit widmet.

Am ausführlichsten und anschaulichsten werden die *sān shī* 三尸 allerdings in einem Tai Shang-Klassiker zur Vertreibung der drei Leichname zum Schutze des Lebens beschrieben, der bereits im Zusammenhang mit den sieben Po-Seelen zitiert wurde:[121]

„Der obere Leichnam hat den Namen *Péng Jù* 彭琚 und befindet sich im Kopf. Er greift die obere Abteilung (das obere Dan Tian)[122] an. Er bewirkt, dass der Kopf des Menschen schwer wird, die Augen trübe sind und tränen, dass klarer Schleim aus der Nase tropft, die Ohren taub werden, die Zähne ausfallen, das man Mundgeruch hat und Falten im Gesicht bekommt. Dieser Leichnam verwirrt den Menschen, sodass dieser Pferd und Wagen liebt und Musik und Frauen begehrt.

Der mittlere Leichnam heißt *Péng Zhí* 彭瓆; er befindet sich im Bauch und greift die fünf Zang-Organe an. Er liebt es, die fünf Geschmacksrichtungen zu verwirren und ist gierig nach allen fünf Farben. Ein anderer sagt, er befindet sich im Herzen und im Bauch[123] und greift besonders den roten Palast an, der sich im mittleren Dan Tian befindet. Dieser Leichengeist bewirkt, dass das Herz des Menschen getäuscht werden kann und er vergesslich wird. Er erschöpft die Körperflüssigkeiten und das Qi, so dass der Mensch *sich* unglücklich fühlt. Er verursacht quälende Besorgtheit *mèn fán* 悶煩.

... Der Mund ist ausgetrocknet, die Augen weiß und die Zähne haben Löcher. Tag und Nacht schädigt der mittlere Leichnam die 5 Zang- und 6 Fu-Organe, so dass alle möglichen Krankheiten entstehen können ... Durch ihn schläft man zuviel und hat böse Träume von Geschlechtsverkehr mit Dämonen, die einem die Essenz rauben. ...

Der untere Leichnam hat den Namen *Péng Jiǎo* 彭矯 und befindet sich im Magen und im Bein des Menschen.[124] Er bekämpft das untere Dan Tian und schädigt das Energiemeer (*Qi Hai* = Ren 6), sodass es ausfließt und hundert Krankheiten entstehen können. Dieser Leichengeist lenkt die Gedanken auf Raub, Lust auf Frauen und zerstörerisches Handeln.

---

[121] *Tai Shang Chu San Shi Jiu Chong Bao Sheng Jing* (wie Anm. 105), S. 433 ff.. Siehe auch **Rolf Homann**: Pai Wen P'ien - The Hundred Questions, Leiden 1976, S. 87f.

[122] Entsprechend einer Region im Inneren des Kopfes, die sich hinter *Yin Tang* (Extrapunkt) oder unterhalb von *Bai Hui* (Du 20) im Gehirn befindet.

[123] Entsprechend der Region hinter dem Sternum am Punkt *Tan Zhong* (Ren 17).

[124] Ein anderer Kommentar sagt: in der Region am Unterbauch hinter *Guan Yuan* (Ren 4).

Man kann ihn nur schwer daran hindern, das Leben zu bedrohen. Er sorgt dafür, dass der Mensch sich nachts mit Dämonen einlässt und sich dem Leben abwendet. Dabei fließen essentielle Einflüsse *jīng qì* 精氣 verschwenderisch aus, so dass der Tod nahe ist. Der untere Leichnam bewirkt, dass das Mark vertrocknet, die Muskeln und Sehnen verkrampfen und das Fleisch heiß wird.

Die Gedanken ermüden, der Körper erschlafft, die Hüften und Beine werden kraftlos. Zuletzt fließen unaufhörlich Urin und trübes Qi ab, das bedeutet großes Unglück."

Das Konzept der wandernden Leichname oder der drei Wurmgeister *sān shī shén* 三尸神 führt uns geradewegs in den Bereich der Po-Seelen zurück, deren triebhaftes Verhalten dem schädlichen Wirken der Leichengeister gleicht. Wenn die drei Leichname wandern, d. h. wenn sie die Menschen zu exzessiv triebhaftem Leben verführen, dann werden die Essenzen erschöpft und Auszehrung, übermäßige Hitze und große Schwäche breiten sich aus. *Po Hu* (Bl 42) hat ein breites Wirkspektrum auf alle Erschöpfungszustände der fünf Zang-Organe! Dieser Punkt wirkt lindernd bei verzehrenden Krankheiten wie Karzinome, Tbc und vielleicht auch bei Aids.

Er kühlt bei verzehrendem Fieber ebenso den Körper wie bei übermäßiger Trauer den Geist. Schwere Melancholie, Alpträume und große Schwäche verlangen danach, die Tür zur Körperseele zu öffnen. *Po Hu* (Bl 42) ist somit ein Punkt, der gerade bei unseren psychosomatischen Patienten eine häufigere Anwendung finden sollte.

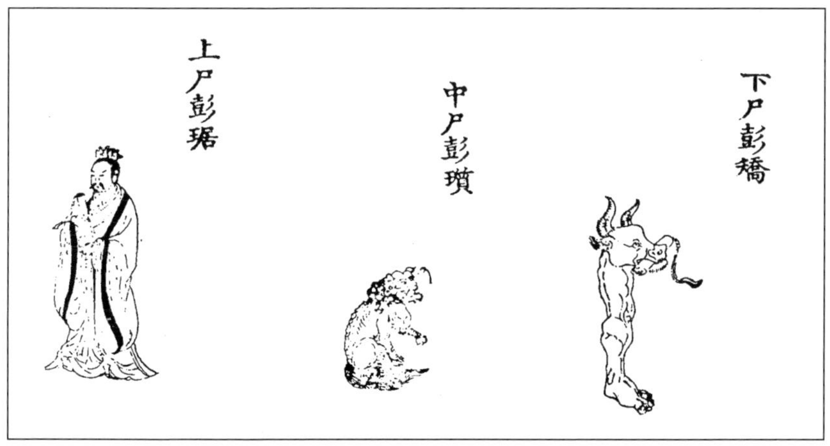


*Abbildung 41: Die drei Wurmgeister*

### 5.12.11. Ren Po = die menschliche Körperseele

Zum Schluss möchte ich noch ein menschliches Heilmittel vorstellen, dass in der übrigen Welt der Heilkunde seinesgleichen sucht.

*Li Shi Zhen* sagt: *Rén pò* 人魄, die menschliche Körperseele, findet man in der Erde unterhalb eines Menschen, der sich gerade eben zu Tode aufgehängt hat oder der erhängt wurde. Sie ähnelt einer Art kleieähnlichen Holzkohle *fū tàn* 麸炭. Wird die Körperseele nicht sofort ausgegraben, dringt sie tief in die Erde ein und kann dann nicht mehr geborgen werden. Außerdem kann es passieren, dass bei einer nicht rechtzeitigen Ausgrabung von *Ren Po* sich früher oder später an derselben Stelle wieder jemand zu Tode aufhängt. Weil der Mensch die beiden Qi von Yin und Yang empfängt, setzt sich daraus auch sein Körper zusammen.

Vereinigen sich Geist- und Körperseele *hún pò* 魂魄, bedeutet das Leben, ihre Trennung bedeutet den Tod. Wenn ein Mensch stirbt, dann steigt die Geistseele zum Himmel und die Körperseele sinkt zur Erde. Die Körperseele entspricht dem Yin, deshalb sinkt ihre Essenz *jīng* 精 ab und tritt in die Erde ein. Ihre Umwandlung bildet dann diese (oben beschriebene) Form. Das ist so ähnlich, als ob ein Stern vom Himmel auf die Erde fällt und sich zu einem Stein umwandelt. Oder wenn ein Tiger stirbt und sein Augenglanz *mù guāng* 目光 zur Erde herabfällt, um zu einem weißen Stein zu werden. Oder die Idee, dass Menschenblut in die Erde eindringt und sich in Phosphor *lín* 磷 oder grüne Jade *bì* 碧 verwandelt.

**Heilwirkung**: *Li Shi Zhen* sagt: *Ren Po*, die menschliche Körperseele, bewacht das Herz (*zhèn xīn* 鎮心), beruhigt den Geist und die Körperseele (*ān shén pò* 安神魄), festigt (die Seele) bei Schrecken und Furcht (*dìng jīng bù* 定惊怖), bei Fallsucht (*diān* 顛) und bei manischen Geisteskrankheiten (*kuáng* 狂). Vermische es mit Wasser und nimm es als medizinische Dosis über den Mund ein.[125]

---

[125] *Ren Po* = Die menschliche Körperseele, ist eines der Mittel, die bei *Li Shi Zhen* unter die Kategorie „schwer zu dulden" oder „unrechtmäßig" fällt. Außer dem Aufgeführten findet man keine weiteren Angaben im Buch. Für den Praktiker scheint es auch schier unmöglich zu sein, diese „kleieartige Holzkohle" jemals bergen zu können. Also bleibt es bei dieser kurzen Aufzählung und der Verlegung ins Kabinett der Kuriositäten. Selbst *Li Shi Zhen* ringt mit plausiblen Erklärungen und kommt nicht darum herum, magisch-mythische Vergleiche für das Wirken der menschlichen Körperseele heranzuziehen. Siehe **Li Shi Zhen**, wie Anm. 37, Band 6, S. 4177.

*Ich empfange das Qi des Himmels und atme die*
*reine Essenz des Lebens ein. Ich bin wieder lebendig!*

*Meine Lungen dehnen sich aus, meine Nase ist frei, meine*
*Zellen öffnen ihre Poren, um Sauerstoff aufzunehmen.*

*Ich habe meine Trauer und meinen Verlust überwunden.*
*Ich bin mit meinem Vater verbunden und mit meinem Kind.*
*Ich fühle in meiner Mitte meinen Lebensgrund.*

*Ich nehme mein Leben an als großes Geschenk meines himmlischen Vaters.*

*Ich freue mich über die einfachen Dinge des Lebens, sehe die Bäume, das Gras und die Blumen, spreche mit Freunden.*

*Ich fühle mich meinen Freunden sehr nahe und respektiere jeden von ihn in seiner Einzigartigkeit.*

*Ich habe geweint, aber nun fühle ich mich gereinigt. Ich fühle intensiv die Schönheit und Fülle um mich herum, es bereichert mein Leben.*

*Ich schaue nach oben und sehe meilenweit nur Himmel.*

*Mein Geist bekommt Flügel und erhebt sich zum himmlischen Vater.*
*Weißes Licht umgibt mich, Frieden und Liebe, ich bin erleuchtet.*

*Ich kann geben und empfangen, ich bin glücklich, am Leben zu sein, meine Existenz ist sicher.*

*Ich bin* Metall, *hart wie Stahl, aber auch wie ein Diamant in vielen Facetten.*

*Ich bin in Ordnung so wie ich bin!*

Janice MacKenzie (Schluss) [126]

---

[126] **Janice MacKenzie**: Metal, in: The Journal of Traditional Acupuncture, Volume IV, Number 2, Maryland 1980, S. 11-12.

# 6. Die Wandlungsphase Metall im Menschen

(Andreas Noll)

Im Folgenden sollen dem westlichen Leser einige Gedanken zu den Erscheinungsformen der Wandlungsphase Metall nahe gebracht werden. Nicht nur so, wie sie sich in der chinesischen Medizin in den Klassikern darstellt, sondern darüber hinaus abgestimmt auf unser westliches Denken. Denn nur aus unserem tradierten Denk-, Erfahrens- und Erlebensmustern heraus, aus unserem soziokulturellen Umfeld wachsend, können wir die wahren Inhalte, die wirklichen Ideen der chinesischen Medizinphilosophie verstehen und in unserer Praxis anwenden.
Gerade im Bereich der Akupunktur ist das Verstehen psychischer und emotionaler Aspekte von großer diagnostischer und therapeutischer Relevanz, ohne dabei zu vergessen, dass die TCM eine ganzheitliche Medizin ist und die auch im Folgenden vorgenommene analytische Herangehensweise unserem westlichen Denken entspricht. Wie unten ebenfalls betont, kann auch diese kleine Abhandlung nur einen winzigen Abriss darstellen aller möglichen Manifestationen der Wandlungsphase *Metall* im menschlichen Mikrokosmos. Das essayistische Streifen durch die Landschaften unserer vertrauten westlichen Erlebens- und Erfahrungswelt gibt vielfältige Impulse, um sich den fremden Begrifflichkeiten – wie hier der „Wandlungsphase Metall " – zu nähern.

# 7. Von der Erde zum Metall

Die *Erde*, unser Mittelpunkt, das Zentrum der Geborgenheit, ist die Grundlage für das Reifen von Beziehungen zu anderen. Erst ein Ich-Gefühl, ein mit-sich-selber-Übereinstimmen gibt uns die Möglichkeit, mit anderen Beziehungen und Bindungen einzugehen. Es ist die Definition des *Ich* in Relation und Abgrenzung zur Umwelt. Es ist ein *Ich*, das seine Kraft schöpft aus der Bindung zur Mutter Erde, aus einem Gefühl heraus, geborgen, umhegt und akzeptiert zu sein. Ein Zuhause zu haben, in das man sich zurückziehen kann, nicht mehr strebend und agierend, sondern die Kraft der Ruhe und Geborgenheit in sich aufnehmend.

Es erwächst daraus letztlich – über das *Metall* zum Wasser- ein Gefühl der Identität, das aus der Einbindung in diese bewahrende und beschützende Atmosphäre entsteht, aus der festen, tragenden Bindung zu einem anderen, ernährenden Menschen - eben der Mutter.

Im *Metall* bewahrt der Mensch diese Beziehung, er holt sich die Kraft aus der Abgrenzung, aus der Existenz dieser Grenzen. Es lebt von dem Setzen und dem Verlassen der eigenen Identität. Man kann sich den *Metall*-Aspekt vorstellen wie eine semipermeable Membran, die bestimmte Impulse des Daseins durchlässt, andere aber "draußen" lässt. Das Unnötige, was nicht für das Individuum (welches im Wasser seine Identität erhalten hat) nötig ist - oder noch besser: für seine Individualisation- wird wieder ausgeschieden, oder erst gar nicht ins Innere gelassen. Es ist eine Grenzschicht zwischen Innen- und Außenwelt. Die Verbindung zum *Ich* (zur Mutter Erde) aufrechterhalten, gleichzeitig zur Außenwelt Bindungen halten und diese sich auch ablösen lassen.

Die erste Ablösung des Menschen war die Loslösung von der *Mutter Erde* bei der Geburt, als mit der Durchtrennung der Nabelschnur der erste Schritt zum eigenen Leben getan wurde. Mit dem ersten Schrei beginnt das Leben - die Aufnahme der *Po* - Seele- und der Beginn des Rhythmus des Aufnehmens himmlischer Energie und des Abgebens nicht benötigter Energien. Eine weitere Assoziation liegt nahe: Zwischen dem Magen als dem Eingang des Individuums (*Erde,* Assimilationsebene) und dem Dickdarm als dem Ausgang des Verdauungstraktes (Unnötiges weglassen) liegt der Prozess der Individualisierung, d. h. der Herausbildung eines einzigartigen, unverwechselbaren Menschen.

## 7.1. Grenzen ziehen und erweitern

Nur bei einer guten *Erde*, die das Vertrauen in sich selber, in seine eigene mütterliche (*houtian*) Energie gibt, ist es möglich, sich erfolgreich loszulösen. Dann ist die energetische Grundlage geschaffen für einen lebenslangen Prozess des Aufbaus neuer Beziehungen auf allen Ebenen des Daseins. Das heißt im Sozialisierungsprozess, dass das *Metall* einen Menschen in die Lage versetzt, Kontakte mit seiner Umgebung aufzunehmen, gesellschaftliche Kontakte zu knüpfen, daran zu reifen und zu wachsen. Und in dieser Beziehung heißt es auch, dass er in der Lage ist sie auch aufzulösen, wenn sie unnütz für das *Ich* geworden sind.

Das heißt auf einer anderen der Ebene des Immunsystems die Notwendigkeit ständiger Auseinandersetzung mit Reizen von Außen ebenso wie auf der Ebene der geistigen Entwicklung. *Wei Qi* bedeutet ständiger Kampf, ständige Konfrontation und Auseinandersetzung mit dem, was uns umgibt (*Xie*). Und es bedeutet immer für uns die Fragestellung:
Was lasse ich in mich hinein, was hat gefälligst draußen zu bleiben? Eine Entscheidung, mit der unser *Metall* in jeder Mikrosekunde konfrontiert ist. Wie reagiere ich auf die Stimmung, auf die neue Situation, auf die Behandlung, auf die Nadelung, auf das Moxa? Bin ich überhaupt in der Lage zu reagieren, bin ich durchlässig für das, was mir gut tut? Tut es mir überhaupt gut, kann ich das spüren? Oder wachsen mir in der Behandlungssituation – entsprechend den Nadeln des Akupunkteurs – Stacheln wie ein Igel, die das Hereinlassen verändernder Impulse unmöglich machen?

Wie oben schon gesagt, der erste Schritt der Individualisation, des Wachsens des Menschen als Individuum, ist mit dem ersten Atemzug vollzogen. Dieser Prozess ist beendet mit dem letzten Atemzug, mit dem Verlassen der Po-Seele aus unserem Körper und ihrer Rückkehr zur *Erde.* Dazwischen ist der Mensch in ständiger Entwicklung begriffen, in einer dauernden Wandlung zwischen Ruhe- und Aktivitätsphasen, zwischen *Wasser* und *Feuer,* eben im Metall. Der Aspekt *Metall* bedeutet den Übergang zur Ruhe, zum *Wasser,* zur Individualität und Einzigartigkeit.

## 7.2. Klarheit

So wie der Herbst im Makrokosmos die Natur, den Himmel und die *Erde* klar und durchlässig werden lässt, so lässt das *Metall* im Menschen die Klarheit, klare Entscheidungen und Strukturen sichtbar und wirksam werden.

Ein Baum wirft im Herbst die Blätter ab, die ihn genährt haben im Laufe des Jahres und die gleichzeitig seine tatsächliche Gestalt hinter der Hülle seines grünen Kleides verborgen haben. Dann erst, in der Wandlungsphase Metall, lässt er sein Gerüst, sein Astwerk, seinen Stamm, seine Wachstumsrichtig deutlich konturiert erkennen. So lässt das *Metall* im Menschen die Unklarheiten, das Unverdauliche und Unverdaute, das Trübe, Unentschiedene klären und formen. Stagniert in der *Erde,* festgefahren im "Schleim" vielfältigster Einflüsse und Eindrücke, lässt das *Metall* übermäßige Struktur und erstarrte Eindeutigkeit entstehen. Das *Metall* – im Chinesischen bedeutet dieses Schriftzeichen *Jin* 金 eigentlich „Gold" – ist eben das Wertvolle, was in der Erde, verborgen unter ihr gefunden werden kann. Wie das Gold führt das *Metall* im Menschen zu Pretiosen als formbaren, unzerstörbaren Schatz: die Einzigartigkeit und der unschätzbare Wert eines Menschen.

Klarheit und Eindeutigkeit heißt auch Qualität, sei es in der Beziehung oder in der tagtäglichen Arbeit. Wie wichtig ist es für mich, dass etwas qualitativ vollkommen ist? Wenn ich etwas anpacke, kommt es darauf an, dass ich es nur schnell vollende (*Holz*) oder vor allen Dingen gut und perfekt? Die Perfektion, mit der gestaltet wird, aber auch der Wert der sich aus einer Arbeit für einen selber ergibt – nicht unbedingt für die Umwelt! – das lässt Aussagen darüber zu, welchen Stellenwert die Wandlungsphase *Metall* im Leben eines einzelnen Menschen spielt.

Im lebenslangen Wandlungsprozess des Menschen bedeutet dies, dass das *Metall* uns in die Lage versetzt zu lernen. Erfahrungen nicht nur über das Begreifen, Analysieren, die Ratio (*Erde*) sondern im *Metall* auch und vor allem für *uns* zu verwerten, für *uns* etwas herauszuholen aus unserer Umwelt. Die *Erde* lässt uns aufnehmen und sie soll das Aufgenommene für *uns* nutzbar machen, indem sie es in körpereigene Energie umwandelt (*hua*). Wenn sie diese Funktion nicht wahrnehmen kann, weil sie hoffnungslos überlastet ist mit Qualität und Quantität des Aufzunehmenden, so sammelt sich Unverdautes und Unverdauliches an.

Das *Metall* lässt verspüren, es lässt über die Sinneswahrnehmungen die eigentlich noch wichtigeren Erfahrungen machen. Denn eigentlich ist nur das an Erfahrungen, an Wahrgenommenen wirklich wichtig, was eine persönliche Relevanz hat, was persönlich wichtig ist und den einzelnen Menschen individuell berührt. Das Berührtsein ergibt sich erst aus den lebenslang gemachten Erfahrungen und aus der gewachsenen Identität: für einen Bauern ist etwas anderes wichtig und beachtenswert als für einen Computerfachmann, für einen Chinesen etwas anderes als für einen Deutschen, für einen Mann etwas anderes als für eine Frau, aber eben grundsätzlich ist die Wertigkeit von äußeren Begebenheiten für die Wahrnehmung und entsprechende Reaktion absolut individuell.

Wenn dann auch noch das *Metall* uns nicht abgrenzen kann, wenn wir Überflüssiges, Nutzloses nicht ausscheiden können, sammeln wir immer mehr "Ballast", Dreck, ungereinigte Energien (siehe auch unter "Funktionskreis Dickdarm"). Das *Metall* gibt uns durch die Fähigkeit des Abgrenzens und des Ausscheidens die Übersichtlichkeit und Ordnung, die Orientierung und Sicherheit verleiht.

## 7.3. Eine Metall-Beziehung: Der therapeutische Prozess

Auch im therapeutischen Prozess brauchen wir ganz entscheidend diese *Metall* - Qualität, nehmen wir doch Emotionen, Schwingungen und Stimmungen von den Patienten auf, wir schaffen uns ein Bild in uns von der Energetik, von der Gesamtpersönlichkeit. Ein Bild, das nach seiner inneren Vollendung und Klarheit ein Behandlungskonzept entstehen lässt und uns in die Lage versetzt, therapeutisch mit Shen und Ling, den Energien des Herzens, tätig zu werden.

Erst ein klares und eindeutiges Bild von der Ganzheit des Patienten, der Komplexität seiner energetischen Bewegungen versetzt uns auch in die Lage, uns von ihm loslösen zu können. Das sind die Unklarheiten, verschwommene und unvollständige Bilder von dem, was in diesem hilfsbedürftigen, in seiner eigenen Unklarheit über das, was mit ihm in der Krankheit geschieht, befangenen Menschen geschieht. Diese unvollkommenen Bilder und vagen Vorstellungen bleiben im Therapeuten hängen, besser gesagt "kleben", sie "spuken" noch lange nach der Behandlung in den Köpfen herum. Für den nächsten Patienten ist es dann in der Sprechstunde schwierig, noch frei und aufnahmefähig sein zu können.

### 7.3.1. Beziehung und Identität

Zunächst handelt es sich bei jeder Behandlung um eine Beziehung zwischen zwei Menschen. Und hier stellt sich die Frage der gegenseitigen Erwartungen und der Regeln eines Erfolg versprechenden Miteinanders. Zunächst die Frage, welche Rolle der Therapeut in dieser Situation spielt, was er in die Beziehung einbringt. Jeder Mensch hat Erwartungen, ist eine Persönlichkeit mit einer gewissen Struktur, mit in Jahrzehnten des eigenen Lebens gewachsenen Vorstellungen und Einstellungen. Und dasselbe findet man auf der anderen Seite des Miteinanders – auch der Patient hat Erwartungen, wurde geformt und gefestigt mit Urteilen und Vorurteilen, Ideen und Idealen. Das Ziel ist nun diese beiden Seiten zusammenzubringen, sie müssen „passend gemacht werden“, erst dann kann man von einer fruchtbaren Interaktion sprechen. Voraussetzung dafür ist es, dass jeder in seiner Rolle „echt“ ist.

**Fragen**:

*Identitäten- Welche Rollen habe ich in meinem Leben zu spielen?*
Die Identität als Therapeut ist eine, mit der man in der Behandlung auftritt, aber mit Sicherheit spielen wir in anderen Situationen auch andere Rollen – als Vater/Mutter, Kind, Lehrer/Schüler, Mann/Frau geprägt durch Erfahrungen in diesen Rollen: Trennungen, Liebe, Tod, Enttäuschungen... Wie will ich sein – Fachmann/-frau oder Mensch, Seelsorger oder Handwerker?

*Stärken – Worin bestehen meine Stärken (nicht meine Schwächen!)*
Die Stärken benötigt man in einer Behandlung- was sind meine Vorzüge, worin kann ich brillieren gegenüber den Patienten? Die Stärken sind es, die in die Behandlung eingebracht werden müssen, denn nur davon kann der Patient profitieren.

*Ethos und Moral- Was bestimmt mein Handeln, meine Vorstellungen von richtig und falsch?*
Konfliktsituationen kommen dann unweigerlich zustande, wenn man Handlungsweisen und Vorstellungen gegenübergestellt wird, die den eigenen Vorstellungen diametral entgegengesetzt sind: ein praktizierender Pädophilier (kommt wegen Magenschmerzen)? Kinderwunschbehandlung mit Präimplantations-Selektion? Holocaust-Leugnung (kommt mit Kopfschmerzen)? Prügelnder Ehemann (wegen Bluthochdruck)?

*Gnóthi seautón* (Erkenne Dich selbst!), das stand am Eingang des Apollo-Tempels in Delphi geschrieben, in dem das Orakel den Wegweiser für das Handeln preisgab.

Wenn man sich selbst erkennt, sieht man seine Stärken und Schwächen, die man gemeinhin zu vertuschen versucht. Man entdeckt seine Schwachstellen, seine Defizite, die man als Patient ebenso wie als Therapeut zunächst für sich zu behalten bemüht ist. Nach außen hin brilliert man mit seinen Stärken – die ausreichend vorhanden sind – und in der therapeutischen Situation erst offenbart der eine Partner – der Patient – seine Schwächen. Der Therapeut tut dies nicht, aber soll sich seiner Defizite bewusst sein, um diese dann beim Gegenüber neutral und neugierig kennen zu lernen. Er projiziert hingegen nach außen seine Stärken in dieser Situation, und im prozessualen Miteinander ergänzen sich so eine Zeitlang diese beiden Menschen.

Diese Stärken braucht der Patient, deswegen kommt er zur Behandlung, es ist ein Geben (Stärke) und Nehmen (Schwäche). Dieses „Erkenne Dich selbst" wird in den Behandlungen entscheidend, in denen man feststellen muss, dass man mit den schlüssigsten Konzepten, dem besten therapeutischen Absichten und Kenntnissen nicht weiterkommt bei einem Patienten. Unweigerlich kommt es bei unseren aktionsbetonten Therapeuten dann zum Gefühl des Versagens und in der Folge dann zur Suche nach Schuldigen: Der Patient ist dann womöglich der „Therapieversager", er richtet sich nicht nach den Anweisungen, er sträubt sich dagegen gesund zu werden, er braucht die Krankheit...Hilfreich ist es dann eben – wenn nicht für diese, dann doch für folgende Behandlungen anderer Patienten- sich selber zu fragen, was man in die Behandlung eingebracht hat.

Moment mal: Was spielt sich da eigentlich ab? Sind das vielleicht meine nicht erkannten Schwachstellen, meine Fehler, meine Defizite? Warum komme ich mit dem Patienten nicht zurecht? Spiegelt er vielleicht das wider, was ich bei mir selber nicht mag, ist er vielleicht so, wie ich mit aller Gewalt nicht sein will? Spätestens dann sollte man der Aufforderung des Orakels von Delphi Folge leisten und in sich schauen!

### 7.3.2. Beziehung und die Berührung durch den Anderen

Der Ausgangspunkt einer jeden Beziehung zwischen zwei Menschen ist somit die Identität, die Klarheit in der Funktion als Therapeut wie auch die des Patienten in seine Rolle. In der Begegnung mit dem Patienten öffnet sich dieser dem Therapeuten gegenüber, er offenbart sich, bringt Hilfe suchend seine Gefühle, seine Schmerzen, seine Ängste und Nöte auf den Tisch. Die Offenheit des Therapeuten ist hingegen im Bewusstsein seiner Rolle vor allem aufnehmend, wach und klar. Seine uneingeschränkte Präsens in der Begegnung mit dem Anderen garantiert die Wahrnehmung aller Signale, die herüberkommen. Das sind nicht nur die verbalen Äußerungen, es sind nicht nur Gerüche, der Tonfall, die Körperhaltung, der Blick oder die Informationen. Natürlich muss dieses auch alles – siehe die Wandlungsphase Erde in der therapeutischen Beziehung – aufgenommen und verarbeitet werden. Aber durch das *Metall* ist der Therapeut auf der einen Seite in der Lage sich abzugrenzen (später mehr darüber) als auch sich als durchlässig zu erweisen für Schwingungen, nicht sichtbare Impulse.

Vom Patienten ausgehende Emotionen und Stimmungen werden gespürt und wir empfinden eine Berührung durch ihn. Er bringt quasi Saiten im Therapeuten selbst zum Schwingen, die in ihrer Dynamik dann die Basis für das weitere therapeutische Vorgehen bedingen. Es entsteht ein Bild von der Energetik, von der Gesamtpersönlichkeit. Ein Bild, das nach seiner inneren Vollendung und Klarwerdung ein Behandlungskonzept entstehen lässt und uns in die Lage versetzt, therapeutisch mit unserem Shen und Ling, den Energien des Herzens, tätig zu werden.

Diese Berührbarkeit durch den Patienten setzt aber auf der Seite des Therapeuten, also des Berührten voraus, dass er aufnahmefähig, eben berührbar ist. Ein großes Potential an Gefühlen wird dann registriert, Impulse verschiedenster Art, Intensität und Qualität durchdringen den sensiblen Schutz des Therapeuten und harren der Reaktion, der E-motion, des „Abspeicherns"/Vergessens, nachdem Wert und Unwert des „Materials" für die Behandlung ersichtlich geworden sind. Was resultiert aus dem Fühlen, was macht der Therapeut mit dem, was dort im Verlauf einer Behandlung auf ihn einstürmt, was ihm einfach offenbart wird? Das ist eine Frage des Metalls des Behandlers, denn dieses garantiert das Festhalten und Loslassens, harmonisch und der Situation angepasst.

### 7.3.3. Beziehung und die Akzeptanz des Andersseins - die Toleranz

In der Behandlung setzt man sich in vielerlei Hinsicht mit dem Anderen zusammen. Dieser hat in seiner Lebensgeschichte andere Prägungen, Erfahrungen und daraus folgend auch andere (metallische) Maßstäbe für sein Handeln, und auch andere Wertschätzungen als man selber entwickelt. Die Interaktion in der Therapie setzt nun das Nebeneinander zweier Individuen mit jeweils immer verschiedenen Erfahrungswelten voraus.

Die Krankheit wird vom Patienten auch dementsprechend individuell empfunden, die Relevanz von gestörten Empfindlichkeiten ergibt sich nicht nach Maßstäben, die außerhalb dieser Individualität liegen: Was für den einen als eine unerträgliche Beeinträchtigung des Wohlfühlens und der Gesundheit empfunden wird, ist für den anderen eine zu vernachlässigende Lappalie. Den Patienten in seiner Individualität zu akzeptieren und zu respektieren bedeutet dann, seine Empfindungen

und Wahrnehmungen als real zu anzunehmen und sie in den ganz spezifischen Kontext seiner Person zu setzen:
Warum war dieses Erleben, diese Empfindung in dieser Situation bei diesem Menschen in diesem Teil seines Körpers/Seele so stark beeinträchtigend?

Die Maßstäbe des Therapeuten spielen höchstens eine untergeordnete Rolle in der chinesischen Medizin, gilt es doch als allerhöchstes Ziel den Menschen mit sich selbst und dann mit seiner Umwelt in Harmonie zu bringen.

### 7.3.4. Beziehung und Klarheit

Erst ein klares und eindeutiges Bild von der Ganzheit des Patienten versetzt uns auch in die Lage, uns von ihm loslösen zu können. Unklarheiten, verschwommene und unvollständige Bilder bleiben im Therapeuten hängen, besser gesagt "kleben", sie "spuken" noch lange nach der Behandlung in unseren Köpfen herum. Und wir können für den nächsten Patienten nicht mehr frei und aufnahmefähig sein.

Wenn die Verarbeitungskapazitäten, gewährleistet durch die Wandlungsphase Erde im Menschen-, nicht ausreichend sind für das aufgenommene Substrat, dann können Loslösungs- und Reinigungsrituale (siehe Abschnitt „Rituale“ in diesem Buch) hilfreich sein. Dazu gehören neben expliziten „Waschungen“ diverse ritualisierte Verhaltensweisen, aber auch durch Kleidung, Aussehen, räumliche Ordnung und Übersichtlichkeit demonstrierte Klarheit und Reinheit.

Die Notwendigkeit für solche äußeren Regelungen ergibt sich wiederum auch nicht aus einer objektiven Notwendigkeit, sondern aus dem subjektiven Bedürfnis des Behandlers und seinen „metallischen Qualitäten“.

### 7.3.5. Beziehung und der Rahmen

Das therapeutische Setting ist ein wesentliches Merkmal der Wandlungsphase *Metall* in der Behandlung. Hier wird dann die Klarheit im Rahmen des Handelns für Therapeut und Patient geschaffen. Fragen, die im Verlauf einer Behandlung immer wieder auftauchen, sollten gleich zu Beginn geklärt werden.

Dazu gehört der zeitliche Ablauf jeder Behandlung, seine Struktur (z. B. Gespräch, Diagnostik, Behandlungstechniken), die Räumlichkeiten (wo wird behandelt?), die voraussichtliche Dauer jeder Sitzung und der Behandlung überhaupt, die finanziellen Aspekte etc.

Aber auch die Behandlungsaussichten in der Hinsicht, dass es für die verschiedenen Beschwerden des Patienten verschiedene Zeitrahmen für die Heilung gibt: So sind Probleme aufgrund eingefahrener Verhaltensmuster (Qi-Blockaden, Feuchtigkeit und Schleim) langwieriger als Leitbahnblockaden. Die Erwartungshaltung des Patienten bekommt so einen gebührenden Rahmen. Zudem sollte er – gerade auch unter dem Aspekt langfristiger Heilungsaussichten – auf den Stellenwert eigenen Verhaltens und seiner Selbstverantwortlichkeit hingewiesen werden – denn spätestens nach Beendigung der eigentlichen Therapie sind es diese eigenen Beiträge zur Gesundung, die noch Jahrzehnte ihre Wirkung entfalten.

Auch andere Regeln gehören zum Setting und sollten geklärt werden: Vereinbarung der Termine, Verbindlichkeit, Pünktlichkeit und Rechnungsstellung/ Erstattungsmöglichkeiten. Eine Klärung dieser eigentlich selbstverständlichen Fragen bringt als ausgewogene Metall-Qualität den Rahmen und somit auch Freiraum und Sicherheit für eine Behandlung.

### 7.3.6. Therapeutischer Prozess und Vergänglichkeit

Jede Behandlung beginnt mit der Hilflosigkeit des Patienten und dem notwendigen Support: er braucht Stütze, Sicherheit und Zuwendung.
Sie setzt sich fort im Miteinander und der Interaktion: Der Heilungsprozess verläuft in Höhen und Tiefen, andere Aspekt der Krankheit treten in den Vordergrund oder grundsätzlich andere Probleme. Die eingangs gestellte Diagnose und die darauf folgende Therapie werden womöglich überarbeitet und erfordern jeweils eine aktuelle Adaption an die neue Situation. Die Regelmäßigkeit der Behandlung verschafft Sicherheit und Stabilität.

Und dann? Die Behandlung ist irgendwann zu Ende – was kommt dann? Anregung und Begleitung von Selbsthilfe stehen nun auf der Tagesordnung. Es geht darum, was der Patient in den kommenden Monaten, Jahren und Jahrzehnten machen kann unter Beachtung vor allem seiner Stärken und Vorzüge, und der Fähigkeiten des Selbstmanagements – was ist in Krisensituationen zu tun?

Die Selbstverantwortlichkeit tritt in den absoluten Vordergrund. Aber es kommen nun auch vielleicht auf beiden Seiten Trennungsschmerzen – denn jeder Abschied ist ein kleiner Tod und somit eine harte Probe fürs eigene Metall!

Eine therapeutische Beziehung hat im *Metall* ihre Abgrenzung zur auf Dauer angelegten freundschaftlichen oder liebevollen Bindung. Sie schafft durch das *Metall* des Geldes und der Professionalität die notwendige Distanz und gibt dem Patienten hierdurch die Möglichkeit, sich von der "Schuld" loszukaufen, sich nicht mehr an den Behandler gebunden zu fühlen. Jeder Therapeut wird es schon erlebt haben, wie schwierig, wenn nicht gar unmöglich es ist, seine Lieben, seine Freunde zu behandeln - mit allen Konsequenzen.

## 7.4. Weiterkommen

Wie oft gibt es solche Situationen, in den man etwas klar analysieren kann, aber dennoch nicht in der Lage ist, die Konsequenzen für das eigene *Ich* daraus zu ziehen - für das *Wasser* . Und wie viele Patienten kommen in die Praxis, die in solchen Situationen stecken und nicht mehr weiterkommen in ihrem Leben? Das heißt Stagnation in diesem lebenslangen Erfahrungs-, Lern- und Individualisationsprozeß, keine Wandlung, keine Entwicklung, keine Heilung. Von der *Erde,* bzw. ihrem entsprechenden Funktionssystem im Mikrokosmos, der Milz heißt es "sie hasst die Feuchtigkeit", d.h. das Nicht-Umwandelbare, Nicht-Klare. Aus dem, was man aus seiner Umwelt aufgenommen hat, gilt es das Reine herauszuholen und für sich selbst zu nutzen. Wie der Bauer, der im Herbst die Früchte seiner Arbeit sortiert und nur das Gute, Nützliche in die Scheune bringt, das andere draußen auf dem Feld lässt. Wenn dies nicht geschehen kann bei einer Schwäche des Metall, so ist man blockiert in seinen Fähigkeiten zu Lernen, Erfahrungen zu machen, sich mit der Umwelt auseinander zusetzen und sich weiterzuentwickeln in dieser Auseinandersetzung.

Das kreative Chaos des *Holzes*- und das *Metall*

*Auch das Chaos gruppiert sich um einen festen Punkt, sonst wäre es nicht einmal als Chaos da.*

*Arthur Schnitzler*

Das *Holz* wird nach dem Ke-Zyklus physiologisch begrenzt durch das Metall. Was geschieht hierbei? In unserem ersten Band dieser Reihe über die Wandlungsphasen in der chinesischen Medizin haben wir das *Holz* charakterisiert als den Aspekt der Entfaltung, des kraftvollen Wachstums. *Holz* bedeutet, tief verwurzelt zu sein in der *Erde* wie ein Baum und dem Himmel entgegenzustreben- dem *Feuer* und somit dem absoluten Yang.

Diese kraftvolle Dynamik birgt in sich immer die Tendenz zum Chaos, zur Auflösung der Strukturen, die ihr die Basis und Richtung gegeben haben. Ein "gutes *Holz*" ist eine Dynamik, die ihren Weg zielgerichtet beschreitet, die zheng, geradlinig und unbeirrbar – aber flexibel wie ein Bambus – sich zum *Feuer* hin entfaltet. Und dann aber auch den Weg zu Struktur und Ruhe, zu den Wurzeln findet und bahnt.

Wir haben somit das *Holz* kennen gelernt als den Wandlungsphasen-Aspekt einer ungestümen, ja potentiell sogar für die Umwelt und den Menschen selbst gefährlichen Kraft, die einer angemessenen Bändigung und Strukturierung bedarf.

Diese Bändigung und Bahnung erhält das *Holz* durch das *Metall*. Nur durch ein ständiges harmonisches Zusammenspiel zwischen diesen beiden Aspekten der Entfaltung und Sammlung, zwischen Chaos und Ordnung, zwischen kreativem Agieren und Re-Agieren kann sich eine wirklich schöpferische Kraft, kann sich aber auch das Leben an sich entwickeln.

Das *Holz* im Menschen garantiert den freien und kraftvollen Fluss der Energie. Es lässt den Menschen nach außen schreiten, sich nach außen hin öffnen mit seinen Augen, es lässt etwas erblicken und die Umwelt erfassen, und dann erschließen mit Hilfe der Muskeln und Sehnen. Ganz anders dagegen die Bewegung des Öffners der Lunge beispielsweise, des Metalls: die Nase öffnet sich nach innen, lässt Empfindungen wahrnehmen, feinstoffliche Impulse, die häufig genug unser tiefstes Innerstes berühren – man denke an die Aroma – oder an die Aurosoma-Therapie.

Im *Metall* wird diesen ausbreitenden Energien der Rahmen des Flusses gegeben. Dieser Rahmen ist die Grenze zwischen Innen und Außen, ist die Hautoberfläche, sind die Begrenzungen unseres Körpers (und unserer Seele), die der inneren Organe, ist die Struktur des menschlichen Organismus. Und immer wenn wir es zu tun haben bei einem Patienten mit einer Auflösung, einer vermehrten oder auch verminderten Durchlässigkeit dieser Grenzflächen für die ungemeine Dynamik des *Holz*es, so ist dieses harmonische Zusammenspiel zwischen *Holz* und *Metall* gestört. Sei es nun bei der Migräne, wie sie ja bevorzugter weise bei Wetterwechsel aufzutreten pflegt. Sei es der Heuschnupfen, bei dem uns die roten Augen, die Kopfschmerzen und die Jahreszeit des Auftretens signalisieren, dass auch hier das aufsteigende Leber-Yang seinen Anteil hat. Oder die Gesichtsakne und andere entzündliche Hauterkrankungen, wo wir die typische Konstellation eines tief liegenden, feinen Lungen-Pulses und eines gespannten, vollen Leber-Puls finden.

Das heftige Yang der Leber -und somit des *Holz*es- lässt die Energien nach oben und außen fließen, das schwache Lungen-Qi, das die Energie nach unten und innen zur Niere bringen soll, ist nicht in der Lage, einen gerichteten Fluss zu gewährleisten. Das Resultat ist eine derartig gestörte Oberfläche.

Das *Wei Qi* = die „Wehrenergie“ ist zuständig für das Öffnen und Schließen dieser äußersten Körperschicht, bei einem Ungleichgewicht zwischen *Holz* und *Metall* kann es diese Aufgabe nicht mehr erfüllen. Ein Zuviel an *Metall* heißt ein Überhandnehmen der Struktur, die kreative Spontaneität des *Holz*es wird im Inneren zurückgehalten. Es ist das Bild des Qi-Staus, der Qi-Blockade, in dem keine Impulse mehr nach außen gelassen werden können.

Wer hat sie noch nicht in der Praxis erlebt, die blassen, kalten, wortkargen Patienten, die mit leiser Stimme ihre lange Krankheitsgeschichte erzählen. Denen man "jedes Wort aus der Nase" – warum eigentlich nicht "aus dem Mund?" – ziehen muss. Alles deutet darauf hin, dass dieser Patient Qi, Lebenskraft braucht. Und dann findet man bei der Untersuchung durch Puls- und Zungendiagnose eine im Inneren vorherrschende ungestüme, aber gefangene Kraft und energetische Fülle, die bloß nicht nach außen gelassen werden kann. Starr, unbeweglich ist dieser Mensch nicht in der Lage adäquat auf seine Umwelt zu reagieren. Er kann nicht schwitzen, kann nicht schreien, kann sich nicht befreien von den übermächtigen Zwängen, die sein Leben beherrschen.

Eingefangen in Strukturen, braucht er für seine persönliche Integrität diesen Käfig voller Dogmen und Handlungsanweisungen, geben sie ihm doch den Halt, der es ihm erlaubt sicher durchs Leben zu kommen. Auf Kosten des „guten Holzes“, der Spontaneität und Kreativität.

## 7.5. Zurück in das Wasser – Trennungen, Übergänge und Tod

*Denn Du bist Erde und sollst zu Erde werden*
*Genesis 3.19*

So wie der Herbst die reifen Früchte des Spätsommers übernimmt und in die Speicher des Winters bringt, so erhält die Wandlungsphase *Metall* von der Erde das Gereifte, Aufgearbeitete, aber auch das Unbrauchbare, was es auszusortieren und zu verwerfen gilt. Die Schätze des Lebens hingegen werden in die Speicher unseres Selbstverständnisses, unserer Identität und somit der Wandlungsphase Wasser verbracht und dienen dem Menschen als Grundlage seiner weiteren Existenz, seines weiteren Lebens, wie es dann die Wandlungsphase *Holz* entfaltet.

Der Zyklus der 5 Wandlungsphasen ist der Zyklus des Lebens, er spiegelt die Bewegungen der Natur, die ständigen Veränderungen und Prozesse wider. Und jede Veränderung bedeutet den Abschied von dem, das davor war, und gleichzeitig die Unsicherheit von dem, was kommt. Die Vergangenheit existiert dann nicht mehr, nur noch in der ganz persönlichen Erinnerung.

Das Vergangene besitzen wir in unserem Gedächtnis, es ist Bestandteil unseres Selbst. Nur das bleibt dort bewahrt, in diesem „Speicher", was persönlich relevant ist und in der eigenen Geschichte, im Selbstgefühl eine Rolle spielt. Zu ändern ist sie nicht mehr. Und die Zukunft – bekanntermaßen liegt sie in Finsternis und Ungewissheit. Wir können sie nicht voraussagen, können höchstens die Wahrscheinlichkeit schätzen, dass etwas eintritt- wobei die Schätzung dann selber schon einiges an der Zukunft bewirken kann – man denke nur an die Aktienkurse.

Was gestaltbar ist, ist die Gegenwart, der Augenblick. Er ist geprägt durch unsere Sinneswahrnehmungen, durch unsere Gefühle und die durch sie initiierten Emotionen. Er basiert auf dem Fundament des Erlebten und Erfahrenen, entfaltet daraus das Potential für die Bewältigung der Zukunft, aber ist vielerlei Faktoren in dieser Entfaltung ausgesetzt: äußere wie innere Einflüsse können möglicherweise das Erreichen des Ziels – das eben in der ungewissen Zukunft liegt- ermöglichen oder behindern. Der Mensch weiß es nicht, und er versucht durch Wissen und Verstand, Mut und Kalkül sich eine – wiederum ganz persönliche! - Sicherheit darüber zu verschaffen. Das ist die permanente Unsicherheit des Lebens, der nur die Wandlungsphase Wasser eine stabile Unterlage bieten kann.

Tod und Trennung von einem lieben Menschen sind Phasen des Lebens, die mit zunehmendem Alter und mit zunehmender Zahl von persönlichen Bindungen immer häufiger auftreten. Je mehr Beziehungen zu anderen Menschen da sind, umso eher besteht die Wahrscheinlichkeit, dass ein Verlust dieser Beziehungen auftritt.

Aber auch andere Trennungen können sich gravierend im Leben bemerkbar machen: Übergangsphasen, die die Lebensabschnitte umrahmen und von heftigen Krisen begleitet sein können. Von frühester Kindheit an begleiten sie uns und in ihren Erschütterungen bedeuten sie häufig auch den Beginn von Krankheit und Disharmonie. Kindergarten, Schule, Pubertät, Paarbeziehung, Geburt, Berufsbeginn, Klimakterium, Ruhestand, Seniorenheim...., das sind nur einige der möglicherweise krisenhaften Übergänge im Leben des Menschen. Die Dynamik des sozialen Lebens erfordert eben eine ständige Grenzüberschreitung: Individuen und Gruppen bewegen sich in Raum und Zeit. Derartige Veränderungen bedeuten auch immer eine mögliche Gefährdung der gewohnten sozialen Ordnung. Die notwendigen Grenzüberschreitungen werden daher in allen Gesellschaften von Riten begleitet, deren Funktion es ist, mögliche Störungen der Ordnung durch einen kontrollierten Ablauf der Veränderungsprozesse abzuschwächen.[127]

Diese Prozesse und Veränderungen bedeuten immer, dass etwas unwiederbringlich verloren ist – das Vergangene. Und dass vielleicht etwas gewonnen werden kann. Die Wandlungsphase *Metall* garantiert ein adäquates Verhältnis zwischen Verlust und Gewinn. Die Schätze des Lebens sind es, die das Leben dem Menschen als Zugewinn erbringt. Ständig, in jedem Augenblick, solange er lebt und somit seine Lebenszeit verbringt, ist der Mensch aber auch mit der Vergänglichkeit und damit den Verlusten konfrontiert.

Nichts ist in der Außenwelt stabil, nur im Inneren bewahrt sich ein Abbild der Außenwelt, gefiltert durch die eigenen Bedürfnisse. Und somit stellt sich dann bei jedem Verlust, bei jeder Konfrontation mit der Vergänglichkeit, bei jeder Trennung die Frage nach dem, was der Mensch nun tatsächlich aus der Vergangenheit für sich in seinem „Speicher“ behalten kann. Dieses ist es dann, was tatsächlich wertvoll ist und für die Zukunft nutzbar gemacht werden kann.

---

[127] Siehe auch die Ausführungen zu Ritualen in diesem Buch.

Diese Auswirkung der Wandlungsphase *Metall* hat *Laozi* anschaulich beschrieben:

*was zwischen himmel und erde ist*
*gleicht es nicht einem blasebalg?*
*hohl und doch unversiegbar*
*bewegt und immer zeugend*

*wortreichtum verarmt*
*wahre lieber das maß!*

*(Laozi, Daodejing, Kap. 5*[128]*)*

Wie die Lunge ist das Leben durch Aufnahme und Abgabe bestimmt. Unnützes wird abgegeben, Wertvolles behalten. Aber diese Flöte, von der Laozi spricht – in anderen Übersetzungen ist es ein „Blasebalg", was diesem Bild noch besser entspricht- sie funktioniert nur weil es eine Ende, eine Begrenzung gibt.

Diese Grenze – der Moment des Wechsels- birgt in sich die größte Kraft, das größte Potential. Und so ist auch jede Wahrnehmung der Grenzen, der Ablösung und Trennung und sein Erleben als Krise ein großes Potential für die Entwicklung des Menschen. Wenn er eben durch ein ausgewogenes *Metall* in der Lage ist daraus Erkenntnisse und Erfahrungen zu schöpfen und somit sein Wasser zu mehren.

---

[128] **Schwarz**: 55

## Willkommen und Abschied

*Es schlug mein Herz, geschwind zu Pferde!*
*Es war getan fast eh gedacht*
*Der Abend wiegte schon die Erde,*
*Und an den Bergen hing die Nacht:*
*Schon stand im Nebelkleid die Eiche,*
*ein aufgetürmter Riese, da,*
*Wo Finsternis aus dem Gesträuche*
*Mit hundert schwarzen Augen sah.*
*Der Mond von einem Wolkenhügel*
*Sah kläglich aus dem Duft hervor,*
*Die Winde schwangen leise Flügel,*
*Umsausten schauerlich mein Ohr;*
*Die Nacht schuf tausend Ungeheuer,*
*Doch frisch und fröhlich war mein Mut:*
*In meinen Adern welches Feuer!*
*In meinem Herzen welche Glut!*

*Dich sah ich, und die milde Freude*
*Floss von dem süßen Blick auf mich;*
*Ganz war mein Herz an deiner Seite*
*Und jeder Atemzug für dich.*
*Ein rosenfarbnes Frühlingswetter*
*Umgab das liebliche Gesicht,*
*Und Zärtlichkeit für mich - ihr Götter!*
*Ich hofft es, ich verdient es nicht!*
*Doch ach, schon mit der Morgensonne*
*Verengt der Abschied mir das Herz:*
*In deinen Küssen welche Wonne!*
*In deinem Auge welcher Schmerz!*
*Ich ging, du standst und sahst zur Erden,*
*Und sahst mir nach mit nassem Blick:*
*Und doch, welch Glück, geliebt zu werden!*
*Und lieben, Götter, welch ein Glück!*

*Johann Wolfgang von Goethe*

Die Ausgewogenheit des Metalls bedeutet ein Gleichgewicht zwischen Nehmen und Geben, zwischen Festhalten und Loslassen. Die Wandlungsphase Feuer (siehe auch „Feuer im Metall“) wirkt der Erstarrung im Festhalten entgegen. Im Umgang mit dem Tod – der einschneidendsten Trennung im eigenen wie auch vom Leben anderer überhaupt bedeutet dies den bewussten Umgang mit dieser Unausweichlichkeit des Daseins.

Stellen Sie sich doch gelegentlich die folgenden Fragen:

- Haben Sie Worte für den Tod?
- Wo begegnet Ihnen der Tod?
- Wollen Sie das Datum Ihres Todes wissen?
- Lohnt es jemanden zu lieben, der bald stirbt?
- Haben Sie noch etwas zu sagen, bevor Sie sterben?
- Wem wünschen Sie den Tod?
- Fürchten Sie den Tod?
- Sind Sie vorbereitet?
- Achten Sie den Tod mehr als das Leben?
- Kreuze, Kränze, Kerzen ... ?
- Finden Sie es normal, tot zu sein?

- Trauert jemand um Sie?
- Bleiben Erinnerungen an Sie?
- Würden Sie Ihr Leben selbst beenden?
- Haben Sie Freunde unter den Toten?
- Haben Sie je einen Toten berührt?
- Wann haben Sie zuletzt an den Tod gedacht?
- Haben Sie je einen Toten gewaschen?
- Müssen Sie auch sterben?
- Sind Sie sterblich?
- Möchten Sie dem Tod ein Ende setzen?
- Wo lebt der Tod?
- Wie viel Platz braucht der Tod?
- Wem dienen Friedhöfe?
- Finden Sie Trost in Ihrer Trauer?
- Woran denken Sie bei Kremation?
- Wo wollen wir an die Toten bestatten?
- Erinnern Sie Gräber an die Verstorbenen?
- Haben Rituale für Sie einen Sinn?
- Wer kümmert sich um Ihre Leiche?
- Wollen Sie bleibende Spuren hinterlassen?
- Werfen Sie Ihre Leiche auf den Müll?
- Wie viel ist Ihnen Ihr Tod wert?
- Möchten Sie als Toter geehrt werden?
- Wie wünschen Sie sich Ihre Entsorgung?

(Fragen in Anlehnung an Max Frisch „Tagebücher 1966-1970“)

Bestattungen sind für jede Kultur ein wichtiges Indiz für den Umgang mit der eigenen und der Familiengeschichte. Diese bilden die Grundlage für eine die Generationen überdauernde Identität, eine Verbundenheit der Familie wie des „Stammes“. Beerdigungen sind auch bei uns, in einer Zeit, in der man sehr flüchtig mit dem Tod umgeht, der Ort, an dem sich Familien wieder begegnen und in der gemeinsamen Trauer das Gemeinsame untereinander und mit dem Verstorbenen gesucht und gefunden wird.

Im vom Konfuzianismus geprägten kaiserlichen China galt der Tod als tiefe Krise im gesellschaftlichen und familiären Gefüge. Basierte dieses Gefüge doch auf einem sorgsam abgestimmten System von wechselseitigen Verpflichtungen, das letztlich – vermittelt durch das männliche Familienoberhaupt – auch die Ahnen umfasste.

Durch den Tod erfuhr die Individualität des Menschen eine Entwertung, der Tote galt zunächst als unrein. Waschungen, Räucherungen und vielfältige Reinigungsrituale bewirkten dann eine Transformation des Unreinen zu einer Quelle der Fruchtbarkeit. Der Eingang des Toten bzw. seiner Seele in die Kollektivität der Ahnen wurde als neue Geburt, als Ausgangspunkt neuen Lebens betrachtet.
Die Krise des Sterbens und des Todes, Bestattung und Trauer bedurften dann auch eines – regional, religiös und historisch allerdings durchaus unterschiedlichen – Rituals, das der Trauer und dem Neubeginn gleichermaßen Rechnung trug:

- Ritualisierung von Tod, Beerdigung und Trauer im kaiserlichen China
- Feststellung des letzten Atemzugs und somit das Entweichen der Körperseele Po
- Umbettung auf das Totenbett, d. h. räumliche Trennung von Lebenden; ggf. wurde auch schon der Sterbende umgebettet
- Beweinen durch Hauptleidtragenden (Erbfolger = ältester Sohn)
- Tee, Jade o. ä. in den Mund des Toten
- Verbrennen von Totengeld
- Sutren zur Minderung der Verbrechen und Besänftigung der Hun-Seele des Verstorbenen
- Waschen
- Ankleiden, ungerade Zahl (Yang) an Kleidungsstücken, da gerade Zahl zweiten Todesfall befürchten und die Seele des Toten im Yin verbleiben ließ. Totengewänder wurden häufig bereits zum 59.Geburtstag geschenkt und dann auch bei festlichen Gelegenheiten getragen
- tägliches Verbrennen von „Vogelruf-Papier" zur Begleitung der Hun-Seele auf dem Weg in die jenseitige Welt
- Benachrichtigung des Tempels als vorübergehenden Aufenthaltsort der Seele und von Verwandten, Freunden etc.
- Benachrichtigung des Geomanten zur Festlegung von Ort und Zeit des Begräbnisses
- Empfang am 3. Tag
- Zurückrufen der Seele in die (provisorische) Ahnentafel
- Totengesänge
- Verbrennung von Opfergeld, Karren etc. aus Papier
- Opfer für die hungernden und obdachlosen Seelen
- Buddhistische und danach daoistische Totenmesse
- Totenmessen bis zu 31 Tage, immer an ungeraden Tagen[129]

[129] **Leutner**: 246 ff.

- **Begräbnis**:

*„Ist das Grab schon bestimmt, so erfolgt das Begräbnis unmittelbar nach Schluss der Seelenmessen. Wenn jedoch infolge geomantischer Schwierigkeiten noch kein geeigneter Platz gefunden ist, wird der Sarg einstweilen in einem Tempel oder in einem interimistischen Leichenhause beigesetzt. Tag und Stunde des Begräbnisses hat natürlich der Geomant auf Grund astrologischer Berechnungen zu bestimmen. Sobald das geschehen ist, begibt sich der älteste Sohn des Verstorbenen in Begleitung des Geomanten auf den Begräbnisplatz, wo jener mittels seines geomantischen Kompasses Lage und Richtung der Gruft endgültig bestimmen muss. Dann bringt der Totengräber einen Spaten herbei und breitet ein rotes Tuch auf der Erde aus. Der älteste Sohn macht den ersten Spatenstich und schüttet die Erde auf das rote Tuch aus. Diese erste Scholle trägt er dann, in das Tuch gewickelt, nach Hause, von wo sie seine Gattin am Begräbnistage wieder zum Grabe zurückbringt.*

*Die Begräbnisfeier selbst pflegt, wenn es die Vermögensverhältnisse irgend gestatten, mit großem Pomp verbunden zu sein. An der Spitze des Zuges marschieren paarweise zahlreiche Standartenträger; ihnen schließen sich die sonstigen Teilnehmer an der Feier an, und hinter diesen gehen, dicht vor der Totenbahre, die Söhne des Verstorbenen. Hinter dem Sarge folgen die weiblichen Angehörigen. Die oft mit einem kostbaren Baldachin versehene Totenbahre wird von 8, 16, 32, 48, 64 oder 80 Trägern getragen. 80 Träger kommen nur kaiserlichen Prinzen, 64 nur Mandarinen der beiden ersten Rangklassen und 48 von Rechts wegen nur solchen der dritten Rangklasse zu, doch ist es nichts Seltenes, dass auch Privatleute, die keiner Rangklasse angehörten, von 4 Trägern getragen werden; in solchem Falle muss für den Toten die entsprechende Rangklasse geborgt werden, was keine Schwierigkeit hat, wenn sich unter den Verwandten oder Bekannten zufällig der Besitzer einer solchen befindet.*

*Während der Leichenzug unterwegs ist, wird ununterbrochen weißes Opferpapier in die Luft geworfen, welches als Wegegeld dient und den Zweck hat, die allenthalben umherirrenden obdachlosen Seelen günstig zu stimmen. Desgleichen wird auch vor allen Tempeln, Toren, Brücken und Brunnen Opferpapier verbrannt, um die Schutzgeister derselben zu bestechen.*

*Während der Sarg in die Gruft gesenkt wird, treten die Anwesenden einige Schritte zurück, damit ihr Schatten nicht in die Gruft falle und mit begraben werde. Dann wird die provisorische Ahnentafel am Fußende der Gruft aufgestellt und das Seelenbanner daneben ausgebreitet; die eigentliche Ahnentafel hingegen wird auf den Sargdeckel gestellt. Während dann die Söhne des Verstorbenen unter Darbringung von Räucherkerzen den Toten noch einmal anflehen, wieder zurückzukehren, lässt sich die abgeschiedene Seele nach dem Volksglauben in der Ahnentafel nieder, was sie von nun an während jedes ihr zugedachten Ahnenopfers wiederholt. - Nachdem das geschehen ist, wird die Ahnentafel aus der Gruft herausgehoben, um später auf dem Hausaltar ihren dauernden Platz zu finden, während die provisorische Ahnentafel samt dem Seelenbanner auf den Sarg gelegt und mit begraben wird.*" [130]

- Es folgt die sog. Punktierung, d. h. die Vervollständigung der Ahnentafel mit dem posthumen Namen des Toten, möglichst durch einen hohen Beamten
- Leichenschmaus
- Reinigung des Hauses und Vertreiben eventuell vorhandener Dämonen durch den Geomanten
- Opfer am Grab am 3., 21. und 35.Tag -> Aufhebung aller Verpflichtungen der Angehörigen
- weitere Opfer am 60., 100. Tag (Ende der Periode tiefer Trauer) sowie am Jahrestag
- Rituelle Handlungen vor der Ahnentafel 3x/Jahr

Symbolisiert durch die Ahnentafel und teilweise auch konkret als bildhafte Darstellung in den Räumen der Lebenden präsent, wurde so über die Generationen hinweg eine Verbindung zu den Vorfahren geschaffen, die Rückbindung und nie endende Verpflichtung bedeutete.

---

[130] **Grube**: 191 f.

## 7.6. Zeichen der Zeit

*Einer Zeit der grenzenlosen Entdeckungen folgt vielleicht eine Zeit der Entdeckung der Grenzen.*

Bernd Stoy

Schwäche des *Metalls* und ein ungebändigtes *Holz* sind ein Charakteristikum unserer Zeit. In unserem Zeitalter herrscht größtenteils die Vorstellung und feste Überzeugung eines ungezügelten Wachstumswahns, der Vergötterung des ausschließlich geldwerten, aber nicht sozialen Wachstums, die Hybris der modernen Naturwissenschaften, alles erreichen und erklären zu können.

Die „Grenzen des Wachstums" ignorierend, sind in dieser Zeit *Metall* - Aspekte wie Reflektion, Meditation, ja das Gefühl an sich (siehe auch „Wasser im Metall") in vielen Kreisen nahezu anrüchig geworden. Es sei denn, sie haben ihren Stellenwert im Rahmen dieser Technik und Wissenschaften. Grenzen zu schaffen und zu beachten in den zwischenmenschlichen Beziehungen, Überliefertes und Traditionen, Rituale und Symbole – sie werden hinterfragt und nicht als Bestandteil unseres gesellschaftlichen Seins akzeptiert und gepflegt – wie anders doch früher bei uns oder auch im alten China, wo das Studium, ja sogar das Auswendiglernen der den gesellschaftlichen Rahmen umschreibenden Klassiker dem *Zhen Ren*, dem wahrhaftigen und edlen Menschen die Grundlagen für sein Leben und Handeln gab.

Religiosität und Spiritualität werden als Versponnenheit, Irrationalität, aber inzwischen auch als interessante Kuriosität belächelt. Rituale nur als leere Hüllen verstanden, weil man sich nicht die Zeit nimmt, Inhalte und Symbole zu begreifen, zu verstehen, zu verspüren.

Gerade in diesem Bereich – der Rituale und Symbole – vollzieht sich eigentlich schon seit Jahrhunderten, besonders aber in den letzten Jahrzehnten ein beachtenswerter Wandel.

Rituale und Symbole – seit Menschengedenken Bestandteil mehr oder weniger fast jeder Kultur – werden in Bedeutung und Notwendigkeit in Frage gestellt. Sie gehören zum „Mief der tausend Jahre", den zuletzt die 68er Studentenbewegung aus den Universitäten vertreiben wollte. Inzwischen ist allerdings schon wieder eine Wende zu verzeichnen: Nicht nur die New Age – Bewegung, nicht nur das Auftreten einer vermehrten Religiosität, sondern auch die Ethikdiskussion im Zusammenhang mit den Möglichkeiten der Gentechnologie wirft die

Frage nach Formen, Ritualen und auch Werten auf, die den überaus mobilen und Flüchtigen Zeitgeist überdauern können.

Die Wandlungsphase *Metall* in der chinesischen Medizinphilosophie lässt sich sehr anschaulich aus den Bedeutungen und Wirkungen eines Symbols bzw. eines gesellschaftlichen Rituals beschreiben. *Metall* ist Form, aber diese scheinbar feste Struktur beinhaltet Immanenz (das Innere, innen verbleibende) ebenso wie Transzendenz (das Überschreitende, nach außen strebende). Sie umfasst ebenso wie das Einatmen und Ausatmen der Lunge eine Innen- wie Außenwirkung. Und eines kann – wie bei der Atmung – ohne das Andere nicht bestehen.

## 7.7. Rituale

Der Begriff Ritual oder Ritus ist wahrscheinlich aus dem Sanskrit übernommen worden. *Rta* bezeichnet dort eine auf „Gesetzmäßigkeit und Regelmäßigkeit beruhende, normale und deshalb richtige, natürliche und deshalb wiederum wahre Struktur des kosmischen, weltlichen, menschlichen, rituellen Geschehens.“[131] Eine zweite Erklärung ist die Herkunft aus dem Griechischen *rhein*, bzw. dem Indogermanischen *ri*.

Beide Erklärungen des Begriffs verweisen jedoch auf die Charakteristik eines Rituals: es ist ein regelmäßiges, Wahrheiten umfassendes und gleichzeitig prozesshaftes, veränderliches Geschehen. Die Veränderlichkeit ergibt sich gerade aus der zeitliche Wiederholung, die notwendigerweise in einem jeweils anderen zeitlichen/räumlichen Kontext mit durchaus auch veränderten Vorstellungen vollzogen wird.

Das Symbol – vom Griechischen *symballein* = zusammenwerfen- ist entstanden aus dem Zusammenbringen einer zerbrochenen Münze als Erkennungszeichen zweier Menschen. Jedes Symbol ist ein Bild, eine Form, welche die Verbindung herstellen kann zwischen den ureigensten Ideen und Vorstellungen und denen der anderen. Anders als Rituale, die sich meist aus der wiederholten Durchführung von Handlungen ergeben, sind symbolhafte Zeichen eher geschaffen und dienen der Steuerung und Initiierung von Verhaltensweisen, kulturellen oder religiösen Prozessen. Sie werden auch in der Regel durch „Fachleute“ gesetzt, die als Spezialisten auch das Deutungsmonopol innehaben: Priester, Schamanen, aber auch Heiler jedweder Couleur- ein Seitenblick auf die Interpretation von Krankheitszeichen durch die heutige Medizin lässt dort vieles an nicht hinterfragter, sondern gesetzter Symbolik erkennen: von Laborwerten über Röntgenbilder bis hin zum weißen Kittel oder der kulturell/national unterschiedlichen Relevanz bestimmter Krankheitsbilder.

Eigentlich kann alles zu einem Symbol werden. In der christlichen Heils- und Erlösungslehre kam es beispielsweise zu einer eindeutigen Hierarchie des symbolischen Wortes. Andere Symbole wie Gesten, Tänze, Körperhaltungen – im Buddhismus als die Mudras weithin genutzt – wurden häufig sogar als ketzerisch bezeichnet. Im Verlauf der „Entsinnlichung“ des Christentums verblieben nur noch einige „gezähmte“ Gesten wie Kniebeugen oder Händefalten übrig, womöglich

[131] Figl: 665 f.

ekstatische oder gar erotische wilde Bewegungen sind zumindest in den etablierten Kirchen nicht mehr zu finden.

Rituale und Symbole können mit verschiedenen Inhalten gefüllt werden, abhängig vom kulturellen und historischen Kontext. Erinnert sei an die Symbolgruppe Kreuz-Schwert-Tempelritter-Rotes Kreuz, aber auch an Swastika/Hakenkreuz (Buddhismus/Nationalsozialismus), an Kopftücher ebenso wie an Hochzeitsrituale. Auch kann sich der Inhalt ändern, so wie die Kopfbedeckung des höchsten römischen Priesters Pontifex maximus zur Mitra des christlichen Papstes konvertierte.

### 7.7.1. Typen von Ritualen[132]

Da gibt es zunächst die Übergangsriten, die der französische Ethnologe Arnold van Gennep (1873-1957) beschrieben hat. Diese Übergangsrituale finden zu Zeiten des Wechsels und der Entwicklung statt, und zwar sowohl auf der persönlichen, individuellen ebenso wie auf der gesellschaftlichen Ebene. Geburt und Tod, Geschlechtsreife und Hochzeit sind dies beispielsweise im persönlichen Leben, Regierungsbildung, Jahreszeiten und Jahreswechsel, Kriege und Jubiläen auf der gesellschaftlich-kulturellen Ebene.

Die Krise des Übergangs wird jeweils durch verschiedene feste Rituale überwunden. Es besteht zunächst aus einer Zelebrierung der Trennungsphase durch Reinigungs- und eben Trennungsrituale. So geschieht es beispielsweise heutzutage immer noch beim Polterabend vor der Hochzeit, bei dem altes Geschirr zerschlagen wird. Es geschieht in vielen Kulturen durch Fastenkuren oder Selbstkasteiung vor einem persönlichen Wechsel, auch durch die Festlegung und Vertreibung eines „Sündenbocks".

Dieser initialen Phase folgt die Schwellen-Umwandlungsphase. Sie bringt die erhebende Communitas-Erfahrung der neuen Gruppe, der neuen Lebenssituation, ist verbunden mit Hochgefühlen und dem Erahnen einer neuen Identität. Die darauf folgende Wiedereingliederungs-Phase bewirkt quasi eine Neucodierung, eine Festigung der persönlichen Identität wie auch der neuen gesellschaftlichen Situation in einem neuen zeitlichen Kontext. Die Stabilisierung wird dann wiederum prozesshaft von neuen Wechseln und Ritualen abgelöst.

---

[132] Grundtypen nach **C.Bell**, aus: Figl: 680 ff.

**Kalendarische Riten**:
Kalendarische Riten regeln die Ordnung der Zeit. Gerade im alten China war dieses eine herausragende, exklusive Aufgabe des Kaisers. Die zeitliche Dimension wird durch die Vorgänge des Himmels definiert: Die Sonne bestimmt Tag und Nacht, aber auch die Jahre; der Mond bestimmt die Monate, die Sterne die Jahre und Jahrzehnte. Der Kaiser war als „Sohn des Himmels“ durch umfangreiche Rituale das höchste Integrativum für die chinesische Gesellschaft. Auf diese Weise war er dafür verantwortlich, dass diese zeitlich-himmlische Ordnung im Leben der Menschen eine korrekte Entsprechung fand. So war denn auch die Festlegung des Kalenders ein Insignum der Bestimmung und Macht des Kaisers.

Als die Jesuiten im 16. Jahrhundert nach China kamen und den sehr genauen gregorianischen Kalender dem Kaiser nahe brachten, konnten sie hierdurch großes Ansehen und Einfluss bei den Ming-Kaisern erringen. Die kalendarischen Riten betrafen dann Feiern zu landwirtschaftlich wichtigen Ereignissen, zu Sonnenwend- und Tagundnachtgleiche-Feiern etc. – der chinesische „Bauernkalender“ legt so für jeden Tag wichtige Konstellationen und Hinweise für das alltägliche Handeln fest. So wie in China der Kalender die zeitliche Ordnung nach den Maßgaben des Himmels regelte, so besitzt er in fast allen Kulturen eine religiöse Ausrichtung. Der Ablauf des Jahres war im wesentlichen der Ablauf des Kirchenjahres im Westen, die Tage und Festtage waren Heiligen und Geburt, Leben, Sterben und der Auferstehung Christi gewidmet und bildeten so eine Orientierung im Jahreslauf.

**Opferrituale bzw. kommunikative Riten**:
Jedes Ritual benutzt verschiedene, vor allem körperliche Ausdrucksformen wie Gesten, Tanz, Musik, Gesang und Gegenstände. Schon Thomas v. Aquin hat sie im 13. Jahrhundert als Form des religiösen Lebens abgegrenzt vom Lehrhaften, vom Glauben und von den Überzeugungen. Er konstatierte eines *cultus corporalis* – eben das Ritual- und einen *cultus spiritualis*, der im Verstehen, Lernen und Lehren erfüllt wird.
Der Ritus dient vor allem der Kommunikation. Neben den oben aufgeführten körperlichen Ausdrucksformen ist die Sprache vor allem der wichtigste Symbolträger in der Kommunikation. Die Worte sind symbolhafte Lautverknüpfungen, deren gemeinschaftlich gefasster Konsens in der Bedeutung die Dinge durch ihre Belegung mit einem Begriff festlegt und definiert. Die Differenzierung der Begriffe spiegelt dann auch die Bedeutung eines Sachverhalt/Dinges in einem bestimmten Kulturkreis wieder.

Bekannt sind in diesem Zusammenhang die vielerlei verschiedene Begriffe für Reis in China – je nach Art, Zubereitungsform oder Verwendungszweck etc. Die Sprache als eine gewaltige Sammlung von Symbolen reguliert dann so die gesellschaftliche Realität, sie setzt ein identitätsstiftendes Regulativ der individuellen Erfahrung durch Unterscheidung, Klassifizierung und einen gesellschaftlichen Konsens.

Und nicht umsonst beschäftigen wir uns in der chinesischen Medizin mit dem Symbolcharakter, den Ideen der chinesischen Schriftzeichen! Auch sie sind Ideen, dieses Wesen der Dinge, dieses Kennbare und Unsichtbare, was die Seele erschauen kann - so die ursprüngliche Bedeutung des griechischen *idea*. Geben uns diese Schriftzeichen, diese Bilder, die in uns entstehen, uns doch die wichtigsten Anhaltspunkte für die wirklichen Inhalte von Begriffen und Bezeichnungen, assoziative Brücken zum Verstehen dieses überaus komplexen und unserem Kulturkreis, unserer Sprache trotz aller Bemühungen immer fremd bleibenden Denk- und Heilsystems.

**Magische Rituale**:
Häufig als magisch bezeichnete Rituale [133] dienen nicht nur der Kommunikation und der Herstellung eines momentanen Konsenses, sondern sie entfalten darüber hinaus eine rituelle Wirksamkeit, indem sie nicht nur einen Rahmen des Geschehens bilden, sondern tatsächliche Veränderungen herbeiführen. So führt dann ein Verstoß gegen das Ritual gelegentlich zu katastrophalen Folgen. Beispiele für diese rituelle Wirksamkeit sind die christliche Eucharistie, wenn der Wein zum Blut Christi durch das Ritual tatsächlich verwandelt wird.

Gerade in diesem religiösen Umfeld sind die Sakramente ein direkter Weg zur Erlangung des Heils und der göttlichen Gnade - ein Verstoß gegen die Rituale von Beichte, Kommunion oder letzter Ölung hat für die Seele des Christen unkalkulierbare Folgen. Nicht nur im Christentum wird der Verstoß gegen Rituale als Tabubruch stigmatisiert, und somit entwickeln sie eine reale Wirksamkeit. Sondern auch im alten China wurde Ritual dann zur Realität, als solches mit allen Konsequenzen zu zelebrieren und zu betrachten: *Ji Ru Zai* 祭如再 – Das Ritual durchführen, als ob es real sei (Konfuzius).

[133] Der Begriff „Magie“ ist eigentlich ein ausgrenzender Begriff, mit dem das Christentum nicht-christliche Rituale abwertet.

Welchen Stellenwert die Rituale gerade im Zusammentreffen von christlichem Occident und konfuzianischen Orient im 16. Jahrhundert hatte, wurde im „Ritenstreit" deutlich: Jesuiten missionierten im mingzeitlichen China – auch Analogien ziehend zwischen dem Himmelskaiser Shangdi und dem christlichen Gott – unter Beibehaltung von chinesischen Riten und Zeremonien. Sie zelebrierten die christliche Messe in Landessprache und -tracht. Auch die Ahnenverehrung wurde von ihnen nicht als widersprüchlich zum Christentum angesehen. Später folgten den Jesuiten dann die Dominikaner/Franziskaner, die die christliche Lehre weitaus dogmatischer betrachteten. In der Folge verboten dann die Päpste Clemens VI und Benedikt XIV seit 1610 diese Akkomodation des Christentums an „heidnische" Gebräuche, was letztlich das Ende der bis dato erfolgreichen christlichen Mission bedeutete. Die Aufhebung dieses Akkomodationsverbotes erfolgte erst durch Pius XII im Jahre 1939.

Im religiösen Leben haben zudem die im Ritual genutzten Symbole und symbolhaften Handlungen eine konsolidierende und identitätsstiftende Wirkung: „Das Abendmahl vereint den Körper des einzelnen Gläubigen mit dem *Corpus mysticum* aller Gläubigen".[134] Bestattungsrituale legen eine gemeinsame Erinnerung und Verbindung der Generationen untereinander fest, die Ehrfurcht vor den Ahnen spiegelt sich wieder in der Pflege des Grabes, den Gedenktagen wie in der Begräbnisfeierlichkeit selber. Sie geben den Hinterbliebenen dadurch- und gerade über die immer wieder kehrende Wiederholung- eine eigene persönliche Geschichte als integralen Bestandteil ihres Selbstverständnisses.

Jede Gesellschaft, jeder Kulturkreis schafft somit seine eigenen Rituale, sie stellt hierdurch sich selbst dar, ihren Konsens über das gemeinsame Wissen, über die allen Gruppenmitgliedern gemeinsame Identität.

Mary Douglas hat in ihrem Buch „Ritual, Tabu und Körpersymbolik" für die Religionen einen Wandel beschrieben: Besteht die Religiosität am Anfang ihrer Geschichte in der Betonung von Ekstase und körperlicher Dissoziation, also hingenommener und gewollter Loslösung von Form, Körper und Struktur, so führ ihre weitere Etablierung zu zunehmendem sozialen Druck. Ekstase und Formlosigkeit kollidieren mit gesellschaftlichen Zwängen des Miteinanders. Daraus folgt dann in den etablierten Religionen, abhängig eben vom sozialen Druck, eine Religiosität der Kontrolle mit einem zunehmenden Stellenwert des Rituals.

---

[134] **Douglas**: 70 f.

**Riten in der Not**:
Riten zu der Abwendung einer Not, Bedrängung oder Wiederherstellung der kosmischen Ordnung werden vor allem in den Bereichen des Lebens vollzogen, die mit Angst und Unsicherheiten verbunden sind. Tod, Krankheit und Unglück reißen den Menschen aus seinem Alltag. Unwetter, Erdbeben, Dürrekatastrophen rütteln an den Grundfesten seiner Existenz. Das Gefühl von Sicherheit, Geborgenheit und Orientierung geht in Mikro- wie Makrokosmos verloren, und so sucht der Mensch in eigenen Ordnungssystemen eben diese wieder zu finden. So werden die Beziehungen durch Kommunikation mit dem Himmel oder göttlichen Kräften rekonstruiert. Als Mittel hierzu dienen beispielsweise rituelle, gemeinsame Gebete oder auch Votivtafeln, wie sie in den christlichen Wallfahrtskirchen angebracht werden. Oder Kerzen werden z. B. dem hl. Antonius geweiht, wenn etwas verloren wurde. In Zeit – seiner Lebenszeit und Raum – seinem Umfeld werden die wechselseitigen Beziehungen durch das Ritual neu geknüpft. Hierzu gehören aber auch Heilungsrituale, wie sie nicht nur in exotischen, fremden Heilsystemen gebräuchlich sind, sondern auch in unserer westlichen Medizin z.B. im Stellenwert von Laborparametern und Normalwerten, der Chefarztvisite wie dem Ritual der Rollenverteilung Arzt-Patient.

**Feste und Fasten**:
Feste und Fastenzeiten sowie politische Rituale haben ebenso einen festen Stellenwert in jeder Gesellschaft. Gerade letztere wie öffentliche Erklärungen zu bestimmten festgelegten Gelegenheiten lassen häufig gerade dann aufhorchen, wenn sie nicht eingehalten werden- eine weitere Eigenart des ritualisierten Systems: die Lücken oder der Bruch des Rituals lässt Platz erst für das Außergewöhnliche, Besondere. Hierdurch erst, durch den Tabubruch, bekommt es seine besondere Relevanz.

### 7.7.2. Abwendung vom Ritual und das Streben nach Verinnerlichung

Seit einiger Zeit, eigentlich schon seit etwa 500 Jahren, ist eine zunehmende Abwertung des Rituals zu registrieren. Rituale werden als leerer Konformismus betrachtet, als leere und somit inhaltslose Form. Sie gelten häufig als Handlungen ohne unbedingte innere Verpflichtung des Handelnden in der Öffentlichkeit, also in der Kommunikation mit anderen Mitgliedern einer Gemeinschaft. Sie entbehren dann – so die Kritiker – eines konkreten persönlichen, aus der eigenen Erfahrungs- und Empfindungswelt erwachsenen Sinns.

Diese leere Form zu reformieren, also mit (neuen) Inhalten zu füllen, war schon Anliegen der Reformation der christlichen Kirche durch Martin Luther. Der Protestantismus postuliert dann auch eine Gottesbindung, die im Gegensatz zur ritualträchtigen katholischen Kirche rational, verbal und persönlich ist.

Gegen die Entfremdung von den eigentlichen Inhalten wurden innere Werte, die Einstellung des Einzelnen entscheidend, und nicht das Einhalten von Normen, Ritualen oder symbolhafte Handlungen. In diesem Streben nach Verinnerlichung ist nun die persönliche Erfahrung im Vordergrund, in den Hintergrund tritt die historisch gewachsene Dimension des Rituals, die eine Verbindung herstellt zur Erfahrungswelt der Generationen und damit eine über die einzelne unmittelbar empirisch geprägte Persönlichkeit hinausgehende Kommunikation herstellen kann. Spontaneität und Intuition sind aktuell wirkende Mechanismen, sie sind aber sicherlich die ersten Formen eines wie auch immer gerichteten spirituellen Empfindens (s.o.), bevor die historisch zunehmende Institutionalisierung nach Anpassung und Begrenzung verlangte.[135]

Die Ablehnung von Form und Ritual und die Hervorhebung der unmittelbaren Empirie und Spontaneität des Einzelnen in seiner spirituellen Erfahrung muss über kurz oder lang wieder unausweichlich zu Ritualisierungen führen, wenn eine Gemeinschaft mit Symbolen – wie auch der Sprache – untereinander in Kontakt tritt und die Kommunikation beginnt. Rituale dienen innerhalb dieser Gemeinschaft der Verständigung, der Abgrenzung und der Identitätsfindung. Außerhalb dieser Gruppe jedoch erscheint wieder eine scheinbar leere Form. Die eigentlich gefüllt werden muss...

---

135 **Douglas**: 36 ff.

Ein Symbol, ein Ritual ist der leere Krug, eine Form, die uns auffordert, sie mit uns selber zu füllen. Es ist das *Metall*, das wir mit unserem *Feuer* beweglich halten und mit unserer *Erde* füllen und in unser Ich, unser *Wasser* entleeren müssen. Um dann wieder ins *Feuer* zu kommen, das *Metall* zu schmelzen und zu einer neuen Form zu gießen.

Ein Ritual ist wie nichts anderes geeignet Brücken zu schlagen zwischen den Menschen auf der einen und der Möglichkeit zur Erweiterung des eigenen Denkens und Fühlens, des Erspürens neuer Horizonte auf der anderen Seite. Es schlägt Brücken und bildet einen Mantel der Sicherheit gegen die Unabwägbarkeiten und Risiken des Alltags.

Max Schlesinger schreibt hierzu in seiner „Geschichte des Symbols":

*„Die Geschichte lehrt, dass es Zeiten gab, in denen das Verlangen nach dem Symbol größer oder geringer war; es hat an Macht eingebüßt und die Gegenwart reißt in unseren Kulturen alles nieder, dessen sie habhaft werden kann, auch wenn sie es besser bestehen ließe. Doch manche Wurzel ist noch unbeschädigt; selbst das Alltagsleben bildet neue Symbole, das Volk, das Königskronen zertritt, lässt neue Fahnen wehen. Aber gesetzt auch den Fall, dass alle Sachsymbole dem aufgeklärten Verstande weichen müssten, immer gerade dann flüchtet sich das Gemüt in übersinnliche Höhen und genießt Seeligkeiten, wie sie Wirklichkeit und Wissenschaft ihm nicht zu geben vermögen."* [136]

[136] **Schlesinger, Max**: Geschichte des Symbols, Olms-Verlag 1967.

## 7.8. Orientierung, Spiritualität und Sensibilität

Während das *Holz* nun die Bewegung, das Streben nach außen, die Aktion charakterisiert, ist *Metall* die hereinnehmende, aufnehmende Reaktion. Wie aufnahmebereit bin ich eigentlich, wie offen bin ich für Neues, Anderes und Fremdes? Wie orientiere ich mich in einer fremden Erlebens- und Erfahrungswelt? An einem fremden Ort, in einer fremden Stadt? Welchen Stellenwert hat für mich mein aktueller individueller Rahmen? Wenn ich diesen Rahmen, diese ganz persönliche Struktur eigenen Erlebens und Denkens erweitern kann, so ist der *Metall* -Aspekt harmonisch. Hänge ich fest in diesem selbstgesponnenen Netz oder bin ich immer auf der Suche nach einem haltenden Gerüst, einem System?

Oben sind schon die Stichworte „Spiritualität“ und „Religiosität“ gefallen. Das *Metall* lässt uns offen sein für Erfahrungen, die spürbar sind. Es lässt uns neugierig sein, empfänglich für Einflüsse aus dem Makrokosmos, für Schwingungen auch feinster Art. Es ist somit entscheidend für Empfindungen auch außerhalb unserer "normalen" Erfahrungen und der aus ihnen gewachsenen Vorstellungs- und Erklärungskraft, für übersinnliche Wahrnehmungen.

Auch Paracelsus hat in seinen fünf Entien, den fünf Daseinszuständen diesen Lebensaspekt des Menschen als *Ens spirituale* bezeichnet, in dem die eigenen Grenzen überschritten werden zum Erlangen neuer großartigster Erfahrungen. Aus dieser Transzendenz (lat. *transcendere*, überschreiten) erwächst dann das gewaltige, erhebende Gefühl, eingebettet zu sein in ein großes allumfassendes System, es erwächst daraus das unschätzbar wertvolle Gefühl des Einsseins mit dem Kosmos, der Natur.

Aus diesen Erfahrungen und dem daraus entstehenden tiefen Gefühl (*religio* = lat. vermutlich Rückbindung, Einbindung) kann eine stabile Basis, das *Wasser* erwachsen. Ein Einssein mit dem Kosmos - das war und ist das Ziel jeglichen spirituellen und auch philosophischen Strebens gewesen, sei es nun im Orient oder im Occident. Vielleicht war der Verlust von Religiosität und Spiritualität die Voraussetzung für die zweifelsohne gewaltigen Entwicklungen der letzten Jahrzehnte und einer ebenso gewaltigen geistigen und ethischen Verarmung.

Unkalkulierbare Katastrophen und Elend lassen jetzt umdenken und diese Rück- und Anbindung an die kosmischen Strukturen und Dimensionen wieder in den Vordergrund rücken.

Gerade in Grenzsituationen wie Tod, Kampf und Leiden wird der Mensch auf seine eigene Existenz zurückgeworfen, er erfährt die Grenzen des Daseins, die Endlichkeit des Lebens erst im Sterben und Vergehen der Mitwelt. Der innerweltliche Halt, den der Mensch durch seine äußeren Bedingungen und Beziehungen erhält, zerbricht und er erfährt seine Offenbarung als ein Wesen in der Relativität der Geschichte: entstehend und vergehend.

Es öffnet sich dann die im wahrsten Sinne des Wortes „wundersame Welt" von dem, was nicht greifbar, fassbar, sichtbar und auch nicht mit Worten auszudrücken ist. [137] Es ist das Nicht-Geschaffene, Nicht-Endende, die faszinierende Vorstellung einer Instanz der Ewigkeit, die gerade in der christlichen Religion in der Vorstellung Gottes zusammenfließt. Opfer- und Begräbnisrituale sind dann häufig auch die Gelegenheit, bei denen der Mensch eine transzendente Wahrnehmung entfalten kann.

Diese Grenzen des Daseins wahrzunehmen als einen Rahmen für das Verbleibende (Immanenz) und Kostbare und gleichzeitig immer wieder versuchen eine Ahnung zu bekommen von dem, was jenseits dieser Grenzen liegt – das ist die Essenz der Wandlungsphase Metall.

Beide Aspekte bedingen einander – nur die Grenze gewährleistet das Erkennen vom Jenseits der Grenze. Und dieses Erkennen der Endlosigkeit wiederum lässt in die Sicherheit der vertrauten Wahrnehmungswelt zurücksehnen. Transzendenz und Immanenz sind zwei Seiten des Metalls.

---

[137] **Ludwig von Wittgenstein**: „Die Grenzen meiner Sprache bedeuten die Grenze meiner Welt" (in der Abbildtheorie des Tractatus, Tractatus logico-philosophicus, 1963, Suhrkamp)

## 7.9. Kunst und Inspiration

Es gäbe noch unendlich viel zu schreiben, finden wir doch den Aspekt jeder Wandlungsphase in jedem Baustein unseres Kosmos wieder...
Zwei Beispiele seien noch angeführt, um unser Bild, die Idee des *Metall* etwas mehr noch abzurunden und zu füllen. Die Künste und den Rhythmus. In der Musik sind beide vereint, wiewohl zeitgenössische Künstler sich bemühen, sie ohne ihre tradierten Elemente Melodie und Rhythmus zu gestalten. Kein künstlerisches Wirken kommt jedoch ohne Inspiration aus, ein Begriff, der aus dem lat. *Inspirare* = einatmen kommt.

Der Schöpfungsprozess eines Künstlers - Assoziationen zur „Heilkunst" sind durchaus gestattet- beruht auf dem Verspüren von Impulsen, von Schwingungen und Stimmungen, das zeichnet ihn aus gegenüber dem rationalen, vernunftmäßigen (= *Erde*) Vorgehen eines Wissenschaftlers. Er verspürt etwas, in sich selber oder in seiner Umwelt, und bringt diese feinsten Impulse in eine Form, als Bild, als Musikstück, ...oder auch als Behandlungskonzept.

Auch in der Wissenschaft gilt, dass wirklich große Erfahrungen und Entdeckungen nicht einem rationalen, systematischen Vorgehen entwachsen sind, nicht jahrzehntelangen Reihenversuchen, sondern dem "Zufall", der plötzlichen Idee, der Eingebung. Da haben wir dann wieder die Durchlässigkeit des Menschen für Neues, für außerhalb der eigenen und persönlichen Grenzen gegebenen Impulse. Für Einflüsse aus dem unermesslich großen, unendlichen Potential, das unser Kosmos für die Entwicklung der Welt – und nicht nur der Menschheit – bereithält.

## 7.10. Rhythmus

Wenn wir die Veränderungen und den Lauf der Zeit als eine Manifestation der Wandlungsphase *Holz* betrachten, so ist die Gliederung durch zyklische, identische oder variierte Wiederholung gleicher Elemente ein Aspekt der Wandlungsphase Metall.

Der Rhythmus (gr. *rhythmos* = Zeitmass, Takt, Proportion, Gestalt; ionisch: Sitte) eines Zeitablaufs bietet vielerlei Möglichkeiten jenseits des Fließens der Zeit – dem subjektiven Erleben folgend mal schneller, mal langsamer – die Wahrnehmung zu vertiefen.

Deutlich wird dies, wenn man sich z. B. die zutiefst berührenden, teils tief „unter die Haut gehenden“ Rhythmen von Trommeln bei den verschiedensten Gelegenheiten anhört: Aufmärsche, Staatszeremonien, Propagandainszenierungen werden hierdurch ebenso geprägt wie die rituellen Tänze der Schamanen oder andere Ekstasetechniken Afrikas und Lateinamerikas.

Der Sprachrhythmus hebt Beschwörungsformeln oder die besondere Bedeutung heiliger Texte bei deren Rezitation heraus: Gleichermaßen geschieht das im Christentum, wie im Buddhismus beim Sprechen der Mantren oder auch beim Aufsagen der Sutren des Koran. Die Wirkung des Rhythmus lässt dann häufig auch die eigentlichen Inhalte des Gesprochenen in den Hintergrund verschwinden, zumal wenn man sich vor Augen hält, dass gerade dem Sprechenden unter Umständen sehr fremde Sprachen wie das Lateinische, Sanskrit oder das Hocharabische nicht gerade die Umgangssprache der jeweiligen Gläubigen ist. Die „Magie“ des Rhythmus wirkt über die Mitteilungskraft der Sprache hinaus, sie gibt den Raum für die Transzendenz meditativen und spirituellen Erlebens.

Die Beobachtung vieler natürlicher und biologischer Rhythmen gibt eben den Rahmen für vielfältige meditative Techniken: Neben dem Lauf der Sonne (Jahresrhythmus), des Mondes (Menstruationszyklus!) und der Gestirne mit dem Tag- und Nachtrhythmus wird vor allem die Atmung als ein ständig den Menschen begleitenden und zudem das Leben und den Fluss des Qi an sich präsentierende Pulsation genutzt, um in meditative Versenkung zu gelangen. Die Konzentration wird hierbei vor allem auf die Ausatmung gelenkt, ist sie doch die Manifestation des Verlassens des Körpers und der eigenen Grenzen, während doch bei der Einatmung der Körper mit seinen Limitierungen und Blockaden wahrgenommen wird.

Atmung, Puls, Schlaf- und Wachphasen, Menstruationszyklus, Essen und Ausscheiden im Menschen (man denke nur an den überaus großen Stellenwert einer regelmäßigen Stuhlentleerung in der Naturheilkunde seit den Zeiten des Hippokrates), Tages- und Jahreszeiten, Generationswechsel, der Lauf der Gestirne, der Wechsel von Sonne und Mond im Makrokosmos - diese rhythmischen Abläufe gaben und geben dem Menschen das Gefühl des Eingebettetseins, des im-Einklang-Seins mit den großen Bewegungen des Kosmos.

*„Das Wirken der Natur zu kennen, und zu erkennen, in welcher Beziehung das menschliche Wirken dazu stehen muss: das ist das Ziel. Die Erkenntnis des Wirkens der Natur wird durch die Natur erzeugt, und die Erkenntnis des (naturgemäßen) menschlichen Wirkens wird dadurch erlangt, dass man das Erkennbare erkennt und das, was dem Erkennen unzugänglich ist, dankbar genießt. Seines Lebens Jahre zu vollenden und nicht auf halbem Wege eines frühen Todes zu sterben: das ist die Fülle der Erkenntnis...*

*Was ist unter einem wahrhaftigen Menschen zu verstehen?...*

*Die wahrhaftigen Menschen des Altertums hatten während des Schlafens keine Träume und beim Erwachen verspürten sie keine Angst. Ihre Speise war einfach, ihr Atem tief...Die wahrhaftigem Menschen der Vorzeit kannten nicht den Hang zum Leben und nicht die Abscheu vor dem Sterben. Ihr Hervortreten (in die Welt der Körperlichkeit) bereitete ihnen keine Freude, ihr Wiedereintritt (in die Welt gestaltlosen Daseins) vollzog sich ohne Widerstreben. Gelassen gingen sie, gelassen kamen sie. Sie vergaßen ihren Ursprung nicht und strebten auch ihrem Ende nicht zu; sie nahmen ihr Schicksal hin und freuten sich darüber, und (des Todes) vergessend kehrten sie (ins Jenseits) zurück...*

*Tod und Leben ist Schicksal; dass es ewig ist wie Tag und Nacht, liegt in der Natur begründet; dass es Grenzen gibt, die man nicht überschreiten kann, beruht auf den allgemeinen Verhältnissen, in denen die Geschöpfe sich befinden."*

Zhuang Zi[138]

Erst das heutige analytische Denken ist abgegangen von den seit Jahrtausenden die Wissenschaft beherrschenden Gedanken: Welche Einflüsse haben diese Rhythmen des Makrokosmos auf unsere „kleinen" Rhythmen, welchen Einfluss haben die Gestirne, die Jahreszeiten, der Mondzyklus auf uns? Nicht umsonst waren auf dem Gebiet der Astronomie und Astrologie die chinesischen Wissenschaftler den Jesuiten weit überlegen, als diese in der Ming-Zeit nach China kamen, um dem chinesischen Kaiser die Vorzüge westlichen (und christlichen) Denkens schmackhaft zu machen.

Unser „kleiner" Rhythmus, der ständige Wechsel zwischen Expansion und Kontraktion, den uns zeitlebens die Funktion der Lunge (nicht) spüren lässt, ist analog dem rhythmischen Prinzip - dem *Metall* - des Makrokosmos.

---

[138] **Bauer**: 65 ff.

Eliminierung und Bewahrung - der Dickdarm als Yang-Funktionskreis (Fu) der Lunge spiegelt auf einer anderen Ebene diesen Aspekt wieder. Ein Aspekt, den wir nicht - oder nur mit großen Einschränkungen- willentlich beeinflussen können, der analog zu gleichen Schwingungen des Makrokosmos sich frei in ständigem Gleichmaß entfalten muss.

Ein Übergewicht des einen oder anderen Teils dieser Bewegung führt zu Störungen, es wird zuwenig aufgenommen, zu wenig bewahrt von dem, was von außen kommt (das „himmlische Qi"), oder zuwenig abgegeben, losgelassen – wir sind wieder beim ständigen Wechsel, der Durchlässigkeit und dem freien Austausch.

## 7.11. Wandel und Wachstum

Im ständigen Wandel und Austausch wächst unser *Ich*, unsere Souveränität, innere Autorität. Ständiger Wechsel zwischen Erkennen-Begreifen-Akzeptieren-Aufnehmen-Loslösen bedeutet, sich mit seiner Persönlichkeit weiterzuentwickeln. Personen, Situationen, Lerninhalte, Krankheiten etc., mit allem müssen wir erst konfrontiert werden, um entscheiden zu können, ob es für uns selber etwas bedeuten kann, ob es zu der Grundlage unserer Existenz, etwas beitragen kann. Damit das *Metall* das *Wasser* ernähren kann und somit der Zyklus weitergeht.

Weiter oben konnte man einiges lesen über das Prinzip der *Mutter Erde,* welches seine Ablösung erfährt im Metall. Im Individualisationsprozeß eines jeden Menschen finden wir diese beiden Wandlungsphasen-Aspekte in den Prägungen durch die Eltern wieder. Ist es doch die Mutter, die dem Säugling das erste Gefühl einer Bindung, einer Einbindung gibt, die das Kind nährt und umhegt, bis es sich immer weiter loslöst. Es fängt an zu krabbeln, erschließt sich neue Welten, lernt das Zimmer, die Wohnung, das Haus, andere Menschen kennen -und kommt immer wieder zurück, wohl fühlend, dass die Mutter ihm uneingeschränkt als Rettungsanker beiseite stehen wird.

Und da ist der Vater, der als zweiter Mensch im Leben dieses Kindes auftritt. Dieser zweite Mensch ist die erste Horizonterweiterung des Kindes. Er vermittelt somit nicht die vorbehaltlose Akzeptanz, die es durch die Mutter erfahren hat, sondern er steht für die Weiterentwicklung dieses Horizonts, für das Setzen von Maßstäben und Werten. Aus der väterlichen Distanz heraus erfährt das Kind seine Grenzen, sein System, den Rahmen seiner unmittelbaren familiären und kindlichen Umwelt. In dem Vater wird es mit Grenzen konfrontiert – erst - aber nicht letztmalig, er gibt dem Kind und dem Heranwachsenden die Möglichkeit, seine Fähigkeiten und seinen Willen zur Erneuerung dieser Grenzen zu erproben, zu stärken.

## 7.12. Metall und das System des Heilens

Das Wesen der Diagnostik in der chinesischen Medizin besteht daraus Erfahrung und Erkenntnisse zu sammeln, deren innewohnenden Gesetzmäßigkeiten zu erkennen und als konkret bei diesem Menschen wirkende Prinzipien festzustellen. Dieses induktive Vorgehen beruht darin, dass jede Erscheinung aus ihrem Kontext heraus beurteilt wird. Hieraus ergibt sich dann auch der ganz eigentümliche Stellenwert eines Zeichens für die Erkrankung. Dieses Paradigma der Erkenntnis entstammt wie die Deduktion der westlichen Wissenschaften – vom System auf das Einzelne zu schließen – den Frühzeiten der Aufklärung.[139] Die Erkenntnisse beruhen auf gesammelten Erfahrungen und Informationen, die ihre Assoziation erfahren durch gemeinsame Berührungspunkte in Raum, Zeit, Ursache, Wirkung und ihre Ähnlichkeit.

Für die Medizin heißt das, dass das Sammeln von Informationen aus den individuellen, spezifischen und ganz einzigartigen Erscheinungsformen der Krankheit - wie bei einem durch Induktion eines Magneten in eine Drahtspule erzeugten Strom- zu einem "Widerhall" oder einem Bild führt, das von diesem Menschen vor dem inneren Auge des Behandlers entsteht.

Es ist in der chinesischen Medizinphilosophie der Terminus *yì* 意, der diesen Mechanismus als geistige Qualität der Wandlungsphase Erde beschreibt:[140]

*Yi* 意 : Bedeutung, Ansicht, Vorsatz, Zweck, Absicht, Gesinnung, Meinung, Wunsch, Wille, Idee, Gedanke, zielgerichtetes Denken. Das Radikal ist Herz (*xin* 心), das Phonetikum ist „Ton", „Klang" (*yin* 音). Die Absicht eines Menschen offenbart sich durch die Töne (Worte), die er von sich gibt (Wieger, 1936, L. 73 E). Weiter bedeutet das Zeichen *Yi* die Gedanken, die im Geist eines Zuhörers durch die Eindrücke von außen entstehen.
„Wenn das gerichtete Denken bleibt, entsteht Wille (*zhi* 志). Wenn der Wille (dieses) aufbewahrt und sich verändert, spricht man von Nachdenken *si* 思." (*Ling Shu,* Kap. 8)

139 Obgleich beide Denkansätze bereits im Aristotelischen Organon zur Logik beschrieben wurden.

140 Teile dieses Beitrags wurden bereits in „Stresskrankheiten - Vorbeugen und Behandeln mit chinesischer Medizin", Hg. **Noll/Kirschbaum**, Elsevier-Verlag 2006, veröffentlicht.

Und so verläuft dann auch der Erkenntnisprozess des Therapeuten bei der „Verarbeitung“ bzw. Erfassung seines Patienten:

Informationen, die er erhält, werden von ihm mit den selbst gemachten Erfahrungen aus anderen Begegnungen, wie auch die tradierten und gelernten Erfahrungen anderer Heiler verglichen, die er bereits in sein Denksystem integriert hat. Verknüpft werden dann von ihm die vielfältigen Informationen zu einem komplexen, alle diese Informationen umfassenden Bild der Energetik des Menschen. Diesen Prozess spiegelt das oben beschriebene Schriftzeichen und somit der Begriff *yi* wider. Es resultiert aus dieser Erkenntnis schließlich *zhi*, das mit der Wandlungsphase Wasser assoziiert wird. *Zhi*, der Wille, bildet dann die Basis, den Rahmen für Veränderungen, je nach Vorliegen neuer Informationen.

**Schritt 1: Herstellen des Kontextbezugs**

Kein Objekt besitzt für sich – und das gilt genauso für Symptome, die bei einem Patienten zu beobachten sind – einen genuinen Wert. Dieser ergibt sich erst aus dem ganz konkreten Kontext und seiner Funktion, die er in diesem Kontext erfüllt. So entpuppt sich eine ineinander gefügte Menge von Holz erst in einer bestimmten Anwendung als Tisch oder Stuhl, aus seiner Geschichte (z.B. Rokoko-Stil) ergibt sich ein Wert, aus seiner konkreten Funktion ein persönlicher Stellenwert (Lehnstuhl, Lieblingsstuhl, Erbstück etc).
Auch Zeichen, die bei einem Menschen zu beobachten sind, erhalten ihre persönliche subjektive Relevanz erst durch den konkreten Zusammenhang, in dem sie aufgetreten sind. So ist für den einen ein Pickel lediglich ein kleines kosmetisches Problem oder wird überhaupt nicht registriert, für den anderen Anlass zu Verzweiflung und Ängsten. Informationen in Beziehung zu setzen zum jeweils aktuellen Kontext bedeutet Ihnen einen Stellenwert für den Patienten und somit auch für den Therapeuten zur Erklärung des Krankheitsbildes zuzuweisen.

**Schritt 2: Die Spuren der Vergangenheit erkunden**

Die Vergangenheit des vor uns sitzenden Kranken besteht aus drei Phasen des Krankheitserlebens:

1. Heilsein
2. Auftreten von Symptomen
3. Suche nach Lösungen

Das Rekapitulieren dieses Prozesses im Rahmen des ersten Kontaktes ist entscheidend für die Konstruktion eines konkret an diesen Patienten angepassten therapeutischen Systems.

1. Das Heilsein:
Am Anfang ist der Patient heil, er fühlt sich ganz, vollständig, verspürt seinen Körper nur gelegentlich als hinderlich und kann sich dann auch darauf verlassen, dass die Beschwerden in absehbarer (!) Zeit wieder verschwunden sind. Diesen Zustand soll der Patient nach der Behandlung wieder erreichen – aber mit einigen Veränderungen. Denn auch nach Wiederherstellung der Einheit – also der Gesundheit – verbleiben in ihm die Spuren der durchgemachten Krankheit. Die Zeit ist weitergegangen, sie hat im Befinden des Kranken etwas bewirkt. Die Malaisen der Vergangenheit sind aber nun wieder in das Gesamtsystem integriert, bewirken ihrerseits neue, für den Patienten als gut oder schlecht empfundene Veränderungen. Ganzsein heißt sich in Harmonie zu befinden, und so werden die Symptome in dieser Phase als kleine Abweichung begriffen oder in die eigene Vorstellung von der Funktion des Systems integriert: Schnupfen kommt eben Mal... Aber insgesamt kann der Patient bis dahin noch von sich sagen, er sei gesund.

2. Das Erkranken:
Körper (und Seele) machen sich bemerkbar. Die Zeiten des reibungslosen, unauffälligen Funktionierens sind vorbei, es „hakt". Die Symptome können nicht mehr in die Vorstellung vom Funktionieren des Körpers integriert werden, sie verschwinden nicht wieder, verschlimmern sich, beeinträchtigen das Wohlbefinden nachdrücklich. Das Schwanken des Systems führt zu Unsicherheit und Angst. Wobei die Angst nun sowohl als Motor zur Veränderung oder zum Zusammensinken des Systems, zur Aufgabe der Autonomie oder als Impuls für neue Verhaltens-, Lebens- und Ernährungsgewohnheiten führen kann. Erklärungsmodelle werden gesucht und vielleicht gefunden, geben neue Sicherheit und Orientierung – gerade Ernährungskonzepte entfalten in dieser Phase so ihre überaus erstaunliche Wirkung.

3. Die Suche:
Führen die eigenen Erklärungs- und Lösungssysteme nicht zum Erfolg, begibt sich der Patient auf die Suche zum Therapeuten. Der nicht selten überaus verschlungene Weg zum Therapeuten ist die Suche nach
- Klarheit (Diagnosestellung)
- Sicherheit (das System wiederherstellen)
- Heilung (Zustand, modifiziert, wie vor dem Kranksein)

**Schritt 3: In der Gegenwart angekommen - der Zustand**

Erst jetzt, in der Gegenwart, beginnt die Chance für Patient und Therapeut aktiv in den Prozess einzugreifen. Die Vergangenheit, die Entwicklung der Störung über die Jahre oder Jahrzehnte hinweg lässt sich nicht mehr rückgängig machen. Die Zukunft liegt in den Händen von Therapeut und Krankem, aber letztlich weiß man nicht, was sie bringen wird.

Durch die 4 diagnostischen Methoden Hören, Sehen, Tasten, Riechen bekommt der Therapeut eine Momentaufnahme des kranken Menschen, eingebettet zwischen Vergangenheit und Zukunft des Patienten. In diesen erfassten Zeichen sind die Spuren des Krankwerdens zu lesen und die Möglichkeiten für die Heilung zu eruieren. Dieser aktuelle Befund ist seiner Natur nach äußerst flüchtig, setzt doch jeder Tag, jedes Erleben, jeder therapeutische Reiz neue Impulse, die wiederum ihre Spuren hinterlassen. An dieser Stelle sei dann auch ein kleiner Dämpfer auf die in ihrer Auswirkung auf die Behandlung häufig fatale Ansicht mancher Therapeuten gesetzt, sie seien die einzig Verantwortlichen für die Heilung, denn der therapeutische Prozess setzt zwar wichtige, aber nicht die einzigen Impulse für das Heil- und Krankwerden. Ein Trost auch für die Kolleginnen, die angesichts therapeutischer Fehlschläge trotz intensivster Bemühungen in schlaflosen Nächten Lehrbücher studierend herumirren.

**Schritt 4: Entzauberung - Systematisierung**

Das erste Auftreten von Krankheitssymptomen – welcher Art auch immer – bringt eine heftige Verunsicherung des Leidenden mit sich. Plötzlich bemerkt man den Körper.....da ist ein (noch!) unerklärliches Unwohlsein, wenn plötzlich der Körper sich in ungewohnter Weise bemerkbar macht. Schmerzen tauchen auf, Körperfunktionen wie Essen, Verdauung, Atmung etc, die sonst völlig unbemerkt ablaufen, sind gestört und erheischen Aufmerksamkeit. Solchermaßen aus dem unscheinbaren Funktionieren herausgerissen, wird der Mensch verunsichert und verängstigt. Er sucht nach Erklärungen und Ursachen in der Hoffnung, durch die Einordnung seiner Symptome in einen größeren Zusammenhang auch die Erlösung zu finden. Schlechtes Essen? Gift? Wetter? Viren? Bakterien? Götter? Elektrosmog? Dämonen? Ahnen? Auch Magie, Zauberei, und schamanistische Vorstellungen waren und sind immer noch hilfreiche Versuche der Begreiflichmachung solchen unerklärlichen Geschehens.

Die Mythen der Menschheit ebenso wie auch die kleinen und großen Religionen schufen überaus praktikable Systeme, mittels Schuldzuweisung und Opfergabe das Unheimliche fassbar, ableitbar und erklärbar zu machen.[141]

Und natürlich dann die Medizin, die Diagnosen stellt, die in ein festes System von Pathogenese und Pathologie passen und geradezu zwingende (weil vorgeblich von „Naturwissenschaften" abgeleitet) Heilkonzepte bereithält. Die moderne Medizin hat im Gefolge der Naturwissenschaften erfolgreich ein vermeintlich vom Zauber der Mythologie und Religion befreites neutrales Erklärungs- und Heilmodell geschaffen. Mit der Diagnose einer Krankheit erscheint heute schon impliziert, dass ihr der Schrecken zumindest zur Hälfte genommen ist, zur Heilung ist es dann nur noch ein winziger zusätzlicher Schritt.

Aber man kann es immer wieder beobachten: In dem Augenblick, wenn der Patient sich und sein Krankheitsgeschehen (objektiv) wie Krankheitserleben (subjektiv) in einen Zusammenhang gestellt sieht, entfällt für ihn das Bedrohliche, Unheimliche und Unerklärliche. Das System befreit ihn von seiner Unsicherheit, gibt ihm neuen Halt als Voraussetzung für die Wiedererlangung der Autonomie von Körper und Seele und der Beherrschung der Krankheit.

Von Seiten des Therapeuten bedeutet dies, eine Systematik zu finden, die den gefundenen Symptomen gerecht wird, d.h. es ermöglicht sie umfassend einzuordnen und in einen Zusammenhang wechselseitiger Beziehungen zu bringen. Dieses geschieht durch eine Synthese eigener und übernommener Erfahrungen mit dem neu Herausgefundenen.

So können Verbindungen hergestellt bzw. herausgestellt werden, die vielleicht der Patient schon selber geahnt hat (.seit dem Tod des Mannes..., seit dieser Prüfungsphase......nach diesem Infekt.....). Meist haben die Patienten solche Zusammenhänge schon lange vermutet, aber erst das therapeutische Gespräch versetzt sie mithilfe des Therapeuten in die Lage sie zu verifizieren. Oder aber die Assoziationen entspringen aus einer gegebenen Systematik (s. u.).

---

[141] „Die Götter können die Furcht nicht vom Menschen nehmen, deren versteinerte Laute sie als ihre Namen tragen. Der Furcht wähnt er ledig zu sein, wenn es nichts Unbekanntes mehr gibt. Das bestimmt die Bahn der Entmythologisierung, der Aufklärung, die das Lebendige mit dem Unlebendigen ineins setzt wie der Mythos das Unlebendige mit dem Lebendigen." **Horkheimer/Adorno**: Dialektik der Aufklärung, Frankfurt 2004, S.22.

## Schritt 5: Vernetzungen

Der Patient selbst vernetzt sein Krankheitserleben durch sein Fühlen, seine Erinnerungen und seine Assoziationen. Er tut dies durch die Einordnung der Symptome in ein ihm vertrautes diagnostisches System. Dem Patienten kann es ermöglicht werden, Zusammenhänge herzustellen zwischen seinem Befinden und inneren/äußeren Faktoren. Er bekommt vom Therapeuten einen Spiegel vorgehalten und registriert, was ihm in welcher Situation geschadet hat und vor allem, welche inneren Konstellationen (Emotionen, Schwachstellen etc.) zu der scheinbar von außen verursachten Krankheit geführt haben.

Das Wissen darüber vermittelt ihm dann häufig auch den Lösungsweg, zumindest aber die vielzitierte „Eigenverantwortlichkeit". Dieser Prozess der Internalisierung hilft über die Herausstellung der Funktionszusammenhänge im eigenen Körper/Seele das Gefühl für das Heilsein wieder herzustellen.

Von Seiten des Therapeuten bedeutet dies, die Symptome und Denkmodell in Beziehung zu setzen zum Gesamtsystem innerhalb des Patienten, d.h. seines Leitbahn- und Energieproduktions-Systems. Die chinesische Medizin kennt etliche solcher Systeme, die zwar alle miteinander verbunden sind, sich überschneiden in kleineren oder größeren Schnittmengen, aber für sich genommen jedes ein in sich geschlossenes Konzept darstellen kann.

Symptome können dann nach *Yinyang, Zangfu, Jingluo, Qi-Xue, Yinye, Qi Jing Bamai, Shanghan Lun, Wenbing* etc. systematisiert werden. Somit stehen schon hier mannigfaltige Möglichkeiten der Systemschaffung zur Verfügung, die jeweils nur eines leisten müssen: eine auf den Patienten abgestimmte Form der Systematisierung zu schaffen, in der der Therapeut das Krankheitsgeschehen und der Patient sich selber wieder findet.

Hier ist vielleicht der ganz besondere Stellenwert der Akupunktur als Diagnose- (in Hinblick auf die Untersuchung des Leitbahnsystems) und Therapiesystem herauszustellen. Denn sie konstruiert durch die Betrachtung des Menschen als ein Körper-Geist-Seele gleichermaßen umfassendes Netzwerk an Leitbahnen und Beziehungen ein überaus aktuelles, gerade in unsere Zeit passendes Ordnungsschema. Noch vor wenigen Jahrzehnten wäre der „Netzwerkgedanke" viel zu abstrakt gewesen, um einem Patienten z. B. die Wirkungsweise der Akupunktur zu erklären.

Zu sehr war das Denken gerade in der Kommunikation von hierarchischen Paradigmen bestimmt. Nun – im „Internet-Zeitalter" – und nicht nur dort ist die Kommunikationsstruktur analog/synthetisch/parallel. Bis hin zum „Al Quaida-Netzwerk"..... Auch bei der Anwendung der Akupunktur haben wir es mit sich wechselseitig beeinflussenden Systemen zu tun, wenn wir nur an die Wirkung von Reizen im Rahmen der verschiedenen Regeln Oben/Unten, Links/Rechts, Innen/Außen, Yin/Yang, Mittag/Mitternacht etc. denken.

**Schritt 6: Die Zukunft**

Der erste therapeutische Kontakt bedeutet gleichzeitig der Beginn des in die Zukunft weisenden Heilungsprozesses und der Begleitung des Patienten, als einer von unzähligen Impulsen aus der Außenwelt des Patienten, die ihn krank oder gesund machen können. Auf jeden Fall aber kann man davon ausgehen, dass sein Einfluss weit länger dauert als die konkrete Behandlungsphase, eine Erfahrung die viele Therapeuten machen können, wenn ehemalige Patienten nach Jahrzehnten wieder auftauchen und berichten. Oder erwachsen gewordene Kinder wieder als Patienten im reifen Alter erscheinen.

# 7.13. Askese – Transzendenz – und die Wandlungsphase Metall[142]

Die Wandlungsphase *Metall* ist im Menschen die Ebene, auf der Körper und Seele sich am deutlichsten darstellen und voneinander abgrenzen. Ihr *Zang*, die Lunge, ist Sitz der Po-Seele, die Sensibilität und Gefühle empfinden lässt.[143] Sie benötigen dafür die Körperlichkeit als Reaktionsebene und als regulierende Instanz für das, was gefährlich und verletzend sein kann. Als Schmerz seelisch wie körperlich empfundener Art gleichermaßen.

In der Wandlungsphase *Metall* kann somit diese Ebene des Daseins geübt und kennen gelernt werden. Im alten Griechenland wurden diese Übungen als *askesis* bezeichnet und dienten zunächst dem Erlernen von Fähigkeiten, später dann zur Erlangung von Tugenden. Im Vordergrund stand jeweils die Askese des Körpers, die dann auf die Seele einwirkt - eine bis in die heutige Zeit für das westliche Denken prägende Trennung zwischen Körper und Seele, die in der dreiteiligen Hierarchie des René Descartes von Geist-Seele-Körper ihre auch in der modernen westlichen Einstellung vorläufige Endfassung erhielt.

Heutzutage wird Askese als Entsagung betrachtet, die jedoch in verschiedenen Formen im Westen und im Osten zu beobachten ist.

Aus Klöstern und Einsiedeleien kennen wir den Rückzug aus der Welt in die Askese der Abschottung von der normalen Welt (außerweltliche Askese). Im Osten hat sich insbesondere der Buddhismus auf diesen Weg der Askese begeben, ihm folgend dann der Daoismus im Verlauf der Adaption an den Buddhismus in der Song-Dynastie. Und im Occident wurden schon früh christliche Klöster in den Wüsten Ägyptens gegründet, wenngleich ursprünglich der Glaube an Gott eine positive Beziehung zur Weltlichkeit beinhaltete.

In diesem Rahmen der Klöster unterwarfen sich die Mönche und Nonnen der klösterlichen Disziplin, in deren Rahmen die Askese ihren festen Platz einnahm: Fasten, Schweigen, Schlafentzug, sexuelle Enthaltsamkeit, Betteln, Armut, Wanderschaft u. a.

---

[142] Teilweiser Vorabdruck in „Naturheilpraxis“ 9/2006

[143] Und nicht die E-motionen, wie es fälschlicherweise häufig heißt: Diese werden, wie der Name sagt, herausgelassen. Gefühle hingegen gehen von außen nach innen.

Die Disziplin sollte die Tugend formen, die Wünsche und Begierden sollten transformiert werden als das Ersetzen von *cupiditas* durch *caritas*, wie es Bernard von Clairvaux, der Gründer des Zisterzienserordens forderte. Diese Form der Askese schien fremdbestimmt, wenngleich sich die Ordensmitglieder zunächst scheinbar freiwillig den Regeln unterwarfen.

Der Verzicht auf Heirat im Zölibat bedeutete neben der Enthaltsamkeit von Sexualität vor allem den Verzicht auf Nachkommen. In der Fortpflanzung sahen dann gleichermaßen buddhistische Asketen als auch christliche Mönche ein Verhaftetsein an der irdischen Welt. Für den Buddhismus bzw. dem Jainismus/Hinduismus war dies ein Verbleiben im Rad der Wiedergeburten. Für den christlichen Mönch bedeutete die Fortpflanzung die Weitergabe der Erbsünde. Der Verzicht auf die Fortpflanzung war gleichzeitig der Verzicht für Mönche und auch Nonnen auf das Eingebundensein in die Gesellschaft.

Zu Verzicht oder zur Askese können nun auch gelegentlich Zuwiderhandlungen gegen gesellschaftliche Verpflichtungen oder Normkonventionen führen. Es sind dies Verzichtshaltungen, die z. B. die Nicht-Anpassung, das antizyklische Verhalten gegen den "Geist der Zeit" demonstrieren sollen: das Nicht-Fastfood- Essen, Nicht-Fernsehen und auch das Nicht- Konsumieren. Die Entsagung von der Fülle, die Zuwendung zur Leere aus Sattheit und Überfüllung:

*"Nichts ist schwerer zu ertragen als eine Reihe von schönen Tagen"* (Goethe)

Gerade die ökologische Bewegung hat recht häufig solche asketischen Züge angenommen. Das "Natürliche", Unverarbeitete, Nicht-Verfeinerte, Ursprüngliche gilt als "gesund" – nachdem es seit Urzeiten das Bestreben der Köche ist, die Speisen zu verfeinern und besser verdaulich zu machen. Das Sinnliche, das Empfinden wird durch scheinbar "rationale" Aspekte verdrängt, Gesundheit und eine imaginäre "Natürlichkeit" werden zum Selbstzweck. Das kratzende Leinenhemd, das ursprüngliche Leben auf einem Bauernhof, der die Gedärme in Aufruhr bringende Getreidebrei ist jenseits der Sinnlichkeit Emblem für asketische Enthaltsamkeit für die schnöde moderne Welt. Da gibt es dann aber auch noch den individuellen Weg, der durch eine Flucht aus der profanen Alltagswelt zu neuen Erfahrungen, Gefühlen, Erleben und Erkenntnissen führt. Es ist der Weg in die Innenwelt, von der Immanenz des Fühlens zur Transzendenz, des Erfahrens einer Grenze, die das darin Verbleibende (immanent) einschließt und übersteigt.

So beschreibt dieses Begriffspaar „transzendent-immanent" sehr anschaulich die Ebene des Daseins, wie sie durch die Wandlungsphase *Metall* in der chinesischen Medizinphilosophie erfasst wird.

*Weißt du von jenen Heiligen, mein Herr?*
*Sie fühlten auch verschlossne Klosterstuben*
*zu nahe an Gelächter und Geplärr,*
*so dass sie tief sich in die Erde gruben.*
*Ein jeder atmete mit seinem Licht*
*die kleine Luft in seiner Grube aus,*
*vergaß sein Alter und sein Angesicht*
*und lebte wie ein fensterloses Haus*
*und starb nicht mehr, als wär er lange tot.*
*Sie lasen selten; alles war verdorrt,*
*als wäre Frost in jedes Buch gekrochen,*
*und wie die Kutte hing von ihren Knochen,*
*so hing der Sinn herab von jedem Wort.*
*Sie redeten einander nicht mehr an,*
*wenn sie sich fühlten in den schwarzen Gängen,*
*sie ließen ihre langen Haare hängen,*
*und keiner wusste, ob sein Nachbarmann*
*nicht stehend starb.*
*In einem runden Raum,*
*wo Silberlampen sich von Balsam nährten,*
*versammelten sich manchmal die Gefährten*
*vor goldnen Türen wie vor goldnen Gärten*
*und schauten voller Misstraun in den Traum*
*und rauschten leise mit den langen Bärten.*
*Ihr Leben war wie tausend Jahre groß,*
*seit es sich nicht mehr schied in Nacht und Helle;*
*sie waren, wie gewälzt von einer Welle,*
*zurückgekehrt in ihrer Mutter Schoß.*
*Sie saßen rundgekrümmt wie Embryos*
*mit großen Köpfen und mit kleinen Händen*
*und aßen nicht, als ob sie Nahrung fänden*
*aus jener Erde, die sie schwarz umschloss.*
*Jetzt zeigt man sie den tausend Pilgern, die*
*aus Stadt und Steppe zu dem Kloster wallen.*
*Seit dreimal hundert Jahren liegen sie,*
*und ihre Leiber können nicht zerfallen.*
*Das Dunkel häuft sich wie ein Licht das rußt*
*auf ihren langen lagernden Gestalten,*
*die unter Tüchern heimlich sich erhalten, -*
*und ihrer Hände ungelöstes Falten*
*liegt ihnen wie Gebirge auf der Brust.*
*Du großer alter Herzog des Erhabnen:*
*hast du vergessen, diesen Eingegrabnen*
*den Tod zu schicken, der sie ganz verbraucht,*
*weil sie sich tief in Erde eingetaucht?*
*Sind die, die sich Verstorbenen vergleichen,*
*am ähnlichsten der Unvergänglichkeit?*
*Ist das das große Leben deiner Leichen,*
*das überdauern soll den Tod der Zeit?*
*Sind sie dir noch zu deinen Plänen gut?*
*Erhältst du unvergängliche Gefäße,*
*die du, der allen Maßen Ungemäße,*
*einmal erfüllen willst mit deinem Blut?*

Rainer Maria Rilke (1875-1926), aus: Das Stundenbuch/Das Buch der Pilgerschaft (1901)

Das *Metall* ist dadurch charakterisiert, dass es Grenzen setzt, dadurch dem Dasein eine Form gibt (wie z.B. der Körper, die Haut...) und auf der anderen Seite diese Grenzen durchlässig sein lässt (Schweiß, Eindrücke, Empfindungen...). Und auch dadurch, dass diese Grenzen ständig erweitert bzw. verändert werden können und der Mensch in der Lage ist, diesen Rahmen zu verlassen und anderes als das Immanente-eben das Bestehende, Erfasste- wahrzunehmen und zu erkunden.

In der Transzendenz erfährt der Asket seine Grenzen und nähert sich dem Grenzenlosen, dem Göttlichen oder dem Nirwana. Im Daoismus erlangt er die Langlebigkeit und die Unsterblichkeit. Der transzendente Asket entwickelt Kräfte jenseits der angestammten Wirkmöglichkeiten, er kann Unglaubliches, Unvorstellbares, Göttliches vollbringen. Er kann Heilen, Wirken, Weissagen und Hellsehen.

Dieses Streben nach Transzendenz ist Merkmal der vielen Formen der Askese, die es in nahezu allen Religionen und dementsprechend auch Heilsystemen zu beobachten gibt. Asketen entwickelnd ihre Tugend, ihre Kraft durch ritualisiertes asketisches Leben, werden deshalb verehrt, angebetet, zu Göttern erhoben oder zu Heiligen geweiht.[144]

Bedürfnisse von Körper und Seele werden in der Suche nach Selbsterfahrung negiert und transformiert. Die Umwandlung von Sexualität, bzw. der biologischen Schöpfungskraft wird hierbei ganz entscheidend, indem sie in eine kosmische Schöpfungskraft gewandelt wird. Der Tod ist somit dann die Erlösung aus dem quälenden Kreislauf der Wiedergeburt, und indem z.B. der hinduistische Asket sich schon zu Lebzeiten dem Tod, dem Schlechten, den Abfällen zuwendet, erreicht er den absoluten Tod und somit die Erlösung. Er wird dann auch nicht verbrannt -und somit wieder der Welt zugeführt-, sondern in der Erde bestattet.

In der daoistischen Praxis des *Neidan* 内丹 = „innerer Zinnober" wird stufenweise von körperlichen bis zu geistigen Übungen die Erleuchtung des Einzelnen erreicht. Der Körper ist hierbei das entscheidende, unverzichtbare Instrument für die Askese. Anders als in westlichen Askesetraditionen ist der Körper essentiell notwendig für die Erzielung des Heilszwecks, er wird nicht verabscheut, gegeißelt und seine Begierden nicht als „teuflisch" betrachtet. Er dient nicht in seiner Ablehnung der Festigung der Tugenden oder der Seele. Der hinduistische Asket verabschiedet sich von den Emotionen dieser Welt, der

---

[144] Wie in Indien die Yogis, Sadhus oder Sannyasins.

christlich-abendländische Asket hingegen praktiziert die Askese des Körpers zur *mortificatio carnis*, zur Abtötung des Fleisches und Reinigung der Seele.[145]

Askese als Weltensagung kann jedoch ebenso leidenschaftlich und ekstatisch sein wie ihr Gegenstück, das Auskosten der Genüsse. Dann ist der Asket ein – nach Nietzsche – „vergöttlichtes und flügge gewordenes Thier, das über dem Leben mehr schweift als ruht“ und nicht wie die christlichen Mönche, die er als „verunglückte Schweine, die man dazu gebracht habe, die Keuschheit anzubeten“ beschreibt. Diese praktizieren dann, was auch von frühen Theologen als Sünde gebrandmarkt wird, die "Selbstverkrümmung" incurvatus in se ipsum.

*„Freiheit von Zwang, Störung, Lärm, von Geschäften, Pflichten, Sorgen; Helligkeit im Kopf; Tanz, Sprung und Flug der Gedanken; eine gute Luft, dünn, klar, frei, trocken, wie die Luft auf Höhen ist, bei der alles animalische Sein geistiger wird und Flügel bekommt; Ruhe in allen Souterrains; alle Hände hübsch an die Kette gelegt; kein Gebell von Feindschaft und zotteliger Rancune; keine Nagewürmer verletzten Ehrgeizes; bescheidene und unterthänige Eingeweide, fleißig wie Mühlwerke, aber fern; das Herz fremd, jenseits, zukünftig posthum.“*

(Nietzsche)[146]

Die innerweltliche Askese des Einzelnen führt also zu einer Transformation der – notwendigerweise mit dem Körper als Reaktionsebene untrennbar verbundenen – Sinnlichkeit.

Aber – wie Max Weber es formulierte – es kommt am Ende des Rationalisierungsprozesses (also der Entsagung von Sinnlichkeit jeder Art) zu dem "Gefühl einer unerhörten inneren Vereinsamung des einzelnen Individuums", dem kein Prediger, kein Sakrament, keine Kirche und in letzter Konsequenz auch kein Gott mehr helfen kann.

Auch das eine Folge der Askese - der gewaltige Aufbruch Europas aus dem Mittelalter in die Neuzeit des Kapitalismus ist wohl nur möglich geworden durch die Freisetzung vorher religiös gebundener Kräfte durch die asketischen Tendenzen des Protestantismus. Aber gleichzeitig auch die sinnliche und emotionale Wüste, in der viele Menschen heutzutage auf der Suche nach Transzendenz in östlichen Philosophien und Heilsystemen fündig werden.

---

[145] **Guzy**: 33 ff.

[146] **Nietzsche, Friedrich**, 1993. Genealogie der Moral, Kritische Gesamtausgabe, Band 5, München: dtv: 254-212

## 7.14. Magie und Zauberei: Heilkunde jenseits der heutigen Naturwissenschaft

Die Wandlungsphase Metall im Menschen gibt ihm – wiederholt schon an anderer Stelle in diesem Buch aufgeführt – Sicherheit, Festigkeit und Orientierung auf der einen und die Möglichkeit zum Erspüren des Nicht-Festen, Nicht-Sichtbaren, Nicht-Fassbaren – der Transzendenz. Dazu gehören auch die Gefühle – auch sie kann man nicht „objektiv" erfassen, höchstens vielleicht in den Reaktionen des Körpers. So wie man Qi oder das Leben auch nicht erfassen kann, nur an den Bewegungen der Materie, des Yin kann man es erkennen. Und so ist es auch mit dem umfassendsten Gefühl, mit dem wir uns als Heilkundige tagtäglich beschäftigen: dem Gefühl des Lebens, der Gesundheit und dem der Krankheit, oder besser des Krank-Fühlens. Einen Zugang hierzu zu haben, setzt ein gutes, ausgewogenes Metall voraus: wir müssen unsere eigenen metallischen Grenzen verlassen und uns in die Transzendenz, das Gefühl des Patienten hineinbegeben und so versuchen herauszufinden, was der Kranke und wie er die Disharmonie/Krankheit erlebt und verspürt:

*„Gesundheit ist der Zustand völligen körperlichen, geistigen und sozialen Wohlbefindens und nicht nur das Freisein von Krankheit oder Instabilität."*[147]

Dieses absolute Wohlbefinden des Patienten zu erreichen, sollte eigentlich das Ziel jedes therapeutischen Handelns sein, es ist die oberste Maxime der Heilkunde. Andere Maximen sind jedoch anscheinend wichtiger geworden. Das Fassbare ist scheinbar ausschließlich relevant, sprich: die Wissenschaftlichkeit, die Standards, die Ausbildung, vor allem aber die jeweilige gesellschaftliche Akzeptanz der benutzten Methode (!), die zu diesem überaus hehrem Ziel führen kann. Dabei wurden eigentlich zu allen Zeiten an allen Orten dieser Welt Heilerfolge bewirkt, durch Methoden, die heutzutage und bei uns im Westen nur zu gerne belächelt und als „unwissenschaftlich" = eigentlich-dürfen-sie–nicht-wirken-und-alles-ist-nur–Einbildung abgetan werden.

Aber auch dieses war zu allen Zeiten so – die Heils- und Gesundheitsvorstellungen der Anderen waren meist falsch, ketzerisch, betrügerisch und unvernünftig – zumindest von Seiten der Gralshüter der jeweils etablierten Medizin.

[147] Definition von „Gesundheit" durch die Weltgesundheitsorganisation WHO, 1946.

Die Grenzlinie zwischen Heilkunde und Heil-Erlösungslehre, sprich: Religion, waren dabei immer fließend. Priester haben ebenso geheilt wie Ärzte, Zauberer ebenso wie Propheten und auch talentierte „Laien". Die Frage nach dem, was eigentlich heilt, ist heiß umstritten und die Antworten eigentlich müßig, entsprechen sie doch einfach der Befriedigung nach Erklärung und Logik.

Was ihnen allen jedoch gemeinsam ist, ist die Beeinflussung von Krankheitsmechanismen durch Vorstellungen und Handlungen. Das heißt, dass zwischen der Krankheit, ihrem Entstehen und Mechanismen, und der Heilmethode ein innerer Zusammenhang bestehen muss. Eine gemeinsame Ebene zwischen dem kranken Menschen und einer Heilsvorstellung entsteht, die zunächst von außen vorgegeben wird und dann quasi inkorporiert wird.

Diese Beziehung wird als „Kontingenz", also die wechselseitige Berührung und somit Beeinflussung zweier Ebenen bezeichnet.

Eine Idee, die dem Adepten der chinesischen Medizin durchaus vertraut ist, wenn er Zusammenhänge sieht zwischen gleichzeitigem Geschehen wie Wind-Erkrankungen im Frühling, die durch bestimmte Verhaltens- und Ernährungsweisen und vielleicht auch durch grüne Kleidung beeinflusst werden können. Aber auch vielerorts anders kann man diesen Beeinflussungen auf der Ebene der Analogie, bzw. der Synchronizität begegnen. Man erinnere sich der Macht des gesprochenen Wortes auch im Sinne einer *self-fulfilling prophecy*, wenn z.B. Diagnosen mit Prognosen verknüpft werden, wenn mit Wahrscheinlichkeitsrechnungen z.B. wenn es um Impfungen oder Sterblichkeitsprognosen bei Krebserkrankungen geht, auf die Beeinflussungsmöglichkeit und auf das persönliche Schicksal verwiesen wird.

Hier wäre dann auch die Schnittstelle zur Heilkunde mit ihren zum Teil religiös-„magischen" Praktiken.[148] Dies alles sind „Irrationale" Vorgänge, die jedoch dem Therapeuten in der Praxis immer wieder begegnen.

Das Heil, die Gesundheit und das Wohlbefinden sind auf verschiedensten Ebenen anzustreben und zu erreichen:[149]

---

[148] Magie und Heilkunde- in diesem Zusammenhang sei verwiesen auf die „Magie" der Zahlen (Lebenszeit) und Werte (Labor) und der Machbarkeit (IVF, Gentechnologie) – sie alle wirken nahezu mit „Zauberkraft" auf unsere Patienten und bewirken Gutes wie Schlechte.

[149] Teile dieses Beitrags wurden in der Zeitschrift „Naturheilpraxis" 12/2006 vorveröffentlicht.

Auf der Ebene des menschlichen Strebens nach Erlösung von den Leiden dieser Welt, sei es nun im Jenseits oder im Diesseits durch Heilkunde und Religion.

Auf der menschlich-sozialen Ebene geht es um das Fortbestehen des Menschen, auch über seine eigene körperliche Existenz hinaus. Gerade der Konfuzianismus hat diesem Aspekt einen hohen Stellenwert beigemessen, indem er die wechselseitige Verpflichtung von Vorfahren und Nachkommen mit den lebenden Menschen als gesellschaftliche Handlungsmaxime konstituierte.

Eine weitere Ebene, auf der Glück zu erreichen ist, ist die stofflich-reale Ebene: der materielle Reichtum. Auf jeder dieser Ebenen handelt es sich nicht um sinnlich fassbare Zustände, sondern um Gefühle. Diese sind jenseits der Wahrnehmungsfähigkeit durch unsere Sinne,[150] Gesundheit und Wohlbefinden definiert jeder Mensch aus sich selber heraus.

Das Nicht-Sinnliche,[151] Nicht-Sichtbare ist es jedoch, was, jenseits des Erfahrbaren, Heil und Unheil des Menschen bewirkt. Schon immer war der Mensch auf der Suche nach Erklärungsmodellen, nach Lösungen, nach einer immanenten Systematik, die es dann zumindest dem Geist ermöglicht, das Unfassbare fassbar zu machen. Dazu gehören eben die essentiellen Fragen nach Tod und Leben, Gesundheit und Krankheit. Dieses individuell erfahrene oder intellektuell nachvollziehbare Sinngefüge wird als Kontingenz (s. o.) bezeichnet.

Unzählige Techniken zu Erklärung und somit Bewältigung dieses Sinngefüges hat die Menschheit seit ihrem Anbeginn entwickelt. Da gibt es akzeptierte Techniken, die in Gesellschaft, Religion und Heilkunde ihren festen Platz eingenommen haben. Die christliche Kirche bietet ein umfassendes Repertoire hierfür ebenso wie das jeweilige Staatsverständnis und die jeweils aktuelle „Schulmedizin“.

---

[150] - visuell (mit dem Sehsinn)
- akustisch (mit dem Hörsinn)
- kinästhetisch (mit der Tiefensensibilität) / haptisch (mit dem Tastsinn)
- olfaktorisch (mit dem Geruchssinn)
- gustatorisch (mit dem Geschmackssinn).

[151] Sinnlichkeit ist hier die Empfänglichkeit für die verschiedenen Sinnesempfindungen, besonders aber für solche Empfindungen, welche sich an Sinnesempfindungen anschließen, also die Auffassung der uns umgebenden Erscheinungswelt.

Die nicht akzeptierten Techniken werden dann ausgegrenzt und unnachgiebig verfolgt. Stichworte aus diesen Ausgrenzungsversuchen sind „Magie“ und „Zauberei“ versus etablierter Religion und eben auch „Placebo“ versus „Evidence based medicine“.

Ebenso gibt es aber auch Beispiele für die Integration der verschiedenen Techniken, die sich jedoch im Widerspruch zu unserem dominierenden hiesigen Ausschließlichkeitsdenken befinden.[152]

Die Bemühungen, die Unabwägbarkeiten und Unsicherheiten des menschlichen Lebens logisch/vernünftig zu erfassen, bewegen sich notwendigerweise innerhalb desjenigen Kulturkreises, der Denken und Erleben geprägt und definiert hat. Erlebnisse, die in vergangenen Jahrhunderten oder entlegenen Regionen dieser Welt gemacht wurden, können dort durchaus als „Wunder“ oder „Zauberei“ gelten, während sie auf eigener westlicher Erfahrungswelt basierend überaus „normal“ sind: Was würde wohl vor 300 Jahren ein hochgebildeter Europäer zum elektrischen Licht oder zu einem PC gesagt haben? Oder zu den operativen Techniken z.B. mit dem Laser in der Augenheilkunde?

Somit produziert das jeweilige soziokulturelle Umfeld heilkundliche Konzepte im weitesten Sinne als Konstrukte zur Erlangung des Heils/Gesundheit/Wohlbefinden und der Erlösung in dieser oder einer jenseitigen Welt. Diese unterliegen dann auch als häufig konkurrierende Systeme den Ausgrenzungsversuchen wechselseitiger Diffamierung. Dieses ist anzunehmen ebenso für – im hiesigen Umfeld – als „magische“ bezeichnete Techniken wie auch für naturwissenschaftliche Paradigmen, die ihre Relativität im Wechsel gesellschaftlicher und regionaler Tendenzen beweisen.[153]

Wenn man nun versucht, die Heil- und Erlösungspraktiken außerhalb unseres Umfeldes zu betrachten, so stößt man recht schnell auf ein Problem: Die Differenzierungsversuche für kontingenzbewältigende Praktiken aus Heilkunde, Ethnologie, Soziologie und Psychologie entstammen alle mehr oder weniger aus dem christlich-abendländischen Kulturkreis.

---

[153] Am Rande erwähnt seien hier die Relevanz bestimmter Erkrankungen für bestimmte Volksgruppen, wie Herz-Kreislauf (D)-, Leber (F)- oder Darm (GB)- Erkrankungen, aber auch Umweltphobien oder Ernährungsmythen.

James G. Frazer differenzierte als Ethnologe intellektualistisch nach der Frage des personalen oder apersonalen Wirkens und schuf die evolutionistische, also fortschrittsgläubige Trias der Wirkkräftigkeit von der Magie über die Konstruktion von Religion bis zur Heilkunde.

Der Soziologe Max Weber betrachtete das System dann funktionalistisch – westlich-soziologisch nach der Frage, ob die Praktiken Teil eines erlaubten sozialen Kultes sind oder nicht. Auch das Vorgehen Sigmund Freuds spiegelt in seiner Reduktion auf das Erleben des Individuums und die Pathologisierung der westlichen „Seele“ ebenso spezifisch christlich-abendländische Denkweisen wider.

Im asiatischen Raum, hier besonders in China, haben andere fundamentale Einflüsse der Gesellschaft die Einstellung über Möglichkeiten der Kontingenzbewältigung geprägt. Insbesondere entfällt hier die schon im frühen Christentum konstruierte Stigmatisierung außerkirchlicher „magischer“ Praktiken. Wie später aufgezeigt wird, gab es dennoch ähnliche, wenngleich nicht so wirksame Ausgrenzungsversuche religiöser und staatlicher Kräfte.

### 7.14.1. Begrifflichkeiten in Ost und West

Die verwendeten Begriffe sind allesamt Begriffe aus dem Occident. Sie spiegeln ihre Bedeutung aus dem Kontext wider, provozieren je nach Standort negativ oder positiv belegte Assoziationen: Heilung/Medizin/Operation aber auch „Spiritualität“ heutzutage sind z. B. positiv belegte Begriffe. Zauberei, Magie, häufig auch Religion, Schamanismus etc. bewegen sich meist auf belächeltem Terrain. Bewegt man sich nun in einem anderen Umfeld, so ist die Klärung der dort geläufigen Termini technici Voraussetzung für eine Annäherung an das andere Denken.

Von herausragender Bedeutung beim Versuch die Besonderheiten „chinesischen Denkens“ zu verstehen, ist die Analyse der Schriftzeichen. Anders als z. B. in indogermanischen Sprachen sind die Schriftzeichen an sich schon Embleme mit einer Wirkkraft, die von Schreiber ausgedrückt und vom Leser erlebt wird. Sie entfalten per se schon eine Wirkung, es sind Bilder, die als Symbole des Konsenses die Kontinuität der chinesischen Kultur von ihren mythischen Urzeiten zumindest bis ins 20. Jahrhundert definiert haben. Die vielen tausend Zeichen sind zudem nicht willkürlich entstanden, sondern ihre Konstruktion oblag höchsten Regierungsstellen im alten China.

So entstand auch in der Han-Dynastie (ca. 200 v. bis 200 n.Chr.) das erste etymologische Lexikon *Shuowen Jiezi*, dem auch heute noch essenzielle Hinweise auf Bedeutung und Ursprung der Schriftzeichen zu entnehmen sind.

Somit spiegelt das verwendete Zeichen in seinen einzelnen Bestandteilen den gesellschaftlichen Kontext seiner Entstehungsweise wieder und ist daher ein wesentlicher Schlüssel für das Verstehen z. B. auch „magischer" Techniken.

- *Ling* 靈 – die Wirkkraft:

Dieses Schriftzeichen gibt einen Hinweis auf die erste von verschiedenen im Folgenden betrachteten Praktiken. Es stellt drei einen Regentanz aufführende Schamaninnen dar – die Köpfe und Beine sind unschwer zu erkennen. Im heutigen Sprachgebrauch wird *Ling* immer noch benutzt, um die Fähigkeit zu beschreiben, etwas für den „normalen Menschenverstand" Unbegreifliches zu bewirken.

Jeder Mensch verfügt über ein individuelles Potential dieser Wirkkraft und kann sie für sein Leben nutzen. Es ist gemeinhin die Fähigkeit etwas zu verändern, etwas zu bewirken. Die Manifestation dieses *Ling* zeigt sich im täglichen kreativen Leben, aber auch in Zauberei, Heilkunst, Erfindungen, Vollbringen von Wundern etc. Götter verfügen über unbegrenzte Wirkkraft – sie können letztlich alles auf dieser und anderen Welten verändern.

- *Wū* 巫 – (weibliche) Schamanen:

Das Schriftzeichen *Ling* verweist auf schamanistische Praktiken. Wu = Schamane war die Bezeichnung für weibliche Schamaninnen, die vor allem im 2. Jahrtausend v.Chr., aber auch in der mandschurischen Qing-Dynastie (1644–1911) wichtige gesellschaftliche Funktionen ausübten.

Das Schriftzeichen *Wū* 巫 zeigt

1. die Darstellung der vier Himmelsrichtungen im Orakel
2. einen rituellen Tanz von Schamaninnen um einen Baum und
3. eine Hexe oder Zauberin.

Im Verlaufe der Konstituierung zentraler staatlicher Macht im Zhou-zeitlichen China (Beginn 1. Jahrtausend v. Chr. wurden die Wu-Zauberinnen in den folgenden Jahrhunderten die Vertreter unkonventioneller Praktiken.

- *Xí* 覡 – (männliche) Schamanen:
  Dies waren hingegen die männlichen Schamanen. Das Zeichen *Xí* 覡 besteht nun aus zwei Komponenten, wobei der erste Teil das Wu 巫-Zeichen für die weibliche Schamanin ist. Der zweite Teil ist das Schriftzeichen für „Sehen".

Diese Komposition verweist auf die Funktion des Orakelpriesters, des „Sehers" und auch Geschichtsschreibers, die die männlichen Schamanen im Lauf der o.g. Entwicklung an den Fürstenhöfen innehatten.

- *Mo* 魔 – Magie:
  Praktiken zur Kontingenzbewältigung, die in unserem Kulturkreis als „Magie" bezeichnet werden, heißen in China *Mo* 魔. Dieser Begriff – im han-zeitlichen etymologischen Wörterbuch *Shuowen Jiezi* nicht aufgeführt – bezeichnet zunächst einen Dämon, der die Menschen täuscht; Es handelt sich phonetisch um eine Übernahme des Wortes *Mara* aus dem Sanskrit, das im Chinesischen dann zu *Molo* wurde. *Mara* ist als ein buddhistischer Höllengott die Inkarnation des Bösen und des Todes, er symbolisiert alles, was durch Leidenschaften den Menschen fesselt und das Gute verhindert. Es sei an dieser Stelle gestattet, über die Ähnlichkeit des „Mara" mit den persischen „magoi" zu spekulieren, die dem Begriff „Magie" (siehe auch die „drei Magiere aus dem Morgenland" = die „heiligen drei Könige") Pate gestanden haben.

Es ist in jedem Fall aber zu konstatieren, dass der Gebrauch „magischer" Praktiken in China vorwiegend dem buddhistischen Kontext zugeordnet wurde. Dafür spricht auch, dass *Seng* 僧= buddhistischer Mönch gleichbedeutend mit „Zauberer" im heutigen Sprachgebrauch ist.

- *Fu* 符 – Das Instrumentarium:
  Für Heilzwecke verwendet werden bis heute noch in China die Fu. Diese sind bis zur Unkenntlichkeit veränderte Schriftzeichen. Regeln für die Erstellung dieser Zeichen wurden im daoistischen Kanon *Daozang* aufgestellt. Das Schriftzeichen *Fu* 符 bezeichnet

1.) die 2 Hälften einer zerbrochenen Scheibe zur gegenseitigen Identifizierung [154]

---

[154] Eine Assoziation mit dem griechischen *Symbolon* ist hier nahe liegend und auch angesichts möglicher Kontakte zwischen Griechenland/Kleinasien und China zumindest im Hellenismus nicht so abwegig.

2.) eine Anweisung, einen Befehl und
3.) ein fürstliches Siegel.[155]

*Fu* wurden verwendet zur Kommunikation mit Geistern und anderen unsichtbaren Kräften, zum Herbeiwünschen von Erfolg im Alltag sowie für den Schutz vor Unglück, Krankheit, Fehlgeburten, schlechter Ehe etc.

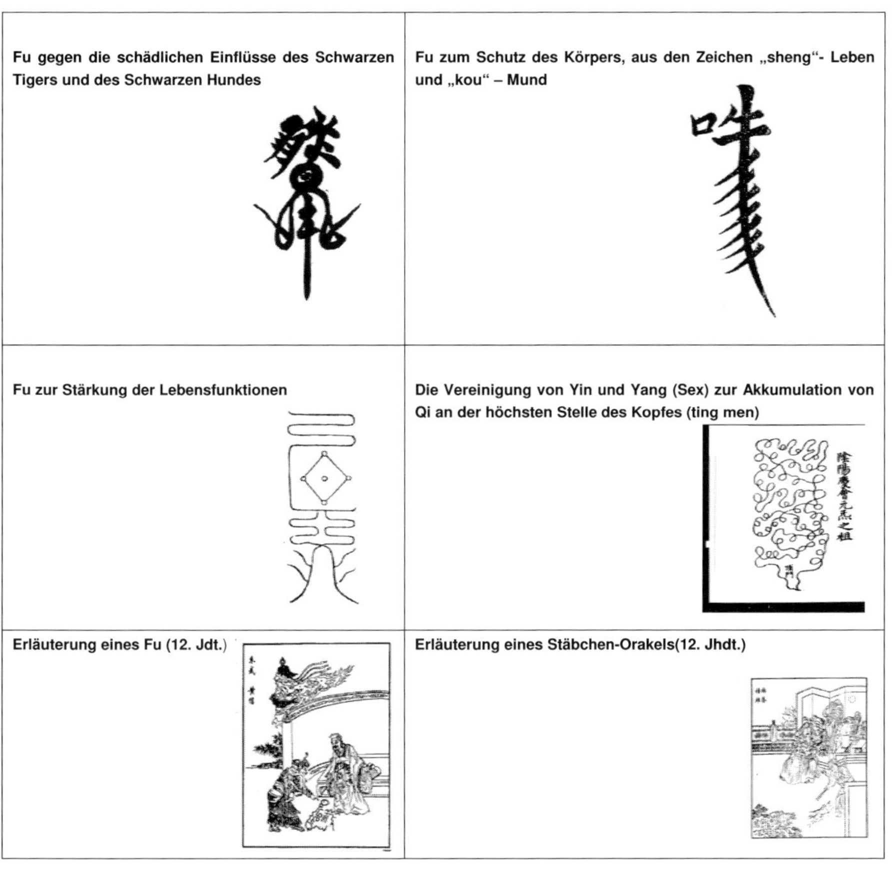


*Abbildung 42: Fu – „Magische Zeichen"*[156]

---

[155] **Institut Ricci**, 2001, Dictionnaire de la langue chinoise, Paris: Desclee de Brouwer
[156] Aus: **Laszlo Legeza**: Tao Magic, London 1975.

Neben den Schriftzeichen, die aus sehr frühen chinesischen Kulturepochen entstammen und wahrscheinlich schon im Orakelwesen gebraucht wurden, wurden die wahrscheinlich zu einem späteren Zeitpunkt in China verbreiteten *Zhou* 咒 zum Erreichen meist unfreundlicher Ziele verwendet. Für die Provenienz aus dem buddhistischen Umfeld spricht der Gebrauch dieses Begriffes für Formeln aus den Sutren (Dharana), aber er wurde auch gebraucht als Strafe für nicht eingelöste Versprechen und eben allgemein zum Verfluchen, Verhexen und Verwünschen. Von der Tang- bis zum Ende der Ming- Dynastie (7.-17.Jhdt.) gab es besondere Büros im Gesundheitsministerium des Kaisers, die sich mit der Verbreitung von Flüchen beschäftigten.

## 7.14.2. Heilkunde in China – Ein- und Ausgrenzung

Seit Jahrtausenden wird in der chinesischen Bevölkerung ein gewachsenes Konglomerat verschiedenster religiöser Praktiken ausgeübt. Entstammend z. T. aus schamanistischen Gebräuchen, teils aber auch regionaler volksheilkundlicher Empirie, haben sich z. B. die *Fu* und *Zhou* bis in die heutige Zeit verbreitet.

Besonderen Stellenwert haben hierbei – und werden häufig auch synonym für „magische" Handlungen angesehen – Übungen des *Qigong* und des *Gongfu*. Diese sind zum einen Atem- und Bewegungsübungen zur Gesundheitspflege (*Yangsheng*) und zur Behandlung von Krankheiten. Diese Übungen können in der Nachahmung von Tieren als ritualisierte Bewegungen ursprünglich schamanistischer Provenienz angesehen werden. Im Kontext der „chinesischen Aufklärung", dem Aufkommen des Konfuzianismus in der Han-Dynastie wurde ihre Anwendung reduziert auf Methoden zur Gesundheiterhaltung und Regulierung des individuellen Qi („Energie")-Flusses.

In ihrer Außenwirkung erhalten blieb das *Qigong* jedoch als „äußeres Qigong". Bei diesem wird das eigene Qi genutzt, um Veränderungen bei anderen Menschen/Gegenständen herbeizuführen.

Der Buddhismus kam ab dem 2. Jahrhundert n. Chr. nach China und gewann dort schnell Einfluss in großen Bevölkerungskreisen und auch am Kaiserhof. Die Daseinsperspektive in der Wandlung von Leben, Tod und Wiedergeburt fand ebenso wie die leicht nachvollziehbare Feststellung „Leben ist Leiden" großen Anklang gerade in der armen bäuerlichen Gesellschaft. Die Darstellung von Bewegung im Sinne der ständigen Wandlung hin zur endgültigen Erlösung findet man in China, vor allem heute noch in den vom tibetischen Buddhismus beeinflussten

Südwesten, beispielsweise in den Gebetsmühlen, deren Drehen die Erfüllung persönlicher Wünsche bewirken soll. Aber auch Windräder und Gebetsfahnen dienen – die Bewegungen der Natur nutzend – demselben Zweck. Bestattungen erfolgen dort durch Vögel (Luftbestattung), wilde Tiere und in Flüssen – auch dies die ständige Veränderung und Bewegung symbolisierend-

Ebenfalls durch den Buddhismus wurde der Gebrauch von Räucherstäbchen und Kerzen auch in daoistischen und konfuzianistischen Tempeln weit verbreitet. Auch sie signalisieren die Auflösung der Materie, des Festen und Vergänglichen und die Erlösung im „Himmel".[157]

Seit dem 6. Jahrhundert v. Chr. etwa ist der Konfuzianismus = *Ru Xue* 儒學 in ganz Ostasien die gesellschaftlich prägende Philosophie geworden. Er basiert auf der Befolgung eines vorgegebenen Ordnungsprinzips. Die Ordnung auf der Erde und somit in der Gesellschaft gleicht der Ordnung des Himmels. Durch ein äußerst differenziertes System von Ritualen wird auf der Erde die himmlische Ordnung – deren Vertreter der Kaiser ist – nachgestellt. Verstöße gegen das Ritual sind dann als tatsächliche Verstöße gegen die himmlische Ordnung zu betrachten und als solche unverzeihlich.

In diesem Sinne wurde der Ahnenkette von Vorfahren und Nachkommen sowie einem geregelten System gegenseitiger Rechte und Pflichten der Familien- und Clanmitglieder ein überragender Stellenwert zugeschrieben. Diesem entsprach dann auch die gesellschaftliche Ordnung im Ganzen: Der Kaiser ist der Sohn des *Shang Di* (oberster Herrscher), des Himmelskaisers als einzigen Gott.

Der Konfuzianismus sah dann auch in einer Regelung des gesellschaftlichen Daseins des Einzelnen den Weg zum Heil und Erlösung. Das diesseitige Heil bestand in der Beachtung einer geregelten Ordnung der zeitlichen und räumlichen Verhältnisse. Die Erlösung in der Beachtung der Ahnenkette. In diesem Zusammenhang war dann auch die – wenn auch etwas zurückhaltende – Abkehr vom Geister- und Dämonenglauben: „Die Geister akzeptieren, aber nicht hereinlassen."

[157] Wobei man sich in dieser Vorstellung nicht von christlichen Gedanken verführen lassen sollte. Die chinesische Vorstellung von „Himmel" ist z. T. als das „Oben", aber auch als die Umwelt, der Kosmos und das Dao zu betrachten.

Der Daoismus besteht mindestens seit dem 5.Jahrhundert v. Chr. und ist neben dem Konfuzianismus die zweite originär chinesische Weltsicht. Die daoistische Weltsicht/Philosophie *Daojia* 道家 wurde von *Laozi* und *Zhuangzi* begründet. Ihre Lehre beruhte auf dem Eingebundensein des Menschen in das Dao, dem „Lauf der Welt“. Verschiedenste Heils- und Erlösungsvorstellungen folgten daraus, von asketischen Vorstellungen bis hin zu sexuellen Techniken oder diätetischen Konzepten zur Lebensverlängerung.

*Daojiao* 道教 = die Religionsgemeinschaft hingegen wurde in den ersten nachchristlichen Jahrhunderten begründet. Durch sie wurden verschiedene religiöse Schulen assimiliert, wie z. B. die Yinyang-, Wuxing-, Acht Unsterblichen- und Huangdi-Lehre. Auch unzählige Praktiken des Volksglaubens, der Fangshi-Zauberer, der Geister- und Dämonenlehren und Wahrsagerei wurden vom später dann auch institutionellen Daoismus absorbiert. Praktiken zur Kontingenzbewältigung sind in daoistischen Klöstern und Tempeln auch heutzutage weit verbreitet und werden von der Bevölkerung ausgiebig genutzt.

In der Song-Dynastie (960–1126) bedeutete das Aufkommen des Neokonfuzianismus die Integration und Assimilation aller religiösen Richtungen unter der Ägide des Konfuzianismus. Buddhismus und Daoismus wurden teilweise einander angepasst.

Insbesondere die zunehmende Institutionalisierung der *Quan Zhen Jiao* 全真教 als daoistischer Mönchsorden in Klöstern ging einher mit der Übernahme buddhistischer Praktiken wie Askese und Zölibat. Auch wurde versucht, den Gebrauch von Zauberei und von magischen Schriftzeichen (*Fu*) einzuschränken und den Daoismus auf klösterliche Zeremonien zu beschränken.

Die chinesische Medizin, unbelastet vom genuin christlich-abendländischen Denken verfügt über bunte, vielfältige Konzepte zur Heilung. Gerade diese Vielfältigkeit und Offenheit ist es jedoch, die im eklatanten Widerspruch zur derzeitigen Wissenschaftsauffassung im Westen steht.

Es bleibt zu konstatieren: Auch die von der westlichen Medizin verächtlich „Placebowirkung“ titulierte Wirkung ist eine Wirkung. .... Und die Wandlungsphase *Metall* – sie lässt bei all ihrer Tendenz zu Härte, Stabilität und Rahmenhaftigkeit den Raum offen für Wahrnehmungen jenseits dieses Systems. Sie lässt den Menschen offen sein für Berührungen mit allen seinen Sinnen.

# 8. Störungen im Metall

## 8.1. Holz im Metall

Holz-Punkte:

- *San Jian* (Di 3) = Der dritte Zwischenraum
  Der chinesischen Zahlensymbolik folgend, ist die Bezeichnung dieses Punktes – der 3. auf der Dickdarm-Leitbahn – nicht nur ein topografischer Hinweis: Die Zahl 3 steht für Aktivität, für das Leben und für das Qi und somit auch auf die Wandlungsphase Holz.

- *Shao Shang* (Lu 11) = Junges Metall
  Der Ton „Shang" entspricht der Wandlungsphase Metall. Als „junges" Metall beginnt sich an diesem Punkt das Metall im Yang – auf der Yin-Leitbahn – zu entfalten und eine machtvolle Wirkung auf zentrale Funktionen – Atmung und Shen- auszuüben.

Wir haben das *Holz* als die expandierende und das *Metall* als die kontrahierende, kristallisierende Kraft kennen gelernt. Das *Holz* im *Metall* ist der Aspekt, der einer übermäßigen Metall-Tendenz entgegenwirkt und sie auflöst. Deutlich wird dieses bei der energetischen Qualität der Geschmacksrichtung „scharf", die nach dem Entsprechungssystem dem *Metall* zugerechnet wird: das Scharfe löst auf, bringt an die Oberfläche, lässt die festen Konturen zerfließen. Somit unterstützt das Scharfe das Yang des *Metalls*. Man denke nur an die Wirkung einer scharf gewürzten Speise im Sommer, an den Effekt eines Ingwerschnapses bei einer nahenden Erkältung: die Körpersäfte, der Schweiß wird nach außen getrieben, die Poren öffnen sich, man fließt nach außen und verlässt somit – zumindest partiell – seine Grenzen. Und die dem *Holz* zugeordnete Geschmacksqualität, das Saure, lässt zusammenziehen, unterstützt somit die *Metall*-Yin-Bewegung.

Wer das Gefühl in sich hat, blockiert und eingeengt zu sein, in einem Käfig gefangen zu sein, festgefahren in seinen Gefühlen, seinem Denken, der wird in sich das Bedürfnis verspüren, sich Luft zu verschaffen, tief Ein- und vor allem Ausatmen zu können mit einem tiefen Seufzer. Mit einem Hüsteln. Oder mit einer Zigarette und einem tiefen Lungenzug! Wer etwas loswerden möchte, sich mit der Kraft seiner Lunge nach außen öffnen will, tut dies mit dem *Holz* im Metall, der bewegenden Kraft des Lungen-Qi.

Mit dem Herausgeben des Lungen-Qi wird auch die *Holz*-Energie frei. Wer Sport treibt und gerade Kampfkünste, beispielhaft für Möglichkeiten der Harmonisierung zwischen *Holz* und *Metall,* erlernt und praktiziert hat, weiß, dass die maximale Kraftentfaltung bei der gleichzeitigen kraft- und möglicherweise geräuschvollen Ausatmung erreicht wird.

### 8.1.1. Kein Holz im Metall

...heißt dann, in seinen angestammten Strukturen zu verharren. So ein Patient begegnet uns dann häufig mit seinen Beziehungsproblemen in der Praxis. Beziehungen nicht nur zu seinem Partner, mit dem er vielleicht schon jahrzehntelang still leidend ausharrt. Auch in seinem Verhältnis zu Änderungen in sich selber und in seiner Umwelt, überall hat dieser arme Mensch Schwierigkeiten im Prozess der Loslösung, des Loslassens: er verharrt in einer Lebensphase, kann sich nicht von seiner Kindheit, seiner Jugend, seinen Eltern lösen. Er kann nicht alt werden, ihm fällt schwer zu akzeptieren, dass die vielgepriesene Jugend, die „Blüte des Lebens" nur eine Phase ist, der die buntschillernde, kühle und ruhige Pracht des Herbstes folgt. Man muss jedoch Ballast ablegen können, der einen durch das Leben sonst begleitet.

**Die Lebensalter**. –
*„Die Vergleichung der vier Jahreszeiten mit den vier Lebensaltern ist eine ehrwürdige Albernheit. Weder die ersten 20, noch die letzten 20 Jahre des Lebens entsprechen einer Jahreszeit: vorausgesetzt, dass man sich bei der Vergleichung nicht mit dem Weiß des Haares und Schnees und mit ähnlichen Farbenspielen begnügt. Jene ersten zwanzig Jahre sind eine Vorbereitung auf das Leben überhaupt, auf das ganze Lebensjahr, als eine Art langen Neujahrstages; und die letzten zwanzig überschauen, verinnerlichen, bringen in Fug und Zusammenklang, was nur alles vorher erlebt wurde: so wie man es, in kleinem Maße, an jedem Silvestertage mit dem ganzen verflossenen Jahre tut. Zwischen inne liegt aber in der Tat ein Zeitraum, welcher die Vergleichung mit den Jahreszeiten nahe legt der Zeitraum vom zwanzigsten bis zum fünfzigsten Jahre (um hier einmal in Bausch und Bogen nach Jahrzehnten zu rechnen, während es sich von selber versteht, dass jeder nach seiner Erfahrung diese groben Ansätze für sich verfeinern muss). Jene dreimal zehn Jahre entsprechen dreien Jahreszeiten: dem Sommer, dem Frühling und dem Herbste, – einen Winter hat das menschliche Leben nicht, es sei denn, dass man die leider nicht selten eingeflochtenen harten, kalten, einsamen, hoffnungsarmen, unfruchtbaren Krankheitszeiten die Winterzeiten der Menschen nennen will. Die zwanziger Jahre: heiß, lästig, gewitterhaft, üppig treibend, müde*

*machend, Jahre, in denen man den Tag am Abend, wenn er zu Ende ist, preist und sich dabei die Stirn abwischt: Jahre, in denen die Arbeit uns hart, aber notwendig dünkt, - diese zwanziger Jahre sind der Sommer des Lebens. Die dreißiger dagegen sind sein Frühling: die Luft bald zu warm, bald zu kalt, immer unruhig und anreizend: quellender Saft, Blätterfülle, Blütenduft überall: viele bezaubernde Morgen und Nächte: die Arbeit, zu der der Vogelgesang uns weckt, eine rechte Herzens-Arbeit, eine Art Genus der eigenen Rüstigkeit, verstärkt durch vorgenießende Hoffnungen. Endlich die vierziger Jahre: geheimnisvoll, wie alles Stillestehende; einer hohen weiten Berg-Ebene gleichend, an der ein frischer Wind hinläuft; mit einem klaren, wolkenlosen Himmel darüber, welcher den Tag über und in die Nächte hinein immer mit der gleichen Sanftmut blickt: die Zeit der Ernte und der herzlichsten Heiterkeit - es ist der Herbst des Lebens.“*

Nietzsche, Der Wanderer und sein Schatten, 269

Oder auf der körperlichen Ebene: Die Lunge, die Haut, der Darm - überall dort, wo die Innen- mit der Außenwelt in Kontakt, in Austausch treten soll, wie durch eine semipermeable Membran, überall dort können sich diese undurchlässigen Barrieren bilden, die keine Energie nach außen lassen. Sei es nun die chronische Verstopfung oder der träge Stuhlgang, die verstopfte Nase, die asthmatischen Probleme bei der Ausatmung, das kraftlose Sprechen.

### 8.1.2. ... und zuviel Holz im Metall

*Wasser* und *Erde* bedingen die Grenzen der Persönlichkeit, das *Holz* ist das Durchdringen und Erschließen der Umwelt, das Sich-Durchsetzen und die Selbstbehauptung. Auf das *Metall* wirkt das *Holz* antagonistisch, es sind zwei sich aufhebende und gleichzeitig bedingende Lebensaspekte.

Anders als das *Feuer,* das - siehe unten - das *Metall* schmilzt und neue Formen schafft, bringt das *Holz* Flexibilität in feste Strukturen und Lebensgerüste. Ein Zuviel an dieser Energie im *Metall* heißt Auflösung der Rhythmizität, der Regelmäßigkeiten des Lebens im Großen wie im Kleinen. Bindungen, Beziehungen können nicht aufrechterhalten werden. Der Körper selbst kann seine ihm bestimmten Grenzen nicht einhalten, er verlässt seine Konturen, so wie wir es bei den Geschwülsten finden, vor allem bei den malignen Tumoren, die zerstörerisch expandieren.

Auch die Emotionen sind nach außen gerichtet, die Exspiration ist verlängert, die Inspiration - auch im genannten übertragenen Sinne- ist verkürzt. Es fehlen Raum und Emotionen wie die Trauer, die Gefühle nach einer Trennung auf sich einwirken zu lassen, sie erreichen nicht die Tiefe einer wirklichen notwendigen Trauerarbeit, die schließlich die Integration des Umtrauerten in die eigene Persönlichkeit zum Ziel haben sollte (*Wasser*). Das Abschied nehmen wird hier aufgeschoben, bis eine reale Tiefe der Gefühle erreicht werden kann.

*„Auch meine Gemütsbewegungen bewahrt mein Gedächtnis; nicht zwar auf dieselbe Weise, wie sie meine Seele hat, während sie dieselben empfindet, sondern auf eine andere um vieles verschiedene Weise, so wie es die Kraft des Gedächtnisses mit sich bringt. Denn ich erinnere mich, froh gewesen zu sein, ohne dass ich froh bin, und denke an vergangene Trauer ohne Trauer, ohne Furcht stelle ich mir vor, wie ich einst Furcht hatte, und bin früheren Verlangens eingedenk ohne Verlangen; zuweilen denke ich im Gegenteil an überstandene Traurigkeit mit Freuden und traurig an Freuden."*

Augustinus, Bekenntnisse, 10.Buch

## 8.2. Feuer im Metall

Feuer-Punkte:

- *Yu Ji* (Lu 10) = Fischbauch-Grenze
  So üppig wie das Symbol des Fisches in der chinesischen Symbolik fließt das Qi der Lunge hier. An diesem Punkt wirkt das Feuer mit seiner belebenden, wärmenden Kraft der erstarrenden Yin-Tendenz des Metalls entgegen.

- *Yang Xi* (Di 5) = Yang-Schlucht
  Auch hier: das Metall bedarf zu seiner Belebung des Feuers, nur durch Yang wird das Metall geschmolzen und nur so kann auch z. B. das Erz zu wertvollem Schmuck geformt werden.

*„Feuer schmilzt Metall"* - so ist die pathophysiologische Beeinflussung im Rahmen des Ke-Zyklus beschrieben. Es zerstört nicht das Metall, sondern es macht es geschmeidig, flexibel und anschmiegsam. Geschmolzenes *Metall* lässt sich verarbeiten, es lassen sich mit dem aus dem Erz heraus geschmolzenen *Metall* schöne, nützliche Dinge schaffen. *Metall* bekommt erst durch diesen Veredelungsprozess einen Wert für den Menschen. *„Feuer* im *Metall*" zu haben bedeutet, die Dimensionen des eigenen Ich zu überwinden, Freude zu verspüren auf der Suche nach Neuem, ungeachtet der Trennung vom Alten.

Freude zu verspüren an der „Überwindung der Körperlichkeit" die Paracelsus vor über 500 Jahren als „Ens spirituale" und somit als das spirituelle Dasein des Menschen beschrieben hat. Neugier und Aufgeschlossenheit gegenüber dem Unbekannten als Antrieb für neue Erkenntnisse und Bereicherungen.

Zudem garantiert das *Feuer* im *Metall* die ethische, positive Selbstbehauptung, das Beziehen von klaren Positionen. Dieser Aspekt von Sauberkeit und Klarheit, wie er sich vor allem in den Reinigungsfunktionen des Dickdarms und der Haut widerspiegelt, zeigt sich in der moralischen und charakterlichen Integrität einer Persönlichkeit. Überflüssiges, Ballast, Unklares und Ungeklärtes wird ausgeschieden, nachdem durch mannigfache Reinigungsschritte (Magen, Dünndarm, Milz, Dickdarm, Blase) die Essenzen, das Wertvolle im Laufe des Assimilations- und Individualisationsprozesses aus dem Aufgenommenen extrahiert wurde.

**Maifest**

*Wie herrlich leuchtet*
*Mir die Natur!*
*Wie glänzt die Sonne!*
*Wie lacht die Flur!*

*Es dringen Blüten*
*Aus jedem Zweig,*
*Und tausend Stimmen*
*Aus dem Gesträuch,*

*Und Freud und Wonne*
*Aus jeder Brust.*
*O Erd, o Sonne,*
*O Glück, o Lust!*

*O Lieb´, o Liebe,*
*So golden schön,*
*Wie Morgenwolken*
*Auf jenen Höhn;*

*Du segnest herrlich*
*Das frische Feld,*
*Im Blütendampfe*
*Die volle Welt.*

*O Mädchen, Mädchen,*
*Wie lieb ich dich!*
*Wie blinkt dein Auge!*
*Wie liebst du mich!*

*So liebt die Lerche*
*Gesang und Luft,*
*Und Morgenblumen*
*Den Himmelsduft,*

*Wie ich dich liebe*
*Mit warmem Blut,*
*Die du mir Jugend*
*Und Freud und Mut*

*Zu neuen Liedern*
*Und Tänzen gibst!*
*Sei ewig glücklich.*
*Wie du mich liebst!*

*J. W. v. Goethe*

## 8.2.1. Zu wenig Feuer im Metall ...

...heißt, dass dieses überaus notwendige Gerüst unseres Denkens und Lebens erstarrt, dass das für den Menschen Edle, Wertvolle ausgegrenzt wird durch einen hermetisch abgeschlossen gewordenen Käfig.

Das Gefängnis unserer eigenen inneren Strukturen, unserer Dogmen und unserer Vergangenheit nimmt uns die Freiheit neuen Erlebens und Erfahrens, nimmt uns die Neugier und die Fähigkeit, staunend mit einem „Ohhhh!" auf das Schöne und Neue zuzugehen, was uns tagtäglich umgibt, aber nur erstaunt werden kann wenn das *Feuer* unser *Metall* aufnahmebereit macht. Das *Feuer* als der Yang-Aspekt des Metalls lässt die Öffnung des ganz persönlichen kleinen Käfigs zu, es weicht unsere festgefahrenen Gewohnheiten und Ansichten auf. Es öffnet ein Türchen, durch das wir uns mit unserem *Feuer,* unserem Shen mit dem unerschöpflichen, unbegrenzten Shen des Kosmos vereinigen und daraus schöpfen können. *Feuer* und *Holz* im *Metall* sind Yang und Qi der

Lunge, dieses "metallischen" Organs. Das *Feuer* erst ermöglicht durch sein Einhergehen mit der Bewegung des Lungen-Qi die Aufnahme von himmlischen Qi. Ein unzureichendes Yang heißt emotionale und körperliche Erstarrung, letztlich eine allgemeine Energielosigkeit durch Fehlen von Qi und Yang.

## 8.2.2. ... und zuviel Feuer im Metall ...

**Wunderland**

*Überall ist Wunderland*
*Überall ist Leben*
*Bei meiner Tante im Strumpfenband*
*wie irgendwo daneben.*
*Überall ist Dunkelheit*
*Kinder werden Väter.*
*Fünf Minuten später*
*stirbt sich was für einige Zeit.*
*Überall ist Ewigkeit.*
*Wenn Du einen Schneck behauchst*
*schrumpft er ins Gehäuse,*
*Wenn Du ihn in Kognak tauchst,*
*Sieht er weiße Mäuse.*

Joachim Ringelnatz (1883-1934)

Der Vogel hat den Käfig verlassen. Glücklich und grenzenlos verliert er sich jedoch in der Weite der Möglichkeiten. Bei zuviel *Feuer,* zuviel Yang, ist die Persönlichkeit charakterisiert durch einen Zustand des dauernden begeisterten Wechsels, durch Treiben und Sprunghaftigkeit.

Man ist sehr kontaktfreudig, man taumelt von Begeisterung zu Begeisterung, gerade zumal wenn das Herz-Feuer gleichzeitig entflammt ist; der Moment ist das Entscheidende, nicht die Anbindung. Pläne machen, gar einen Terminkalender zu nutzen – unmöglich und auch unwichtig! Dementsprechend kann dieses bis zur Dünnflüssigkeit geschmolzene Metall, quasi Quecksilber, keine Formen bilden, keinen wirklichen Schöpfungsprozess erleben. Es verdampft irgendwann, ohne zu etwas wirklich Neuem geworden zu sein. Bindungslos wird das Leben gelebt, bis zur letztendlichen absoluten Freiheit jenseits der individuellen körperlichen Existenz. Denn gerade der Körper ist es, der dem Menschen und seinem Gefühl die Grenzen verleiht.

## Ausgesetzt auf den Bergen des Herzens

*Ausgesetzt auf den Bergen des Herzens. Siehe, wie klein dort,*
*siehe: die letzte Ortschaft der Worte, und höher,*
*aber wie klein auch, noch ein letztes*
*Gehöft von Gefühl. Erkennst du´s?*
*Ausgesetzt auf den Bergen des Herzens. Steingrund*
*unter den Händen. Hier blüht wohl*
*einiges auf; aus stummem Absturz*
*blüht ein unwissendes Kraut singend hervor.*
*Aber der Wissende? Ach, der zu wissen begann*
*und schweigt nun, ausgesetzt auf den Bergen des Herzens.*
*Da geht wohl, heilen Bewusstseins,*
*manches umher, manches gesicherte Bergtier,*
*wechselt und weilt. Und der große geborgene Vogel*
*kreist um der Gipfel reine Verweigerung. - Aber*
*ungeborgen, hier auf den Bergen des Herzens . . . .*

Rainer Maria Rilke (1875-1926)

## 8.3. Erde im Metall

Erde-Punkte:

- *Tai Yuan* (Lu 9) = Tiefster Wasserstrudel
  Eine tiefste Quelle ergießt sich hier an dieser Stelle in das Leitbahnsystem, hier vereinigen sich die Reservoire des Wassers (als Yuan-Punkt) und die Ressourcen der Erde mit dem Qi des Himmels, das durch die Lunge aufgenommen wird.

- *Qu Chi* (Di 11) = Teich an der Krümmung
  In diesem Teich sammelt sich das Wasser an und kann seine kühlende Yin-Wirkung zusammen mit der Erde zur Nährung besonders der Haut entfalten: Ist doch die Hautoberfläche als Yang des Metalls die unmittelbare Grenzschicht des Menschen mit seiner potentiell feindlichen Umwelt, an der stets reichlich struktives Potential versammelt sein sollte.

Der ständige Prozess des Wechsels, des sich nach außen hin Öffnens und des sich Zurückziehens, diese in der Ein- und Ausatmung sich widerspiegelnde kontinuierliche Rhythmik des Erweiterns und Öffnens setzt das Identitätsgefühl der *Erde* voraus. Einen Rahmen zu besitzen, die Grenzen des Ich zu kennen und zu bewahren, das ist die *Erde,* dieser Moment des Innehaltens und zu sich Kommens, zu seiner eigenen Identität.

## 8.3.1. Zu wenig Erde im Metall ...

Das mentale Analogum zur Einatmung, die Inspiration, ist die Basis für das Kreieren neuen Wissens, für die Sammlung neuer Erfahrungen und Erkenntnisse. Die Essenz herauszulösen aus dem "Inhalierten" und sich so einen neuen Rahmen der Identität zu schaffen, aus dem heraus sich wieder agieren, nach außen gehen und "ausatmen" lässt – wenn dieser Prozess nicht ungehindert ablaufen kann, entsteht nicht die Klarheit und Reinheit des Metalls, sondern der für eine unzureichende *Erde* charakteristische trübe zähe Schleim, der dann auch noch die Atemweg verlegt.

Aufnehmen, aber nicht wirklich verarbeiten können; die Ansammlung von ungeklärten Einflüssen und Einwirkungen heißt in der Terminologie der chinesischen Medizin auf unser westliches Denken hier übertragen Schleim *Tan* 痰. Es begegnet uns dann eine konfuse Mischung aus Gefühlen, erfahrenen und unverarbeiteten Emotionen, spirituellem Erleben, die aber letztlich immer „außen vor“ bleiben, nicht real zu einem integralen Bestandteil dieser Persönlichkeit geworden sind.[158] Die das Ich, wie wir es als Funktionssystem „Niere“ als die Wandlungsphase *Wasser* im Menschen wieder finden, nicht wirklich groß werden lassen.

**Politische Lehre**

*Alles sei recht, was du tust, doch dabei lass es bewenden,*
*Freund, und enthalte dich ja, alles, was recht ist, zu tun.*
*Wahrem Eifer genügt, dass das Vorhand'ne vollkommen*
*sei; der falsche will stets, dass das Vollkommene sei.*
Friedrich Schiller (1759-1805)

## 8.3.2. Die Erde im Metall nimmt Überhand

Die Bindungen, die Verbindungen zum eigenen Zentrum, die die Grundlage bilden für den Wachstums- und Erfahrungsprozess, die einen quasi die Fühler ausstrecken lassen in unsere Umwelt, diese Bindungen sind zu eng geschnürt und lassen die Grenzfläche zwischen innen und außen nicht durchlässig werden.

[158] Siehe auch das Zitat aus Augustinus´ Bekenntnisse weiter oben.

Erfahrene Gefühle, Empfindungen werden nicht umgesetzt, man lernt nicht durch Erleben, sondern bewegt sich immer wieder auf sich selber zu. Analysieren, etwas ausschließlich mittels unserer über alles geschätzten ganz persönlichen Ratio zu betrachten - was zweifelsohne bei einem guten *Metall* auch ganz erhebliche Erkenntnisprozesse auslösen kann, sich aber keinen Platz zu lassen für "irrationale" Impulse. Es ist dann nicht möglich, frei nach Goethe, das "Erklärbare zu ergründen versuchen und das nicht Erklärbare staunend zu betrachten".

Ein Geist, dem wir heute nur allzu häufig begegnen in der Denkweise unserer Naturwissenschaftler, in ihren Argumenten gegen naturheilkundliche ganzheitliche esoterische Denkansätze. Verharren, kleben bleiben an tradierten Konstellationen und Normkonventionen bedeutet sich von den großartigsten Erfahrungen, wie sie unseres Wissens nur dem menschlichen Wesen möglich sind, abzuschließen und fernzuhalten.

**Wo?**

*Wo wird einst des Wandermüden*
*letzte Ruhestätte sein?*
*Unter Palmen in dem Süden?*
*Unter Linden an dem Rhein?*
*Werd ich wo in einer Wüste*
*eingescharrt von fremder Hand?*
*Oder ruh ich an der Küste*
*eines Meeres in dem Sand?*
*Immerhin! Mich wird umgeben*
*Gotteshimmel, dort wie hier,*
*Und als Totenlampen schweben*
*nachts die Sterne über mir.*

Heinrich Heine (1797-1856)

## 8.4. Metall im Metall

Metall-Punkte:

- *Jing Qu* (Lu 8) = Abflussrinne der Leitbahn
  Als Ben-Punkt stellt Jing Qu die Verbindung zur Blasen-Leitbahn her. Das Metall findet hier seinen Weg zum Wasser, zur Verwurzelung des Menschen und zu den Vorstellungen essentieller Orientierungswerte.

- *Shang Yang* (Di 1) = Metall-Yang
  Das äußerste Yang des Metalls – hier kann die Po-Seele zurückgeholt werden, wenn sie sich zu verlieren droht und das Metall dem Leben nicht mehr den Rahmen geben kann.

*Metall* „an sich“ - das bedeutet nur ein Gerüst, nur ein Schema, ohne Inhalte. Es heißt nur die Form, die in etwas gebracht wird, die jedes Ding auf dieser Welt für uns haben muss, um mit unseren Sinnen wahrgenommen zu werden, in der inneren wie in der äußeren Welt. Wenn wir die Form verlassen, verlassen wir die Dimensionen dieser unserer Welt, wir lösen das auf, was uns bindet und einbindet. Formen sind Rahmen, und sie begrenzen unsere Wahrnehmungsfähigkeit, unser Denken, unsere Impulse. Es sind Gefäße, von denen Laozi sagt:

*Dreißig Speichen treffen die Narbe,*
*aber das Leere zwischen ihnen erwirkt das Wesen des Rades;*
*Aus Ton entstehen Töpfe,*
*aber das Leere in ihnen wirkt das Wesen des Topfes;*
*Mauern mit Fenstern und Türen bilden das Haus,*
*aber das Leere in ihnen erwirkt das Wesen des Hauses.*

*Grundsätzlich:*
*Das Stoffliche birgt Nutzbarkeit*
*Das Unstoffliche wirkt Wesenheit.*
(übersetzt von Alexander Ular, 1919)

Der Inhalt der Gefäße verlässt ohne sie unsere Wahrnehmungswelt, er geht ein in die nebulöse Welt des Nicht-Sein des Dao. Chang Po-Tuan, ein Daoist aus dem 11. Jahrhundert, führt dazu aus:

*Von den Dingen dieser Welt, den tausendfachen*
*ist kein einziges wirklich;*
*die weltlichen Bande sind dem Wesen äußerst abträglich:*
*Durchschneidest du sie mit einem Streich,*
*kann dich nichts mehr binden;*

*im Reich der Befreiung*
*bist du ein unabhängiger Mensch.*

und weiterhin:

*Die geeinte ursprüngliche Energie*
*befindet sich im weiten Ungeschiedenen;*
*sie hat keine Gestalt, keine Form,*
*und doch ist sie kein bloßes Nichts.*
*Erkennst du das wahre Antlitz,*
*den Ursprung des Lebens,*
*dann wirst du wissen,*
*dass der Hausherr in dir wohnt.*
(aus: Fünfzig Verse zum Zerstreuen der Zweifel)

## 8.4.1. ... zu wenig ...

Auflösung aller Strukturen? das heißt Abschied nehmen von unserer Welt, wie wir sie wahrnehmen können mit unseren Sinnen, unserem Verstand, mit Körper, Geist und Seele. Aufgehen im Dao, im Kosmos, Einswerden mit ihm - das war das Ziel der daoistischen Adepten, der ursprüngliche Gedanke des spirituellen Daoismus. Die Unsterblichkeit des wahren Wesens in der Einswerdung mit dem Dao zu erlangen, die körperliche Existenz nicht-achtend - nicht missachtend - hinter sich zu lassen. Unserem Kulturkreis durchaus keine fremden Gedanken, wenn wir an das denken, was Sokrates angesichts des nahendes Todes durch den Gifttrank, zu Simmias sagt:

*...Solange wir nämlich beim Forschen neben dem reinen Denken noch den Leib gebrauchen und solange unsere Seele mit diesem Übel vermengt ist, werden wir das, wonach wir begehren, nämlich die Wahrheit, niemals recht erlangen."*

(Platon, Phaidon)

Das *Metall* in seiner Bewegung zur Festigkeit, zur Kristallisation allen Daseins verliert seine Affinität zum Wasser, zum Yin und zur Essenz *Jing* 精. Diese Auflösung bedeutet die Verschmelzung mit dem himmlischen Shen, dem *Feuer*, bedeutet die Loslösung von der irdischen Basis.

*Schnauben und den Mund aufsperren, ausatmen und einatmen, die alte Luft ausstoßen und die neue einziehen, sich recken wie ein Bär und strecken wie ein Vogel: das ist die Kunst, das Leben zu verlängern. So lieben es die Weisen, die Atemübungen treiben und ihren Körper pflegen, um alt zu werden wie Vater Pang.*

Zhuang Zi

## 8.4.2. ... und zuviel Metall im Metall

Rhythmus, Struktur, der Rahmen ist alles. Eine Hülle des Daseins, gefüllt mit beliebigen Inhalten. Eine ewige, eindeutige Klarheit und Durchsichtigkeit. Mit der Regelmäßigkeit eines Uhrwerks läuft das Leben ab. Zeitmesser – wie relativ und wie lächerlich unbedeutend sind sie für die Empfindung von Zeit. Und dennoch können sie in dieser energetischen Konstellation eine übergroße Rolle spielen, eine mächtige, auch erstickende, erdrückende Rolle. Eine Erstarrung in diesen metallischen Gerüsten heißt eine Erstarrung im Yin, das Unmöglichmachen jeder Weiterentwicklung, jeder Wandlung, jeder Realisierung einer Lebensperspektive.

Ein Leben wie ein Diamantkristall, ein wunderschön klarer, symmetrischer Stein, der alles zerschneiden kann mit seiner Härte, der vielleicht das Yang – das Licht – in phantastischer Weise in sich aufnehmen, reflektieren und brechen, aber sich nicht mehr verändern kann

## 8.5. Wasser im Metall

Wasser-Punkte:

- *Chi Ze* (Lu 5) = Sumpf der Ellenbeuge
  Hier erfährt das Metall im Wasser seine Orientierung und der Mensch seine Sinnhaftigkeit. Das Holz erfüllt sich im Feuer, das Metall hingegen im Wasser.

- *Er Jian* (Di 2) = Zweiter Zwischenraum
  So wie *San Jian* (Di 3) nicht nur die Position in der Reihe der Punkte auf dieser Leitbahn bezeichnet, sondern die Einflussmöglichkeit auf das Qi an dieser Stelle, so zeigt die Zahl Zwei die Bedeutung des Wassers als Quelle des Yin an. Der Punkt bringt das Wasser und somit Standfestigkeit und Geradlinigkeit in die Struktur des Menschen.

**Der Winter**

*Das Feld ist kahl, auf ferner Höhe glänzet*
*Der blaue Himmel nur, und wie die Pfade gehen,*
*Erscheinet die Natur, als Einerlei, das Wehen*
*Ist frisch, und die Natur von Helle nur umkränzet.*
*Der Erde Stund ist sichtbar von dem Himmel*
*Den ganzen Tag, in heller Nacht umgeben,*
*Wenn hoch erscheint von Sternen das Gewimmel,*
*Und geistiger das weit gedehnte Leben.*

Friedrich Hölderlin (1770-1843)

Austausch zwischen Inwelt und Umwelt - hier werden die Anbindungen des Individuum an das soziokulturelle Umfeld geschaffen und gehalten. Die *Erde im Metall* hat ihre Wurzel im *Houtian zhiqi*, in der nachgeburtlichen Essenz bzw. Qi, dem Wachsen des Menschen durch alles das, was er aus der Umwelt aufnimmt. Das sind Impulse und Nährendes substantieller Natur wie Essen und Trinken, es sind aber auch alle anderen Einflüsse, denen der Mensch im Laufe seines Lebens ausgesetzt ist. Es ist all das, was ihn agieren und reagieren, letztlich vor allem in jeglicher Hinsicht wachsen lässt.

Es ist sein Elternhaus, seine Familie, sein Zuhause. Das *Wasser* im *Metall* stellt ebenso eine Yin-Beziehung dar, und zwar zu dem Xiantian zhiqi, der vorgeburtlichen Essenz bzw. Qi: die Summe aller Einflüsse, die wir in unser Leben mitbringen. Einflüsse, Erfahrungen, Sitten und Gebräuche unserer Ahnen.

Das "kollektive Unbewusste" des Sigmund Freud gehört dazu, tief in jeder Persönlichkeit verborgene Prinzipien von Sitte und Moral, von Verhaltensmustern und -regeln. Was eingangs als Vorbemerkung zu diesem Teil des Buches hervorgehoben wurde, findet hier - *Wasser* im *Metall* - seine energetische Qualität:

Wir sind untrennbar eingebunden in unsere Kultur, unser Umfeld. Als Adepten der traditionellen chinesischen Medizin versuchen wir uns ein Welt- und Gedankensystem zu erschließen, das sich dem westlichen Denken teilweise diametral entgegengesetzte Ideen in den letzten 3000 Jahren entwickelt hat. Wiewohl wir konkrete Ansätze für ganzheitliche Heilweisen durchaus auch in unseren Wurzeln, unseren in der hippokratischen Humoralpathologie begründeten naturheilkundlichen Grundgedanken besitzen, hat uns das gesamte christliche, solare Denken zutiefst geprägt. Aus diesen Prägungen heraus müssen wir uns die wirklichen Inhalte chinesischen Denkens erarbeiten, erfühlen und nachvollziehen lernen. Unsere Buchreihe soll hierzu einen kleinen Beitrag leisten.

Du Dunkelheit...

*Du Dunkelheit, aus der ich stamme*
*ich liebe dich mehr als die Flamme,*
*welche die Welt begrenzt,*
*indem sie glänzt*
*für irgendeinen Kreis,*
*aus dem heraus kein Wesen von ihr weiß.*
*Aber die Dunkelheit hält alles an sich:*
*Gestalten und Flammen, Tiere und mich,*
*wie sie´s errafft,*
*Menschen und Mächte -*
*Und es kann sein: eine große Kraft*
*rührt sich in meiner Nachbarschaft.*
*Ich glaube an Nächte.*

Rainer Maria Rilke (1875-1926)[159]

---

[159] Aus: Das Stundenbuch / Buch vom Mönchischen Leben (1899)

### 8.5.1. Das Metall ertrinkt ...

... im Wasser. Ein gutes *Wasser im Metall* bedeutet eine dauerhafte Stabilität in einem komplexen System von Ein-Bindungen. Unerschütterlich, man hat das Gefühl, dass dieser Mensch in all seinen Gefühlsregungen und seinem Auftreten fest verankert ist, nicht sie betonend, aber sie verinnerlichend, dazu neigend, andere despotisch zu beherrschen. Ein zuviel dieser energetischen Qualität zeigt sich in einer Rigidität, einer flachen Starrheit, die Persönlichkeit aber in seinen Prinzipien völlig beherrschend.

Wir finden hier die Emotionen von „zuwenig *Feuer im Metall*" analog wieder, nur dass dieser Typus überaus prinzipienfest und standfest erscheint, er weiß eben ganz genau, wo er steht. Das Preußentum basierte auf solchen Charakteren, die Militaristen und auch Fundamentalisten aller Kulturkreise. „Brust 'raus, Kopf zurück!" – sie erscheinen, als hätten sie einen Stock verschluckt – „Haltung bewahren!" - das ist die Zurschaustellung des „*Wasser im Metall*" in unserer Körpersprache.

### 8.5.2. ... zuwenig Wasser im Metall

Ein zuwenig dieser Qualität dagegen – um bei der Körperhaltung fortzufahren – zeigt sich uns in dem vornüber gebeugten, zusammengezogenen Thorax, die Schultern bewegen sich quasi aufeinander zu. Patienten, die eine Nadelung oder eine Massage von *Fei Shu* (Bl 13) oder *Po Hu* (Bl 42) schlagartig sich aufrichten und die Schultern nach hinten ziehen lässt. Diese Punkte geben dem Metall die nötige prinzipielle Basis, den Gehalt an Gerichtetheit und Verbundenheit.

Das wackelige, windschiefe Gerüst, das wie aufgesetzt erscheint und so auch nicht in der Lage ist, die dynamischen Kräfte zu bahnen, bekommt so die Bodenständigkeit, die es braucht. Was die Bindungen betrifft, so haben wir es hier auch mit einer Unfähigkeit zu wirklich dauerhaften Beziehungen zu tun, die Orientierungslosigkeit (s. o.) geht einher mit den Ängsten und Unsicherheiten, in Beziehungen etwas von sich selber einbringen und vielleicht auch einen Teil von sich aufgeben zu müssen.

# 9. Die Bewegungen der Lunge

## 9.1. Die Lunge beherrscht das Qi und die Atmung

Das reine himmlische Qi wird mit der Einatmung durch die Lunge aufgenommen, es verbindet sich am Ende der Einatmung im unteren Dantian, unterhalb des Nabels mit der Energie der Nieren und versorgt somit unsere Grundenergie mit dem alles bewegenden Qi. Bei der Ausatmung wird Schmutziges, Unnötiges abgeben. Die Lunge ist somit die Wurzel des gesamten Qi unseres Organismus. Sie garantiert die rhythmische Kraft aller Lebensabläufe, während die Leber (siehe Band 1 „Die Wandlungsphase Holz“) die Kraftentfaltung, Richtung und den gleichmäßigen Fluss des Qi garantiert. Aus der Mischung des von der Lunge aufgenommenen himmlischen Qi (*Tianqi*) mit dem von der Milz aus der Nahrung extrahierten irdischen Qi (*Diqi*) entsteht das *Zongqi* in der Brust, das u. a. Atemrhythmus und das Sprechen steuert.

Danach verbreitet die Lunge das Qi im gesamten Organismus. Sie verteilt - wie ein Nebel, so heißt es im *Nei Jing* - und führt nach unten. Da es für die Grenzschicht, unsere Abgrenzungen, das Außen zuständige Muster ist, ist es deshalb auch am anfälligsten für äußere Schädigungen: Wind, Hitze, Feuer, Kälte, Feuchtigkeit, Trockenheit. Zeichen des Eindringens einer pathogenen Energie und des Abwehrkampfes mit dem *Wei Qi* charakterisieren eine Störung der Verteilungs- und Herableitungs-Funktion der Lunge. Das Qi wird festgehalten, blockiert an der Oberfläche, es kann nicht zirkulieren und so den freien Austausch zwischen Innen und Außen gewährleisten.

Aufgaben des Qi:

- Bewegen: Nahrung, Flüssigkeiten, Blut, Samenflüssigkeit, Eizellen, „Abfälle“
- Transformieren: (Metabolismus: Verdauung, Trennung von Reinem und Unreinem, Flüssigkeiten)
- Wärmen: Erhaltung der Körpertemperatur
- Abwehr von pathogenen Einflüssen: Beteiligung von "Wei-Qi" der Abwehrenergie
- Halten: physische und geistige Bewegung, Blut, Flüssigkeiten, Organe an ihrem Platz halten
- Stimulieren: Wachstum, Entwicklung

## 9.2. Die Lunge kontrolliert die Leitbahnen und Gefäße

Die Lunge als das *Metall* im Mikrokosmos des menschlichen Organismus stellt die rhythmisierende Instanz dar. Sie ist zuständig für die gleichmäßige, rhythmische Zirkulation des Qi und somit auch des Blutes in den Arterien. Nicht umsonst ist der Hui-Punkt der Gefäße, *Tai Yuan* (Lu 9) auf der Stelle an der Arteria radialis gelegen, wo der Puls als Zeichen von Leben und zeitlebens (solange die Po-Seele in uns ist) ertastet werden und für die Diagnose von Störungen des gesamten lebenden Systems genutzt wird. Aber sie sorgt auch für die Zirkulation des Qi in den Leitbahnen, wie wir es in der so genannten "Organuhr" wieder finden.

Diese Zirkulation des Qi beginnt um 3 Uhr morgens mit der Aufnahme des Qi durch die Lunge, es durchfließt dann in einem Zweistunden-rhythmus alle 12 Leitbahnen. Eine andere Form des Qi, das *Wei Qi* („Wehrenergie"), steigt aus der Blase nach oben in die Lunge und wird von hier aus in- und außerhalb der Leitbahnen im gesamten Körper, besonders aber an die Hautoberfläche verteilt. Falls das Lungen-Qi zu schwach ist, erreicht es nicht die Peripherie, es kommt zu kalter und blasser Haut, kalten Extremitäten, besonders zu kalten Händen.

## 9.3. Die Lunge ist zuständig für das Verteilen und Hinabsteigen

So verteilt das Lungen-Qi die Wehrenergie im Raum zwischen Muskeln und Haut. *Wei Qi* – entstehend im unteren Erwärmer und durch das Nieren-Feuer nach oben gebracht – „kondensiert“ dort und wird von ihrem Qi überall im Organismus auch außerhalb der Leitbahnen verteilt und konzentriert sich zwischen Muskeln und Haut. Ist das *Wei Qi* gefordert, droht die Oberfläche durchdrungen zu werden mit der „Speerspitze vieler Erkrankungen“, dem Wind (siehe Band 1 "Wandlungsphase *Holz*"), so ziehen sich die Poren zusammen. Können sich die Poren schließen, verhindert das *Wei Qi* so das Eindringen pathogener äußerer Energien. Sind die Poren offen, das Yang aber nicht an der Hautoberfläche, können jegliche krankmachende Agentien diese Barriere mühelos durchdringen. Auf der anderen Seite reguliert das *Wei Qi* auch die Öffnung der Poren nach außen, damit gegebenenfalls Yang und Yin (Wärme und Flüssigkeiten) nach außen abgegeben werden können - die Schweißproduktion, die Feuchtigkeit unserer Haut wird so reguliert. Eine trockene Haut signalisiert eine Schwäche des *Wei Qi* ebenso wie übermäßige, in der Regel kalte Schweiße.

### 9.3.1. Die Lunge kontrolliert das Hinabsteigen

In der ständigen Zirkulation unseres energetischen Systems garantiert die Leber den gleichmäßig gerichteten Fluss des Qi, das Qi der Nieren lässt nach oben steigen, das des Herzens nach unten, der Milz nach oben, des Magens nach unten und eben das der Lunge ebenfalls nach unten. Dort im unteren Erwärmer wird das Qi der Lunge von der Niere aufgenommen, von dort aus ermöglicht dieses Qi die Zirkulation der Körperflüssigkeiten in Niere, Blase und San Jiao. Daher resultiert auch die exzellente Wirkung des *Lie Que* (Lu 7) bei Miktionsstörungen, besonders bei Enuresis: *Lie Que* bringt das Qi der Lunge nach außen, erleichtert die Zirkulation und unterstützt das Herabsteigen des Lungen-Qi zu den Nieren. Auch die Därme erhalten ihre bewegende Energie, das Qi, vom Funktionskreis Lunge. Die Verstopfung, der träge, kraftlose Stuhlgang ist ein Zeichen der Dickdarm-Yang-Schwäche. Im Funktionskreis Dickdarm ist die äußerste "Versorgungsebene" des Lungen-Qi erreicht, Haut, Schleimhaut und Därme spiegeln am eindeutigsten die energetische Qualität des Lungen-Yang und somit auch des Qi wieder. Bei allen Hauterkrankungen ist ebenso wie bei allen Dickdarmproblemen das *Metall* im Menschen an dieser Störung entscheidend beteiligt.

## 9.4. Die Lunge reguliert die Wasserzirkulation

Einen Aspekt dieses Merksatzes haben wir oben schon kennen gelernt, die Unterstützung von Niere, Blase und San Jiao (Dreifacher Erwärmer). Zum anderen verteilt die Lunge die von der Milz aus der Nahrung extrahierten und nach oben steigenden feinen und klaren Flüssigkeiten unter die Haut und im gesamten Organismus. Die Niere schließlich und die Blase senden einen Teil davon wieder nach oben zur Befeuchtung der Lunge. Klinische Relevanz hat diese Aufgabe der Lunge z.B. bei Enuresis nocturna oder auch bei der Harninkontinenz im Alter: in beiden Fällen ist das innige Zusammenspiel zwischen Lunge und Niere gestört, sei es durch z. B. Trennungserlebnisse, traumatische Erfahrungen oder Erschöpfung.

## 9.5. Die Lunge kontrolliert Haut und Haare

Haut und Haare werden durch die zirkulierenden Flüssigkeiten (s.o.) genährt und angefeuchtet. Die Haare, insbesondere das Körperhaar, werden durch das Wei Qi, das in der Haut konzentriert, quasi festgehalten und auch befeuchtet. Ein Verlust von Haaren signalisiert - im Zusammenspiel häufig mit anderen Faktoren wie aufsteigendem Leber-Yang, Feuchtigkeit und Hitze etc. - eine Schwäche des Lungen-Qi. Die Infektanfälligkeit von Haut und Schleimhäuten ebenfalls, die Reaktionsfähigkeit des Organismus auf äußere Reize ist vermindert. Ist somit eine heftige, „yangige“ Reaktion auf einen Reiz – welcher Art auch immer – zu verzeichnen, so ist das *Wei Qi* ausreichend. Das Chronifizieren von zunächst auch banalen Erkrankungen, vom Schnupfen zur chronischen Sinusitis, von der akuten Halsentzündung zur chronischen Tonsillitis heißt, dass in der Auseinandersetzung mit der Umwelt die Entwicklung stagniert. Ein übermächtiges, blockiertes *Holz* kann dann zu der Entwicklung von Tumoren etc. führen.

## 9.6. Der Öffner der Lunge ist die Nase

Mit der Nase, dem Geruchssinn öffnet sich die Lunge nach außen. Redewendungen wie "den richtigen Riecher haben" oder "jemanden nicht riechen können" weisen auf die intuitiven Fähigkeiten des Funktionskreises Lunge hin. "Die Nase voll haben" heißt nicht mehr aufnahmefähig zu sein für äußere Einflüsse, nichts mehr hinein nehmen zu können aber gleichzeitig mit *Tan* (Schleim) verlegt zu sein in seinen intellektuellen und intuitiven Fähigkeiten, eine Störung von *Erde* und *Metall* , Milz und Lunge. Bei einer Qi- und *Wei Qi*- Schwäche können über die Nase äußere Störungen eindringen und unter Umständen bis in die tieferen Schichten des Funktionskreises, die Lunge selbst vordringen.

## 9.7. Die Lunge regiert die Stimme

Die Kraft, mit der wir das Qi nach außen bringen können, hängt von der Stärke des Lungen-Qi ab. Es garantiert sowohl die Kraftentfaltung durch die Muskeln als auch das Volumen und die Stärke der Stimme. Andere Zang haben dann aber auch einen Einfluss auf sie: so weist die Akzentuierung der Sprache auf das Holz hin, die Tragfähigkeit auf das Wasser, der emotionale Gehalt auf das Herz hin.

## 9.8. Die Lunge beherbergt die Po-Seele

Siehe hierzu die detaillierten Ausführungen im ersten Teil dieses Bandes.

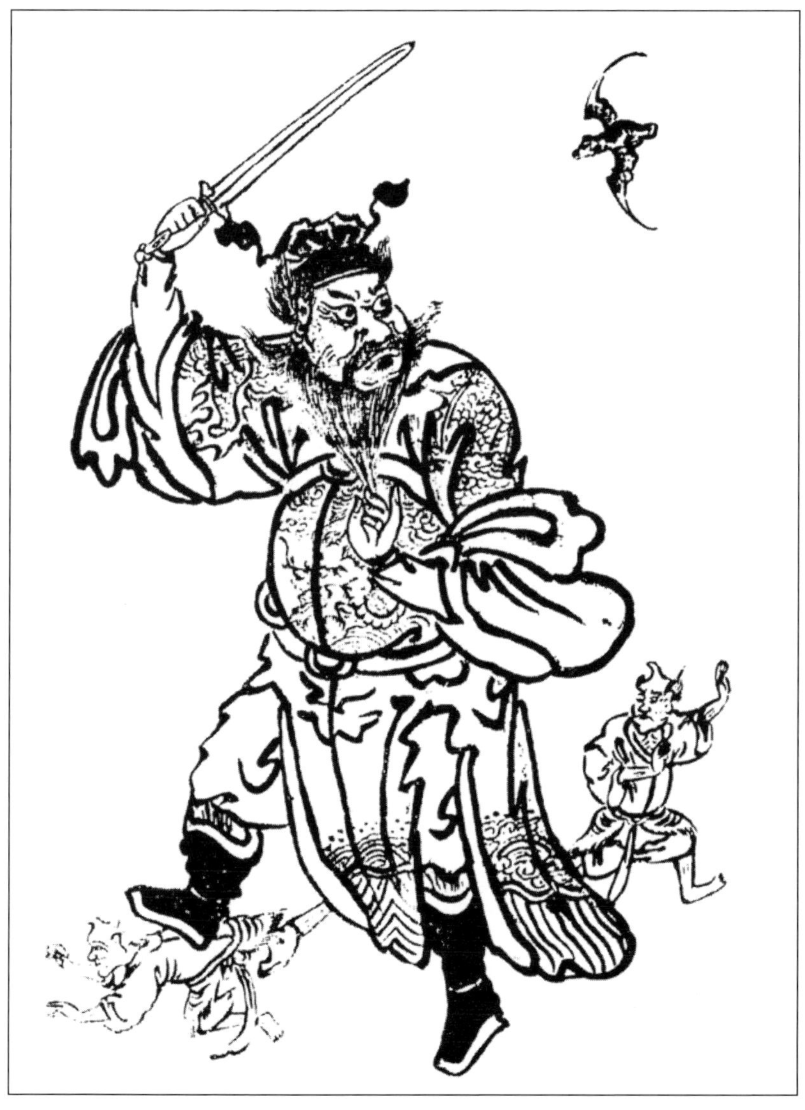

*Abbildung 43: Zhong Kui – der Geisterjäger*

# 10. Pathologie der Zang Fu-Organe in der Wandlungsphase Metall

## 10.1. Lungen-Yang-Schwäche (*Fei Yang Xu* 肺陽虛)

(siehe auch „Feuer im Metall ist zu schwach“)

Stichwort: Energielosigkeit. Der Austausch zwischen Innen und Außen ist auf der einen Seite gestört, das himmlische Qi *Tianqi* kann nicht aufgenommen werden. Schlapp, antriebslos ist man nicht in der Lage, sich nach außen zu öffnen. Man kann sich nicht gehen lassen, nicht loslassen von seinen inneren Bewegungen. Es fällt schwer die Emotionen zu zeigen. Man hat Angst davor, sich gehen zu lassen oder die Kontrolle über sich verlieren zu können. Es besteht ein ausgeprägter innerer Widerstand gegen Neues, was letztlich in der Angst vor Neuem, dem Rückzug der Persönlichkeit in der Nieren-Yang-Schwäche führen kann. Die Entwicklung als ständige Ablösung vom Vergangenen verläuft verzögert. Sitten und Gebräuche – essentiell für ein gutes Metall – besitzen einen extremen Stellenwert. Autoritäten sind wichtig, Verlassensängste charakterisieren das Verhalten in den Beziehungen. Die Lunge kann bei einer Yang-Schwäche nicht mehr ihre Energien verbreiten, das aufgenommene Qi kommt nicht an den Bestimmungsort:

**Leitsymptome**:
Man ist blockiert in jeder Beziehung, das gleichsam metallische Baugerüst festzuhalten ist unabdingbarer Lebensinhalt. Unnützes, Überflüssiges wird festgehalten (*man könnte es ja noch gebrauchen*), Geiz, Verstopfung, Eifersucht - das sind wichtige Leitsymptome für diese Störung. Helle, schuppende Ekzeme weisen auf eine Schwäche des *Wei Qi* hin, ohne dass – wie sonst häufig der Fall ist – Hitzephänomene aus Leber, Milz oder Niere hinzukommen. Überhaupt ist die Haut häufig kühl, blass und feucht. Kalter Schweiß, einhergehend mit Kältegefühlen, einer verstärkten Wetterempfindlichkeit und einer ausgeprägten Infektanfälligkeit zeigen, dass zusammen mit dem Lungen-Yang das *Wei Qi* seiner Aufgabe des Öffnens und Schließens der Poren – der Grenzschicht – nicht nachkommen kann.

# 10.2. Lungen-Qi-Schwäche (*Fei Qi Xu* 肺氣虛)

(siehe auch: „Holz im Metall ist zu schwach“)

Wenn wir uns noch einmal vor Augen halten, welche Aufgabe der Funktionskreis Lunge im Menschen erfüllen soll, nämlich unser energetisches System mit dem himmlischen Qi zu versorgen, dann wird deutlich, dass jede lange andauernde Beeinträchtigung – wodurch auch immer – dieses Funktionskreises irgendwann zu einer generalisierten Schwäche an Qi führen muss. Chronische Erkrankungen sind die Folge. Äußere pathogene Einflüsse lassen das Wei Qi, unsere Abwehrenergie, zur Neige gehen. Wenn Störungen der Assimilation (als Ausdruck einer Milz-Schwäche) mit diesen Schädigungen einhergehen oder ihnen vorangegangen sind, kann auch durch eine unzureichende Produktion dieser Abwehrenergie der Funktionskreis Lunge selbst entleert werden.

Zunächst aber zeigen sich Symptome der Lungen-Qi-Schwäche in einer Störung der Dynamik (siehe oben), d .h. in der Fähigkeit, das Qi über die Atmung in den Organismus hineinzubringen, es zu verteilen und nach unten zur Niere zu bewegen:

**Leitsymptome**:
Völlegefühle im Thorax zeigen an, dass das Lungen-Qi nicht nach unten leiten kann, es kommt zu Blockaden, Stauungen im Thorax. Gerade wenn äußere Störungen (s.d.) eine übermäßige Beanspruchung für das Muster darstellen, wenn ihre energetische Qualität sich quasi aufpfropft auf das stagnierende Lungen-Qi, dann kommt es zu Husten: das Qi geht nicht mehr gleichmäßig und kräftig nach unten und innen, sondern unkoordiniert nach außen und oben, es entsteht eine Gegenläufigkeit (chin. *ni* 逆). Dieser Husten kann kraftlos sein, einhergehend mit einer leisen ebenso kraftlosen Stimme, das aufgenommene Qi kann aber auch unkontrolliert nach oben steigen, wie es beim Asthma geschieht. Auch diese Störung ist eine Schwäche des Lungen-Qi in der Bewegung nach außen bei gleichzeitigem extremen Völlegefühl im Thorax. Abhängig von der Qualität der dann auch eindringenden äußeren Störungen und der Gesamtkonstellation kann es dann zu einem Dominieren von Wind, Feuchtigkeit oder auch Trockenheits-Symptomen kommen. Das *Wei Qi* kann zudem die Poren nicht regulieren, wie oben schon erwähnt, führt diese Dysfunktion tagsüber zu spontanen kalten Schweißausbrüchen und einer gesteigerten Infekt- und Wetter-empfindlichkeit

**Puls**:
Der Puls erscheint leer (Xi) und tief liegend.

**Zunge**:
Der Zungenkörper ist hell -ein Hinweis auf die begleitende Yang-Schwäche- zart, feucht und kraftlos.

**Behandlungsprinzip**:
Tonisierung des Lungen-Qi, wärmen

**Wirkrichtung der Arzneimittel**: [160]
scharf, erwärmend

金金金

Lateinischer Pflanzenname: Urtica urens, U. dioica
Deutscher Pflanzennamen: Brennnessel
Temperaturverhalten: warm
Geschmack: bitter-scharf
Wirkrichtung: nach oben
Muster: Milz-Qi-Schwäche: Milz kann das Blut nicht halten, Lungen- und Dickdarm - Qi-Schwäche
Herkömmliche Anwendung: Diarrhö (kalt), Rheuma, Anämie, Lungenschwäche, Hämorrhagie, steigert Milchproduktion, tonisiert das Haar, Bluthusten, Schwindsucht, allergisches Ekzem, allergische Rhinitis, Zystitis, Prostatitis, Menorrhagie

金金金

---

[160] Bei der Auswahl und Katalogisierung der westlichen Heilpflanzen und deren Einordnung in das System der TCM wurde folgendermaßen vorgegangen: Feststellung von Temperaturverhalten, Geschmack und Wirkrichtung mittels eigener Erfahrung und alter europäischer Quellen (Galenos, Dioskurides, Fuchs, Hildegard von Bingen etc.), dann Zusammenstellung der gebräuchlichen Indikationen anhand der oben genannten und modernen Quellen. Hieraus resultieren ein Bild der Gesamtwirkung der Heilpflanze sowie der daraus sich ergebende therapeutische Einsatz bei bestimmten Krankheitsbildern. Die Einteilung in Krankheitssyndrome lässt - gerade angesichts der bisher gemachten Ausführungen über die Wandlungsphase Holz - an Differenziertheit viel zu wünschen übrigen. Beim augenblicklichen Stand muss man sich jedoch damit zufrieden geben. Eine der chinesischen Pharmakologie ähnlich differenzierte Aufschlüsselung der Anwendungsmöglichkeiten westlicher Drogen muss leider der Zukunft und der Empirie vieler Therapeuten vorbehalten bleiben.

Lateinischer Pflanzenname: Guajacum officinale
Deutsche Pflanzennamen: Guajakholzbaum, Franzosenholz mit blauen Blüten, Bladerholz, Lebensholz, Pokenholz, Heiliges *Holz*, Blatterholz
Temperaturverhalten: warm
Geschmack: bitter-scharf
Wirkrichtung: nach außen
Muster: Lungen- Qi- und Yang-Schwäche
Herkömmliche Anwendung: Rheuma, Gicht mit allgemeiner Schwäche, Hautauschläge, Syphyllis

金金金

Lateinischer Pflanzenname: Juniperus communis L .
Deutsche Pflanzennamen: Wacholder, Machandel, Reckholder, Knirk, Rechbaum, Wegbaum, Krammersbaum, Jachandel, Kattickbaum, Feldenpresse, Feuerbaum, Kranzeritzstaude
Droge: Kranewitterbeeren, Kaddigbeeren
Temperaturverhalten: warm
Geschmack: bitter-süß
Wirkrichtung: nach außen
Muster: Nieren-Leere mit Ödemen, Lungen-Qi - und Yang-Schwäche, Magen-Kälte
Herkömmliche Anwendung: Hautkrankheiten, Skorbut, Ödeme, Magenschwäche

金金金

Lateinischer Pflanzenname: Ammi visnaga
Deutsche Pflanzennamen: Khella, Zahnstocherammei, Bischofskraut
Temperaturverhalten: warm, trocken
Geschmack: bitter-scharf
Wirkrichtung: nach außen
Muster: Lungen-Qi Schwäche, stagnierendes Qi und Xue, Wind-Kälte
Herkömmliche Anwendung: Spasmen der Harn- und Luftwege, Angina pectoris, coronare Durchblutungsstörungen, Asthma, Krämpfen, Angina pectoris, Bronchitis, Nierensteine, Harnsteine, Migräne

金金金

Lateinischer Pflanzenname: Imperatoria ostruthium
Deutsche Pflanzennamen: Meisterwurz, Magistranz, Ostritz, Kaiserwurz, Wohlstand, Astranz, falsches spanisches Glaskraut, Ostranz
Temperaturverhalten: warm

Geschmack: sehr brennend, scharf-bitter
Wirkrichtung: nach außen
Muster: Nieren-Leere mit Ödemen, Herz-Yang-Schwäche, Milz-Qi-Schwäche, Lungen-Yang-Schwäche, Feuchtigkeit und Schleim,
Herkömmliche Anwendung: Nervenfieber, Faulfieber, Bleichsucht, Verschleimungen, Skorbut, Ödeme bei Schwäche, kalte Lunge, Kälte der Nerven, Luftnot

金金金

Lateinischer Pflanzenname: Tilia cordata
Deutsche Pflanzennamen: Linde, europäische Linde, Sommerlinde, Wasserlinde, Graslinde
Temperaturverhalten: warm
Geschmack: schleimig-süß
Wirkrichtung: nach außen
Muster: Lungen-Yang-Schwäche, Schwäche des *Wei-Qi* mit Schweißlosigkeit
Herkömmliche Anwendung: Erkältungskrankheiten, grippale Infekte, Nervenkrämpfe, Epilepsie

金金金

Lateinischer Pflanzenname: Hyssopus officinalis
Deutscher Pflanzenname: Ysop
Temperaturverhalten: warm
Geschmack: scharf-bitter
Wirkrichtung: nach außen
Muster: bewegt und stärkt das Qi, Lungen-Qi-Schwäche, Schwäche des *Wei Qi* mit Schweißverlusten
Herkömmliche Anwendung: Bronchitis, Fieber, Hypotonie, Epilepsie, übermäßiges Schwitzen

金金金

Pflanzenname: Pimpinella anisum
Deutscher Pflanzenname: Anis
Temperaturverhalten: warm, trocken
Geschmack: scharf
Wirkrichtung: nach außen
Muster: Milz-Qi-Schwäche, Transportfunktion der Milz, Lungen-Qi-Schwäche, Kälte-Schleim in der Lunge

Herkömmliche Anwendung: Blähungen, Durchfall, Husten, Leukorrhoe, Aphrodisiakum, Ödeme, Lungenerkrankungen, Gelbsucht, Uteruskrankheiten, Fieber, fördert den Milchfluss, Menstruationskrämpfe, Schluckauf, Kopfschmerzen; Leute, die Kind bleiben wollen, bringt das satte Baby heraus

金金金

Lateinischer Pflanzenname: Cinnamomum ceylanicum
Deutscher Pflanzenname: Zimt
Temperaturverhalten: warm
Geschmack: scharf-süß
Wirkrichtung: nach oben
Muster: Yang-Schwäche, Lungen-Qi-Schwäche, Schwäche von Magen und Därmen, Wind-Kälte-Erkrankungen
Herkömmliche Anwendung: erhöht Körpertemperatur, Diarrhö, Blähungen, Kältegefühle, Aphrodisiakum, Menstruationsstörungen, Rekonvaleszenz, Luftnot, verschleppte Erkältungen, bakterielle Infekte, Husten, Ödeme, Blutungen, Ischias, periphere DBS, Asthma, Harnverhaltung, Durchblutungsstörungen, Asthma, Krämpfe, verminderte Magensekretion, Appetitlosigkeit, Amenorrho, Dysmenorrho
Cave: Nicht in der Gravidität anwenden, da potentiell abortiv! Vergiftungen sind beobachtet worden

金金金

Lateinischer Pflanzenname: Inula helenium
Deutsche Pflanzennamen: Echter Alant Edelherzwurzel Altwurzel Glockenwurzel, Helenenkrautwurzel, Schlangenwurz, Großer Heinrich
Temperaturverhalten: warm
Geschmack: scharf-bitter
Wirkrichtung: nach außen, oben
Muster: Magen, Milz, Lungen- Qi-Schwäche, Schleim und Kälte-Schleim
Herkömmliche Anwendung: Engbrüstigkeit (schleimige), Zittern der Gliedmaßen, Weißfluss, Bleichsucht, Schwächezustände

金金金

Lateinischer Pflanzenname: Tussilago farfara
Deutsche Pflanzennamen: Gemeiner Huflattich, Pferdefuss, Brustlattich
Temperaturverhalten: warm
Geschmack: bitter, scharf
Wirkrichtung: nach unten

Muster: Kälte-Schleim, Wind-Kälte, Lungen-Qi-Schwäche, Schleimblockaden
Herkömmliche Anwendung: Reizhusten, geräuschvoller, keuchender Husten, Atemnot, Schwellung im Hals, chronischer Husten, Asthma, TBC, Lungenabszesse, Krämpfe, Fieber, Harnwegsinfekte, Räucherungen mit Wurzeln und Blättern

金金金

Lateinischer Pflanzenname: Glycyrrhiza glabra
Deutscher Pflanzenname: Süßholz
Temperaturverhalten: neutral
Geschmack: süß
Wirkrichtung: nach oben
Muster: Lungen-Qi-Schwäche mit Schleim, Milz-Qi-Schwäche, Hitze-Schleim, Hitze in Magen und Därmen, Nieren-/Herz-Qi-Schwäche
Herkömmliche Anwendung: Halsentzündungen, Bronchitis, Magen- und Darmgeschwüre, Hepatitis, Purpura, Nieren- und Blasenbeschwerden, Durstgefühle, Vergiftungen, Bronchitis, trockener Husten, Allergien, Gastritis, Arrhythmien, Palpitationen, Schlaflosigkeit, klimakterische Beschwerden
Nicht bei Ödemen und Hypertonus, Vorsicht bei ausgeprägteren Feuchtigkeitsbefunden und längerer Anwendung!

**Punkte**:

| | |
|---|---|
| Di 4 | öffnet die Oberfläche, bewegt das Qi nach außen |
| Di 11 | reguliert Qi und Xue |
| Du 14 | mobilisiert und verteilt das Wei Qi |
| Bl 12, 13 (moxen) | stärken Lungen-Yang und -Qi |
| Lu 7 | pathogenen Einflüssen |
| Lu 9 | stärkt das Lungen-Qi tief greifend aus Milz und Niere |
| Ma 36 | nährt das Yang aus dem Yang Ming |
| Ren 17 | harmonisiert und kräftigt Lunge und Herz, löst Blockaden |

## 10.3. Lungen-Yin-Schwäche (*Fei Yin Xu* 肺陰虛)

(siehe auch „Wasser im Metall“ und „Erde im Metall“)

Wenn das *Wasser* im *Metall* zu schwach ist, können keine neuen Beziehungen aufgebaut werden. Bei einer Schwäche der *Erde* im *Metall* sind die Beziehungen instabil, es fehlt die Bindung zum Ich. Insgesamt zerfallen die Bindungen schnell. Sie führen zu keiner Befruchtung, zu keinem Wachstum des ICH, zu keiner Kreativität. Fehlendes Lungen-Yin führt zu einer gesteigerten Aggressivität, da nach dem Ke-Zyklus die Holz-Energie nicht ausreichend kontrolliert werden kann. Eine recht häufige energetische Konstellation, es sind Menschen, die von den Ereignissen immer wieder „überrannt“ werden, die das Gefühl haben, nie das zu schaffen, was sie sich vorgenommen haben oder was an Anforderungen auf sie zukommt. Körperlich zeigt sich das dann in Symptomen des aufsteigenden Leber-Yang, wie Kopfschmerzen, Akne, Augenentzündungen etc. Wobei es aber hierbei wichtig ist, die Metallenergie in diesem Patienten zu stärken, die Strukturen zu bilden.

Zunächst haben wir es hier mit einer Erschöpfung des Yin-Aspektes zu tun, die auf eine unzureichende Nährung des Yin durch die Milz zurückzuführen ist, also eine Überlastung und somit Schädigung der Assimilationsinstanzen. Chronische Erkrankungen, einhergehend mit einer langdauernden Lungen-Qi-Schwäche führen zu weitgehender Erschöpfung der Ressourcen, wenn Milz, Magen und vor allem die Niere nicht in der Lage sind, den Funktionskreisen neues Qi und auch Flüssigkeiten (*Diqi*, irdisches Qi und *Jinye*, die Flüssigkeiten) zuzuführen.

**Leitsymptome**:
Das Fehlen kühlender Aspekte und das Fehlen von Flüssigkeiten sind Charakteristika dieser Störung. Auch haben wir hier es mit Beeinträchtigung der Lungenfunktion zu tun, aber während bei der Yang-/Qi-Schwäche das Loslassen, Abgeben behindert ist, so kommt es hier zu Störungen des Aufnehmens, des Einwirkenlassens von außen nach innen. Das Hineinnehmen des Qi, welcher Art auch immer, zeigt sich als erschwert, sei es nun auf der geistig-emotionalen oder auf der körperlichen Ebene, wo die Einatmung erschwert ist. Beispielsweise durch einen dauernden trockenen Reizhusten, bei dem die raue, entzündete Kehle, die Luftwege nicht durch physiologische Flüssigkeit geschützt werden.

Ein Reizhusten, der sich bis hin zu Bluthusten sich entwickeln kann, begleitet von einer sich nachmittags verschlimmernden Hitzesymptomatik. Die Stimme dieser Patienten ist rau, metallen, gebrochen. Bevorzugt kann sich diese innere Hitze an der Hautoberfläche manifestieren, z. B. an den „Fünf Flächen“ (Handflächen, Fußsohle, Sternum) - auch hier findet man ggf. chronische Ekzeme, die aber als Hitze-Erscheinungen auf trockener Haut imponieren. Die Kälteempfindlichkeit der Yang-Schwäche findet ihr Analogum in einer empfindlichen Haut, einer gesteigerten Wärmeempfindlichkeit.

Auf der emotional-geistigen Ebene zeigt sich ebenso wie bei der Atmung die Flachheit, die es erschwert, Impulse von außen einwirken zu lassen. Eine mangelnde Tiefe den Empfindens, der Emotionen, der Gefühle, der Trauer - die diese auch letztlich nicht zum integralen Bestandteil der Persönlichkeit werden lassen (*Metall - Wasser*).

Nachtschweiß, verbunden mit Hitzegefühlen ist ein Symptom, das auf die allgemeine Schädigung des Yin schließen lässt und eine Erschöpfung des *Wei Qi*. Man vergleiche mit dem Kälte-Schweiß, der tagsüber bei Lungen-Qi-Schwäche, oder dem klebrigen, übel riechenden Schweiß, wie er bei Feuchtigkeit und Hitze aufzutreten pflegt.

**Tabelle: Schweiß - eine Differenzierung**

| Störungsmuster | Yin-Schwäche | Yang-Schwäche | Feuchtigkeit/Hitze |
|---|---|---|---|
| Temperaturempfinden | warm | kalt | warm |
| Qualität/Quantität | eher viel | eher viel | eher wenig, klebrig |
| Lokalisation | Unterkörper, Füße: Niere<br>Brust- Lunge, Herz<br>Handinnenfläche: Herz<br>Kopf: Leber u.a.<br>Nacken: Niere | | mittlerer Erwärmer |
| Geruch | unauffällig, scharf, brennend | unauffällig | stinkend |
| Auftreten | Nachts, im Schlaf | Tagsüber, bei Belastung | Diffus, nach dem Essen |

**Zunge**: Die Zunge ist rot und trocken, es finden sich Risse im Lungen-Areal, d. h. im ersten Drittel des Zungenkörpers.

**Puls**:
Im Puls, der fein, schnell und leer an der Oberfläche zu ertasten ist, zeigt sich ebenfalls die tiefliegende Erschöpfung der struktiven Potentiale

**Behandlungsprinzip**:
kühlen und anfeuchten

**Wirkrichtung der Heilmittel**:
kalt-süß

金金金

Lateinischer Pflanzenname: Papaver rhoeas
Deutsche Pflanzennamen: Klatschmohn, Klapprosenmohn, Kornrose, Feldrose, Blutblume, Feuerrose, gemeine Klapperrose, Grindmagen, Schnallen
Temperaturverhalten: kalt
Geschmack: schleimig, etwas bitter
Wirkrichtung: nach unten
Muster: Trockenheit und Hitze in der Lunge, Lungen-Yin-Schwäche
Herkömmliche Anwendung: Keuchhusten, fiebrige Erkrankungen, Unruhezustände

金金金

Lateinischer Pflanzenname: Viola tricolor L .
Deutsche Pflanzennamen: Feldstiefmütterchen, Freisamkraut, dreifärbige Veilchen, wildes Fronsamkraut, Siebenfarbenblume, unnütze Sorge, Je länger je lieber, Hungerkraut, Jesusblümchen, Gedenkblümchen, Tagundnachtblume, Garbäcklein, Dreifaltigkeitsblume, Ackerveilchen, Ackerstiefmütterchen
Temperaturverhalten: kalt, feucht
Geschmack: bitter, sauer-süß
Wirkrichtung: nach unten
Muster: Lungen-Yin-Schwäche, Yin-Schwäche, Hitze in der Blase
Herkömmliche Anwendung: Hautgeschwüre, Ekzeme, heißes Rheuma, Spermatorrho, Milchschorf, trockener bellender Husten

金金金

Lateinischer Pflanzenname: Althaea officinalis
Deutsche Pflanzennamen: Eibisch, Ibisch, weiße Pappel
Temperaturverhalten: kalt
Geschmack: süß, schleimig
Wirkrichtung: nach unten
Muster: Lungen/Nieren-Yin-Schwäche, Trockenheit und Hitze in der Lunge, kühlt Magen-Hitze, befeuchtet die Därme, Hitze in der Blase
Herkömmliche Anwendung: Husten, Heiserkeit, Halsentzündung, Gastritis, Verstopfung, Zystitis, Prostatitis

金金金

Lateinischer Pflanzenname: Viola odorata
Deutscher Pflanzenname: Wohlriechendes Veilchen
Temperaturverhalten: kühl, feucht
Geschmack: bitter-schleimig, sauer-süß
Wirkrichtung: nach unten
Muster: Lungen-Hitze, Lungen-Yin-Schwäche, Trockenheit
Herkömmliche Anwendung: Entzündungen, TBC, Pleuritis, Bronchitis, Pneumonie, Gastritis, Colon irritabile, Verstopfung, chronischer Katarrh von Nase und Lunge

金金金

Lateinischer Pflanzenname: Cetraria islandica L .
Deutsche Pflanzennamen: Isländisch Moos, Isländische Flechte, Lungenflechte, Purgiermoos, Fieberflechte
Temperaturverhalten: kalt
Geschmack: bitter, salzig-süß
Wirkrichtung: nach unten
Muster: Lungen-Yin-Schwäche, Trockenheit und Hitze
Herkömmliche Anwendung: Reizhusten, Bronchitis, Dyspepsie

金金金

Lateinischer Pflanzenname: Malva silvestris
Deutsche Pflanzennamen: Malve, Käsepappel, Hasenpappel, Waldmalve, Rossmalve, Blaue Pappelblume
Temperaturverhalten: kalt-feucht
Geschmack: süß
Wirkrichtung: nach unten

Muster: Trockenheit und Hitze in der Lunge, Lungen-Yin-Schwäche
Herkömmliche Anwendung: Entzündungen, schlechter Sauerstofftransport, Bronchitis, Zahnschmerzen, Mundentzündungen, Magen-Darmgeschwüre, „heiße" Zystitis, Diarrhö und Obstipation

金金金

Lateinischer Pflanzenname: Stellaria media
Deutscher Pflanzenname: Vogelmiere
Temperaturverhalten: kalt-feucht
Geschmack: sauer-süß-bitter
Wirkrichtung: nach unten
Muster: Yin-Schwäche von Lunge, Herz, Niere; Trockenheit/Hitze des Dickdarms
Herkömmliche Anwendung: Palpitationen, Hämorrhoiden, Tuberkulose, Bronchitis

金金金

Lateinischer Pflanzenname: Borago officinalis
Deutscher Pflanzenname: Borretsch, Gurkenkraut
Temperaturverhalten: kalt
Geschmack: süß
Wirkrichtung: nach unten
Muster: zu starkes Leber-Feuer, Wind-Hitze, Lungen-Yin-Schwäche,
Herkömmliche Anwendung: Rheuma, Husten, Halserkrankungen, klimakterische Depressionen, Mutlosigkeit, nervöse Herzbeschwerden, Atemwegsinfekte, Augenentzündungen, Rheumatismus

金金金

Lateinischer Pflanzenname: Plantago major
Deutscher Pflanzenname: Breitwegerich
Temperaturverhalten: kühl
Geschmack: süß
Wirkrichtung: nach unten
Muster: Lungen-Yin-Schwäche, Lungen-Hitze
Herkömmliche Anwendung: Elephantiasis, Blutungen, Geschwüre, Dysenterie, Auszehrung, Asthma, Husten, Krämpfe, Sehstörungen, Impotenz, Wehenschwäche, Gedächtnisverlust, Diarrhöe, Hautkrankheiten, Bleichsucht, Augenentzündungen, heiße Neuralgien, Zahnschmerzen

**Punkte**:

| Lu 1, 9 | stärken Lungen Yin und -Qi |
|---|---|
| Lu 5 | kühlt, reguliert Hitze (und Feuchtigkeit) |
| Ni 6, 3 | stärken das Yin der Niere, kühlen |
| Ni 7 | reguliert die Wasserzirkulation zur Lunge, stärkt das Yin |
| Ren 17 | harmonisiert Herz und Lunge |
| Bl 38, 13, 17, 43 | regulieren Qi der Lunge und der Milz |
| Mi 6 | stärkt das Yin und kräftigt die Milz |

## 10.4. Wind und Hitze verletzen die Lunge (*Feng Re Fan Fei* 風熱犯肺)

Die „Speerspitze" durchdringt die Grenzen:

Lunge, Haut und Darm sind diejenigen Bereiche unseres Organismus, in denen die Auseinandersetzung mit unserer Umwelt in jedem Augenblick stattfindet, hier ist dann auch das *Wei-Qi*, unsere Abwehrenergie konzentriert.

Wie bei keinem anderen Funktionskreis spielen deshalb bei Störungen des Musters Lunge äußere Faktoren bzw. das Verhältnis innere Disposition - äußere Störung eine entscheidende Rolle. Der Wind (siehe auch Band 1 Die Wandlungsphase Holz) als Synonym für das Bewegende, Dynamische, vor allem für die unberechenbare, plötzliche und unbeherrschbare Dynamik von Qi ist aus Sicht der chinesischen Medizin nötig, um einzudringen in ein bis dahin geschlossenes System, wie es durch das *Metall* unser Organismus darstellt.

Der Wind - hier dann der Äußere Wind (*Wai Feng*) - dient als Vehikel für das Eindringen anderer pathogener Störungen wie Kälte und Hitze. Das System reagiert durch Mobilisierung vorhandener antagonistischer Kräfte, soweit es dazu in der Lage ist. Keine Reaktion heißt ungehemmtes Eindringen und Ausbreiten von Krankheit, heißt Chronifizierung und Stagnation im "Trainingsprogramm" Innen gegen Außen. Die Heftigkeit einer Antwort unseres Systems signalisiert die Stärke unseres *Wei Qi*, die Potenz der nach außen gerichteten Energie der Lunge, des Lungen-Yang.

**Pathologie:**
Wie bei „Wind-Kälte" haben wir es hier zunächst mit einem Eindringen von Wind in die Oberfläche, bzw. die äußersten Schichten des Abwehrsystems zu tun. Hieraus resultieren dann die gemeinsamen Symptome der Windempfindlichkeit und auch den Fröstelns. Die pathogene Energie, die jedoch im Gefolge des Windes in den geschwächten Menschen eindringt, ist die Hitze, und sie führt dann eben zu Hitze-Symptomen und zu Zeichen eines daraus resultierenden Flüssigkeitsverlusts.

Auf der einen Seite ist äußere Hitze eingedrungen, eine Schwäche des Lungen-Qi hat dies zugelassen. Andererseits ist die Entstehung von einer derartigen Hitze-Manifestation nur möglich bei einem Mangel struktiver Ressourcen im Gesamtsystem, ohne eine bis dahin latente Yin-Schwäche. Wind gepaart mit Hitze kann sich aber auch aus einem zu starken, heftigen Yang als Zeichen der Mobilisierung des Wei-Qi entwickeln.

**Leitsymptome**:
Zunächst werden wir Wind-Symptome finden: Der Wind hat die Grenzschicht durchdrungen und schädigt das schon geschwächte Wei-Qi, das nicht kräftig genug war die Poren geschlossen zu halten. Der Wind dringt ein in die tieferen Schichten von Haut, Schleimhaut und Muskulatur. Gliederschmerzen, Frösteln, Kopfschmerzen, Husten, Asthma, verstopfte Nase und Windempfindlichkeit. Der Husten ist zunächst wenig produktiv, es kommt zu schmerzhaftem, spastischen Reizhusten.

Das Auftreten von geringen Mengen gelben Schleims, eventuell mit blutigen Auflagerungen zeigt dann den Hitze-Charakter der Störung. Wind und Hitze zeigen sich auch in einer inneren Unruhe, in Hitze- und Völlegefühlen bei der Atmung, der Wind hat sich dann im Thorax gefangen und verhindert das Absteigen und die gleichmäßige Verteilung des Qi. Ein weniger tiefes Eindringen der Störung zeigt sich in einer Halsentzündung oder bei einem Verbleiben im "Öffner des Funktionskreises Lunge" in dickflüssigem, gelben Nasensekret.

**Zunge**:
Die Zungenspitze ist rot

**Puls**:
Der Puls ist schnell und oberflächlich als Pendant zu dem an der Oberfläche geforderten *Wei Qi*.

**Behandlungsprinzip**:
Oberfläche öffnen, Hitze ausleiten, das Lungen-Qi absenken

**Wirkrichtung der Heilmittel**:
kalt, scharf

金金金

Lateinischer Pflanzenname: Hedera helix
Deutsche Pflanzennamen: Efeu, Rankenefeu, Mauerefeu, Totenranke
Temperaturverhalten: kalt
Geschmack: bitter-scharf
Wirkrichtung: nach unten
Muster: Trockenheit und Hitze in der Lunge
Herkömmliche Anwendung: Bronchitis, Keuchhusten, Tracheitis, Ödem, Sonnenbrand, Verbrennungen

金金金

Lateinischer Pflanzenname: Viola odorata
Deutscher Pflanzenname: Wohlriechendes Veilchen
Temperaturverhalten: kühl, feucht
Geschmack: bitter-schleimig, sauer-süß
Wirkrichtung: nach unten
Muster: Lungen-Hitze, Lungen-Yin-Schwäche, Trockenheit
Herkömmliche Anwendung: Entzündungen, TBC, Pleuritis, Bronchitis, Pneumonie, Gastritis, Colon irritabile, Verstopfung, chronischer Katarrh von Nase und Lunge

金金金

Lateinischer Pflanzenname: Sanicula europaea
Deutsche Pflanzennamen: Sanikel, Heildolde
Temperaturverhalten: kühlend
Geschmack: bitter
Wirkrichtung: nach unten
Muster: Trockenheit und Hitze-Erkrankungen der Lunge
Herkömmliche Anwendung: Atemwegserkrankungen, Asthma, Mund- und Halsentzündungen, Wundheilungsstörungen

金金金

Lateinischer Pflanzenname: Mentha piperita
Deutscher Pflanzenname: Pfefferminze
Temperaturverhalten: kühl, trocknend
Geschmack: scharf
Wirkrichtung: nach unten

Muster: Nässe-Hitze in Milz, Magen und den Därmen, Wind-Hitze-Erkrankungen, Nässe-Hitze in Leber und Gallenblase
Herkömmliche Anwendung: stoppt Muttermilch, Blutauswurf, Brechreiz, reizt zum Liebesgenuss, Blähungen, Diarrhöe, periodische Fieber, Schweißlosigkeit, Kopfschmerzen, blutunterlaufene Augen, Schnupfen, Würmer

金金金

Lateinischer Pflanzenname: Filipendula ulmaria
Deutsche Pflanzennamen: echtes Mädesüß
Temperaturverhalten: kalt
Geschmack: bitter
Wirkrichtung: nach außen
Muster: Wind-Hitze-Schädigung der Lunge
Herkömmliche Anwendung: Rheuma, Grippe

金金金

Lateinischer Pflanzenname: Salvia officinalis L .
Deutsche Pflanzennamen: Gartensalbei, Edler Salbei, Königssalbei
Temperaturverhalten: kühlend-wärmend
Geschmack: bitter
Muster: Schwäche der Lunge und des Wei-Qi, Wind-Erkrankungen, Leber-Qi-Stau und aufsteigendes Yang der Leber , Säfteverluste bei Yin- und Wei-Qi-Schwäche
Herkömmliche Anwendung: TBC, Unruhezustände, Appetitlosigkeit, Nachtschweiß, Bindegewebsschwäche, Nervenschwäche, Wachstumsstörungen, Arthritis, Menstruationsstörungen, stoppt Milchproduktion, Ohrinfektionen, Tonsillitis, Hitzewallungen, Kopfschmerzen, PMS

金金金

Lateinischer Pflanzenname: Arctium lappa
Deutsche Pflanzennamen: grosse Klette
Temperaturverhalten: neutral-kalt
Geschmack: scharf-bitter, adstringierend, trocknend
Wirkrichtung: nach außen
Muster: Lunge, Magen, Leber, Hitze-Wind in Leber und Lunge
Herkömmliche Anwendung: Rötung des Halses, Erkältungskrankheiten, Masern, Ohrensausen, Schwerhörigkeit, Mastdarmvorfall, Husten, Hämorrhoiden, Geschwüre und Schwellungen Schmerzen nach Beinbrüchen, Quetschungen, Steinleiden, Darmkoliken, Bluthusten,

Magengeschwüre, Lungengeschwüre, Ekzeme und Flechten, Leber- und Gallenstörungen, Unterdrückte Miasmen (Psora, Sykosis, Syphillis), Hitze- und Kälteschauer, Hitze im Vordergrund, Rheumatische Erkrankungen, Gicht

金金金

**Punkte**:

| | |
|---|---|
| Gbl 20, 31 | beruhigen inneren Wind und leiten äußeren Wind aus |
| Du 12, 14 | stärken das Yang und Qi der Lunge |
| Du 16 | beseitigt Wind |
| Bl 12, 13 | stärken die Lunge, beseitigen Wind, senken das Qi der Lunge |
| Di 4 | reguliert die Oberfläche und die Schweißabsonderung |
| Ni 7 | reguliert die Wasserzirkulation zur Lunge und den Schweiß |
| Di 11 | reguliert Qi und Xue |
| Lu 6 | harmonisiert den Qi-Fluss bei akuten Erkrankungen |
| Lu 7 | bringt Qi und *Wei Qi* nach außen |
| Lu 9 | reguliert Qi und Yin bei eher chronischen Geschehen |
| Lu 11 | leitet Wind/Hitze aus |

## 10.5. Wind-Kälte binden die Lunge (*Feng Han Shu Fei* 風寒束肺)

Mit den Entstehungsmechanismen und der Therapie äußerer Erkrankungen hat sich insbesondere der Arzt *Zhang Zhongjing* in der späten Han-Dynastie beschäftigt. Seine Abhandlung über Kälte-Angriffe (*Shanghan Lun*) befasst sich detailliert mit dem Eindringen äußere pathogener Faktoren in den menschlichen Organismus und einer der Tiefe des Eindringens angepassten Behandlungsstrategie. Äußerste Schicht eines Kälteangriffs, die erste Verteidigungslinie ist die Tai Yang-Schicht. Bestehend aus den Leitbahnen von Blase und Dünndarm, zudem energetisch getragen vom Funktionskreis Lunge und dem Wei Qi, entstehen in dieser Schicht die ersten Abwehrreaktionen gegen eindringende Störungen.

Eine banale Erkältung zeigt uns das Fortschreiten einer Kälte-Störung von außen nach innen an: So kommt es initial zu Störungen an der Körperoberfläche (Haut und Muskulatur), dann im weiteren Verlauf der Krankheit zu einem Befall der *Zangfu* und letztendlich womöglich zu einem präfinalen Widerstreit zwischen pathogenen Kräften und der grundlegenden Kraft des Menschen, dem *Zhengqi*.

Die Behandlungsprinzipien leiten sich - je nach Stadium - ab aus dem bestehenden Ungleichgewicht zwischen Wei- und Ying-Qi, die Erkrankung kommt von außen und dringt nach innen vor, die Kräfte des Kranken hingegen bewegen sich tendenziell nach außen. Die pathogene Energie kann z.B. in der ersten, Kälte-Phase durch Schwitzen eliminiert werden. Die Mobilisierung des *Wei Qi* bewirkt das Öffnen der Poren, besonders wenn der Patient nicht schwitzen kann.

Wenn der Kranke schwächlich ist, sollte man zuerst den Allgemeinzustand verbessern bzw. beide Behandlungsstrategien kombinieren (*Ben Biao*). Bei kräftigen Menschen ist die Behandlung leicht mit Akupunktur durchzuführen, beim Vorliegen einer eher schwächlichen Konstitution entweder nur mit Moxakraut oder dieses kombiniert mit Akupunktur. Die Prognose lässt sich jeweils anhand von 3 Faktoren bestimmen:

- Verhältnis zwischen *Zheng* (Lebens- oder Körperkraft) und *Xie* (Störung), wobei das *Zheng* im Vordergrund steht. Auch bei vielen heftigen Symptomen besteht dann eine gute Prognose
- Verhältnis zwischen Yin und Yang. Bei einer Yang-Schwäche vor allem von Lunge, Milz und Nieren ist ein prognostisch ungünstigerer

Verlauf zu erwarten, bei Yang-Fülle eher die akuten, heftigen aber tendenziell kürzeren Verlaufsformen
- der Bedeutung von Qi-Blockaden.

Störungen des Funktionskreises Leber können die Zirkulation auch des *Wei Qi* soweit beeinträchtigen, dass es nicht ausreichend an der Oberfläche mobilisiert werden kann.

**Leitsymptome**:
Der Patient hat Fieber mit deutlicher Abneigung gegen Kälte. Das Eindringen von Wind-Kälte führt zu Frösteln, Gliederschmerzen und Kopf-Nackenschmerzen.

**Puls**:
Der Puls ist gespannt und oberflächlich

**Zunge**:
Die Zunge eher hell, sehr feucht und mit einem dünnen weißen Belag

**Behandlungsprinzip**:
Oberfläche öffnen, Kälte ausleiten, wärmen, das Lungen-Qi absenken

**Wirkrichtung der Heilmittel**:
scharf-warm

金金金

Lateinischer Pflanzenname: Mentha pulegium
Deutsche Pflanzennamen: Poleiminze, Gemeine Poley, Herzpoley, Flohkaut, breitblättriger Poley
Temperaturverhalten: warm
Geschmack: bitter, scharf
Wirkrichtung: nach unten, außen
Muster: Wind-Kälte-Schädigung der Lunge, Nieren-Yang-Schwäche
Herkömmliche Anwendung: Amenorrhoe, Fluor albus, Magenschwäche, Blähungen, spastische Bronchitis, Dysmenorrhoe, nervöse Ängstlichkeit
potentiell leberschädigend!

金金金

Lateinischer Pflanzenname: Ocimum basilicum
Deutscher Pflanzenname: Basilikum
Temperaturverhalten: warm

Geschmack: scharf, süß
Wirkrichtung: nach unten, bewegend
Muster: Magen-Kälte, Wind-Kälte-Schädigung der Lunge, Kälte-Schleim in der Lunge, Herz-Qi-Schwäche, Kälte und Nässe bedrängen die Milz
Herkömmliche Anwendung: Weißfluss, Schleimhautkatarrhe, Harnwegserkrankungen, Magen-Darmstörungen, Durchfälle, Magen-schmerzen, Rhömheld, Koliken, Erkältungen, Kopfschmerzen, Sprach-verlust, Zungenlähmung, Hirnschwäche, Nervenschwäche in größeren Mengen betäubend, Schwindsucht, Asthma, Husten, fördert die Milchproduktion

金金金

Lateinischer Pflanzenname: Solanum dulcamara
Deutsche Pflanzennamen: bitter-süßer Nachtschatten, Waldnachtschatten, Hirschkraut, Jelängerjelieber, Ulpranken, Hindischkraut, steigender Nachtschatten
Temperaturverhalten: warm
Geschmack: bitter-süß
Wirkrichtung: nach außen, unten
Muster: Kälte-Schleim-Blockaden, Kälte und Nässe bedrängen die Milz, Wind- und Kälte-Schädigung der Lunge
Herkömmliche Anwendung: Rheuma bei Wetterwechsel, Blutreinigung, Diarrhöe, Leukorrhoe, Leukopenie, Hautausschläge, Gicht, Verstopfung, Gelbsucht, Ödeme, Engbrüstigkeit
stark giftig!

金金金

Lateinischer Pflanzenname: Teucrium chamaedrys, -scorodonia
Deutsche Pflanzennamen: Edel-Gamander, Wasserknoblauch, Wasser-Bathenich, Wasser-Bathennig, Wasserbathengel, Wassergamander, Skordienkraut
Temperaturverhalten: warm
Geschmack: bitter
Wirkrichtung: nach außen
Muster: Wind-Kälte-Schädigung der Lunge
Herkömmliche Anwendung: Bronchitis, Husten, Appetitlosigkeit, Pest, Hüftweh, Rheuma

金金金

Lateinischer Pflanzenname: Allium cepa
Deutsche Pflanzennamen: Zwiebel, Küchenzwiebel
Temperaturverhalten: warm
Geschmack: scharf-bitter
Wirkrichtung: nach außen, unten
Muster: Lungen-, Magen- Yang-Schwäche Wind-Kälte-Schädigung
Herkömmliche Anwendung: Erkältungen, Husten, Aphrodisiakum Menstruationsschwäche, Ohrenkrankheiten, Augenschwäche

金金金

Lateinischer Pflanzenname: Cinnamomum ceylanicum
Deutscher Pflanzenname: Zimt
Temperaturverhalten: warm
Geschmack: scharf-süß
Wirkrichtung: hebend
Muster: Milz/Blase-Yang-Schwäche Herz-Qi und Yang-Schwäche, Lungen-Qi-Schwäche
Herkömmliche Anwendung: erhöht Körpertemperatur, Blähungen, Diarrhöe, Aphrodisiakum, Menstruationsstörungen, Rekonvaleszenz, Kältegefühle, Luftnot, Asthma, verschleppte Erkältungen, bakterielle Infekte, Husten, Ödeme, Blutungen, periphere DBS, Harnverhaltung, nicht in der Gravidität, potentiell abortiv

金金金

Lateinischer Pflanzenname: Inula helenium
Deutsche Pflanzennamen: echter Alant, Edelherzwurzel, Altwurzel, Glockenwurzel, Schlangenwurz, Großer Heinrich, Helenenkrautwurzel
Temperaturverhalten: warm
Geschmack: scharf-bitter
Wirkrichtung: nach außen, oben
Muster: Magen-, Milz-, Lungen-Qi-Schwäche, Schleim und Kälte, Schleim
Herkömmliche Anwendung: schleimige Engbrüstigkeit, Weißfluss, Bleichsucht, Zittern der Gliedmaßen, Schwächezustände

金金金

Lateinischer Pflanzenname: Tussilago farfara
Deutsche Pflanzennamen: gemeiner Huflattich, Pferdefuss, Brustlattich
Temperaturverhalten: warm
Geschmack: bitter, scharf
Wirkrichtung: nach unten
Muster: Schleimblockaden, Wind-Kälte, Lungen-Qi-Schwäche, Kälteschleim
Herkömmliche Anwendung: Reizhusten, geräuschvoller, keuchender Husten, Atemnot, Schwellung im Hals, chronischer Husten, Asthma, TBC, Lungenabszesse, Krämpfe, Fieber, Harnwegsinfekte, Räucherungen mit Wurzeln und Blättern

金金金

Lateinischer Pflanzenname: Ammi visnaga
Deutsche Pflanzennamen: Khella, Zahnstocherammei, Bischofskraut
Temperaturverhalten: warm, trocken
Geschmack: bitter-scharf
Wirkrichtung: nach außen
Muster: Lungen-Qi Schwäche, stagnierendes Qi und Xue, Wind-Kälte
Herkömmliche Anwendung: Spasmen der Harn- und Luftwege, Angina pectoris, coronare DBS, Asthma, Krämpfen, Bronchitis, Nierensteine, Harnsteine, Migräne

金金金

Lateinischer Pflanzenname: Petasites officinalis
Deutscher Pflanzenname: Pestwurz
Temperaturverhalten: warm-trocken
Geschmack: bitter
Wirkrichtung: nach außen
Muster: Lunge, Niere, Wind-Kälte in der Lunge
Herkömmliche Anwendung: Verbesserung der Wundheilung, Fieber, Luftnot, Menstruationsstörungen, Asthma, Migräne, Krämpfe.
Potentiell leberschädigend!

**Punkte**:

| Ni 26, 27, Bl 13 | stärken das Qi der Lunge (Abhusten) und senken es ab |
|---|---|
| Lu 7 | stärkt Qi und Wei Qi |
| SJ 5 | vertreibt äußere pathogene Einflüsse |
| Di 4 | vertreibt Wind, reguliert die Oberfläche |
| Ren 22, 17 | stärken das Qi der Lunge und senken es ab |
| Lu 10 | kühlt Hitze in der Lunge |
| Ni 7 | kühlt die Lunge und feuchtet sie an |

**Exkurs: Zirkulation des *Wei Qi* innerhalb des Tag-Nacht-Rhythmus:**

Die Zirkulation des *Wei Qi* beginnt mit dem Öffnen der Augenlider. Der Punkt *Jing Ming* (Bl 1) beginnt mit der Verteilung des *Wei Qi* zunächst am Kopf zu Punkten der Yang-Leitbahnen.

Am Punkt *Dazhui* (Du 14) sammelt es sich und wird von hier aus in die Leitbahnen und die 6 Schichten verteilt. Das *Wei Qi* gelangt in die drei Yang-Leitbahnen der Hand. Hier können im Erkrankungsfall, d. h. beim Eindringen eines Pathogens durch die Tendenz des Tai Yang, nach oben und außen zu gehen, Symptome wie Fieber, Husten, Schwitzen in der oberen Körperhälfte sowie Erbrechen resultieren. Gleichzeitig senkt es sich nach unten und tritt in die Nieren-Leitbahn über *Yongquan* (Ni 1) ein.

Von dort geht es direkt über den Leitbahnverlauf in die Niere, wo es zur Erwärmung des Unteren Erwärmers beiträgt sowie über das Außerordentliche Gefäß *Yin Qiao Mai* wieder zum inneren Augenwinkel.

Nachts zieht sich das *Wei Qi* zurück von der Körperoberfläche. Der Dazhui-Punkt (Du 14) ist somit der Schlüsselpunkt des Wei Qi. Über ihn kann die Abwehrenergie kräftig mobilisiert werden, sei es durch Tuina (Ca Fa)- kräftiges, eher oberflächliches Reiben quer zum Du Mai-, Moxibustion oder Nadelung.

## 10.6. Trockenheit und Hitze in der Lunge (*Gan Re Fan Fei* 乾熱犯肺)

(siehe auch: Wasser im Metall)

Die Lunge benötigt für ihre regelrechte Funktion die umgewandelte, wohldosierte Feuchtigkeit der Milz. Trockenheit, ein Mangel an Säften, an *Jinye*, ist ein Aspekt der Yin- und Xue- Schwäche und ist häufig als solche auch mit Hitze verbunden.

Diese Störung tritt als äußere Störung auf, wenn dies klimatisch bedingt ist, also beispielsweise in trockenen Gegenden oder aber, wenn man extrem trockener Luft ausgesetzt ist, wie in Räumen mit Zentralheizung im Winter oder im Flugzeug bei längeren Flügen, wo die Luftfeuchtigkeit auch stark reduziert wird. Beteiligt ist aber bei diesen exogen entstandenen Störungen auch immer eine unzureichende Bereitstellung von Flüssigkeiten durch Niere und vor allem Magen (Magen-Yin-Schwäche). Hier sind dann Faktoren wie unregelmäßiges, abendliches Essen oder eine Blockade der Assimilationsfähigkeiten des Magens durch blockiertes Leber-Qi zu beachten.

Auch Zigarettenrauch trocknet die Lunge aus, als exogener Faktor sicherlich nicht zu unterschätzen. Durch die Schädigung des Lungen-Qi führt dieses Austrocknen jedoch auch durch das "Eindicken" der Feuchtigkeit, zu einer unzureichenden Bewegung der Flüssigkeiten. Es entsteht dann letztlich *Tan* (Schleim), der sich in *Tan Re* (Hitze-Schleim) umwandeln kann.

**Leitsymptome**:
Wie bei nahezu allen Störungen des Funktionskreises Lunge finden wir auch hier als wichtiges Symptom den Husten. Es handelt sich jedoch um einen Husten ohne Auswurf oder mit sehr zähem Auswurf, zudem klagen die Patienten über eine trockene, womöglich juckende Haut und Schleimhaut im Nasen-Rachen-Raum. Schmerzen haben diese Patienten bei der Atmung im Thorax und in der Kehle.

**Zunge**:
Die Zunge ist ebenfalls vor allem sehr trocken, Hitzezeichen wie rote Punkte oder ein gelblicher Belag kann bei einem Hinzukommen von Hitze - also wenn eine ausgeprägtere Yin-Schwäche entstanden ist- zu beobachten sein.

**Puls**:
Der Puls ist fein und leer, als Ausdruck des Säftemangels auch rau.

**Behandlungsprinzip**:
kühlen und anfeuchten

金金金

Lateinischer Pflanzenname: Papaver rhoeas
Deutsche Pflanzennamen: Klatschmohn, Klapprosenmohn, Kornrose, Feldrose, Blutblume, Feuerrose, gemeine Klapperrose, Grindmagen, Schnallen
Temperaturverhalten: kalt
Geschmack: schleimig, etwas bitter
Wirkrichtung: nach unten
Muster: Trockenheit und Hitze in der Lunge
Herkömmliche Anwendung: Keuchhusten, , fiebrige Erkrankungen

金金金

Lateinischer Pflanzenname: Althaea officinalis
Deutsche Pflanzennamen: Eibisch, Ibisch, weiße Pappel
Temperaturverhalten: kalt
Geschmack: süß, schleimig
Wirkrichtung: nach unten
Muster: Lungen/Nieren-Yin-Schwäche, Trockenheit und Hitze in der Lunge, kühlt Magen-Hitze, befeuchtet die Därme, Hitze in der Blase
Herkömmliche Anwendung: Husten, Heiserkeit, Halsentzündung, Gastritis, Verstopfung, Zystitis, Prostatitis

金金金

Lateinischer Pflanzenname: Viola odorata
Deutscher Pflanzenname: Wohlriechendes Veilchen
Temperaturverhalten: kühl, feucht
Geschmack: bitter-schleimig, sauer-süß
Wirkrichtung: nach unten
Muster: Lungen-Hitze, Lungen-Yin-Schwäche, Trockenheit
Herkömmliche Anwendung: Entzündungen, TBC, Pleuritis, Bronchitis, Pneumonie, Gastritis, Colon irritabile, Verstopfung, chronischer Katarrh von Nase und Lunge

金金金

Lateinischer Pflanzenname: Plantago lanceolata
Deutscher Pflanzenname: Spitzwegerich
Temperaturverhalten: kalt
Geschmack: sauer-adstringierend, süß
Wirkrichtung: nach unten
Muster: Nieren-Yin, Leber-Hitze, Hitze und Trockenheit in der Lunge und im Dickdarm
Herkömmliche Anwendung: Samen als quellfähiges Abführmittel, Gicht, geschwollene Drüsen, Knochenbrüche, als Wundheilmittel, Gedächtnisverlust, Elephantiasis, nässende und schmutzige Geschwüre, Geschwülste der Drüsen an den Ohren, an der Scham, am Hals, Mundgeschwüre (Spülung), Hitze der Augen, Zahnfleischbluten, Blutspucken, Zystitis mit Hämaturie, Leberleiden, Harnwegserkrankungen, Hämorrhoidalblutungen, Ödeme, Katarrhe der oberen Luftwege

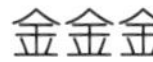

Lateinischer Pflanzenname: Malva silvestris
Deutsche Pflanzennamen: Malve, Käsepappel, Hasenpappel, Waldmalve, Rossmalve, Blaue Pappelblume
Temperaturverhalten: kalt-feucht
Geschmack: süß
Wirkrichtung: nach unten
Muster: Trockenheit und Hitze in der Lunge, Lungen-Yin-Schwäche
Herkömmliche Anwendung: Entzündungen, schlechter Sauerstofftransport, Bronchitis, Zahnschmerzen, Mundentzündungen, Magen-Darmgeschwüre, „heiße“ Zystitis, Diarrhöe und Obstipation

**Punkte**: (siehe auch Lungen-Yin Leere)

| Lu 5 | kühlt, reguliert Hitze (und Feuchtigkeit) |
|---|---|
| Ni 6, 3 | stärken das Yin der Niere, kühlen |
| Ni 7 | reguliert die Wasserzirkulation zur Lunge, stärkt das Yin |
| Ren 17 | harmonisiert Herz und Lunge |
| Bl 13, 17, 20 | regulieren Qi der Lunge und der Milz |
| Mi 6 | stärkt das Yin und kräftigt die Milz |
| Ren 4 | stärkt das Yuan-Qi |
| Ren 12 | kräftigt den Magen und alle andern Fu |

## 10.7. Schleim-Nässe blockiert die Lunge (*Tan Shi Zu Fei* 痰湿阻肺)

(Siehe auch „Erde im Metall")

Die Lunge nimmt das Qi auf, sie beherrscht das Qi (siehe oben). Sie ist somit als Wurzel allen Qi für jedwede Dynamik essentiell wichtig. Die Milz als Funktionskreis, als Instanz der Umwandlung und des Transportes von Nahrungs- Qi und Feuchtigkeit benötigt dieses Qi, um ihre Funktion wahrzunehmen. Eine Überlastung ihrer Kapazitäten oder eine Beeinträchtigung ihrer Verteilungsmöglichkeiten durch blockiertes Leber-Qi führt zunächst zu einer Ansammlung von *Shi* (Feuchtigkeit), die sich bei längerer Stagnation in *Tan* (Schleim) umwandeln kann.

Dieser Schleim stagniert dann auch in der Lunge – zumal der Milz im Konzert der Energetik eine nach oben hebende Richtung zukommt, um die Lunge physiologisch mit einem ausreichenden Maß an Feuchtigkeit zu versorgen – und dort behindert er wiederum die Qi-Aufnahme durch die Lunge. Ein Circulus vitiosus, eine intensive wechselseitige Beeinflussung von Milz und Lunge.

Diese innere Pathogenese ist ausgesprochen häufig zu beobachten (siehe auch „Erde im Metall"), die Behandlungen sind jedoch angesichts der länger dauernden Entwicklung der Störung recht langwierig - eben schleimig und zäh. Behandlungsstrategien beinhalten vorrangig auch Ernährungspläne und eine Regelung der Lebensweise im weitesten Sinne, was nun aber bei jeder Behandlung selbstverständlich sein sollte, wenn man die Komplexität der Störung sich vor Augen hält.

Auch äußere Faktoren können eine zusätzliche wichtige Rolle spielen, wie beispielsweise sehr feuchtes Klima – zumal in fremden Landen, wenn durch die Veränderung des Umfelds sowieso das *Wei Qi* stark gefordert ist. Nicht von ungefähr kommt es bei Reisen in die Tropen beispielsweise zu Durchfällen (Feuchtigkeit in Verbindung mit Hitze im Dickdarm) und den diversen Atemwegserkrankungen mit viel Schleim (Sinusitis, Bronchitis etc.).

Aber wie immer haben wir es auch bei diesen äußeren Faktoren nicht mit kausal wirkenden Agenzien zu tun, sondern Ko-Faktoren, die mit einer entsprechenden inneren Disposition zusammentreffen müssen. Zusammengefasst können als Ursachen für Schleim-Erkrankungen der Lunge, die Lungen-Qi-Schwäche, Milz-Qi-Schwäche, Überlastung der Assimilationsfähigkeiten sowie eine Blockade des Leber-Qi durch unterdrückte Emotionen gelten (siehe auch Band 1 dieser Reihe - Die Wandlungsphase Holz).

**Leitsymptome**:
Auch hier wieder Husten, aber Husten mit reichlichem Schleim. Wenn dieser entweder mit einer entsprechenden inneren energetischen Konstellation (Yin- oder Yang-Schwäche) oder mit anderen pathogenen Faktoren zusammentrifft, entsteht Kälte- oder Hitze-Schleim (siehe unten).

Zunächst aber hier jetzt einige Heilpflanzen, die generell bei Schleim-Problemen in der Lunge angewendet werden können:

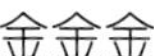

Lateinischer Pflanzenname: Glechoma hederacea
Deutsche Pflanzennamen: Gundelrebe, Tonnerrebe, Erdepheu, Gundermannskraut, gemeiner Gundermann, Grundrebe
Temperaturverhalten: neutral
Geschmack: etwas sauer-bitter
Wirkrichtung: nach unten
Muster: Schleimblockierungen der Lunge, Nieren-Qi-Schwäche
Herkömmliche Anwendung: schleimige Engbrüstigkeit, Gelbsucht, Verstopfungen, Wassersucht, Skorbut, Blutreinigung

金金金

Lateinischer Pflanzenname: Alpinia officinarum
Deutsche Pflanzennamen: Galgant, Galanga, Fieberwurzel
Temperaturverhalten: warm
Geschmack: bitter, süß, scharf
Wirkrichtung: nach oben
Muster: Milz- und Lungen-Qi-Schwäche, Herz-Yang-Schwäche, Schleimblockaden
Herkömmliche Anwendung: Rücken- und Seitenschmerzen, Herzschwäche, Milzschwäche, nachlassende Geistes- und Sinneskraft, Aphrodisiakum

金金金

Lateinischer Pflanzenname: Pinus silvestris
Deutscher Pflanzenname: Kiefer
Temperaturverhalten: warm
Geschmack: bitter-scharf
Wirkrichtung: nach außen
Muster: Schleimblockaden, Nieren- Qi- und Yang-Schwäche
Herkömmliche Anwendung: Rachitis, Arthrosen, chronische Atemwegserkrankungen, Urogenitalerkrankungen

金金金

Lateinischer Pflanzenname: Thymus vulgaris L .
Deutsche Pflanzennamen: echter Thymian, Hühnerkohl, Kuttelkraut
Temperaturverhalten: warm, trocknend
Geschmack: bitter-scharf
Muster: Lunge, Blase, Magen, Kälte-Schleim, Wind-Kälte, Kälte-Nässe im Magen, Wind-Kälte in der Lunge, Nieren-Yang-Schwäche
Herkömmliche Anwendung: Infektionen, Hypotonie, Gehirnschwäche, Immunschwäche, kaltes Rheuma, nervöse Erschöpfung, Husten, Blaseninfekte, Stoffwechsel- und Verdauungsschwäche, Enuresis, Albträume, Dysmenorrhoe, Amenorrhoe

金金金

Lateinischer Pflanzenname: Tussilago farfara
Deutsche Pflanzennamen: Gemeiner Huflattich, Pferdefuss, Brustlattich
Temperaturverhalten: warm, frische Blätter kühlend
Geschmack: bitter, scharf
Wirkrichtung: nach unten
Muster: Kälte-Schleim, Wind-Kälte, Lungen-Qi-Schwäche, Schleimblockaden
Herkömmliche Anwendung: Reizhusten, geräuschvoller, keuchender Husten, Atemnot, Schwellung im Hals, chronischer Husten, Asthma, TBC, Lungenabszesse, Krämpfe, Fieber, Harnwegsinfekte, Räucherungen mit Wurzeln und Blättern

金金金

Lateinischer Pflanzenname: Foeniculum vulgare
Deutscher Pflanzenname: Fenchel
Temperaturverhalten: warm
Geschmack: süß-scharf
Muster: Magen, Lunge, Nässe-Hitze im Dickdarm, Schleim blockiert die Lunge und das Magen-Qi, sediert rebellisches Qi, Mitte harmonisierend, Nieren stärkend, Leber-Leitbahn durchgängig machend
Herkömmliche Anwendung: Koliken, steigert den Milchfluss, erheiternd, Augenkrankheiten, Vergiftungen, Hodenschwellungen, Unfruchtbarkeit des Mannes, Appetitlosigkeit, Schmerzen im Epigastrium, Aufstoßen, Blähungen, Spannung im Abdomen, Husten

金金金

Lateinischer Pflanzenname: Marrubium vulgare
Deutscher Pflanzenname: Weißer Andorn
Temperaturverhalten: warm-trocken, neutral
Geschmack: bitter
Wirkrichtung: nach außen
Muster: Lunge, Leber, Herz, Dickdarm, Nieren, Schleimblockierungen der Lunge, Leber und Herz tonisierend, Wei-Qi stärkend
Herkömmliche Anwendung: Hautkrankheiten, Rheumatismus, chron. Bronchialkatarrhe, Durchfallerkrankungen, Verdauungsschwäche, unproduktiver Husten, Gallen- und Leberleiden, in höheren Dosen toxisch

**Punkte**:

| | |
|---|---|
| Bl 13 | stärkt die Lunge |
| Bl 23 | stärkt die Niere |
| Bl 20 | stärkt die Milz |
| Ren 22 | erleichtert das Abhusten |
| Ma 40 | löst Schleimblockaden |
| Mi 9 | stützt die Umwandlungsfunktion der Milz |
| Lu 1, Lu 2 | regulieren Qi der Lunge und Feuchtigkeit |
| Lu 5 | reguliert Feuchtigkeit und Hitze |
| Lu 9 | stärkt Qi und Yin der Lunge |

### 10.7.1. Spezifizierung der Schleim-Störungen der Lunge

#### 10.7.1.1. Kälte-Schleim in der Lunge

Im Vordergrund steht hier die Yang-Schwäche in Verbindung mit eingedrungener Kälte. Ein chronisches Krankheitsgeschehen hat das *Wei-Qi* und die Nieren-Energie, vor allem das Yang, verbraucht. Zusätzlich zu der oben angeführten Schleim-Symptomatik aus der Milz-Qi-Schwäche heraus imponiert dieser Patient durch Blässe der Haut, Ausgezehrtheit und eine allgemeine Schwäche und Hinfälligkeit.

Es handelt sich bei den Erkrankten häufig um alte Menschen, geschwächt durch jahrzehntelange Erkrankungen der Atemwege. Menschen, die zudem noch unzureichend und schlecht ernährt werden und hierdurch nicht zu der Kraft (Milz-Yang) finden können, ihre Lungen zu regenerieren und somit auch wieder mehr Qi aufnehmen zu können. Patienten, wie wir sie häufig in den inneren Abteilungen unserer Krankenhäuser finden können.

**Leitsymptome**:
Der Husten ist charakterisiert durch größere Mengen hellen, weißen Schleims. Eine Schwäche des Lungen-Qi führt dazu, dass dieser Schleim auch nicht abgehustet werden kann und in der Brust Völlegefühle und Atemnot verursacht. Im westlichen Sinne ist die chronische obstruktive Emphysembronchitis eine derartige Störung, auch hier kommt es im Verlauf der Lungen-Qi-Schwäche zu asthmatischen Funktionsstörungen.

**Zunge**:
Die Zunge ist hier hell und dick mit einem weißlich-klebrigen Belag versehen.

**Puls**:
Der Puls ist behäbig, dünn und eher langsam.

**Behandlungsprinzip**:
Stärken des Yang von Milz und Lunge, Schleim zerschlagen.

**Wirkrichtung der Heilmittel**:
warm, scharf-süß.

金金金

Lateinischer Pflanzenname: Anthriscus cerefolium
Deutsche Pflanzennamen: Wiesenkerbel, Körfel, Körber
Temperaturverhalten: warm
Geschmack: süß
Wirkrichtung: nach unten, außen
Muster: Leber, Gallenblase, Lunge: Leber- Xue- Schwäche, Wind-Kälte in der Lunge, qi und Xue der Leber stärkend, Kälte-Schleim in der Lunge
Herkömmliche Anwendung: Chronische Ekzeme, Skrofulose, Asthma, Lymphknotenschwellung, Blutreinigung im Frühjahr

金金金

Lateinischer Pflanzenname: Pimpinella saxifraga, Pimpinella alba
Deutsche Pflanzennamen: Stein-Pimpinelle, weiße Bibernelle, Bockspeterlein, Steinbocks-Peterlein, roter Steinbrech, deutscher Theriak, Bibernelle, kleine Steinbibernell, Pfefferwurz
Temperaturverhalten: warm, trocken
Geschmack: scharf
Wirkrichtung: nach oben
Muster: Kälte-Nässe bedrängen die Milz, Kälte-Schleim in der Lunge
Herkömmliche Anwendung: Schleimkrankheiten der Brust und des Magens, Ödeme, Koliken, Blasensteine, Pest

金金金

Lateinischer Pflanzenname: Drosera rotundifolia
Deutsche Pflanzennamen: Rundblättriger Sonnentau
Temperaturverhalten: warm
Geschmack: scharf-bitter
Wirkrichtung: nach außen
Muster: Kälte-Schleim in der Lunge
Herkömmliche Anwendung: Keuchhusten, Husten, Asthma, Warzen, Sommersprossen, Hühneraugen, Arteriosklerose

金金金

Lateinischer Pflanzenname: Illicium verum
Deutsche Pflanzennamen: Sternanis, Chinesischer Sternanis, Badian, chinesischer Fenchel
Temperaturverhalten: warm
Geschmack: süß, scharf

Wirkrichtung: nach außen
Muster: Kälte-Schleim in der Lunge
Herkömmliche Anwendung: schleimige Katarrhe, übel riechender Atem

金金金

Lateinischer Pflanzenname: Pimpinella anisum
Deutscher Pflanzenname: Anis
Temperaturverhalten: warm, trocken
Geschmack: scharf
Wirkrichtung: nach außen
Muster: Milz-Qi-Schwäche, Transportfunktion der Milz, Lungen-Qi-Schwäche, Kälte-Schleim in der Lunge
Herkömmliche Anwendung: Blähungen Durchfall, Husten, Leukorrhoe, Aphrodisiakum, Ödeme, Lungenerkrankungen, Gelbsucht, Uteruskrankheiten, Fieber, fördert Milchfluss Menstruationskrämpfe, Schluckauf Kopfschmerzen; Leute, die Kind bleiben wollen, bringt das satte Baby heraus

金金金

Lateinischer Pflanzenname: Ocimum basilicum
Deutscher Pflanzenname: Basilikum
Temperaturverhalten: warm
Geschmack: scharf, süß
Wirkrichtung: nach unten, bewegend
Muster: Magen-Kälte, Wind-Kälte-Schädigung der Lunge, Kälte-Schleim in der Lunge, Herz-Qi-Schwäche, Kälte und Nässe bedrängen die Milz
Herkömmliche Anwendung: Weißfluss, Schleimhautkatarrhe, Harnwegserkrankungen, Magen-Darmstörungen, Magenschmerzen, Durchfälle, Rhömheld-Syndrom, Koliken, Erkältungen, Kopfschmerzen, Sprachverlust, Zungenlähmung, Hirnschwäche, Nervenschwäche in größeren Mengen betäubend, Schwindsucht, Asthma, Husten, fördert die Milchproduktion

金金金

Lateinischer Pflanzenname: Tussilago farfara
Deutsche Pflanzennamen: gemeiner Huflattich, Pferdefuss, Brustlattich
Temperaturverhalten: warm, frische Blätter kühlend
Geschmack: bitter, scharf
Wirkrichtung: nach unten

Muster: Kälte-Schleim, Wind-Kälte, Lungen-Qi-Schwäche, Schleimblockaden
Herkömmliche Anwendung: Reizhusten, geräuschvoller, keuchender Husten, Atemnot, Schwellung im Hals, chronischer Husten, Asthma, TBC, Lungenabszesse, Krämpfe, Fieber, Harnwegsinfekte, Räucherungen mit Wurzeln und Blättern

金金金

Lateinischer Pflanzenname: Inula helenium
Deutsche Pflanzennamen: echter Alant Edelherzwurzel Altwurzel Glockenwurzel, Schlangenwurz, großer Heinrich, Helenenkrautwurzel
Temperaturverhalten: warm
Geschmack: scharf-bitter
Wirkrichtung: nach außen, oben
Muster: Magen-, Milz-, Lungen-Qi-Schwäche, Schleim und Kälte-Schleim
Herkömmliche Anwendung: schleimige Engbrüstigkeit, Weißfluss, Bleichsucht, Zittern der Gliedmaßen, Schwächezustände

金金金

Lateinischer Pflanzenname: Thymus vulgaris L .
Deutsche Pflanzennamen: echter Thymian, Hühnerkohl, Kuttelkraut
Temperaturverhalten: warm, trocknend
Geschmack: bitter-scharf
Muster: Lunge, Blase, Magen, Kälte-Schleim, Wind-Kälte, Kälte-Nässe im Magen, Wind-Kälte in der Lunge, Nieren-Yang-Schwäche
Herkömmliche Anwendung: Infektionen, Hypotonie, Gehirnschwäche, Immunschwäche, kaltes Rheuma, nervöse Erschöpfung, Husten, Blaseninfekte, Stoffwechsel- und Verdauungsschwäche, Enuresis, Albträume, Dysmenorrhoe, Amenorrhoe

金金金

Lateinischer Pflanzenname: Origanum majoranum
Deutscher Pflanzenname: Majoran
Temperaturverhalten: warm, trocken
Geschmack: bitter-scharf
Wirkrichtung: nach außen, oben
Muster: Magen-Kälte-Nässe, Schleim, Kälte-Schleim

Herkömmliche Anwendung: Ohrenschmerzen, Ödeme, Frostbeulen, Bauchschmerzen, gedächtnisstärkend, Magenschwäche, Husten, Keuchhusten, Asthma, Erkältungskrankheiten

金金金

Lateinischer Pflanzenname: Marrubium vulgare
Deutscher Pflanzenname: weißer Andorn
Temperaturverhalten: warm-trocken, neutral
Geschmack: bitter
Wirkrichtung: nach außen
Muster: Lunge, Leber, Herz, Dickdarm, Nieren, Schleimblockierungen der Lunge, Leber und Herz tonisierend, Wei-Qi stärkend
Herkömmliche Anwendung: Hautkrankheiten, Rheumatismus, chron. Bronchialkatarrh, unproduktiver Husten, Gallen- und Leberleiden, Durchfallerkrankungen, Verdauungsschwäche, in höheren Dosen toxisch

金金金

Lateinischer Pflanzenname: Hyssopus officinalis
Deutscher Pflanzenname: Ysop
Temperaturverhalten: warm
Geschmack: scharf-bitter
Wirkrichtung: nach außen
Muster: bewegt und stärkt das Qi, Lungen-Qi-Schwäche, Schwäche des *Wei-Qi* mit Schweißverlusten
Herkömmliche Anwendung: Bronchitis, Fieber, Hypotonie, Epilepsie, übermäßiges Schwitzen

**Punkte**:

| | |
|---|---|
| Ma 36 | stärkt das Yang aus der Assimilation heraus |
| Ma 40 | löst Schleim-Blockaden, kanalisiert Feuchtigkeit |
| Mi 9 | transformiert Feuchtigkeit |
| Mi 6 | stützt die Milz und das Yin |
| Lu 1 | senkt das Lungen-Qi und reguliert Feuchtigkeit |
| Lu 5 | beseitigt Feuchtigkeit und Hitze in der Lunge |
| Lu 9 | stärkt Lungen-Qi und -Yin |
| Ren12 | stärkt den Magen und die anderen Fu |
| Ren 17 | harmonisiert und stärkt Lunge und Herz |
| Bl 13 | stärkt das Lungen-Qi, senkt es ab |

### 10.7.1.2. Hitze-Schleim in der Lunge

Auch hier liegt ein eher chronisches Geschehen vor. Die langandauernde Stagnation von Schleim führt zum Entstehen von Hitze-Schleim, das Lungen-Qi wird noch mehr in seiner Aufgabe des Herbeileitens und Verteilens gestört. Diese Entwicklung kann sowohl durch äußere (eingedrungene Wind-Hitze) als auch durch weitere innere Faktoren begünstigt werden.

Die Hitze kann herrühren von einer generellen Yin-Schwäche bei Erschöpfung der struktiven Ressourcen in der Niere. Ernährungsfehler wie zu scharf gewürzte, fettige Nahrung oder auch exzessiver Alkoholgenuss (Alkohol ist scharf, warm und erzeugt Feuchtigkeit durch eine Überlastung des Milz-Qi) und das Rauchen (siehe oben) können zu einer Umwandlung bestehender Schleim-Ansammlungen in Hitze-Schleim beitragen. Oder auch das aus einer Blockade des Leber-Qi aus unterdrückten Emotionen heraus entstehende pathogene Yang. Zugrunde liegt dieser recht komplexen Störung ebenfalls eine Milz-Qi-Schwäche. Zu betonen ist hier noch einmal das obern gesagte, dass Zustände von Feuchtigkeit/Schleim, zumal in Verbindung mit Hitze, bei uns recht häufige Erkrankungsmuster - nicht nur des Funktionskreises Lunge- sind und in jedem Fall einer adäquaten komplexen Behandlung bedürfen.

**Leitsymptome**:
Der abgehustete Schleim ist nunmehr gelblich-grün, faulig schmeckend und dick. Es kann als Ausdruck der Hitze-Symptomatik zu einer Erhöhung der Körpertemperatur kommen, ansonsten findet man Symptome je nach energetischer Konstellation, je nach Pathogenese. Die o.g. allgemeinen für Schleim charakteristischen Symptome wie Atemnot, Asthma, Völlegefühl in der Brust treten auch hier auf.

**Zunge**:
Bei der Zungendiagnose imponiert vielleicht ein roter Zungenkörper, vor allem aber ein dicker gelber und klebriger Belag.

**Puls**:
Der Puls ist schlüpfrig und schnell

**Therapeutische Prinzipien**:
Kühlen, Schleim auflösen und zerschlagen

**Wirkrichtung der Heilmittel**:
kühl, bitter, scharf

金金金

Lateinischer Pflanzenname: Viola tricolor L .
Deutsche Pflanzennamen: Feldstiefmütterchen, Freisamkraut, dreifärbige Veilchen, wildes Fronsamkraut, Siebenfarbenblume, unnütze Sorge, Je länger je lieber, Hungerkraut, Jesusblümchen, Gedenkblümchen, Tagundnachtblume, Garbäcklein, Dreifaltigkeitsblume, Ackerveilchen, Ackerstiefmütterchen
Temperaturverhalten: kalt, feucht
Geschmack: bitter, sauer-süß
Wirkrichtung: nach unten
Muster: Lungen-Yin-Schwäche, Yin-Schwäche, Hitze in der Blase
Herkömmliche Anwendung: Hautgeschwüre, Ekzeme, heißes Rheuma, Spermatorrhoe, Milchschorf, trockener bellender Husten

金金金

Lateinischer Pflanzenname: Glycyrrhiza glabra
Deutscher Pflanzenname: Süßholz
Temperaturverhalten: neutral
Geschmack: süß
Wirkrichtung: nach oben
Muster: Lungen-Qi-Schwäche, Milz-Qi-Schwäche, Hitze-Schleim
Herkömmliche Anwendung: Halsentzündungen, Bronchitis, Magen- und Darmgeschwüre, Hepatitis, Purpura, Nieren- und Blasenbeschwerden, Durstgefühle, Vergiftungen
Nicht bei Ödemen und Hypertonus, längerfristige Gabe mit Vorsicht bei Feuchtigkeitsbefunden

金金金

Lateinischer Pflanzenname: Borago officinalis
Deutscher Pflanzenname: Borretsch, Gurkenkraut
Temperaturverhalten: kalt
Geschmack: süß
Wirkrichtung: nach unten
Muster: zu starkes Leber-Feuer, Herz-Qi-Schwäche, Wind-Hitze, Lungen-Yin-Schwäche, Niere nimmt das Qi nicht auf, Hitze-Schleim
Herkömmliche Anwendung: Halserkrankungen, Husten, klimakterische Depressionen, Mutlosigkeit, nervöse Herzbeschwerden, Rheumatismus, Atemwegsinfekte, Augenentzündungen, Rheuma

金金金

Lateinischer Pflanzenname: Plantago major
Deutscher Pflanzenname: Breitwegerich
Temperaturverhalten: kühl
Geschmack: süß
Wirkrichtung: nach unten
Muster: Lungen-Yin-Schwäche, Hitze-Schleim in der Lunge, Lungen-Hitze
Herkömmliche Anwendung: Elephantiasis, Blutungen, Geschwüre, Dysenterie, Auszehrung, Bleichsucht, Asthma, Husten, Krämpfe, Sehstörungen, Impotenz, Wehenschwäche, Hautkrankheiten, Gedächtnisverlust, Diarrhöe, Augenentzündungen, heiße Neuralgien, Zahnschmerzen

金金金

Lateinischer Pflanzenname: Nasturtium officinale
Deutscher Pflanzenname: Brunnenkresse
Temperaturverhalten: kalt
Geschmack: scharf
Muster: Lungen-Yin-Schwäche
Herkömmliche Anwendung: Gicht, Harnsteine, Leberflecke, Geschwülste, Fieber, Rheuma, Husten, Schwindsucht, Krebs, Haarausfall, baut Lungengewebe auf, reinigt Blut und Lymphe

**Punkte**: (siehe auch die Punktbeispiele unter „Schleim-Blockaden“)

| | |
|---|---|
| Ma 40 | löst Schleim-Blockaden, kanalisiert Feuchtigkeit |
| Mi 9 | transformiert Feuchtigkeit |
| Mi 6 | stützt die Milz und das Yin |
| Lu 1 | senkt das Lungen-Qi und reguliert Feuchtigkeit |
| Lu 5 | beseitigt Feuchtigkeit und Hitze in der Lunge |
| Lu 9 | stärkt Lungen-Qi und -Yin |
| Ren 12 | stärkt den Magen und die anderen Fu |
| Ren 17 | harmonisiert und stärkt Lunge und Herz |
| Bl 13 | stärkt das Lungen-Qi, senkt es ab |
| Di 11 | harmonisiert Qi und Xue, klärt Hitze-Schleim |
| Du 14 | mobilisiert und verteilt das Wei Qi, senkt Fieber |

## 10.8. Der Dickdarm

Als äußerer Funktionskreis zur Lunge stellt der Dickdarm zum einen einen selbstständigen Funktionskreis dar, auf der anderen Seite spiegeln sich in ihm die Yang-Aspekte der Wandlungsphase Metall und die der Lunge selber wieder. So finden wir wiederum in der äußersten Schicht des Funktionskreises Dickdarm, im Bereich der Dickdarm-Leitbahn die Störungen des Öffners der Lunge, die in der Nase beginnenden Kälte-Wind-Erkrankungen. Wir erinnern uns daran – wie im vorangegangenen Teil beschrieben – dass sich eine Schwäche des *Wei-Qi* als eine Stagnation bei Atemwegserkrankungen bemerkbar machen kann, wenn wir an die chronischen Sinusitiden oder Tonsillitiden denken – beides ebenfalls im Bereich der Dickdarm-Leitbahn.

Dieses gilt es zu beachten, gerade wenn es um die konkrete Auswahl von Akupunkturpunkten zur Behandlung von äußeren Störungen der Metall-Funktionskreise geht. Zum anderen erhält der Dickdarm ganz direkt von der Lunge sein Qi, seine Dynamik. Treten Störungen des Funktionskreises Lunge auf – sei es nun auf der körperlichen Ebene, wenn wir an die chronische Emphysembronchitis denken (s.o.) – oder auf der geistig-emotionalen Ebene: der Dickdarm erhält nicht genügend Qi, er ist kraftlos und die Nahrung stagniert. Trauer lähmt die das Qi aufnehmende Funktion der Lunge, unerledigte Trauer lässt das Qi versiegen und diesen Aussscheidungsprozess des Dickdarm unmöglich werden. Erst eine wirkliche Trennung lässt auch die Trennung auf der körperlichen, materiellen Ebene zu.

Welches sind nun die ganz spezifischen, eigenen Funktionen des Dickdarms im Konzert der anderen Funktionskreise? Zunächst ist er der "große Ausscheider", aber auch die letzte Reinigungsinstanz unserer Säfte.

### 10.8.1. Die Transformation und Reinigung der Flüssigkeiten

Dass der menschliche Organismus über ein hervorragendes Repertoire an Verarbeitungs- und Entgiftungsmechanismen verfügt, erweist das Fortbestehen der Menschheit auch in Zeiten sehr großer toxischer Belastungen und angesichts der Konfrontation mit nahezu tagtäglich neuen Substanzen. Ein Prozess fortlaufender Klärung und Reinigung der aus der Nahrung gewonnenen Energien garantiert den Erhalt und den Ausbau des Körpers.

Dieser Reinigungsprozess beginnt im Magen, und zwar in dessen äußersten Bereichen: dem Mund. Feinste Essenz, *Guqi*, aus der Nahrung, feinste Reize werden hier extrahiert und geben Impulse an unser Herz. Es sind die Geschmacksstoffe, feinststoffliche Substanzen, die uns die Lust am Essen und somit die erste Entscheidung der Nahrungsaufnahme treffen lassen. Der Magen fährt fort in diesem Prozess, er entscheidet über die "Inkorporation" des Gegessen und führt es dann der Milz zur weiteren Assimilation – Umwandlung, "Stoff-Wechsel" in körpereigenes Substrat – zu. Sie lässt dann Yang und *Guqi* nach oben steigen zum Herzen, wo es im *Xue* vereinigt wird. Das Unreine geht weiter zum Dünndarm – der als Fu des Herzens schon vor der Einverleibung der Nahrung für die Entscheidung über Geschmacksrichtung und die feinststofflichen Impulse tätig war.

Diese Reinigungsstufe lässt das Reine, Flüssige zur Blase gelangen, das Unreine und Feste zum Dickdarm. In der Blase wiederum wird das Reine nach oben zur Niere geleitet sowie über die drei Erwärmer nach oben. Es gelangt als *Wei Qi* zur Lunge, von deren Verteilungsfunktion es zwischen Muskeln und Haut verteilt wird. Das zum Dickdarm gelangte Unreine wird ausgeschieden als Stuhl, nachdem noch Flüssigkeiten rückresorbiert worden sind. Von der Niere steigt zudem noch Reines nach oben zur Lunge, um sie anzufeuchten. Die Lunge schließlich, die vom Magen und von Niere/Blase reine Substanzen erhalten hat, verteilt sie im gesamten Funktionssystem. Als Ergebnis eines höchst komplexen Transformationsprozesses ist der Mensch so in der Lage, alle für seine Existenz nötigen Essenzen *Jing* aus der Umwelt aufzunehmen, sie umzuwandeln und sich „zueigen“ zu machen. Diese Essenzen sind körperlicher, geistiger und materieller Natur, sie dienen dem Aufbau der Form seiner Seele, somit seinem Selbstverständnis ebenso wie dem von Fleisch und Knochen. Aktuell Überflüssiges wird eliminiert, während es in einem anderen Kontext vielleicht wieder wichtig sein könnte und zu eigenem Substrat umgewandelt werden kann.

Der Vorgang von Assimilation und Elimination unterliegt somit einer ständigen „Hinterfragung“ des Bedarfs.

In der Physiologie der Zangfu nehmen Milz und Magen die Instanz der Assimilation wahr, Lunge und Dickdarm die der Elimination des Unnötigen über Lunge, Haut und eben den Dickdarm.

Wir sehen also, die letzte Ausscheidungsinstanz ist der Dickdarm, er überlässt das für uns Nutzlose, aller irgendwie wertvollen Substanzen Bereinigte der Außenwelt. Etwas, was keinen Nutzen für uns mehr darstellt, wird herausgelassen - das ist der Yang-Aspekt des Metalls. Nach dem Herauslassen sollte nur das Klare und Eindeutige in uns bleiben und uns die klare Struktur und eben Eindeutigkeit des Metalls in unserem Gesamtsystem geben. Bleibt etwas anderes in uns drin, Relikte unerledigter Reinigungsarbeit und nicht zu bewältigender Anforderungen an unser „Stoff-Wechsel-System“ Milz, so entstehen Blockaden, Stauungen der Mitte, wo sich dieser „Dreck“ ansammelt. Eine Stagnation nicht vollständig, abgeschlossen verarbeiteter Eindrücke, Emotionen oder Lebenssituationen.

Unter Umständen entsteht so auch der Drang, etwas loswerden zu müssen, sich reinigen zu müssen. Es fehlt das sich Einzufügen in die natürlichen Rhythmen von Aufnahme und Abgabe von Stoffen, in die natürlichen Rhythmen von Festhalten und Loslassen in unserem Leben. Wir finden im Bereich dieser Funktionsstörungen viele neurotische, zwanghafte Störungen, wenn wir nur an die Stuhlneurose und den Waschzwang denken, an das Fixiertsein auf Sauberkeit und Ordnung. Wohlgemerkt, es sind nicht nur die verstopften Patienten, es sind auch die, für die die Regelmäßigkeit des Stuhlgangs zu einem essentiellen Bedürfnis geworden ist, die ihre ureigensten Funktionen nicht mehr sich selbst überlassen können. Die – so einmal ein Patient – erst glücklich sind, wenn sie dreimal am Tag auf Toilette waren.

Wie viel Dreck muss man in sich haben, wenn die natürliche Zeit – morgens zwischen 5 und 7 Uhr – nicht mehr ausreicht zur Eliminierung dieser wie auch immer gearteten Substanzen? Das Ausmaß und die Art dieser Substanzen bestimmt dann auch die Charakteristik der Störung, sei es nun Feuchtigkeit/Schleim, Hitze, Kälte oder Trockenheit im Dickdarm. Ausschlaggebend sind dementsprechend immer auch die Kapazität der anderen, vorangegangenen Reinigungsinstanzen wie Magen und Dünndarm.

**Äußere Faktoren**:
Ebenso wie Lunge und Haut bildet der Dickdarm als Metall-Funktionskreis die Grenzfläche zwischen Innen und Außen. Auch er ist Ort der Auseinandersetzung mit von außen eindringenden pathogenen Faktoren jedweder Art. Auch hier können wir wieder an das „die Nase voll haben“ denken, an „jemanden nicht riechen können“, wenn wir den Leitbahnverlauf des Dickdarms beachten, der die Nase energetisch versorgt.

Die Kälte kann auch direkt den Dickdarm – und somit das andere Ende des Metalls und seiner Funktionskreise im Menschen – schädigen nach längerer Kälteexposition. Feuchtigkeit kann von unten eindringen und von dort aus den unteren Erwärmer schädigen. Hitze kann über die Nahrung in den Dickdarm eindringen, gerade in Verbindung mit äußerer Feuchtigkeit. Veränderungen des Stuhlgangs sind ein wichtiges Symptom, wobei man aber die Pathogenese vor allem in Hinblick auf Schädigungen von Milz und Magen genau untersuchen soll.

**Für die Beschaffenheit des Stuhlgangs sind folgende Überlegungen wichtig:**

- Welche Nahrung wurde zugeführt?
- Wie wurde sie aufbereitet? (Magen/Dünndarm/Gallenblase)
- Was wurde transformiert? (Milz)
- Was ist unnötig/toxisch und muss eliminiert werden? (Dickdarm)
- Übergeordnet ist diesen Überlegungen die Fragestellung nach der Versorgung des Organismus mit Qi in den einzelnen Bereichen.
- Dieses betrifft die Körperregion – ist z. B. der Darm als zum unteren Erwärmer gehörig mit wenig Qi versorgt zugunsten des Oberkörpers/Kopf?
- Zangfu – der Darm erhält sein Qi von der Lunge, sein Yang von der Niere, die Flüssigkeiten von Milz und Magen
- Leitbahnen – neben der Dickdarm- und Lungenleitbahn, die über ihre inneren Verläufe das Fu mit Qi versorgen, sind Nieren- und Blasenleitbahn sowie der Dumai die Garanten für eine der Aufnahme von Substanzen adäquate Ausscheidung.

## 10.9. Nässe-Hitze im Dickdarm (*Da Chang Shi Re* 大腸濕熱)

Wie oben schon beschrieben, geht diese Störung einher mit unverdaulicher Kost. „Unverdaulich" sagt sowohl etwas aus über die Qualität der Nahrung als auch über die Verarbeitungskapazitäten der Milz. Die Feuchtigkeit (Nässe) signalisiert, dass die Milz Feuchtigkeit nicht umwandeln (*hua* 化) konnte, die Hitze kann entstehen aus einer Stagnation, aus einer Yin-Schwäche oder einem zu starken Yang, sei es aus der Leber oder exogen über die Nahrungsaufnahme (zu scharfes Essen). Die Milz ist überlastet, zumal wenn das Aufgenommene zuwenig Yang und Qi enthält (kaltes Essen) und äußere Feuchtigkeit, wie sie in China im Spätsommer eindrucksvoll zu erleben ist, eine Belastung für sie darstellt.

In der Konsequenz wird der Dickdarm überflutet durch unreine Substanzen (s .o.).

**Leitsymptome**:
Die Feuchtigkeit, die sich im Dickdarm angesammelt hat, zeigt sich in Durchfällen, einem anhaltenden Stuhldrang und einem Schweregefühl im After. Feuchtigkeit sinkt immer nach unten, wenn sie nicht von der Milz umgewandelt wird. Ein generelles Leitsymptom hierfür sind Schweregefühle, der drängende Druck nach unten. Der Stuhl ist schleimig, die Stuhlentleerung mit starken abdominellen Schmerzen und Bauchkrämpfen verbunden.
Die Hitzesymptomatik äußert der Patient mit einem brennenden, juckenden Gefühl am After. Da bei zu starker Hitze das Blut die Gefäße verlässt und bei der Überlastung der Milz diese das Blut auch nicht in den Gefäßen halten kann, kommt es zu Blutbeimengungen im Stuhl. Ein weiteres ganz wichtiges Leitsymptom für feuchte Hitze im Dickdarm ist ein besonders übel riechender Stuhl.

**Zunge**:
Entsprechend dieser Symptomatik ist der Zungenbelag gelb und klebrig, der Zungenkörper gedunsen.

**Puls**:
Der Puls ist schnell, schlüpfrig.

**Behandlungsprinzip**:
Kühlen und Feuchtigkeit eliminieren, die Milz stärken

**Eigenschaften der Nahrungsmittel und Heilpflanzen**:
bitter-scharf, kühl

金金金

Lateinischer Pflanzenname: Myrtus communis- Myrte
Deutscher Pflanzenname: Myrte
Temperaturverhalten: kühl
Geschmack: bitter-scharf
Wirkrichtung: nach oben
Muster: Schleimblockaden der Lunge, Nässe-Hitze des Dickdarms
Herkömmliche Anwendung: Darmvorfall, Geschwüre (Rosen), Blutspeien, Condylome, Schleimerbrechen, Diarrhöe, Leukorrhoe, Lungenerkrankungen, Sinusitis

金金金

Lateinischer Pflanzenname: Quercus robur
Deutsche Pflanzennamen: Eiche, Sommer-Eiche, Haseln-Eiche, Roteiche, Steil-, Loh-, Wald-, Frühe-, Heister
Temperaturverhalten: neutral
Geschmack: etwas bitter-sauer, adstringierend
Wirkrichtung: nach innen
Muster: Nässe-Hitze im Dickdarm
Herkömmliche Anwendung: Durchfall, Kaffeeersatz, Hämorrhoiden, weißlicher Ausfluss, Tonsillitis

金金金

Lateinischer Pflanzenname: Agrimonia eupatoria
Deutsche Pflanzennamen: Odermennig, Leberkleten, Bruchwurz
Temperaturverhalten: kalt
Geschmack: bitter-sauer
Wirkrichtung: nach innen
Muster: Leber-Yang steigt nach oben, Leber-Feuer, Nässe-Hitze im Dickdarm
Herkömmliche Anwendung: Durchfall, stärkt Milz und Magen, Kopfschmerzen, Gastritis, Colitis, weißlicher Ausfluss, Zystitis, Harninkontinenz

Lateinischer Pflanzenname: Vaccinum myrtillus (L .)
Deutsche Pflanzennamen: Schwarze Johanisbeere, Heidelbeere, Preiselbeere, schwarze Steinbeere, Griffelbeere, Kraubeere, Staudelbeere, Rossbeere, Drumpelbeere, Krackbeere, Pickelbeere, Gandelbeere, Schwanzbeere, Bickbeere
Temperaturverhalten: kühl
Geschmack: süß
Wirkrichtung: nach innen
Muster: Hitze-Schleim im UE, Nässe-Schleim in der Blase
Herkömmliche Anwendung: Diarrhöe, Varikosis, DBS
Beeren: Yin-Schwäche, Obstipation, Sehschwäche

金金金

Lateinischer Pflanzenname: Geranium robertianum
Deutscher Pflanzenname: Stinkender Storchenschnabel
Temperaturverhalten: kalt
Geschmack: bitter
Wirkrichtung: nach innen
Muster: Nässe-Hitze im Blase und Dickdarm
Herkömmliche Anwendung: Diarrhöe, Dysenterie, Entzündungen, Colitis ulcerosa, Diabetes, Pankreaserkrankungen

金金金

Lateinischer Pflanzenname: Sanguisorbia officinalis
Deutsche Pflanzennamen: Bibernelle, Pimpinelle
Temperaturverhalten: kühl
Geschmack: bitter, sauer
Wirkrichtung: nach innen
Muster: Hitze-Nässe im Dickdarm
Herkömmliche Anwendung: Ruhr, Krebs, Osteomyelitis, Blutungen, Hautverletzungen, Durchfall, Darmgeschwüre, Menorrhagie, weißlicher Ausfluss, Hitzegefühle

**Punkte**:

| | |
|---|---|
| Di 3 | Hitze, macht die Därme durchgängig |
| Ma 25, 36, 39 | feuchte Hitze und Kräftigung von Därmen und Magen |
| Mi 4, 5 | Feuchtigkeit in Milz und Magen |
| Le 14 | Stagnation im Mittleren Erwärmer |
| Ren 8 | Schwäche des Mittleren Erwärmers |

## 10.10. Hitzeansammlungen im Dickdarm (*Da Chang Re Jie* 大腸熱結)

Anders als beim oben genannten Erkrankungsmuster ist die Hitze im Vordergrund der Symptomatik. Hitze, die sowohl exogen als auch endogen das Funktionssystem attackieren kann und in der Regel zusammen mit einem Mangel an *Jinye* (Flüssigkeiten) auftritt (siehe auch "Trockenheit im Dickdarm" zur Differenzierung). Diese Hitze kann resultieren aus einer exzessiven Aufnahme "heißer" Nahrungsmittel, also einem zu scharf gewürzten, heißen Essen. Die Hitze geht dann einher mit einer Hitze des Magens. Der Patient klagt über brennende Gefühle am After (und im Magen), die Hitze kann auch auf den gesamten Organismus übergreifen und zu heftigem Fieber führen. Die Beeinträchtigung des Magens zeigt sich auch in einem üblen Mundgeruch, der durch eine Gegenläufigkeit des Magen-Qi verursacht wird.

Dickdarm und Magen – diese beiden Funktionskreise mit ihren Leitbahnen bilden die Schicht *Yang Ming* (überstrahlendes Yang) aus dem 6-Schichten-Modell des *Zhang Zhongjing*, das schon bei den Kälte-Erkrankungen der Lunge ansatzweise beschrieben wurde. Hier war die erste Schicht, das Taiyang, betroffen. *Zhang Zhongjing* beschreibt nun in der Yang Ming-Schicht die Umwandlung einer Kälte-Erkrankung in Hitze, die nun im nächsten Schicht das Assimilationssystem (Milz und Lunge) affizieren kann und somit in Richtung Yin fortschreitet.

**Leitsymptome**:
Die Hitze zeigt sich in Verstopfung und starken Bauchschmerzen. darüber hinaus findet man brennende Gefühle am Anus und im Magen, der Urin wird dunkel und die Schleimhäute trocknen aus als Zeichen der Flüssigkeitsverluste. Der Patient klagt über viel Durst, zumal wenn die Hitze als Fieber sich im Gesamtsystem manifestiert.

**Zunge**:
Gerade die Zungendiagnose gibt ein eindrucksvolles Bild dieser Störung wieder, da auf dem trockenen, roten Zungenkörper ein dicker, gelblicher Belag zu sehen ist.

**Puls**:
Der Puls ist schnell, bei ausgeprägterer Hitze-Symptomatik groß und voll.

## 10.11. Trockenheit im Dickdarm (*Da Chang Zao* 大腸燥)

Hier wiederum fehlen vor allem die Flüssigkeiten im Dickdarm. Flüssigkeiten, die vom Magen aus der Nahrung gewonnen werden und normalerweise auch den Dickdarm anfeuchten. Auch hier sind Magen und Dickdarm als Schicht Yang Ming betroffen, weniger aber durch exogene Faktoren als durch eine langandauernde Yin-Schwäche des Magens oder eine allgemeine Yin-Schwäche. In beiden Fällen versiegen die zur Verfügung stehenden Jinye (Flüssigkeiten), der Körper trocknet aus. Auch Flüssigkeits- und Blutverluste können dieses Krankheitsmuster auslösen, seien es langandauernde Durchfälle, Erbrechen oder relative Verluste bei unzureichender Flüssigkeitsaufnahme.

**Leitsymptome**:
Die Trockenheit herrscht in allen Bereichen des Funktionskreises vor: der Stuhl ist hart und trocken, er kann nur mit Mühe entleert werden. Haut und Schleimhaut sind schlaff und trocken. Die Zunge ist vor allem trocken, bei allgemeiner Yin-Schwäche eher rot, bei Blut-Schwäche blass und trocken. Auch der dünne, fadenförmige Puls signalisiert das Fehlen der Säfte.

**Behandlungsprinzip**:
anfeuchten der Därme, abführen, stärken des Yin

**Eigenschaften der Nahrungsmittel und Heilpflanzen**:
süß, feucht, kühl, salzig

Besonders wichtig ist bei diesem Muster eine ausreichende Flüssigkeitszufuhr über die Ernährung.

金金金

Lateinischer Pflanzenname: Fraxinus ornus
Deutsche Pflanzennamen: Mannaesche, blühende Esche, blumentragende Esche
Temperaturverhalten: kühlend
Geschmack: süß, schleimig
Wirkrichtung: nach unten
Muster: Flüssigkeitsmangel des Dickdarms
Herkömmliche Anwendung: Laxans bei Entzündungskrankheiten

金金金

Lateinischer Pflanzenname: Ficus carica
Deutsche Pflanzennamen: Feigenbaum
Temperaturverhalten: neutral
Geschmack: süß
Wirkrichtung: nach unten
Muster: Trockenheit des Dickdarm
Herkömmliche Anwendung: Verstopfung, Lungenkrankheiten, Harnwegserkrankungen,

金金金

Lateinischer Pflanzenname: Prunus domestica
Deutsche Pflanzennamen: gemeine Pflaume, Zwetschge, Zwetschke
Temperaturverhalten: kühlend
Geschmack: süß
Wirkrichtung: nach unten
Muster: Flüssigkeitsmangel des Dickdarms
Herkömmliche Anwendung: Verstopfung

金金金

Lateinischer Pflanzenname: Linum usitatissimum
Deutscher Pflanzenname: Lein
Temperaturverhalten: kühl
Geschmack: süß
Wirkrichtung: nach unten
Muster: Trockenheit und Hitze des Dickdarm
Herkömmliche Anwendung: Entzündungen des Magens und der Därme, Heiserkeit, Lungenentzündung, Seitenstechen, Geschwülste, Husten, Impotenz, Kraftlosigkeit, frühes Altern, Menstruationsbeschwerden

金金金

Lateinischer Pflanzenname: Fraxinus exelsior
Deutscher Pflanzenname: gewöhnliche Esche
Temperaturverhalten: kalt
Geschmack: süßlich
Wirkrichtung: nach unten
Muster: Trockenheit und Hitze im Dickdarm
Herkömmliche Anwendung: Rheuma, Harnverhaltung, Steine, Ödeme, Fettleibigkeit, Verstopfung

金金金

Lateinischer Pflanzenname: Rhamnus frangula
Deutsche Pflanzennamen: Faulbaum, Wegdorn, Pulverholzbaum, Gelbholzbaum, Amselbaum, Zweckenbaum, Grindholzbaum
Temperaturverhalten: kühl
Geschmack: bitter
Wirkrichtung: nach unten
Muster: Trockenheit und Hitze im Dickdarm, Hitze in Magen, Leber und Gallenblase
Herkömmliche Anwendung: Leber-Gallenerkrankungen, Verstopfung

金金金

Lateinischer Pflanzenname: Plantago psyllium
Deutscher Pflanzenname: Flohsamenwegerich
Temperaturverhalten: kühlend
Geschmack: süßlich
Wirkrichtung: nach unten
Muster: Trockenheit des Dickdarm
Herkömmliche Anwendung: Gicht, Ödeme, Nabelbrüche, Ohrenfluss, Obstipation

## 10.12. Kälteansammlungen im Dickdarm (*Da Chang Han Jie* 大腸寒結)

Kälte ist eine pathogene Energie, die das Qi gefrieren lässt. Wenn nun Kälte von außen in den Dickdarm eindringt, dann führt dies zunächst zu einer Stagnation jeglichen Qi mit heftigen Schmerzen in diesem Bereich. Im weiteren Verlauf gesellt sich jedoch auch hier – wie fast immer bei Kälte-/Yang-Schwäche-Störungen – die Feuchtigkeit als Ausdruck der Stagnation der Flüssigkeiten hinzu.

Wir haben bei diesem hochakuten Krankheitsmuster eine innige Verknüpfung mit einer Schwäche des Milz-Yang und Qi, viele Symptome lassen auch an eine Beeinflussung durch ein leeres Nieren-Yang denken, aber die Heftigkeit der Beschwerden weisen auf den akuten Befall durch äußere Kälte hin. Von der inneren Disposition her findet man eine Yang-Schwäche und eine Leere des Wei Qi, von außen dringt die Kälte ein und verbindet sich mit Feuchtigkeit. Auslösend sind neben klimatischen Beeinflussungen Ernährungsfehler wie zu kaltes Essen oder exzessive Rohkost.

**Leitsymptome**:
Die oben aufgeführte Pathologie, gerade die inneren Faktoren, zeigen sich in dumpfen (Feuchtigkeit!) Bauchschmerzen, der untere und mittlere Erwärmer fühlen sich kalt an, der Patient hat selbst auch das Bedürfnis nach Wärmeanwendungen. Entsprechend dem Befund einer Yang-Schwäche auch in Milz und Niere leidet der Patient unter Diarrhöe mit unverdauten Nahrungsresten und kalten Extremitäten. Der Urin fließt reichlich und oft, seine Farbe ist hell.

**Zunge**:
Die Zunge ist blass, bei äußerer Kälte hat sich ein dicker weißer Belag im mittleren und unteren Zungendrittel gebildet.

**Puls**:
Der Puls ist in jedem Fall tief und fein.

**Behandlungsprinzip**:
wärmen, Kälte vertreiben

**Wirkrichtung der Heilmittel**:
warm, scharf, süß

金金金

Lateinischer Pflanzenname: Sinapis nigra
Deutsche Pflanzennamen: Schwarzer Senf, Roter gemeiner Senf, Garten-Senf
Temperaturverhalten: warm
Geschmack: scharf
Wirkrichtung: nach unten
Muster: Kälte und Nässe bedrängen die Milz, Milz-Qi-Schwäche: schlechte Transportfunktion, Milz-Yang-Leere, Kälte-Nässe im Dickdarm
Herkömmliche Anwendung: Verschleimung des Magens und der Brust, Engbrüstigkeit, Kachexie, Bleichsucht, Ödeme, Fettleibigkeit

金金金

Lateinischer Pflanzenname: Carum carvi
Deutsche Pflanzennamen: Wiesenkümmel, Garbe, gemeiner Kümmel, Feldkümmel, Speisekümmel, Mattenkümmel
Temperaturverhalten: warm
Geschmack: etwas bitter
Wirkrichtung: nach unten
Muster: Milz/Dickdarm-Yang-Schwäche, Kälte im Dickdarm
Herkömmliche Anwendung: Appetitlosigkeit, Verdauungsstörungen, Magendarmkoliken, unzureichender Milchfluss, Blähungen

金金金

Lateinischer Pflanzenname: Angelica silvestris
Deutscher Pflanzenname: Engelwurz
Temperaturverhalten: warm
Geschmack: bitter-scharf
Wirkrichtung: nach oben, außen
Muster: Milz/Dickdarm-Yang-Schwäche, Kälte im Dickdarm
Herkömmliche Anwendung: Wundfieber, Pest, Husten, Blutgerinnsel, Inappetenz, Verstopfung, Schwächezustände

金金金

Lateinischer Pflanzenname: Elettaria cardamomum L .
Deutsche Pflanzennamen: Cardamomen, Kardamom, Cardamomlein
Temperaturverhalten: warm
Geschmack: scharf-bitter, süß
Wirkrichtung: nach unten

Muster: Magen-, Milz-, Dickdarm-Yang-Schwäche, Kälte, die Transportfunktion der Milz ist geschwächt
Herkömmliche Anwendung: Blähungen, Schluckauf, Druckgefühle, Brustschmerzen, Epilepsie, Husten, Asthma, Ischias, Krämpfe, Lähmungen, Harnverhaltung, Blasensteine, Nierenerkrankungen, Schwangerschaftserbrechen, Appetitlosigkeit, Verdauungsstörungen, Magenschwäche, Apoplexie, Asthenie

金金金

Lateinischer Pflanzenname: Piper nigrum, album, longum
Deutsche Pflanzennamen: Pfeffer
Temperaturverhalten: warm
Geschmack: scharf, bitter
Wirkrichtung: nach unten
Muster: Magen-, Milz-, Dickdarm-Yang-Schwäche, Kälte, die Transportfunktion der Milz ist gestört
Herkömmliche Anwendung: Verdauungsschwäche, Blähungen, Husten, Bauchschmerzen, Hysterie, Starrkrampf, saures Aufstoßen, widernatürlicher Appetit, Aphrodisiakum, Menstruationsstörungen, Gicht, Schleimkrankheiten

**Punkte**: bevorzugt Moxibustion oder mit „warmer Nadel"

| | |
|---|---|
| Mi 4 | Stärkung von Milz und Magen |
| Bl 25, 23 | Stärkung von Dickdarm und Nieren, vertreiben von Kälte |
| Ma 25 | Mu-Punkt des Dickdarm, vertreiben von Kälte aus dem unteren Erwärmer |
| Ren 4 | wärmt das Yuan-Qi |
| Gbl 25 | Stärkung der Nieren |

## 10.13. Das Symptom der Verstopfung

| **Diagnose** | **Dickdarm-Hitze** | **Trockenheit** | **Qi-Schwäche** |
|---|---|---|---|
| Konsistenz | fest | trocken, fest | unauffällig |
| Geruch | übel | unauffällig | unauffällig |
| Beschwerden | brennendes Gefühl Bauchschmerzen | Stuhlverhaltung | Trägheit, Druck |
| Puls | schnell | dünn | langsam |
| Zunge | rot | trocken | blass |
| Zungenbelag | gelb | trocken | unauffällig |

## 10.14. Das Symptom des Durchfalls

| **Diagnose** | **Feuchtigkeit-Hitze** | **Milz-Qi-Schwäche** | **Kälte** |
|---|---|---|---|
| Konsistenz | wässrig-schleimig | breiig-dünn | wässrig |
| Geruch | übel riechend | unauffällig | unauffällig |
| Beschwerden | dumpfes Druckgefühl, Schwere, Drang, Brennen | Prolaps, Drang | kolikartige Bauchschmerzen, Stuhldrang |
| Puls | gleitend-schnell | behäbig, langsam | tief, fein |
| Zunge | gedunsen | gedunsen | blass |
| Zungenbelag | gelb, klebrig | weiß-normal | weiß |

## Glossar der klassischen Texte

Für die traditionellen Punkteindikationen sind folgende Texte herangezogen worden:

*Huang Di Nei Jing Su Wen* 皇帝內經素問 (Klassiker des gelben Kaisers zur inneren Medizin, grundlegende Fragen), verschiedene Autoren, ca. 300-100 v. Chr., Periode der streitenden Reiche

*Huang Di Nei Jing Ling Shu* 皇帝內經靈樞 (Klassiker des gelben Kaisers zur inneren Medizin, Achse der Wirkkraft), verschiedene Autoren, ca. 300-100 v. Chr., Periode der streitenden Reiche

*Nan Jing* 難經 (Klassiker der Schwierigkeiten), verschiedene Autoren, ca. 100 n. Chr., Han-Dynastie

*Shang Han Lun* 傷寒論 (Abhandlung über schädigende Kälte); Zhang Zhong Jing, ca. 250, Wei-Dynastie

*Zhen Jiu Jia Yi Jing* 鍼灸甲已經 (ABC-Klassiker der Nadel- und Moxatherapie), Huang Fu Mi, 282, Jin-Dynastie

*Zhu Bing Yuan Hou Lun* 諸病源候論校注 (Diskussion und vergleichende Betrachtung aller Krankheitsursachen); Chao Yuan Fang, 610, Sui-Dynastie

*Bei Ji Qian Jin Yao Fang* 備急千金要方 (Rezepte wertvoller als 1000 Goldstücke zur sofortigen Therapie), Sun Si Miao, 652, Tang-Dynastie

*Qian Jin Yi Fang* 千金翼方 (Ergänzungen zu den kostbaren Rezepten); Sun Si Miao, 682, Tang-Dynastie

*Wai Tai Mi Yao* 外臺秘要 (medizinische Geheimnisse eines Beamten), Wang Tao, 752, Tang-Dynastie

*Tong Ren Shu Xue Zhen Jiu Tu Jing* 銅人輸穴鍼灸圖經 (Klassiker mit Abbildungen der Akupunkturpunkte am Bronzemenschen); Wang Wei Yi, 1026, Song-Dynastie

*Zhen Jiu Zi Sheng Jing* 鍼灸資生經 (Der lebensbewahrende Klassiker der Nadel- und Moxa-Therapie), Wang Zhi Zhong, 1220, Song-Dynastie

*Zhen Jiu Da Quan* 鍼灸大全 (vollständige Sammlung der Akupunktur); Xu Feng, 1439, Ming-Dynastie

*Zhen Jiu Ju Ying* 鍼灸聚英 (Sammlung herausragender Akupunkturmeister); Gao Wu, 1529, Ming-Dynastie

*Yi Xue Ru Men* 醫學入門 (das Eintrittstor in die medizinische Lehre), Li Chan, 1575, Ming-Dynastie

*Ben Cao Gang Mu* 本草綱目 (Grundzüge der Arzneimittellehre); Li Shi Zhen, 1596, Ming-Dynastie

*Zhen Jiu Da Cheng* 鍼灸大成 (große Zusammenstellung der Akupunktur), Yang Ji Zhou, 1601, Ming-Dynastie

*Xun Jing* 循經 (den Leitbahnen folgen), Yan Zhen (1573-1620), Ming-Dynastie

*Lei Jing Tu Yi* 類經圖翼 (illustrierte Ergänzungen zum geordneten Klassiker), Zhang Jie Bin, 1624, Ming-Dynastie

*Yi Zong Jin Jian* 醫宗金鑒 (goldener Spiegel der medizinischen Sammlungen), Wu Qian et. a., 1742, Qing-Dynastie

*Zhen Jiu Ji Cheng* 鍼灸集成 (umfassende Zusammenstellung der Akupunktur); Liao Run Hong, 1847, Qing-Dynastie

*Ci Ding Jie Fa* 刺疔捷法 (schnelle Methode zum Stechen von bösartigen Geschwüren), Zhang Jing, 1876, Qing-Dynastie

*Zhen Jiu Jing Xue Tu Kao* 鍼灸經穴圖考 (Untersuchung der Leitbahnen und Punkte für die Nadel- und Moxatherapie mit Abbildungen, Huang Zhu Zhai, 1886, Qing-Dynastie.

Die ebenfalls zitierten Lieder und Gedichte aus der klassischen Akupunkturliteratur sind vorwiegend aus den oben genannten Werken der Ming-Dynastie. In dieser Zeit entwickelte sich die (Un-) Sitte, durch Verse und Reime die Inhalte der chinesischen Medizin leichter zu lehren und zu lernen, oft auf Kosten der Tiefgründigkeit ihrer Inhalte: [161]

*Yu Long Ge* 玉龍歌 = Lied des Jadedrachens
*Yu Long Jing* 玉龍經 = Klassiker des Jadedrachens
*Shen Nong Jing* 神農經 = Klassiker des Shen Nong
*Biao You Fu* 標幽賦 = Gedicht über die versteckten Symptome
*Tai Yi Shen Zhen* 太醫神針 = die göttliche Nadel des großen Arztes
*Bai Zheng Fu* 百症賦 = Gedicht der 100 Krankheiten
*Xi Hong Fu* 席紅賦 = Gedicht des Xi Hong. [162]

Schließlich wurde hin und wieder auch der japanische Medizinklassiker *Ishimpo* 醫心方 herangezogen, der die chinesische Medizin besonders aus der Sui- und Tang-Dynastie assimiliert und interpretiert hat. Der Verfasser ist *Tamba Yasuyori*, der das Buch 984 n. Chr. in Japan veröffentlichte. Es enthält viele medizinische Inhalte, die nicht in den offiziellen Annalen der Sui- und Tang-Dynastie enthalten sind, besonders auch Details über Akupunktur und Moxibustion.

(Der folgende Punkteteil wurde gemeinsam von Udo Lorenzen und Andreas Noll bearbeitet.)

---

[161] Eine Ausnahme bildet das berühmte Gedicht des **Dou Han Qing** = „Verse über die Zeichen aus der Dunkelheit" (*Biao You Fu*), übersetzt und kommentiert in: **Udo Lorenzen**: Mikrokosmische Landschaften, Band 2, München 2007, S. 253 ff.

[162] *Zhōng Huá Yī Diǎn* 中華醫典 („Enzyclopaedia of Traditional Chinese Medicine"), Multimedia, eine DVD mit allen wichtigen klassischen Texten der chinesischen Medizin, Beijing 2003.

# 11. Die Punkte der Lungen-Leitbahn

*Shǒu Tài Yīn Fèi Jīng* 手太陰肺經

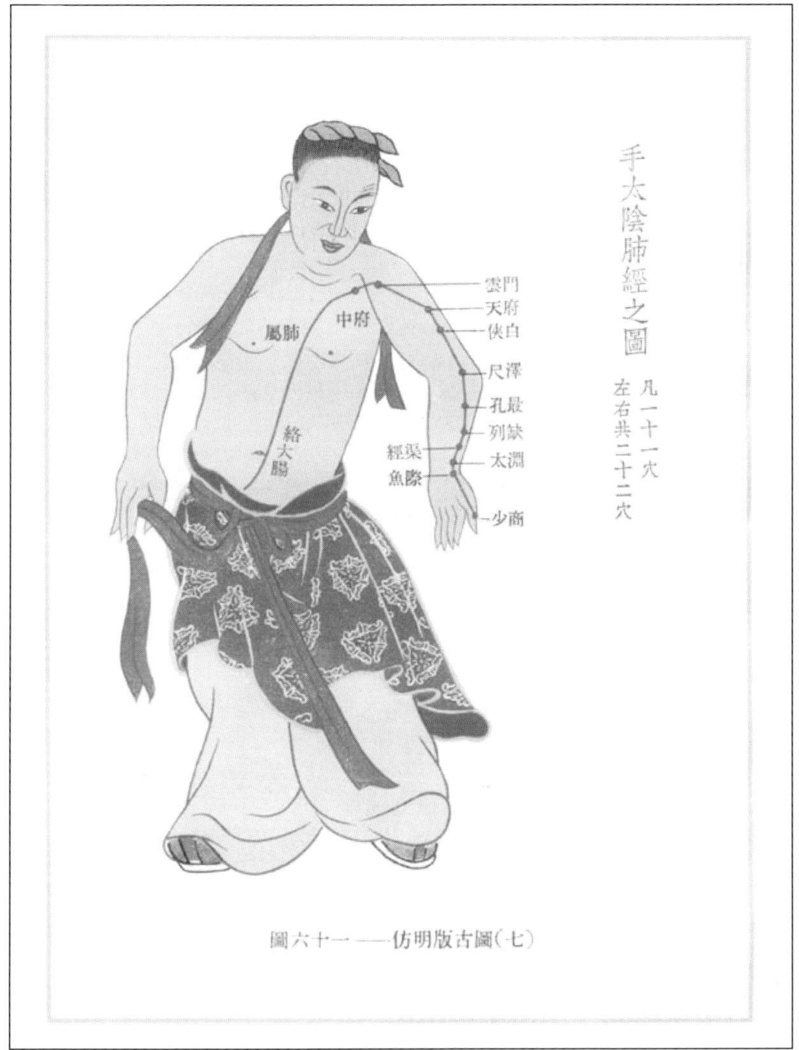


*Abbildung 44: Die Lungenleitbahn*

# Lunge 1 *Zhōng Fǔ* 中府

## *Palast der Mitte*

**Alternative Namen:**
*yīng zhōng shū* 膺中俞 = Shu-Punkt der Brustmitte
*yīng shū* 膺俞 = Shu-Punkt der Brust
*yīng zhōng* 膺中 = inmitten der Brust
*lóng hàn* 龍頷 = Drachenkinn
*fǔ zhōng shū* 府中俞 = Shu-Punkt der Zentralverwaltung
*fèi mù* 肺募 = Mu (Versammlungs-) Punkt der Lunge

**Bedeutung des Namens**:
*Zhōng* 中 = die Mitte, Zentrum, Mittelpunkt, inmitten, dazwischen liegend, geeignet sein; das Bild zeigt eine Zielscheibe, die genau in der Mitte von einem Pfeil durchbohrt ist (Wieger, L. 109 A). In der chinesischen Medizin bezieht sich *Zhong* als Mitte häufig auf Lokalisationsangaben oder auf die Wandlungsphase Erde. Konkret wird ein Hinweis gegeben:
a) Auf die Energetik des Menschen als Mitte, die aus der Verschmelzung von Himmel und Erde entsteht. Das große Qi des Himmels *dà qì* 大氣 verbindet sich mit der Nahrungsenergie der Erde *gǔ qì* 谷氣 und bildet die rhythmisierende Energie *zōng qì* 宗氣, die alle rhythmischen Lebensäußerungen des Menschen beherrscht, resp. das Ahnen-Qi, aus dem alle nachgeburtlichen Qi hervorgehen.
b) Auf den mittleren Erwärmer *zhōng jiāo* 中焦: Der mittlere Erwärmer (Magen und Milz) sorgt für das Zersetzen und Aufschließen der Nahrung und für den Weitertransport *yùn huà* 運化 und ist so mit einem Gärungsbottich vergleichbar; Magen und Milz sind die Beamten, die im staatlich organisierten Organismus für die Kornkammern und Speicher verantwortlich sind. (*Su Wen*, Kap. 8)
c) Auf die Wandlungsphase Erde: das Zentrum der Integration und des Ausgleichs, die Mutter, das Mütterliche *mǔ* 母 in uns;
d) Auf den Mittelpunkt einer Strecke oder eines Körpers, wie zum Beispiel *Zhong Wan* (Ren 12) = „der zentrale Kanal“, der genau in der Mitte zwischen dem Unterrand des Brustbeins und der Mitte des Bauchnabels liegt.

*Fŭ* 府: Ein Bezirk, eine Versammlungshalle, Amtsgebäude, Behörde, Palast, Schatzkammer, Speicher; ein Verwaltungsbezirk für höhere Beamte, wie sie seit der Tang-Dynastie (618-907 n. Chr.) errichtet wurden. Das Schriftzeichen zeigt einen überdachten Ort, an dem Steuern bezahlt und Auszeichnungen und Diplome ausgehändigt werden. Ein Mensch nimmt und eine Hand gibt (Wilder, No. 388). *Fu* weist auch auf ein Regierungsdepot hin, in dem wichtige Dokumente und wertvolle Güter oder Schätze vorübergehend aufbewahrt werden.

In der chinesischen Medizin bezeichnet *Fu* einen vorrangigen Ort, an dem Reserven gespeichert sind, die bei Bedarf in die Zirkulation gebracht werden können. *Wang Bing*, ein Kommentator des *Nei Jing* aus der Tang-Dynastie erklärt zum Terminus *fŭ* 府:

„Fu, das Speicherhaus, befindet sich dort, wo die Qi sich treffen; in anderen Worten die Qi-Anhäufung in der Brustmitte. Der Name dieser Stelle ist *Tan Zhong.*“

Mit dem Radikal für Fleisch bezeichnet *Fŭ* 腑 die 6 Fu-Organe, deren Aufgabe es ist, umzuwandeln und weiterzuleiten, ohne zu speichern. Akupunkturpunkte, die *fŭ* 府 im Namen haben, sind demnach wichtige Orte für die Sammlung aber auch für den Energieaustausch und -Transport von Qi und Blut.

*Zhóng Fû* 中府 als Binom bedeutet: Eine Synthese von himmlischer und irdischer Energie findet hier statt. *Zong-Qi* wohnt in der Brustmitte und ist dort angehäuft und gespeichert wie ein kostbarer Schatz. Nachdem der Embryo zehn Monate das mütterliche Qi empfangen hat, muss das Baby nach der Geburt seinen ersten Atemzug tun, um eigenes Qi und Blut zu bilden. Das *Ying Qi* beginnt seinen nährenden Kreislauf am Punkt *Zhong Fu* (Lu 1).

Dann ist *Zhong Fu* der Ort, an dem die Lunge das Qi des mittleren Erwärmers resp. der Milz besonders konzentriert (als Mu-Punkt). Auch eine zweite Qualifikation als Reunionspunkt verdeutlicht die enge Beziehung zwischen Milz und Lunge, Erde und Metall. *Zhong Fu* (Lu 1) ist ein Schatzhaus für die kostbaren Essenzen der Wandlungsphase Erde. Der innere Verlauf der Lungen-Leitbahn beginnt im mittleren Erwärmer, ein weiterer Hinweis auf die vertraute Mutter-Kind-Beziehung: Erde erzeugt Metall.

Das *Su Wen* schreibt: „Die Energie des Himmels bewegt sich nach unten, die Energie der Erde geht nach oben. Die Vereinigung findet in der Mitte, im Menschen statt. Die obere Region des Menschen wird vom Himmel beherrscht, die untere Region von der Erde und die mittlere Region vereinigt beide. Die Stelle, welche alle drei Regionen harmonisiert, heißt *Zhong Fu.*" (*Su Wen*, Kap. 68)

*Zhang Jie Bin* sagt im *Lèi Jīng* 類經, dem „geordneten Klassiker" (1624 n. Chr.): „*Zhong Fu* ist ein Speicher für das Qi. Die Lunge sitzt in der Brustmitte und bewacht das gespeicherte Qi. Die Lungen-Leitbahn verknüpft im Inneren Dickdarm und Magen und empfängt im mittleren Erwärmer die Nahrungsenergie."

Und der *Tai Su*-Klassiker sagt: „In den 6 Fu-Organen sind vorübergehend Wasser und Getreide ansässig, deshalb sind sie die äußeren Verwaltungsbezirke *wài fŭ* 外府; die 5 Zang-Organe speichern *jīng shén* 精神, die ursprüngliche Vitalität, deshalb bilden sie die inneren Paläste *Zhong Fu.*[163]

**Besondere Qualifikationen**:
- Hui (Reunions-) Punkt von Lungen- und Milz-Leitbahn
- Mu (Alarm-) Punkt der Lunge
- Eintritts-Punkt des Qi in den äußeren Verlauf der Lungen-Leitbahn

**Wirkrichtung**:
Klärt Lungen-Hitze, reguliert das Lungen-Qi, ergänzt das Lungen-Yin, stützt das Milz-Qi, lindert Husten, beruhigt Atemnot

**Moderne Indikationen**:
Schmerzen in der Brust, Husten und Atemnot durch gegenläufiges Qi, Völle in der Brust, Fieber und Schüttelfrost mit Schmerzen der Haut, Schmerzen in Schulter und Rücken, Laryngitis, Tuberkulose

**Klassische Indikationen**:
**Jia Yi Jing**:
Akute Beschwerden im Lungensystem *fèi xì jí* 肺系急, Schmerzen in der Brust, verabscheut die Kälte, Völle in der Brust, der Patient fühlt sich niedergeschlagen und bläst Trübsal *yì yì* 悒悒, Brechreiz, (der von der)

---

[163] Die Symbolik des Namens vom 1. Punkt der Lungenleitbahn zeigt sehr schön die Vielfalt an Interpretationsmöglichkeiten in den Namen der Akupunkturpunkte. Meines Erachtens liegen die Grenzen der Interpretationen dort, wo der gesicherte Boden der chinesischen Philosophie, Kultur oder Medizin verlassen wird.

Gallenblase ausgeht, Hitze in der Brust, Atemnot, gegenläufiges Qi, das Qi scheint zu fliehen, viel trüber Auswurf, der das Atmen behindert, Schwitzen durch Schulter- und Rücken-Wind, Schwellungen im Gesicht und im Bauch, Nahrungsblockaden am Zwerchfell, das Essen geht nicht hinunter, blockierte Kehle, Schulteratmung durch aufgeblähte Lungen,[164] Schmerzen in Haut und Knochen, Wechselfieber mit Unruhe und Völlegefühl

**Wai Tai Mi Yao**:
Hitze in der Gallenblase und Erbrechen durch Gegenläufigkeit, Schwellungen des Bauches

**Qian Jin Fang**:
Bei Verdruss und Hitze im Körper nadele *Zhong Fu* (Lu 1)! Auch bei Husten und Kurzatmigkeit durch gegenläufig aufsteigendes Qi, bei Qi-Völle und wenn das Essen nicht hinunter geht, setze 50 Moxakegel! Bei der *bēn tún* 奔豚-Krankheit, die im Ober- und Unterbauch und in der Lendengegend Spannung und Schmerzen erzeugt, moxe den Punkt *Zhong Fu* (Lu 1) 100 mal.
Wenn der Cun-Puls fadenförmig ist und mit Hitzeausbrüchen und Erbrechen einhergeht, ist es passend, eine Dosis einer Suppe mit *Huang Qin* und *Long Dan* zu nehmen. Bei Erbrechen, das nicht aufhört, ist es passend, eine Dosis einer Suppe mit *Ju Pi* und *Jie Geng* zu nehmen. Moxe auf jeden Fall dazu den Punkt *Zhong Fu* (Lu 1). Der Kranke verabscheut den Wind, im Inneren gibt es Blutungen, üble Einflüsse von flüchtigen Leichnamen *xié qì dùn shī* 邪氣遁尸.

**Pu Ji Fang**:
heftige Lungenkrankheiten *fèi jí* 肺急, Völlegefühl in der Brust, Atemnot durch Gegenläufigkeit, der Auswurf ist zäh, Neigung zu Erstickungsanfällen, Hautschmerzen, blockierte Kehle und Völle in der Brust, Fieber und Schüttelfrost bei Völle in der Brust, Bauchschmerzen, Schwellungen im Gesicht und Bauch, ferner Kälte im Zwerchfell, das Essen geht nicht hinunter, Erbrechen über alle Maßen, ebenfalls heftige Erkrankungen im Lungensystem, häufiger Husten mit Brustschmerzen, aufsteigendes Qi mit Husten, zähem Auswurf und Nasenschleim, Aufgeblähtheit, das Essen will nicht nach unten gehen, Schreckhaftigkeit durch Hitze in der Gallenblase, Haut- und Knochenschmerzen bei Wechselfieber

---

[164] Wohl die Beschreibung eines Pneumothorax mit hochgezogenen Schultern und Atemnot.

**Tong Ren**:
Schreckhaftigkeit durch Hitze in der Gallenblase (*jīng jīng dǎn rè* 驚驚膽熱), Erbrechen durch gegenläufig aufsteigendes Qi, Husten mit trübem Auswurf, Wind-Erkrankungen mit Schwitzen, aufgeblähter Bauch, das Essen geht nicht hinunter.

**Zi Sheng Jing**:
Husten mit Auswurf und trüben Nasenschleim, Schwitzen bei Wind, Winderkrankungen verlangen ganz allgemein nach Moxa auf *Zhong Fu* (Lu 1), keuchende Atmung mit Auswurf, Kälte und Hitze in der Lunge mit Atemnot, man mag nicht liegen, Brustschmerzen, bei Verspannungen und Schmerzen in der Hüfte und im Bauch setze hier 100 Moxakegel; dieser Punkt heilt Blutungen im Inneren.

**Da Cheng**:
Aufgeblähter Bauch, Schwellungen der vier Gliedmaßen, schweres Atmen durch Völle in der Brust, Husten durch gegenläufiges Qi, Hitze und Kälte in der Lunge, erschrocken und entsetzt im Inneren, Hitze in der Gallenblase mit gegenläufigem Erbrechen, Husten von Schleim und dickem Auswurf, Schwitzen durch Wind, Hautschmerzen, das Gesicht ist geschwollen, wenig Qi, man kann nicht liegen, schädigende Kälte mit Hitze in der Brust, fliegender Leichnam und verborgene, verzehrende Krankheiten (*fēi shī dùn zhù* 飛尸遁疰),[165] Kropfbildung und Tumore

**Xun Jing**:
Gespannte und geschwollene Brüste bei Frauen

**Ji Cheng**:
Hitze und Kälte in Lunge und Gallenblase, Husten und Erbrechen von Eiter und Blut

**Lei Jing Tu Yi**:
Atemnot durch Gegenläufigkeit und Neigung zu Ersticken, Kälte und Hitze in Lunge und Gallenblase, Husten und Erbrechen von Eiter und Blut, Gesichtsschwellungen durch Lungen-Wind, Neigung zum Schwitzen, Schmerzen in Schulter und Rücken, trüber Schleim blockiert die Kehle, wenig Qi, man mag nicht liegen, fliegender Leichnam und

[165] Zu „fliegender Leichnam" siehe auch weiter oben den Diskurs über die Körperseele Po. Grundsätzlich werden mit diesem Terminus gefährliche und schwere Krankheiten bezeichnet, die anfallsartig und plötzlich auftreten, ähnlich wie ein Dämonenangriff. Das *Tai Ping Sheng Hui Fang* widmet sich im 56. Kapitel ausführlich dieser Krankheit.

andere verborgene Krankheiten, Kropf- und Tumorbildungen. Dieser Punkt heilt, wenn ableitend genadelt, Hitze in der Brust.

**Bian Que Xin Shu**:
Kälte in der Lunge, Aufgeblähtheit der Brust und des Zwerchfells, gelegentlich saures Aufstoßen, Attacken von gegenläufig nach oben schlagendem Qi, nach dem Essen fühlt man sich sehr angefüllt, müde, ausgelaugt und ohne Kraft, man hat eine Empfindung im Mund, als ob man Schnee und Eis im Mund hält, dies nennt man *lěng láo* 冷痨,[166] ein anderer Name dafür ist Krankheit in der Gao Huang Region *gāo huāng bìng* 膏肓病.[167]

**Moderne Punktekombinationen**:
- Husten: + Lu 7, Bl 13
- Atemnot: + Ren 17, Lu 5
- Völle, Aufgeblähtheit und Schmerzen in der Brust: + P 6, Mi 16
- Tuberkulose: + Ni 3, Lu 9, Ma 36, Bl 13
- Moxa auf Lu 1, Ma 15, Ni 25 und Ren 18 heilt zuverlässig eine Rippenfellentzündung.
- Asthma Bronchiale: + P 6, Ren 17
- Chronische Bronchitis: + Bl 13, Lu 6

**Klassische Punktekombinationen**:
**Ling Shu** (Kap. 20, „Über die 5 Übel"):
- Ist das Übel in der Lunge, dann entstehen Schmerzen in der Haut, Kälte und Hitze, Atemnot durch aufsteigendes Qi, Schwitzen und Husten, der Schultern und Rücken schüttelt. Nimm die Punkte lateral der Brust (Lu 1 und Lu 2), dann den Punkt neben dem 3. Wirbel (Bl 13), diese beherrschen die 1000 Krankheiten! Drücke zuerst fest mit der Hand und steche dann diese Punkte, nehme vielleicht noch die Bettlerschale (Ma 12) dazu!

---

166 *Leng Lao*: eine verzehrende Krankheit vom Kälte-Typ: Sie beschreibt eine schwere Störung des Magen-Qi mit Gegenläufigkeit und Schluckauf, der sich durch kalte Nahrung und äußerer Kälte verschlimmert, Appetitlosigkeit, kalte Extremitäten und Blässe. Das Behandlungsprinzip liegt in der Applikation von warmen und heißen Speisen und Getränken sowie im Zerstreuen der Kälte. Siehe *Chinese-English Dictionary of Traditional Chinese Medicine*, Beijing 1997, S. 542.

167 *Gao Huang*: die Region unter dem Herzen und über dem Zwerchfell; die alten Chinesen waren der Ansicht, wenn eine Erkrankung in die Gao Huang-Region eintritt, gilt sie als unerreichbar für die Akupunktur- und Kräutertherapie und damit als unheilbar (*gāo huāng zhī jí* 高肓之疾); *Gao Huang Bing* wurde oft als Synonym für Auszehrung und extrem erschöpfende Krankheitsbilder verwendet; im heutigen Sprachgebrauch für Krankheiten wie TBC, AIDS, Krebs, etc. (Ebd. S. 1056).

**Zi Sheng Jing**:
- Kälte im Zwerchfell, das Essen geht nicht hinunter: + Ren 16
- Völle in der Brust: + Mi 20
- Blähungen: + Bl 50, Ma 20
- Bauchschmerzen: + Lu 10
- Völle in der Brust, Hitze in der Gallenblase mit Erbrechen und gegenläufig aufsteigendem Qi: + Mi 20
- Husten bei der Atmung durch gegenläufig aufsteigendem Qi: + Ma 14, Mi 20, Lu 5
- Schwellungen im Gesicht und Bauch: + P 5, Di 4
- Erstickungsanfälle: + Bl 44
- Blockierte Kehle, Völle in der Brust und Wechselfieber: + Gbl 35
- Gesichtsschwellungen: + Ma 25, Ma 41
- Das Essen geht nicht hinunter: + Bl 60, Bl 57, Lu 10, Mi 20
- Schmerzen in der Brust: + He 9

**Qian Jin Fang**:
- Schmerzen in der Brust: + Lu 2, Mi 1, Le 14, Bl 13, Bl 47, P 7
- Bettnässen: + Ren 4, He 7
- Was kaum einer weiß, bei Inkontinenz und Bettnässen: + Mi 9, Gbl 34

**Lei Jing Tu Yi:**
- Bei Hitze in der Brust heilt Lu 1 dies zuverlässig in Kombination mit Bl 11, Ma 12, Du 16!

**Bai Zheng Fu**:
- Zusammen mit *Yi She* (Bl 49) heilt er Völlegefühl in der Brust mit Erstickungsneigung.

**Lokalisationshilfe**:
6 Cun lateral der vorderen Mittellinie, im zweiten Interkostalraum; 1,6 Cun unterhalb des Schlüsselbeins

**Stimulus**:
*Sheng Ji* sagt: „Der Mu-Punkt der Lunge darf nicht verletzt werden. Bei Verletzungen passiert es sofort, dass die Nase verstopft ist und man weder Wohlgeruch noch Gestank unterscheiden kann. Klarer Schweiß erscheint in Strömen. Zur Behandlung ist der Punkt *Xin Men* (Du 22) zu nehmen!"

*Sheng Hui Fang* sagt: „Wenn am Mu-Punkt *Zhong Fu* (Lu 1) ein dumpfer Schmerz zu fühlen ist, hat die Lunge ein Geschwür *jū* 疽. Wenn das Fleisch über dem Punkt ein wenig herauskommt, ist ein Karbunkel *yōng* 癰 in der Lunge."

Um einen Pneumothorax zu vermeiden, sollte die Nadelung des Punktes schräg nach außen erfolgen.

**Der Praxistipp**:
Chronischer, hartnäckiger Husten (Raucherhusten!); starke Brustschmerzen beim Husten; einer der besten Punkte bei Lungen-Yin-Leere: trockene Haut, Hitzeempfindungen, Trockenheit in der Nase und in der Kehle, zur konstitutionellen Behandlung von Allergien; palliativ bei Lungen-CA und Lungenemphysem und bei allen konsumierenden Erkrankungen.

*Solie de Morant* sagt:[168] Aufwachen um 3:00 Uhr (die Lunge wird ungenügend ernährt von einer schwachen, im großen Kreislauf vorausgegangenen Leber), Krämpfe der Stimmbänder, bellender Husten, angeschwollener schmerzhafter Thorax, Asthma, Emphysem, Lungen-TBC, alle Lungenerkrankungen; Brechkrise durch einen Gallenblasenexzess.

---

[168] **George Solie de Morant**: *Chinese Acupuncture* (L'Acuponcture Chinoise), Paradigm Publications, Brookline, 1994 (1974); Solie de Morant lebte von 1878-1955 und war fast 25 Jahre als Diplomat in China. Seine Liebe zur Medizin und sein Interesse für die chinesische Kultur ließen ihn mit den damaligen Koryphäen der Medizin in China zusammenkommen und intensiv die chinesische Medizin studieren. Seine Bücher über die klassische Akupunktur sind nicht von der heutigen TCM gefärbt sondern reine Quellenstudien, besonders aus ming- und qing-zeitlichen Texten. Seine ersten Bücher von 1930-1950 bildeten die Grundlage der sog. „Französischen Schule", deren Adepten auch die Akupunktur in Deutschland begründeten (*Bachmann, Schmidt, Stiefvater, Brodde, Münster* etc.). Bis heute ist die „Französische Schule" eine interessante Variante in der Akupunktur geblieben.
Auch wenn Solie de Morant's Versuche, die klassischen Texte wie das *Zhen Jiu Da Cheng* (1601), *Zhen Jiu Ju Ying* (1529) oder *Yi Xue Ru Men* (1570) medizinisch auszuwerten, oft deutlich im schulmedizinischen Vergleich hängen bleiben, ist er doch bis vor kurzem der Einzige gewesen, der diese Texte den Akupunkteuren in einer westlichen Sprache zugänglich gemacht hat. Um der „Herbalisierung" der Akupunkturpunkte in der TCM entgegenzuwirken, bieten die „Französische Schule" und die Bücher von *Solie de Morant* immer noch eine Fülle an Informationen. Einen wirklich authentischen Zugang zur klassischen Akupunktur lässt allerdings erst eine direkte Übersetzung der Punkte aus den klassischen Quellen zu, wie dies bereits in den vorherigen Wandlungsphasenbüchern vollzogen worden ist!

# Lunge 2 *Yún Mén* 雲門

## *Wolkentor*

**Bedeutung des Namens**:
*Yún* 雲: Wolken, sich zusammenballen, sammeln, Nebel, Dunst; auch: die Musik des Gelben Kaisers *Huang Di*.

Das Schriftzeichen zeigt warme Dämpfe, die nach oben steigen und sich in kälteren Regionen verdichten, um dann als Regen zur Erde zurückzukommen (Wieger, L. 93 B). Wolken entstehen aus der Vereinigung von Himmel und Erde, Yin und Yang. Sie gelten als Symbole für Glück, Freude und Wonnegefühle, auch, wenn dieser Zustand beim Hören von Musik entsteht. Wolken in Verbindung mit Regen sind ein altchinesisches Symbol für die sexuelle Vereinigung und die Freuden des Geschlechtsverkehrs.

Die Wolken bedeuten bereits die Verschmelzung des Männlichen mit dem Weiblichen, der Regen die Auflösung beider nach dem Höhepunkt im Geschlechtsakt. Wolken kommen mit dem Drachen, heißt es in China, und der Drache als Yang-Symbol in der Natur entspricht auf Erden der kaiserlichen Macht und im Menschen dem Herzen, dem Wohnsitz von Shen. Hier ein Hinweis auf die Ausstrahlung der kaiserlichen Macht als geistige Klarheit.

In der chinesischen Medizin weist *Yun* als kosmische Erscheinung auch auf Feuchtigkeit und damit auf die Wandlungsphase Erde hin. Stagnierende Nässe im oberen Erwärmer entsteht, ähnlich wie die Wolken am Himmel, durch Zusammenballung feuchter Wärme. Schließlich gleicht das Netzwerk der Lungengefäße und -kapillaren einer dichten Wolke, ein Beispiel für das analoge Denken in der chinesischen Naturphilosophie, ähnlich der Signaturenlehre der parazelsischen Medizin unseres Mittelalters.

*Mén* 門 bedeutet Tor, Tür, Eingang, Öffnung, Ventil, Familie, Klasse, Kategorie. Das Bild zeigt eine zweiflügelige Schwingtür, die nach beiden Seiten geöffnet werden kann; es ist das 169. Radikalzeichen. In kaum einem anderen Schriftzeichen ist das Bildhafte der chinesischen Zeichen so klar erkennbar wie in *Men*.

*Men* = ein Tor kommt in vielen Punktenamen vor und bezeichnet immer einen ungehinderten Ein- und Ausgang für Qi, Blut, Shen, Hun, etc., im Gegensatz zu einer Schranke *guān* 關, die ein Passwort (eine klare Nadeltechnik) erfordert.

*Yún Mén* 雲門 als Punktename bezeichnet einen Durchgang der angesammelten Energie und Feuchtigkeit im oberen Bereich des Menschen. Ferner ist *Yun Men* ein Ort, an dem sich himmlisches und irdisches Qi im Menschen treffen, wie wir es bereits im Punkt *Zhong Fu* (Lu 1) gesehen haben.
Im Unterschied zum „Palast der Mitte" (Lu 1), wo essentielle Energien gespeichert werden, dient das „Wolkentor" (Lu 2) als Durchgang von Körperflüssigkeiten aus dem mittleren Erwärmer. Würden sich hier die Flüssigkeiten zu sehr verdichten, wäre der natürliche Weg des Wassers im oberen Erwärmer blockiert.

Das *Su Wen* schreibt im 21. Kapitel: „Nachdem die flüssige Nahrung in den Magen gelangt ist, wird der klare Anteil zur Milz transportiert, welche die subtilen Essenzen nach oben zu den Lungen verbreiten. Die Lungen, welche der Energie des Himmels entsprechen, sorgen für einen freien Durchgang der Wasserwege und transportieren die Flüssigkeiten nach unten zur Blase. Erst dann kann sich die feine Essenz des Wassers überallhin verteilen."

Die Lunge erfüllt im Mikrokosmos dieselbe Funktion wie der Himmel im Makrokosmos. Die aufsteigenden warmen Dämpfe der Erde (hier die klaren Flüssigkeiten der Milz) verdichten sich oben zu Wolken, die natürlicherweise abregnen müssen und zurück zur Erde fallen. Ein Teil des Regens sickert ins Innere, reguliert den Grundwasserspiegel und bewässert alles Leben (die Funktion der Blase), ein anderer Teil wird durch die Kraft der Sonne (Herz und Yang-Niere) verdampft und steigt wieder als unsichtbarer Dunst nach oben.

Wenn dieser natürliche Prozess des Auf- und Absteigens im Menschen gestört ist, öffnen wir das Wolkentor und schaffen so einen Durchgang für die Körperflüssigkeiten nach unten. Wann immer dichte Wolken und Nebel die Sicht versperren, kann die Nadelung von *Yun Men* (Lu 2) die Wolken abregnen lassen und ein klarer Himmel erscheint.

Klärung der Lunge kann auf vielen Ebenen nötig sein:

**körperlich**: Ödeme, Schleimansammlungen, Bronchitiden, Asthma, Emphysem, Bronchiektasen, etc.
**emotional**: unterdrückte Traurigkeit und Melancholie: Wenn die Sonne vor lauter dunkler Wolken nicht mehr scheinen will, kann die Öffnung des Wolkentors trübe Stimmung vertreiben oder gestaute Trauer durch einen Tränenausbruch lösen.
**geistig-seelisch**: Wenn ewige Dunkelheit herrscht und dabei sogar Selbstmordgedanken entstehen, kann die Öffnung des Wolkentors zum Lichtbringer werden und einen Durchgang für die trüben Gedanken schaffen. Dann kommt Freude auf.

So lesen wir im *Nei Jing*: „Die Wirksamkeit der Akupunktur ist vergleichbar mit dem Wiedererscheinen des blauen Himmels, wenn der Wind die Wolken zerstreut hat." (*Ling Shu*, Kap. 1).

Im Altertum war *Yun Men* eine andere Bezeichnung für Freude und Glück, besonders, wenn diese Stimmung durch das Hören einer bestimmten Musik entstand. Wie oben erwähnt, heißt *Yun* auch: „Die Musik des Gelben Kaisers *Huang Di*". Sie wird beschrieben bei *Zhuāng Zi* 莊子 im 14. Kapitel, einem Meisterstück daoistischer Einweihung. Die Symphonie des *Huang Di* ist eine Darstellung himmlischer Klänge, die nur dem Eingeweihten zugänglich sind. Sie ist weder mit den Ohren hörbar noch mit dem Verstand fassbar. Nur wer ein reines (= leeres) Herz hat, empfängt die himmlische Musik, und wird dann von ihr erschüttert.

„*Bei Men Cheng* spricht zum Gelben Kaiser: ‚Eure Majestät hat die Symphonie *Tian Chi* aus der Region von *Dong Ting* gespielt. Zuerst fürchtete ich mich, dann schwanden meine Sinne, schließlich wurde mir schwindelig. Hin- und hergerissen zwischen Ekstase und Erschöpfung war ich nicht mehr Herr meiner Selbst."[169]

Die Musik des Gelben Kaisers wendet sich an den Shen, unsere spirituelle Seele, die, All-umfassend, die Verbindung mit dem Kosmos herstellt. Seine Symphonie heißt „himmlischer Teich" *tiān chí* 天池, ebenso heißt auch der Punkt P 1, der im Mikrokosmos der Ausgangspunkt der Perikard-Leitbahn ist und die Freude und Lust (*xǐ lè* 喜樂) vom Herzen kommend verkündet. *Tian Chi* am großen Himmel ist die erste Station der Sonnenlaufbahn. Die Sonne badet jeden Morgen im himmlischen Teich.

---

[169] Vgl. **Zhuang Zi**: Library of Chinese Classics (chinesisch-englischer Text), Foreign Language Press, Beijing 1999, S. 227.

Durch dieses Bad erneuert sie täglich ihre strahlende Kraft. Das kaiserliche Feuer wird in diesem Wasser reingewaschen.

Im menschlichen Mikrokosmos ist das Herz unsere Sonne. Seine wichtigste Aufgabe als Kaiser ist es, den klaren Geist *shén míng* 神明 zu behalten und dem Menschen zusammen mit dem Perikard eine natürliche Lebensfreude zu vermitteln. Um dies zu verwirklichen, braucht es jedoch die klare Essenz des Wassers und der Körperflüssigkeiten. Vielleicht birgt diese Analogie zur himmlischen Musik Anwendungsmöglichkeiten des Wolkentores, bei denen Krankheiten oder Blockaden auf der spirituellen Ebene bzw. psychische Erkrankungen behandelt werden können?

**Wirkrichtung**:
Beseitigt Verdruss und Ruhelosigkeit, befreit die Gelenke, klärt Lungen-Hitze, reguliert das Lungen-Qi.

**Moderne Indikationen**:
Unruhe und Völlegefühl in der Brust, Husten durch Gegenläufigkeit, Atemnot, Brustschmerzen, Hitze in der Brust, Schulterschmerzen, die oberen Gliedmaßen können nicht angehoben werden.

**Klassische Indikationen**:
**Jia Yi Jing**:
Husten mit Atemnot, man kann nicht Atem holen, der Kranke muss aufsitzen und kann nicht liegen; das Ein- und Ausatmen erfordert Anstrengung, man kann nicht schlucken, Hitze in der Brust, plötzliche heftige Schmerzen im Herzen und im Bauch, Shan-Erkrankungen und Massenbildungen bedrängen das Herz; wenn der Puls nicht das Handgelenk erreicht, Gegenläufigkeit in den vier Gliedmaßen herrscht und der Pulsschlag blockiert ist;[170] bei Schulterschmerzen, man kann sie nicht anheben, bei Schmerzen in der Bettlerschale *Que Pen* (Ma 12).

**Qian Jin Fang**:
Bei aufsteigendem Qi, Völle in der Brust, Husten durch Gegenläufigkeit und Kurzatmigkeit setze 50 Moxakegel auf *Yun Men* (Lu 2); Husten durch gegenläufig aufsteigendem Qi und viel Auswurf

---

[170] Es wird hier eine lebensbedrohliche Situation mit Pulslosigkeit beschrieben, die in einem Kommentar als *jué lěng* 厥冷 = „äußerste Erschöpfung mit Kälte" interpretiert wird. Siehe im *Zhēn Jiǔ Jiǎ Yǐ Jīng Zhī Shì* 针灸甲乙经枝释 (chin. Text), Beijing 1980, S. 1303.

**Pu Ji Fang**:
Der Punkt beherrscht Beschwerden durch gegenläufig nach oben schlagendes Qi, Schmerzen im Brustkorb, eine blockierte Kehle, Unruhe und Völle in der Brust, Husten und Atemnot, das Atmen fällt schwer, man kann nicht die Oberarme anheben, Brust und Oberkörper mangelt es an Qi, aufsteigendes Qi bedrängt das Herz, Schulterschmerzen

**Da Cheng**:
Schädigende Kälte, unerträgliche Hitze in den vier Gliedmaßen, Husten durch Gegenläufigkeit, Atemnot, man kann nicht tief atmen, schwaches Qi in Brust und Oberkörper, aufsteigendes Qi bedrängt das Herz, Unruhe und Besorgtheit in der Brust mit Völlegefühl, Schmerzen im Oberkörper, die bis in den Rücken ausstrahlen, die Kehle ist blockiert, Schulterschmerzen, man kann die Arme nicht anheben, Kropf-Qi-Bildungen *yǐng qì* 癭氣

**Ru Men**:
Erbrechen durch gegenläufiges Qi, Schmerzen im Brustkorb und im Oberkörper, die bis in den Rücken ausstrahlen, man kann die Arme nicht heben; sonst die gleichen Indikationen wie der Punkt *Zhong Fu* (Lu 1)

**Lei Jing Tu Yi**:
Bei einem Kropf setze 100 Moxakegel! (nach dem *Qian Jin Fang*)

**Moderne Punktekombinationen**:
- Akute Bronchitis: + Lu 6
- Unruhe und Hitze in der Brust: + Ma 16, Ren 17, Lu 9
- Schulterschmerzen beim Anheben der Arme: + Di 15, SJ 14
- Bei Husten und Atemnot: + Ni 27
- Muskelschmerzen im Thorax: + P 1, SJ 6, He 1

**Klassische Punktekombinationen**:
**Qian Jin Fang**:
- Bei plötzlicher und heftiger Gegenläufigkeit (des Qi) in der Brust: + Lu 5, Di 2, Ma 45, Ni 1, Ni 2
- Bei Blockade in der Kehle, Erstickungsanfällen und Fieber und Schüttelfrost: + Bl 23, Ni 7, P 7
- Bei Herzschmerzen mit Ängstlichkeit, Kurzatmigkeit mit Herzklopfen, unruhiges Sitzen auf dem Stuhl: + Ni 26
- Schmerzen im Brustkorb: + Lu 1, Mi 1, Le 14, Bl 13, Bl 47, P 7

**Zi Sheng Jing**:

- Schulterschmerzen, man kann die Arme nicht heben: + Dü 12
- Blockierte Kehle: + Dü 4, Bl 40, Ni 7, Lu 1, Gbl 10
- Herzschmerzen in Begleitung von Ängstlichkeit: + Ni 23, Ni 7
- Husten durch Gegenläufigkeit: + Ma 9, Ni 25
- Mangelndes Qi: + Bl 12, Gbl 20, Lu 1

**Lokalisationshilfe**:
Zwei Querfinger (1,6 Cun) über Lu 1, direkt unter dem Schlüsselbein, in dem Winkel zwischen Schlüsselbein und Schultergelenk

**Stimulus**:
Das *Jia Yi Jing* sagt: „Man darf diesen Punkt nicht sehr tief nadeln! Zu tiefes Nadeln verursacht im Menschen widrige Atmung *nì xī* 逆息!“

Um einen Pneumothorax zu vermeiden, sollte die Nadelung des Punktes ebenfalls schräg nach außen erfolgen in einem Stichwinkel von 15 Grad.

**Der Praxistipp**:
Stauung und Fülle in der Brust, der Patient ist traurig aber kann nicht weinen; Depressionen, Melancholie und Schwermut, Ödeme im oberen Erwärmer, „frozen shoulder“;

*Solie de Morant* sagt: Schlaflosigkeit um 3:00 Uhr, Hustenanfälle, Lungenstauungen, Lungen-TBC, alle Herzprobleme, Akne, Tonsillitis.

# Lunge 3 *Tiān Fǔ* 天府

## *himmlischer Palast*

**Bedeutung des Namens**:
*Tiān* 天: der Himmel, der oberste Herrscher des Universums, himmlisch, göttlich, kaiserlich, Natur, natürlich, Tag, Wetter, Witterung u. v. m. Das Schriftzeichen zeigt einen Menschen und das Eine darüber, also die gewaltige, unendliche Ausdehnung des Weltraums über dem Menschen. Der eine Himmel, der sich über die Menschen erhebt (vgl. Wieger, L 1, C). In der chinesischen Naturphilosophie hat *Tian* verschiedene Bedeutungsinhalte:

a) Als Yang-Aspekt im Makrokosmos umfasst der Himmel die Gesamtheit der aktiven, dynamisierenden Einflüsse des Kosmos und damit alle klimatischen Faktoren sowie die planetarischen und interstellaren Energien, die den Menschen beeinflussen. *Tian* ist die schöpferische Kraft, die auf die Erde *dì* 地 wirkt und alles Leben hervorbringt. *Tiān dì* 天地, Himmel und Erde, ist die erste Manifestation von *Dào* 道, das, nunmehr namenhabend, die Mutter der 10.000 Wesen ist (*Lao Zi*, Kap. 1).

b) *Tian* ist ein Äquivalent zu *mìng* 命, dem himmlischen Mandat. *Ming* umfasst alle Ereignisse, die vorherbestimmt und außerhalb der menschlichen Kontrolle liegen, also dass, was man als Schicksal, Karma, Fügung oder Lebenslos bezeichnet. Das Lebenstor im Menschen liegt im Punkt *Ming Men* (Du Mai 4), welcher der Ursprung des *yuán qì* 元氣 = aktiviertes angeborenes Vermögen ist. Hier ist auch der Shen verankert.

c) *Tian* ist auch die Bezeichnung für den obersten Herrscher im antiken chinesischen Weltgefüge. Dies war die grundlegende religiöse Idee in der Zhou-Dynastie (1100-700 v. Chr.), die dem Himmel die höchste Macht zuschrieb, der unsichtbar seinen Einfluss auf die Menschen verbreitete und die natürliche Ordnung herstellte. Der Herrscher in China war dementsprechend der Sohn des Himmels, der das Dao auf der Erde nachvollziehen musste. Analog dazu ist das Herz der Kaiser im Mikrokosmos, der mit seinem richtungsweisenden Einfluss *shén míng* 神明 die natürliche Ordnung auch im kleinen Reich herstellen soll.

d) *Tian* in der chinesischen Medizin bezeichnet die obere Region des Menschen, insbesondere die Brust und der Kopf. „Der Himmel ist rund und die Erde ist eckig, der Kopf des Menschen ist ebenfalls rund und seine Füße sind eckig; also entsprechen sie sich." (*Ling Shu*, Kap. 71); und das *Su Wen*: „Die Region oberhalb der Himmelsachse (*Tian Shu* = Ma 25) wird vom himmlischen Qi beherrscht, die Region unterhalb der Himmelsachse vom irdischen Qi." (Kap. 68)

*Fǔ* 府: Ein Bezirk, eine Versammlungshalle, Amtsgebäude, Behörde, Palast, Schatzkammer, Speicher; ein Verwaltungsbezirk für höhere Beamte, wie sie in der Tang-Dynastie (618-907 n. Chr.) errichtet wurden. Das Schriftzeichen zeigt einen überdachten Ort, an dem Steuern bezahlt und Auszeichnungen und Diplome ausgehändigt werden. Ein Mensch nimmt und eine Hand gibt (Wilder, No. 388). *Fu* weist auch auf ein Regierungsdepot hin, in dem wichtige Dokumente und wertvolle Güter oder Schätze aufbewahrt werden. (siehe auch unter *Zhong Fu* (Lu 1))

*Tiān Fǔ* 天府 hat als Binom verschiedene Bedeutungsinhalte:

1. Im alten China war *Tian Fu* ein Ort im Palast des Herrschers, der die Schätze der Vorfahren beherbergte; ein Ahnentempel. Die Harmonie zwischen den Lebenden und Toten wurde in der antiken Shang-Dynastie (1700-1100 v. Chr.) begründet und zu einem wichtiges Anliegen erhoben, um Krankheiten, Not und Unglück zu verhindern. Die Toten wurden mit viel Prunk und Geschenken beerdigt, um deren Körperseele *pò* 魄 friedlich zu stimmen, damit sie beim Körper des Hinterbliebenen blieb. Karren, Pferde, Waffen, Juwelen, Essen und Trinken, ja gelegentlich sogar ganze Dienerschaften mussten zur Verfügung beim Toten bleiben, was bedeutete, dass die Gefolgschaft z. T. lebendig begraben wurde. Der Ahnentempel im Kaiserpalast bewahrte das gesamte Wissen der Vorfahren auf, damit der neue Herrscher sein Reich im Sinne der Ahnen führen konnte. *Tian Fu* ist so auch eine Bezeichnung für ein profundes Wissen sowie für Reichtum in Hülle und Fülle. Im Menschen verwaltet *Tian Fu* (Lu 3) = „der himmlische Palast" das kostbare Qi des Himmels und hat als Himmelsfensterpunkt auch Einfluss auf das Gehirn, den Speicher von Wissen und Weisheit.

Lu 3 hat große Wirkung auf eine Reihe von geistigen und emotionalen Störungen, die durch eine extreme Lungen-Schwäche verursacht werden: Zerstreutheit, Vergesslichkeit, Depressionen mit Weinanfällen, Platzangst, Menschenangst, Phobien u. v. m. Hier kann die Lunge die Niere nicht richtig ernähren (Sheng-Zyklus), so dass die Gehirnfunktionen gestört werden.

Ein klassisches Symptom von *Tian Fu* (Lu 3) ist: „lamentiert und redet wie besessen“, ein Hinweis auf die Wirkung dieses Akupunkturpunktes bei psychischen Erkrankungen. Besessenheit wurde im alten China als ein Dämonenangriff erklärt und bildete vor der Zeitenwende die wichtigste Ursache für Geistesstörungen.

2. *Tian Fu* ist die Bezeichnung für die Kunst eines Feng Shui-Meisters. Seine Aufgabe ist es, geeignete Stellen für ein harmonisches Zusammenleben der Lebenden und Toten zu finden. Diese Orte sind mit besonders positiven Energien behaftet, sie haben ein gutes *Feng Shui*. Auch Lu 3 ist eine Höhle mit starkem Einfluss (Qi), über die Himmel und Erde im Menschen versöhnt werden können (Himmelsfensterfunktion).

3. *Tian Fu* ist ein Name für das Sternbild des großen Bären, ein Symbol für die kaiserliche Macht in der chinesischen Astrologie. Die Sterne des großen Bären repräsentieren den Wagen des Kaisers, der sich um den Mittelpunkt des Universums, den Polarstern, dreht. Auch hier finden wir wieder einen Hinweis auf das Herz als Kaiser in uns und auf den Shen, seinem richtungsweisenden Einfluss auf die Persönlichkeit. Ebenso wie zwei Sterne des großen Bären auf der Himmelskarte eine Linie mit dem Polarstern bilden, befindet sich auch *Tian Fu* (Lu 3) auf gleicher Höhe mit dem Herzen auf der mikrokosmischen Landkarte.

4. *Tian Fu* ist ein anderer Name für die zweite Sternkonstellation des Mondkalenders, *kàng* 亢. Kang steht für mutig, kräftig, hochmütig und für den Hals/Kehle des Drachen. Das Konzept der 28 Konstellationen oder Mondstationen *xiǔ* 宿 ist das Kernstück in der chinesischen Astrologie. Die 28 *Xiu* beschreiben 28 Himmelsabschnitte, in denen der Mond in seinem himmlischen Kreislauf, der 28 Tage dauert, zu sehen ist. Die Mondstationen geben Prognosen über günstige oder ungünstige Vorzeichen des Tages und dienen so auch der Wahrsagung. Die 28 Mondstationen werden in vier Palästen zu je sieben Sternkonstellationen zusammengefasst, entsprechend den vier Himmelsrichtungen, den vier Jahreszeiten und den fünf Wandlungsphasen mit der Erde als Zentralpalast.

*Kàng* 亢 befindet sich im Palast des grünen Drachens, der dem Frühling, dem Osten und der Wandlungsphase Holz entspricht. *Kang* ist der Hals des Drachens! Oder: der hochmütige Drache wird zu bereuen haben (nach dem *Yi Jing*). Ein Tag unter dieser Konstellation wird nichts Gutes bringen, denn *Kang* entspricht der Wandlungsphase Metall und herrscht über die Krankheiten. Die himmlischen Energien wirken zerstörerisch, an diesem Tag sollten keine neuen Projekte begonnen werden.

Wenn der Holz-Palast von der Metall-Konstellation *Kang* beherrscht wird, liegen Drache und Tiger (Symbole für Holz und Metall) miteinander im Kampf. Dieser Kampf am großen Himmel hat eine interessante Parallele zu einer anderen Auseinandersetzung im kleinen Himmelsgewölbe der Lunge. „Wenn pathogene Hitze plötzlich die inneren Regionen befällt, dann bekämpfen sich die Energien von Leber- und Lungen-Leitbahn und Blut strömt zur Nase. Es kommt zu Blutungen aus Nase und Mund. Für die Behandlung ist der Punkt *Tian Fu* (Lu 3) zu nadeln." (*Ling Shu*, Kap. 21)

Hitze im Inneren blockiert den großen Energiekreislauf und verhindert den Übergang des Qi von der Leber- zur Lungen-Leitbahn. Der Punkt *Tian Fu* (Lu 3), sedierend *xiè* 瀉 genadelt, kann hier die Hitze im oberen Erwärmer klären. Wegen der Tendenz zur Hitze in diesem Bereich ist das Moxen von Lu 3 seit alters verboten (*Jia Yi Jing*).

5. *Tian Fu* ist eine volkstümliche Bezeichnung für die beiden Brüste, der Bereich im Oberkörper (*Tian*), wo bei Frauen die Milch gespeichert ist. Lu 3 befindet sich auf gleicher Höhe wie die Brustwarze und ist nach alter Tradition so zu finden: Wenn man die Brustwarze mit Tinte betupft und der Patient die Arme über der Brust zusammenlegt, wird der Akupunkturpunkt am Oberarm markiert. (*Zhen Jiu Da Cheng*).[171]

**Besondere Qualifikation**:

- Einer der 10 Himmelsfenster-Punkte, welche die energetische Durchflutung und Durchblutung des Kopfes regulieren.[172]

**Wirkrichtung**:

Klärt Lungen-Hitze, kühlt das Blut, reguliert das Lungen-Qi, zerstreut inneren Wind, löst Schleim, der den Shen umnebelt, harmonisiert Lunge und Leber auf der Ebene von Hun und Po.

---

[171] Diese Vielfalt der Namensbedeutungen von *Tian Fu* (Lu 3) wie auch die vieler anderer Punkte ist dem Büchlein von **Zhou Mei-sheng**: *zhēn jiǔ xué míng shì wén* 针灸穴名释文 ("Erklärungen zu den Namen der Akupunkturpunkte") entnommen, das in Anhui 1984 erschienen ist. (chinesisch-englischer Text)

[172] Zu den Himmelsfenster-Punkten siehe u. a. die Beschreibung bei: **Deadman/Al-Khafaji**: A Manual of Acupuncture, 1998, S. 48 ff. oder direkt im *Huang Di Nei Jing Ling Shu*, Kap. 21.

**Moderne Indikationen**:
Husten durch aufsteigendes Qi, Kurzatmigkeit und Asthma, Beengungsgefühl in der Brust, Nasenbluten, Bluthusten, Schwitzen im Wind, Schwellungen am ganzen Körper, verschwommenes Sehen, Auszehrung durch Tumore, Kropf und andere Schwellungen des Halses, Schulter- und Oberarmschmerzen

**Klassische Indikationen**:
**Ling Shu, Kap. 21** („Über Kälte- und Hitzeerkrankungen"):
Eine heftige Erkrankung *bào dàn* 暴癉 (mit Hitze), die zu Gegenläufigkeit des Qi im Inneren führt, bewirkt, dass Leber und Lunge miteinander ringen und Blut exzessiv aus Nase und Mund läuft.[173] Nimm dann den Punkt *Tian Fu* (Lu 3)!

**Jia Yi Jing**:
Husten, aufsteigendes Qi, schweres Atmen, man bekommt kaum Luft, heftige Hitze mit Gegenläufigkeit im Inneren, Leber und Lunge kämpfen miteinander, aus Nase und Mund tritt Blut heraus, der Körper ist geschwollen, widrige Atmung, man kann nicht liegen, Wind treibt den Schweiß heraus, geräuschvolle Atmung, viel Auswurf, geistesabwesend wie in Trance *huǎng hū* 恍惚, sehr vergesslich, Neigung, sich hinzulegen ohne zu schlafen: *Tian Fu* (Lu 3) beherrscht dies!

**Wai Tai Mi Yao**:
Großes Schlafbedürfnis, geistesabwesend, sehr vergesslich, man möchte sich am liebsten hinlegen.

**Qian Jin Fang**:
Viel Kummer, jammern und klagen und dämonisches Sprechen, setze auf *Tian Fu* 50 Moxakegel! Bei einem Kropf durch übles Qi, moxe *Tian Fu* 50 mal! Dieser Punkt beherrscht einen geschwollenen Körper und widrige Atmung, so dass man nicht liegen mag, bei Schwitzen im Wind, Körperschwellungen, Kurzatmigkeit mit viel Auswurf, Schlaganfall durch üblen Wind und andere äußere Einflüsse, fliegende Leichname und andere üble Krankheiten *fēi shī è zhù* 飛尸惡疰, dämonisches Sprechen und flüchtende Leichname[174] *guǐ yǔ dùn shī* 鬼語遁尸, Malaria

[173] Die TCM versteht darunter ganz allgemein ein Hitze-Fülle-Syndrom mit hohem Fieber, im Besonderen auch eine Form der Malaria mit starker Hitzeausstrahlung *dàn nuè* 癉瘧 und heftigem Nasenbluten.
[174] Das Konzept der fliegenden oder flüchtigen Leichname wird wie schon gesagt ausführlich im Kapitel über die Körperseele Po behandelt.

**Tong Ren**:
Verschwommenes Sehen, wenn man in die Ferne sieht, getroffen sein von üblen Dämonenerkrankungen, man kann nicht ruhig liegen; wenn Nasenbluten nicht aufhört, nadele den Punkt 4 Fen tief.

**Ru Men**:
Schwitzen, verschwommenes Sehen, Kropfbildungen, Kurzatmigkeit durch Gegenläufigkeit, man mag nicht essen, Malaria, Schlaganfall durch üble Einflüsse und fliegende Leichname.

**Sheng Hui Fang**:
Schwindel im Kopf, man muss die Augen schließen, das Weitsehen ist verschwommen, der Patient denkt, er müsse ersticken.

**Da Cheng**:
Plötzliche Blockaden, Blutungen aus Mund und Nase, Windschlag-Übel, viel Schwitzen, vergesslich, fliegende Leichname und andere üble Krankheiten, spricht wie besessen, schnappt nach Luft, Kälte-Hitze-Malaria, Kurzsichtigkeit, Kropf-Qi

**Lei Jing Tu Yi**:
Hält unflätige Reden, weint vor Kummer, ist leicht vergesslich.

**Xun Jing**:
Oberarmschmerzen, Nasenbluten, dass nicht aufhört, purpur-weiße Wind-Papeln [175]

**Moderne Punktekombinationen**:
- Husten und Atemnot: + Ren 22, Ren 17
- Bei Nasenbluten: + Di 4, Di 20
- Schulter- und Armschmerzen: + Ren 22, Di 15
- Bluthusten: + Bl 17, Lu 9

**Klassische Punktekombinationen**:
**Qian Jin Fang**:
- Verabscheut den Wind, übles Qi, weint aus Kummer, Vergesslichkeit: + Di 11, Lu 7, Du 20
- Bei Kropf- und Tumorbildungen, alle Schwellungen der Kehle: + SJ 13, Ma 11

---

[175] *Diàn fēng* 癜風 = **Tinea Versicolor**, eine Hauterkrankung, bei der weißliche oder violette Flecken auf der Haut entstehen; ebenso eine Bezeichnung für Vitiligo und Purpura.

**Zi Sheng Jing**:
- Kann nicht liegen: + Mi 9
- Jammert, klagt und spricht wie besessen: + Ren 4 (Moxa)

**Bai Zheng Fu**:
- Nasenbluten: + Di 4

**Xun Jing**:
- Purpur-weiße Wind-Papeln: + Lu 4

**Lokalisationshilfe**:
3 Cun unterhalb der Achselfalte an der lateralen Grenze des Bizepsmuskels

**Stimulus**:
Das *Jia Yi Jing* sagt: Moxa ist kontraindiziert, weil es gegenläufiges Qi verursacht! [176]

**Der Praxistipp**:
Hilft bei der Klärung psychischer Probleme, besonders wenn Unruhe und manischer Handlungszwang dabei sind; harmonisiert Hun und Po; heftiges Nasenbluten bei Hitzeerkrankungen.

*Solie de Morant* sagt: Der Patient spricht zu sich selbst, Abneigung zu sprechen, Gedächtnisverlust, Gefahr eines Apoplex, Schwindel, Folgen einer Gasvergiftung, Asthmaanfälle, Bluterbrechen, alle Augenprobleme, Tränenfluss, Benommenheit, Schwerhörigkeit, Malaria, Tumore.

---

[176] Die meisten klassischen Texte schließen sich dem an. Nur der kreative Querdenker *Sun Si Miao* weist im *Qiān Jīn Fāng* 千金方 darauf hin, dass dieser Punkt durchaus auch mit Moxa behandelt werden kann, besonders bei geistig-emotionalen Störungen (s. o.).

# Lunge 4 *Xiá Bái* 俠白

## *schützendes Weiß*

**Alternativer Namen**:
*jiá bái* 夾白 = eingezwängtes Weiß

**Bedeutung des Namens**:
*Xiá* 俠: Das Schriftzeichen bedeutet ursprünglich edel, mutig, tapfer und beschreibt das Verhalten eines Edlen, der die Schwächeren beschützt und der Gerechtigkeit dient; in diesem Sinne einem Ritter *dà xiá* 大俠 ähnlich. Ein mittelalterlicher Ritter hatte ebenso wie ein Samurai in Japan oder ein Schwertkämpfer in China *wŭ xiá* 武俠 einen Ehrenkodex, nach dem er prinzipientreu und edelmütig handelte. Er war in der Regel ein tapferer Mann, der sowohl mit körperlicher als auch mit moralischer Kraft ausgestattet war. In diesem positiven Sinne stellt der Schwertkämpfer einen Helden *háo xiá* 豪俠 für das einfache Volk dar. Im negativen Sinne beschreibt das Binom aber auch einen Ritter von der traurigen Gestalt, einen Don Quichotte, der realitätsverloren gegen Windmühlen kämpft und leidenschaftlich für Recht und Ordnung antritt.

Das Schriftzeichen zeigt einen Mann, der zwei andere unter seinen Armen festhält (Wieger, L. 27 F).

Als Synonyme für *xiá* 俠 werden oft *jiá* 夾 oder *xiá* 挾 verwendet: beide Zeichen bedeuten fassen, pressen, mitführen, unter den Armen tragen, umklammern, etwas bei sich tragen, wie z. B. eine Geldtasche oder eine Handtasche. In den Schriftzeichen für *xiá* 俠 (*xiá* 挾) ist der Radikal Mensch bzw. eine Hand vor *jiá* 夾 gestellt und verändert die Bedeutung dahin, dass ein Mann, der in der Lage ist, zwei andere unter seinen Armen festzuhalten, ein starker und tapferer Mensch sein muss. Ein Held, der die Schwachen beschützen kann. Aber jeder Ritter kennt den Preis für seine äußerliche Stärke, die ihm seine metallene Rüstung verleiht: Hitze, Atemnot und ein schwerer, unbeweglicher Körper. Die Rüstung, die ihn schützt und feindliche Angriffe abwehrt, macht ihn aber auch starr und unflexibel: ein Panzer, der die Luft einschnürt und das weiche Innere nicht nach außen treten lässt. Wir werden sehen, ob in den klassischen Indikationen von Lu 4 Parallelen dazu zu finden sind.

*Bái* 白: weiß, leer, rein, klar, offensichtlich, strahlend; *Bai* wird oft dazu verwendet, besondere Fähigkeiten und Güte auszudrücken. Das Schriftzeichen zeigt die Sonne, die gerade am Horizont erscheint; das heller werdende Licht der Morgendämmerung (vgl. Wieger, L. 88 A).

In der chinesischen Medizin hat *Bai* zwei Bedeutungsinhalte:

a) Das Weiße ist die farbliche Entsprechung der Wandlungsphase Metall, so dass *Bai* häufig ein Bild für die Lunge und ihrer Entsprechungen darstellt.
b) Weiß hat in einigen Punktenamen topologische Bedeutung: eine weiß schimmernde Stelle der Haut, gewöhnlich durch eine darunter liegende Faszie bedingt.

*Xiá Bái* 俠白 als Punktename: Dieser Akupunkturpunkt befindet sich auf der medialen Seite des Oberarms, an der Grenze zwischen roter und weißer Haut. Er gehört zur Lungen-Leitbahn, die beiden Lungenflügel befinden sich in der Brust, umklammert von den beiden Oberarmen. Die Lunge beherrscht das Qi, resp. das *wèi qì* 衛氣, dessen Aufgabe es ist, den Organismus gegen exogene krankmachende Faktoren zu schützen.

*Xia Bai* = „schützendes Weiß“ vermittelt in dieser Übersetzung die Vorstellung, dass über den Punkt eine geschwächte Lunge vor üblen Einflüssen *xié qì* 邪氣 geschützt und das *Wei-Qi* gestärkt werden kann. Bei Schmerzen an der Innenseite des Oberarms kann Lu 4 die Qi-Stagnation auflösen und die Leitbahn durchgängig machen. Ebenso hilft dieser Reizpunkt, bei verkrampfter Atmung und Völlegefühl in der Brust, den Thorax zu entspannen.

Letztere Indikationen sind ein deutlicher Hinweis auf den alternativen Namen *Jia Bai* = „eingezwängtes Weiß“. In der Kombination mit P 6 (*Nei Guan*) ist Lu 4 äußerst wirksam bei neurologischem Herzklopfen und Interkostalneuralgien, besonders wenn geistig-emotionale Umstände vorliegen und den Oberkörper verkrampfen. Unser Ritter von der traurigen Gestalt, der als Perfektionist seine menschlichen Schwächen krampfhaft ignoriert und unter seinen absoluten Ansprüchen zusammenbricht.

**Wirkrichtung**:
Reguliert Qi und Blut, schmerzlindernd, fördert die Verbreitung des Lungen-Qi, wandelt Schleim im oberen Erwärmer um, bewegt das Blut

**Moderne Indikationen**:
Schmerzen in der vorderen Herzregion, Husten und Atemnot durch Qi-Mangel, trockenes Erbrechen (Würgen), Unruhe und Besorgtheit, Völle in der Brust, nervöses Herzklopfen, Schmerzen an der Innenseite des Oberarms, Schweißflecken, Nasenbluten

**Klassische Indikationen**:
**Jia Yi Jing**:
Herzschmerzen, Husten, trockenes Erbrechen *gān ǒu* 干嘔, Unruhe und Verdruss *fán* 煩, Völlegefühl *mǎn* 満 und Kurzatmigkeit *duǎn qì* 短氣.[177]

**Xun Jing**:
Herzschmerzen, Atemnot, purpur-weiße Wind-Papeln

**Moderne Punktekombinationen**:
- Husten durch aufsteigendes Qi: + Lu 7, Ma 13
- Schmerzen in der Herzregion: + Bl 64
- Schmerzen in der vorderen Herzregion und bei blockierter Brust: + Bl 17, Bl 15, P 6
- Schmerzen des Nervus Medianus: + P 4, P 5, P 7, P 2

---

[177] Mit einer gnadenlosen Redundanz wiederholen alle späteren Akupunkturklassiker die Indikationen aus dem *Zhen Jiu Jia Yi Jing*, weshalb eine weitere Auflistung überflüssig ist. Anders als bei den vorherigen Punkten, bei denen auch durch Umstellen der Zeichen bzw. durch andere Kombinationen der gleichen Zeichen neue Symptombilder entstehen, ist für den Punkt Lu 4 die Indikationslage relativ einheitlich überliefert. Nur der Tang-zeitliche Heiler *Sūn Sī Miǎo* 孫思邈 überrascht hin und wieder mit exotischen und eigentümlichen Indikationen der Punkte, die er gerne mit vielen Moxakegeln behandelt sehen möchte. Medizinhistorisch interessant ist, dass viele traditionelle Autoren der chinesischen Akupunktur Gelehrtenwissen einfach reproduzierten, d. h. von anderen abgeschrieben haben. Sun Si Miao's Beispiel zeigt uns, dass er nicht nur als Gelehrter die alten Texte abgeschrieben, sondern auch eigene praktische Erfahrungen in die Akupunkturpunkte integriert hat.
Die Frage des Kopierrechtes war im alten China ohne Bedeutung, denn sich auf die Klassiker zu beziehen, war ehrenwert und konservativ und diente dem Bewahren des Bewährten. Das fast nur der daoistisch-buddhistische Arzt *Sun Si Miao* eigene Wege gegangen ist und seine eigene Praxis in die Theorie integrierte, mag auch Ausdruck für das blühende Zeitalter der Tang-Dynastie (618-907 n. Chr.) gewesen sein, in dem daoistischer Freigeist dem konfuzianischen Denken gleichberechtigt zur Seite stand. Die Offenheit gegenüber fremden Kulturen und die tatsächlichen Berührungen im wirtschaftlich-kulturellen Austausch über die Seidenstraße haben in dieser Zeit ebenfalls andere Ideen auch über Gesundheit und Krankheit ermöglicht.

**Klassische Punktekombinationen**:
**Qian Jin Fang**:

- Herzschmerzen und Kurzatmigkeit: + Le 14, Du 1, Ren 22, P 9
- Völle und Zusammenschnürung des Brustkorbs: + P 6

**Lokalisationshilfe**: Auf der inneren Seite des Oberarms, am radialen Rand des Bizepsmuskels, vier Cun unterhalb der vorderen Achselfalte, ein Cun unterhalb von Lu 3 oder fünf Cun oberhalb der Ellbogenquerfalte

**Der Praxistipp**:
Zur Entkrampfung der Brust; Schmerzen im Oberarm (Weichteilrheumatismus), trockener Husten;

*Solie de Morant* sagt: Dieser Punkt wirkt direkt auf die Herzklappen, nervöses Herzklopfen, Herzschmerzen, Kurzatmigkeit, Hustenanfälle, Anfälle von trockenem Erbrechen.

# Lunge 5 *Chǐ Zé* 尺澤

## *Sumpf in der Ellenbeuge*

**Alternative Namen**:
*guǐ shòu* 鬼受 = den Dämon erleiden
*guǐ táng* 鬼堂 = Dämonenhalle

**Bedeutung des Namens**:
*Chǐ* 尺: ein Längenmaß, ein Fuß verschiedener Länge, variierend in der Geschichte Chinas, ein Lineal oder Zollstock; ein chinesischer Fuß entspricht 10 Cun, heute ca. 0,36 m; der vierte der fünf traditionellen Töne (G (Sol) in der diatonischen Skala).
Das Schriftzeichen zeigt eine geöffnete Hand, die sich zu einer Handspanne (die Länge Daumen - kleiner Finger) spreizt (Wieger, L. 32 F). Die Handspanne war unter der Zhou-Dynastie (1122-770 v. Chr.) die wichtigste Längeneinheit und maß 20 cm. Für den Europäer ist ein *Chi* eine Fußlänge, für den Chinesen eine Handspanne. Die Elle heißt in China *Chi*, weil sie ungefähr ein Fuß lang ist.

In der chinesischen Medizin bezeichnet der Chi-(Fuß-) Puls die proximale Pulstaststelle am Handgelenk. Sie ist genau eine Handspanne (*chǐ* 尺) von der Ellenbogenfalte entfernt und reflektiert den energetischen Zustand der struktiven Energie. „Die Entfernung von der Schranke bis zum Fuß wird von den Yin-Energien des Organismus beherrscht." (*Nan Jing*, Kap. 2) Konkret ertasten wir an den Fuß-Pulsen den Zustand des Nieren-Qi, links die Wasserniere und rechts die Feuerniere resp. *mìng mén* 命門, das Lebenstor. Die Cun (Daumen-) Pulstaststelle gibt Aufschluss über den Zustand der Yang-Energie resp. links des Herz-Feuers und rechts der Lunge.

*Zé* 澤: eine Wasserstelle, ein Sumpf, ein Moor, eine Marsch, feucht, schlüpfrig, fruchtbar, bereichern, befruchten, Wohltaten erweisen, begünstigen. Das Radikal ist Wasser, daneben ein wachsames Auge, das die Aktivitäten von Kriminellen beobachtet (vgl. Wieger, L. 102 G).

Die Idee des Zeichens könnte sein: ein Gewässer, das nur mit Vorsicht und größter Wachsamkeit betreten werden sollte; ein trügerischer Sumpf. Ein Sumpf ist ein gefährlicher Ort, an dem man versacken und untergehen kann; hier ein Sinnbild des Schlechten, Krankhaften und

Verkommenen. „Sumpfen" steht in unserem Volksmund auch für liederlich leben oder verdorben sein.

Ein Sumpf ist aber auch ein Ort, dessen Boden mit viel Wasser durchtränkt ist und der seiner Umgebung Feuchtigkeit spendet. Torf als Extrakt eines Moores z. B. befruchtet den Boden und wirkt wohltätig auf das Wachstum und die Ernährung der umliegenden Flora.

In der chinesischen Medizin bezeichnet *zé* 澤 ein stehendes Gewässer, das in einer Vertiefung zu finden ist und Feuchtigkeit für eine größere Umgebung konserviert und bereithält. Im Mikrokosmos sind es Stellen mit regulierender Wirkung auf den Säftehaushalt. Man kann über sie Feuchtigkeit anregen („befeuchten") und so Trockenheit kompensieren, aber auch Flüssigkeitsansammlungen ableiten, den Sumpf quasi trockenlegen. Schließlich wirken sie als Wasserpunkte kühlend auf alle Hitzeerkrankungen. Die Sumpf-Punkte in der Akupunktur sind:

- o *Chǐ Zé* 尺澤 = „Sumpf in der Ellenbeuge" (Lu 5) bei Lungen-Hitze und Leere-Hitze im oberen Erwärmer
- o *Shǎo Zé* 少澤 = „kleinerer Sumpf" (Dü 1) zur Förderung der Milchbildung bei stillenden Müttern[178]
- o *Qū Zé* 曲澤 = „Sumpf an der Krümmung" (P 3) bei Hitze im Blut und Herz-Feuer-Symptomatik

*Chǐ Zé* 尺澤 als Binom im Punktenamen:

Dieser Punkt ist in einer Mulde an der Ellenbeuge lokalisiert und hat eine klimaregulierende Wirkung auf seine Umgebung. Wie ein Sumpf spendet er Feuchtigkeit und wirkt wohltätig bei Erschöpfung der Körpersäfte und bei Hitze. Bei Stagnation der Körperflüssigkeiten, bei kaltem Schleim in der Lunge und Blockierung der oberen Wasserwege hilft *Chi Ze* (Lu 5), den Schleim aufzulösen und die Wasserzirkulation wieder anzuregen. Lokal „schmiert" dieser Punkt die Muskeln und Sehnen im Ellbogenbereich und ist von Nutzen beim Tennis-Ellenbogen und bei Kontraktionen der Sehnen. Hier besonders in Kombination mit *Qū Chí* 曲池, dem „Teich an der Krümmung" (Di 11).

[178] Die Dünndarm-Leitbahn der schwangeren Frau ist, ebenso wie das Herz, von der fetalen Ernährung ausgenommen, um nach der Geburt genügend reine Flüssigkeiten bereitstellen zu können, die dann in Muttermilch umgewandelt wird. So erklärt sich die empirische Wirkung von Dü 1 bei Milchbildungsstörungen.

*Chi Ze* (Lu 5) hat eine Beziehung zum Yang-Aspekt des Wassers, der Blase, indem er die Wasserwege nach unten hin öffnet und den Harnfluss ermöglicht. In diesem Sinne wird er genadelt bei Harnverhaltung, wenn das Lungen-Qi durch Schleim blockiert ist und seine absenkende Funktion eingebüßt hat. Hier nadelt man mit ableitender Technik meist in Verbindung mit anderen Öffnungspunkten der unteren Wasserwege wie *Yin Ling Quan* (Mi 9) = „Quelle am Yin-Hügel" und *Zhong Ji* (Ren 3) = „zentraler Pol", der als Mu-Punkt der Blase eine besonders diuretische Wirkung hat.

Die beiden alternativen Namen zeigen die besondere Wirkung des Punktes bei Geisteskrankheiten und Besessenheit.

**Besondere Qualifikationen**:
- Wasser-Punkt
- He (Meer-) Punkt
- Kind (Sedierungs-) Punkt
- Gui (Dämonen-) Punkt

**Wirkrichtung**:
Tonisiert das Lungen-Yin, kühlt Lungen-Hitze, reguliert das Lungen-Qi, klärt die Lunge, leitet Hitze aus, korrigiert Gegenläufigkeit, begünstigt die Flüssigkeiten, löst Schleim im oberen Erwärmer, bewässert die Blase, entkrampft die Sehnen und stellt die kontrollierende Funktion der Lunge über die Leber wieder her.[179]

**Moderne Indikationen**:
Husten durch Gegenläufigkeit, Atemnot, Völlegefühl, Qi-Mangel, Herzschmerzen, Unruhe im Herzen, aufgeblähter Bauch, Schmerzen im Oberkörper, blockierte Kehle, die Zunge ist trocken, Blutspucken, Nasenbluten, Halsentzündung, Ödeme, Erbrechen, Durchfall, Schreckhaftigkeit kleiner Kinder, schüttelnde Kälte, epidemische Krankheiten, die Diurese fördernd, Schmerzen im Brustkorb, Schwellungen der vier Extremitäten, Schmerzen und Bewegungseinschränkung des Ellenbogens, aufsteigende Hitze, Husten mit Auswurf von Eiter und Blut, Bauchgrimmen *jiăo cháng* 絞腸, Vergiftungen

---

[179] Diese Funktion von Lu 5 habe ich nur bei **Porkert/Hempen**: Systematische Akupunktur, München 1985, S. 137 gefunden. Sie hat sich in der Praxis bewährt bei Leber-Yin-Leere, wenn das Leber-Yang zu heftig nach oben schlägt und Reizbarkeit, Kopfschmerzen und Schlaflosigkeit verursacht. Hier kann *Chi Ze* (Lu 5) das Lungen-Yin stärken und über den Ke-Zyklus das aufsteigende Leber-Yang regulieren.

**Klassische Indikationen**:
**Jia Yi Jing**:
Husten durch gegenläufig aufsteigendes Qi, trockene Zunge, Verdruss im Herzen, Schmerzen im Oberkörper, kalte Schultern, wenig Qi, man hat nicht genug zum Atmen, aufgeblähter Bauch, Kurzatmigkeit, man schüttelt sich vor Kälte, macht verrückte Bewegungen *jì jiù* 瘈疭, die Arme können nicht gestreckt werden, Husten mit trübem Auswurf, Luft im Zwerchfell, Neigung zu Erbrechen, Klopfen an der Stirn, man kann nicht schwitzen, Verdruss mit Völlegefühl, Schmerzen am Ellenbogen

**Qian Jin Fang**:
Erbrechen, die Sekrete kommen oben und unten heraus, Schmerzen unter dem Rippenbogen auf beiden Seiten, ziehender Schmerz im Arm, man kann ihn nicht ausstrecken, Schwellungen der Kehle, Völlegefühl in Brust und Oberkörper, Erbrechen durch aufsteigendes Qi, üble Krankheiten mit Schwellungen und Schmerzen in den vier Gliedmaßen, alle gemischten Krankheitsbilder *zhū zá hòu* 諸雜候, alle Malaria-Krankheiten, die den 5 Zang-Organen entsprechen; bei Kurzatmigkeit, so dass man nicht sprechen kann, setze 100 Moxakegel auf den Punkt Lu 5. Wenn der Patient trockenes Erbrechen hat, Moxa auf Lu 5 wirkt Wunder! Bei Erbrechen durch aufsteigendes Qi moxe den Punkt 3-7 mal. Lu 5 heilt eine trockene Zunge und Schmerzen im Oberkörper, Herzschmerzen mit außergewöhnlicher Hitze.

**Wai Tai Mi Yao**:
Fülle *shí* 實 verursacht Hitze und Schmerzen in Rücken und Schultern, der Schweiß kommt nicht heraus, die vier Gliedmaßen sind extrem angeschwollen; Leere *xū* 虛 verursacht Kälte am Rücken und an den Oberarmen, Qi-Mangel

**Tong Ren**:
Wind-Bi-Erkrankungen mit Kontraktionen der Ellenbogen, die Arme können nicht angehoben werden

**Pu Ji Fang**:
In der Gebärmutter sind Hernien, Tumore und Massenbildungen, die Geschlechtsteile sind eingezogen und schmerzhaft. Wenn der Punkt ableitend genadelt wird, heilt er eine blockierte Kehle mit Neigung zu ersticken, ein schwaches Qi führt zu Verdruss im Herzen, depressive Geisteskrankheiten mit Erbrechen von Schaum, man kann die Arme nicht nach oben strecken, Schmerzen im Ellenbogen

**Sheng Hui Fang**:
Verzögerte Entwicklung kleiner Kinder durch Wind-Schreckhaftigkeit (*xiǎo ér huǎn jīng fēng* 小兒緩驚風).

**Yu Long Jing**:
Die 5 Arten von Hüftschmerzen

**Yu Long Fu**:
Plötzliche Sehnenkrämpfe, man kann die Hände nicht öffnen und die Arme kaum strecken.

**Ru Men**:
Blockierte Kehle, Schmerzen im Oberkörper, aufgeblähter Bauch, Kurzatmigkeit, unaufhörliches Erbrechen, Geisteskrankheiten mit Rückzug *diān bìng* 癲病, Schmerzen im ganzen Körper, die vier Gliedmaßen sind plötzlich angeschwollen, Schmerzen im Arm und Ellenbogen

**Zhen Jiu Yu Jing**:
Schmerzen in Schultern und Wirbelsäule, Schwitzen beim Schlaganfall, das Wasserlassen ist häufig aber nicht genug, die Farbe des Urins ändert sich, schließlich verliert man übermäßig Urin. Gesichtsblässe, Neigung zu niesen, Kummer und Leid, ohne Freude, hat sie das Bedürfnis zu weinen (*bēi chóu bù lè yù kū* 悲愁不樂欲哭); Durchfälle wie gewaschener Reis durch Hitze oder Kälte, Wind-Bi-Erkrankungen, Krämpfe und Kontraktionen von Ellbogen und Oberarme, die Arme können nicht angehoben werden, Blockaden in der Kehle, aufsteigendes Qi mit Erbrechen, Mund und Zunge sind trocken, Husten mit trübem Auswurf, alle Malaria-Erkrankungen *kāi nuè* 痎瘧, alle vier Gliedmaßen sind plötzlich extrem angeschwollen, kalte Oberarme durch Qi-Mangel, Herzschmerzen, die Lunge ist äußerst angeschwollen *fèi zhàng péng péng* 肺脹膨膨.[180]

Schmerzen in der Schlüsselbeingrube, das Herz ist beunruhigt, verschlossen oder in Aufruhr *xīn fán mèn luàn* 心煩悶亂, wenig Qi, man kann kaum atmen, Strapazen durch Hitze und Wind *láo rè fēng* 勞熱風, aufsteigendes Qi verursacht Atemnot und Völle, Spannungen und Schmerzen in Hüfte und Rücken, Massenbildungen in der Lunge mit hastiger Atmung, kleine Kinder bleiben (in der Entwicklung) zurück durch

[180] Wohl die archaische Beschreibung eines Lungen-Emphysems.

Schreck-Wind *xiǎo ér màn jīng fēng* 小儿慢惊風 (infantile Krampfanfälle).[181]

**Da Cheng**:
Herzensleid *xīn téng* 心疼; sonst wie im *Zhen Jiu Ju Ying*[182]

**Ling Guang Fu**:
Bei Blutspucken und um die Atmung zu stabilisieren muss dieser Punkt tonisiert werden.

**Xi Hong Fu**:
Der Punkt heilt die 5 Arten von Ellenbogenschmerzen; man muss bei Kälte tief nadeln, um eine Wirkung zu erzielen!

**Lei Jing Tu Yi**:
Erbrechen durch aufsteigendes Qi, Schwellungen am Kinn, das Herz ist betrübt *xīn fán* 心煩, Schmerzen am ganzen Körper, man kann nicht schwitzen, trockene Zunge, Husten von Schleim, Eiter und Blut, Herzschmerzen mit schwerer Atmung, Massenbildungen in der Lunge behindern die Atmung, Malaria-Erkrankung mit viel Schwitzen, reiswasserähnliche Durchfälle durch Hitze und Kälte, die vier Gliedmaßen sind geschwollen und schmerzhaft, man kann sie nicht bewegen, blasses Gesicht mit Neigung zum Niesen.

**Yi Zong Jin Jian**:
Alle Lungenkrankheiten, trockene Cholera, schmerzhafter und blockierter Hals durch Wind-Affektionen, Krankheiten durch schädigende Kälte oder Hitze ohne Schweiß, zu nadeln bei reizbaren Kindern mit chronischen infantilen Krämpfen.

**Tong Xuan Zhi Yao Fu**:
Lu 5 entfernt Schmerzen und Muskel-Sehnenverspannungen im Ellenbogen.

---

181 Es wird hier deutlich, wie wichtig der Punkt *Chi Ze* (Lu 5) in der Geschichte der Akupunktur genommen wurde; das „Anschwellen" der Indikationsliste für diesen Punkt in der Ming-Dynastie mag als Indiz dafür gelten.

182 Auch wenn das *Zhen Jiu Da Cheng* (1601 n. Chr.) meist als der Höhepunkt der Akupunkturliteratur in der Ming-Zeit deklariert wird, ist es oft so, dass das *Zhen Jiu Ju Ying* (1529 n. Chr.) die ältere Quelle für viele Punkteindikationen darstellt. *Yang Ji Zhou* hat 72 Jahre später im *Da Cheng* viele Punkteindikationen von *Gao Wu* einfach übernommen, oft ohne dies kenntlich zu machen.

**Sheng Yu Ge**:
Lu 5 kann verkrampfte und blockierte Muskeln und Sehnen heilen.

**Zhou Hou Ge**:
Wenn Hände und Arme durch plötzlich Krämpfe blockiert sind, nadele *Chi Ze* (Lu 5) tief, um die Taubheit zu entfernen!

**Shi Si Jing Yao Xue Zhu Zhi Ge**:
Lu 5 heilt alle Lungenerkrankungen, Darmgrimmen, Schmerzen in der Kehle durch Wind, Krankheiten durch schädigende Kälte und Hitze mit Schweißlosigkeit, auch zu nadeln bei akuten und chronischen Wind-Erkrankungen kleiner Kinder.

**Moderne Punktekombinationen**:
- Husten und Atemnot durch aufsteigendes Qi: + Lu 7, Bl 13
- Hilft dem Qi in der Luftröhre, wenn viel Schleim Atemnot verursacht: + Lu 10, Ren 22
- Schmerzen, Blockaden und Kontraktionen im Ellenbogen: + Di 11, He 3, Gbl 21
- Schwellungen und Schmerzen in Hals und Kehle: + Lu 11, Ma 13
- Schwellungen und Völlegefühl in Brust und Oberkörper: + P 6, Le 14
- Erkrankungen durch Sommerhitze wie plötzliche Durchfälle und Erbrechen: + Bl 40
- Hohes Fieber bei Kleinkindern und Ohnmacht durch Schreck: + Lu 11, Di 4
- Die oberen Extremitäten können nichts ergreifen: + He 1, Pe 3
- Die Hände können nichts ergreifen, Taubheit und Schmerzen nach Nervenschädigungen: + Di 11, Di 4
- Tuberkulose *fèi láo* 肺痨: + Bl 13, Bl 43, Du 14, Mi 6, Ni 3

**Klassische Punktekombinationen**:
**Jia Yi Jing**:
- Wenn im Uterus schwere Shan-Erkrankungen und Massenbildungen auftreten und die Genitalien eingezogen und schmerzhaft sind, bei schweren Durchfällen, bei denen es oben und unten herauskommt, tonisiere Lu 5 und Ni 3!

**Qian Jin Fang**:
- Wenn Arme und Beine verstaucht sind und abnorme Bewegungen nach einem Schrecken zeigen, moxe zuerst Lu 5, dann moxe Di 4, dann Lu 11 und schließlich P 8.

- Wenn der Oberarm nicht zum Kopf reichen kann: + SJ 1, SJ 5, Gbl 44
- Bei Qi-Mangel, Schmerzen im Oberkörper und Verdruss im Herzen: + Dü 1
- Geisteskrankheiten *diān jí* 癲疾 mit Rückzug, die Arme können nicht zum Kopf reichen: + Ni 2

**Xi Hong Fu**:
- Die 5 Arten von Ellenbogenschmerzen verlangen nach Lu 5; steche danach Lu 9 und höre dann auf!

**Yu Long Ge**:
- Bei Krämpfen und Schmerzen im Ellenbogen nehme Lu 5 in Verbindung mit Di 11!

**Za Bing Xue Fa Ge**:
- Bei Blutspucken kann *Chi Ze* (Lu 5) gute Dienste ohne gleichen leisten und bei Nasenbluten zusammen mit *Shang Xing* (Du 23) und *He Liao* (Di 19).

**Zhou Hou Ge**:
- Bei Schwellungen und Schmerzen im Knie,[183] wobei es mühevoll und schwierig ist aufzutreten, kann Lu 5 die Muskeln und Sehnen entspannen und die Schmerzen im Knochen lindern. Auch gibt es noch den wunderbaren Punkt *Qu Chi* (Di 11); das Suchen nach dem Ursprung und der Entwicklung (der Krankheit) kann dann aufhören. Und wenn man möchte, dass die Heilung zufriedenstellend verläuft, füge noch den Punkt *Feng Fu* (Du 16) hinzu, man darf ihn nadeln!

**Zi Sheng Jing**:
- Blockierte Muskeln und Sehnen am Kopf, in den Beinen, überall am Körper, werden gelockert, ebenso wird ein aufgeblähter Bauch befreit: + Ren 17, Lu 1, Ren 14, Ren 12 (Moxa!)
- Qi-Mangel: + Ni 2
- Kälte am Rücken und an der Schulter: + Bl 17, Bl 45, Gbl 25

[183] Der traditionelle Terminus dafür ist *hè xī* 鶴膝 = „Kranich-Knie", weil das geschwollene Kniegelenk wie das Knie eines Kranichs aussieht. Im medizinischen Sinne ist damit auch eine Kniegelenksarthrose beschrieben!

**Da Cheng**:

- Hartnäckige Verstauchung der Hüfte und Schmerzen im Oberkörper: + Bl 40, Du 26 (Moxa), nadele danach die Punkte Bl 60, Bl 65, SJ 6, Gbl 34
- Schreck-Epilepsie *jīng xián* 驚癇: Lu 5 (ein Moxakegel), He 9, Du 21, Bl 65
- Krämpfe im Ellenbogen: + Di 15, He 3, P 5, P 7, Dü 3, Lu 10
- Hartnäckige Verstauchung und Schmerzen in der Lende sowie bei Schmerzen im Oberkörper und in den Rippen: + Di 11, Di 4, Di 10, Gbl 34, Ren 7, Le 2, Ma 36
- Schwellungen in der Achselhöhle und des Ellenbogens: + He 3, P 5, P 7
- Wind-Bi-Erkrankungen führen zu Verkrampfungen des Ellenbogens, man kann ihn nicht anheben: + Di 11, Di 4
- Trockener Mund: + P 3, P 7, Di 2, Lu 11, Di 1
- Kälte an den Oberarmen: + He 7
- Wind-Bi-Erkrankungen: + Gbl 38
- Erschöpfung der vier Gliedmaßen: + Dü 8, SJ 6, Dü 2, Ma 36, Di 10, Mi 6, Le 8, Ni 6, Ni 3, Ma 44, Le 2, Mi 2
- Aufgeblähter Bauch: + Ma 33, Ma 36, Le 8, Ni 10, Gbl 34, Mi 5, Mi 4, Ma 44, Ni 3, Mi 3, Ma 45, Mi 1, Bl 17, Bl 23, Ren 12, Bl 25
- Gegenläufiges Qi: + Mi 5, Mi 3, Mi 6
- Zäher Schleim: + P 5, Lu 7, Lu 11

**Lokalisationshilfe**:

An der lateralen Seite der Sehne des Bizepsmuskels in der Ellenbogenfalte; in einer Mulde, die entsteht, wenn der Arm leicht gebeugt ist.

**Stimulus**:

Bei Hitzezuständen mit einer Dreikantnadel bluten lassen (*Yi Zong Jin Jian*); bei infantilen Krampfanfällen Moxa setzen (*Sheng Hui Fang*); bei Blutspucken durch aufsteigendes Qi: 3-7 Moxa (*Qian Jin Fang*); bei Qi-Mangel, so dass man nicht sprechen kann: 100 Moxa (*Qian Jin Fang*); bei Blutspucken muss dieser Punkt tonisierend genadelt werden (*Zhen Jiu Ju Ying*); das *Yi Zong Jin Jian* sagt: Moxaverbot!

**Der Praxistipp**:
Bei Reizbarkeit und nervöser Anspannung; Tennisellbogen; Schulterschmerzen; begleitend zur Raucherentwöhnung, um die Lunge zu befeuchten und das Lungen-Yin zu nähren; reguliert nach oben schlagendes Leber-Yang, stellt die Harmonie zwischen Leber und Lunge her; zur konstitutionellen Behandlung von Allergie, Neurodermitis und Asthma; zur Verbesserung der Diurese (+ Ni 7); ein wichtiger Punkt bei juckenden und brennenden Ekzemen; wirkt entspannend auf den gesamten aktiven Bewegungsapparat;

*Solie de Morant* sagt: Bronchitis, Lungen-TBC, hohes Fieber mit Nasenbluten und Blutspucken, Depressionen, Folgen von Kränkung, Jammern, Klagen, nervöse Unruhe, chronische Meningitis bei Kindern, infantile Krampfanfälle, unaufhörliches Erbrechen und Durchfälle, stechender Schmerz in der Herzregion, der in den Arm ausstrahlt, Angina Pektoris, Blasenlähmung, Lumbalgien, Kälte in den oberen Extremitäten.

# Lunge 6 *Kǒng Zuì* 孔最

## *tiefstes Loch*

**Bedeutung des Namens**:
*Kǒng* 孔: hindurchgehen, eine Höhle, ein Loch, ein Durchgang, ein Flötenloch, eine Felsenhöhle, groß, sehr, der Familienname von *Kǒng Zi* 孔子 (Konfuzius). Das Schriftzeichen zeigt eine Schwalbe, die in China ihre Brut in Höhlen bzw. Ritzen der Häuser aufzieht (vgl. Wieger, L 94 A). Das Ankommen der Schwalben, besonders wenn sie ihr Nest am Haus bauen, symbolisiert in China zukünftigen Erfolg und Reichtum, besonders aber Ehe und Nachwuchs. Peking ist bekannt als die Schwalbenstadt wegen der großen Anzahl dieser Vögel in den Gemäuern der Hauptstadt.[184]

Das Bild suggeriert einen versteckten Ort mit reger Aktivität und üppiger Fülle. In der Akupunktur ist *Kong* ein Synonym für *xué* 穴 = Höhle und bezeichnet auch hier einen anatomisch tiefer gelegenen Ort mit mächtigem Einfluss, einen Akupunkturpunkt also. Eine andere Interpretation sieht in dem Zeichen einen Säugling an der Mutterbrust (*Wang Hongyuan*).[185] Auch in dieser Etymologie steckt der Gedanke einer üppigen Nahrungsquelle.

Zuì 最: sammeln, anhäufen, versammeln, sehr, äußerst, am wichtigsten, im höchsten Grad, das Beste, ein Zeichen des Superlativs. Das Schriftzeichen zeigt eine Hand, ein Ohr und sprechen (vgl. Wieger, L 146 F). Eine an das Ohr gelegte Hand symbolisiert wache Aufmerksamkeit und reges Interesse für das gesprochene Wort. So können Informationen und Wissen angesammelt werden.

*Kǒng Zuì* 孔最 als Binom im Punktenamen ist ein Hinweis auf seine Funktion: Als *Xī* 郄 (Spalt-) Punkt ist Lu 6 per definitionem in einer spaltähnlichen Vertiefung lokalisiert. In der Tiefe der Höhle ist das Qi und Blut der Leitbahn besonders konzentriert und angehäuft. Die Darstellung eines Superlativs durch das Ideogramm *Zui* weist auf besondere Einflussmöglichkeiten dieses Akupunkturpunktes hin.

---

184 **Williams, C.A.S.**: (wie Anm. 19), S. 380.

185 **Wang Hongyuan**: Vom Ursprung der chinesischen Schrift, Beijing 1997, S. 26.

Therapeutisch sind Spalt-Punkte von besonderem Nutzen bei akuten Erkrankungen der Leitbahnen und Organsysteme, wenn Fülle, Stauungen, Hitze und Schmerzen einhergehen. Hier nadelt man sie ableitend *xiè* 瀉.

Aber auch bei hartnäckigen chronischen Krankheitsbildern harmonisieren die Xi-Punkte den Energiefluss zwischen der Leitbahn und den zugehörigen Zang-Fu-Organen, wenn sie auffüllend *bŭ* 補 genadelt werden. Es ist, als ob man einen Spalt, der den Qi- und Blutfluss unterbricht, überbrückt und den Fluss wiederherstellt. Die Wirksamkeit der Spalt-Punkte gerade bei Schmerzen wird betont durch ihre häufige Anwendung in der Akupunkturanästhesie. Als „Painkiller" übertreffen sie die herkömmlichen Sedierungspunkte (Sohn-Punkte nach den fünf Wandlungsphasen) erheblich.

Schließlich sind die Xi-Punkte auch von diagnostischer Bedeutung. Da Qi und Blut durch die Leitbahnen zirkulieren und sich in den Spalt-Punkten ansammeln, können hier Fülle und Leere des zugehörigen Organsystems ertastet werden. Ähnlich wie bei den Bei Shu-, Mu- und Yuan-Punkten indiziert ein scharfer oder intensiver Druckschmerz, womöglich sogar ein Spontanschmerz eine Fülle-Situation, wir finden eine Rötung oder auch Schwellung/Aufquellung des umliegenden Gewebes. Ein dumpfer oder milder Druckschmerz, der oft als angenehm empfunden wird, und eine gleichzeitige Eindellung oder Mulde der Punktregion weisen auf eine Leere-Situation hin.

*Kong Zui* (Lu 6) kann außergewöhnliche pathologische Zustände regulieren, wie z. B. einen akuten Asthmaanfall, einen Blutsturz oder sehr hohes Fieber. Der Volksmund kennt die Umschreibung „jemand pfeift auf dem letzten Loch“ und meint damit nicht nur eine akute Atemnot, sondern auch eine existenzielle Bedrohung von Leib und Leben.

*Kong* = die Höhle erinnert den Therapeuten gleichzeitig an die heilsame Funktion des Punktes bei allen Erkrankungen der Mund- und Rachenhöhle. In der Tiefe der Spalte befindet sich also ein therapeutisches Potential von höchster Güte!

**Besondere Qualifikation**:

- *Xī* 郄 (Spalt-) Punkt

**Wirkrichtung**:
Reguliert das Lungen-Qi, reguliert die Kehle; befeuchtet die Lunge, stoppt Blutungen, öffnet die Oberfläche, klärt Hitze

**Moderne Indikationen**:
Husten und Atemnot, Bluthusten, Halsschmerzen, Stimmverlust, schwere Kopfschmerzen, Hitzekrankheiten ohne Schwitzen, Schmerzen in Ellenbogen und Oberarm, Hände und Finger sind gekrümmt und können nicht gestreckt werden, Schmerzen im Oberbauch

**Klassische Indikationen**:
**Jia Yi Jing**:
Kopfschmerzen bis zur Bewusstlosigkeit

**Wai Tai Mi Yao**:
Hitzeerkrankungen ohne Schwitzen, nach 50 Moxakegel auf diesen Punkt tritt der Schweiß heraus; schwere Kopfschmerzen, die zur Ohnmacht führen können *jué tóu tòng* 厥頭痛.

**Qian Jin Fang**:
Extreme Armschmerzen, Hitzekrankheiten ohne Schweiß, alles kann mit Moxa oder mit Nadeln behandelt werden. Dieser Punkt kann schwitzen lassen!

**Ju Ying**:
Hitzekrankheiten mit Schweißlosigkeit, Husten durch Gegenläufigkeit, extreme Schmerzen im Ellenbogen und im Oberarm, das Beugen und Strecken fällt schwer, die Arme können nicht bis zum Kopf reichen, die Finger können nichts greifen, Blutspucken, Stimmlosigkeit, ein geschwollener Hals und Kopfschmerzen

**Da Cheng**:
(wie im *Zhen Jiu Ju Ying*)

**Lei Jing Tu Yi**:
Hitzekrankheiten ohne Schweiß, drei Moxakegel bringen den Schweiß hervor, Husten durch Gegenläufigkeit, Schmerzen im Ellenbogen und im Oberarm, das Beugen und Strecken ist schwierig, Blutspucken und Stimmverlust, Kopfschmerzen und Halsschmerzen

**Moderne Punktekombinationen**:

- Bluthusten: + P 4, Bl 13
- Kurzatmigkeit und blockierte Atmung: + Ren 22
- Husten durch gegenläufig aufsteigendes Qi: + Lu 7, Lu 1
- Halsschmerzen: + Lu 11
- Öffnet die Oberfläche und klärt Hitze: + Du 14, Di 4
- Tennisellenbogen: + Lu 5, Di 11

**Klassische Punktekombinationen**:
**Qian Jin Fang**:

- Kopfschmerzen: + Dü 3

**Zi Sheng Jing**:

- Blutspucken: + P 3, Bl 13
- Gasansammlungen am Zwerchfell, Bluterbrechen: + Ma 20

**Lokalisationshilfe**:
In einer deutlich fühlbaren Vertiefung zwischen zwei Muskeln, 7 Cun oberhalb der Handgelenksquerfalte oder 5 Cun unterhalb der Ellenbogenquerfalte. Halbiere die Strecke zwischen Lu 5 und Lu 9 (Handspanntechnik!), die 12 proportionale Cun beträgt und gehe dann ein Cun nach oben in Richtung Lu 5.

**Stimulus**:
Bei Fiebererkrankungen, wo der Schweiß nicht herauskommt, drei Moxen! (*Lei Jing Tu Yi*).

**Der Praxistipp**:
Bei einem akuten Asthmaanfall muss Lu 6 stark sediert werden! Heftige Kopfschmerzen, starke Schmerzen in den Armen; Fibromyalgie (+ Lu 5, Bl 60, Ma 36).

*Solie de Morant* sagt: Lu 6 wirkt auf die Stimmbänder: rauhe Stimme, Stimmverlust, geschwollener Hals; Schwäche und Schmerzen im Arm und im Ellenbogen; der Patient ist ungeschickt im Festhalten und Greifen von Gegenständen.

# Lunge 7 *Liè Quē* 列缺

## *Fehler in der Reihe*

**Alternative Namen**:
*tóng xuán* 童玄 = reines Mysterium
*wàn láo* 腕勞 = geplagtes Handgelenk

**Bedeutung des Namens**:
*Liè* 列: Reihe, Reihenfolge, Sequenz, Ordnung, auflisten, einordnen, aufsplitten, trennen, unterscheiden, eine Rangordnung aufstellen. Das Schriftzeichen zeigt einen Fluss, der über die Ufer tritt und neue Nebenläufe in die Felder schneidet (vgl. Wilder, No. 711). Überschwemmungen waren in China schon immer ein Grund für Not und Unglück, sodass die Kontrolle der Wasserwege lebensnotwendig für die chinesische Bevölkerung war. Es wurden u. a. Kanäle und Stauseen konstruiert, die bei Überschwemmungen das überschüssige Wasser aufnehmen, in Dürrezeiten jedoch eine Austrocknung der Felder verhindern sollten.[186] *Lie* weist im Punktenamen auf ähnliche Funktionen im Menschen hin, nämlich überschüssiges Qi und Blut abzuleiten oder einen Mangel davon aufzufüllen (als Luo- und Konfluenzpunkt). Die Lunge ist ferner die Wurzel der oberen Wasserzirkulation, Lu 7 kann Schleim und Ödeme im oberen Erwärmer auflösen und ableiten.

*Quē* 缺 : ein Mangel, eine Leere, Fehler, fehlerhaft, lückenhaft, zerbrochen, eine Lücke. Das Schriftzeichen zeigt ein bauchiges Gefäß aus Ton, das in zwei Teile zerbrochen ist (vgl. Wilder, No. 109). Dadurch wird der Krug fehlerhaft und ist nicht mehr zu gebrauchen. *Que* ist auch Bestandteil des Punktenamens von Ma 12 *Que Pen* = die „Bettlerschale", eine Bezeichnung für die Schlüsselbeingrube, die besonders bei Bettlern und Hungerleidern deutlich ausgeprägt ist.

Der Punktename von *Liè Quē* 列缺 lässt verschiedene Bedeutungsebenen zu:

---

[186] Dieses Prinzip dient auch als Erklärung für die Wirkweise der acht außerordentlichen Gefäße *qí jīng bā mài* 奇經八脈, die wie Stauseen überschüssiges Qi und Blut bei einer Fülle aufnehmen. *Lie Que* (Lu 7) ist der Schlüsselpunkt für eines der acht Gefäße und dem *Ren Mai* zugeordnet. Siehe ausführlich bei **Udo Lorenzen**: Mikrokosmische Landschaften – übergeordnete Konzepte in der Chinesischen Medizin, München 2006, Band 1, S. 197 ff.

**a) topographisch**: An dieser Stelle zweigt das Luo-Gefäß der Lungen-Leitbahn zur Dickdarm-Leitbahn ab und verknüpft beide. Der Verlauf der Lungen-Leitbahn macht hier einen Knick nach außen und verlässt seine reguläre Bahn, deshalb der Name „Fehler in der Reihe", der auf diese Abweichung hinweist. Eigentlich liegt der Punkt auf der Dickdarm-Leitbahn.

*Lie Que* (Lu 7) befindet sich zwischen zwei Sehnen in einer Lücke vor dem Radialisköpfchen. Der Punkt liegt 1,5 cm von der inneren Querfalte des Handgelenks entfernt. Um den Punkt zu finden, kreuzt man die beiden Tigermäuler, d. h. man spreizt Daumen und Zeigefinger beider Hände und verschränkt sie ineinander, sodass die Spitze des Zeigefingers auf den Punkt fällt. In einer Mulde zwischen den Sehnen in der Lücke voller Tücke ist der Punkt zu ertasten.

**b) energetisch**: Aus einer anderen Perspektive ist hier ebenfalls ein Fehler in der Reihenfolge der Leitbahnen. Normalerweise tritt das Qi vom letzten Punkt einer Leitbahn in den ersten Punkt der folgenden Leitbahn im großen Energiekreislauf. Lu 7 macht eine Ausnahme: Anstelle von *Shao Shang* (Lu 11) ist *Lie Que* (Lu 7) der Austrittspunkt des Qi aus der Lungenleitbahn zur Dickdarmleitbahn.

Als Konfluenzpunkt schaltet *Lie Que* (Lu 7) das Konzeptions-Gefäß ein und öffnet den Weg für weitreichende Aktivitäten. Der *Ren Mai* trägt die Verantwortung für alle Yin-Leitbahnen und für die Ernährung des Fetus in der Schwangerschaft. *Ren Mai* reguliert die Menarche, Menstruation, Konzeption, Schwangerschaft und Menopause und wird eingeschaltet bei Sterilität, Amenorrhoe, Entwicklungsstörungen des Feten sowie mangelhafter Milchproduktion der Mutter. Im Namen *Lie Que*, der auch mit „extremer Mangel", „Auflistung des Mangels" oder „gestörte Regel" übersetzt werden kann, weist der Punkt Lu 7 auf Mangelerscheinungen insbesondere des Yin hin.

**c) daoistisch**: Der alternative Name *tóng xuán* 童玄= „reines Mysterium" bringt uns in die geheimnisvollen Tiefen daoistischer Esoterik. *Xuan* = dunkel, mysteriös, geheimnisvoll, Himmel, daoistisch ist ein Terminus für das himmlische Dao, welches den *shén* 神, die Allgegenwärtige und konstellierende Kraft hervorbringt.

„*Qi Bo* sagt: Die östliche Region erzeugt (*shēng* 生) den Wind, der Wind das Holz und Holz den sauren Geschmack. Saures ernährt die Leber, die Leber die Muskeln und Sehnen, und die Muskelaktivität stärkt das Herz. Die Leber beherrscht die Augen. Das, was am Himmel dem Mysteriösen *xuán* 玄 entspricht, ist im Menschen das *dào* 道 und auf der Erde die stetige Umwandlung (*huà* 化). (*Su Wen*, Kap. 5)

*Lao Zi* erklärt durch den Terminus *xuán* 玄 die zwei Erscheinungsformen des Dao, nämlich *wú jí* 無極 = „ohne Grenzen" und *tài jí* 太極 = „der höchste Pol". „Sie erscheinen zusammen, aber tragen verschiedene Namen. Übereinstimmend nennt man sie Mysterien, äußerst mysteriös und dunkel (*xuán zhī yòu xuán* 玄之又玄), das Tor zu allen Geheimnissen." (*Dao De Jing*, Kap. 1)

*Tong Xuan* suggeriert auch die geheimnisvolle Kraft des Kindes, das, rein und unbefleckt, der Welt gegenüber offen und unvoreingenommen ist, quasi noch nicht mit der Welt der Gegensätze konfrontiert ist. Ein Neugeborenes lebt im *Dao*, es hat das *Dao* noch nicht verloren.

„Der Weise hat, im Regieren seines Reiches, keinen persönlichen Standpunkt. Sein Geist bildet ein harmonisches Ganzes mit der übrigen Welt. Der normale Mensch nimmt die Welt durch Augen und Ohren auf; der weise Mensch öffnet sich wie ein Kind." (*Lao Zi*, Kap. 49)

Vielleicht ermöglicht die Nadelung von *Tong Xuan* (Lu 7) einen Kontakt mit der Wirklichkeit, die ungefiltert direkt unseren Shen im Herzen berührt, besonders in Verbindung mit *Zhao Hai* (Ni 6) = „Meer der Erleuchtung"? Eine andere Übersetzungsmöglichkeit von *Tong Xuan* = „Mysterium der Kinder" kann auch ein Hinweis auf eine verhinderte Konzeption sein. Der Punkt Lu 7 ist der Konfluenzpunkt des *Ren Mai*, welches Fertilitätsprobleme lösen kann.

**d) psychisch**: Im emotionalen Bereich hat Lu 7 einen aufhellenden und Depressionen lösenden Einfluss. Besonders, wenn bei einem Kummer oder einem schweren Verlust das Weinen unterdrückt ist, kann die Nadelung dieses Punktes einen starken Gefühlsausbruch bewirken und die gestaute Energie mit dem Weinen zum Fließen bringen. Weinen ist die stimmliche Manifestation der Lunge, die natürlicherweise eine Trauerphase begleitet.

Wer seinen Kummer unterdrückt, zeigt einen Mangel an Traurigkeit und oft gespielte Fröhlichkeit (via Ke-Zyklus). Die Nadelung von *Lie Que* (Lu 7) kann den alten Kummer reaktivieren und den Heilungsprozess auch im emotionalen Bereich einleiten.

**e) kosmologisch**: In der chinesischen Mythologie beschreibt *Lie Que* einen Riss am Himmel oder in den Wolken, durch den ein Blitz auf die Erde niedergeht. Die mikrokosmische Parallele dazu bietet der Akupunkturpunkt Lu 7. Die Lunge beherrscht das himmlische Qi, der Dickdarm das irdische Qi, da er mit dem Magen als *Yang Ming* in der Erde verankert ist. *Lie Que* (Lu 7) als Luo-Punkt stellt eine Lücke für die Energie der Lunge dar, ihren „Blitz" zur Erde (Dickdarm) zu leiten.

Die Vorstellung eines Blitzes für *Lie Que* (Lu 7) ist sehr präzise gewählt. Sie beschreibt das Absplittern der Lungenenergie zum Dickdarm, und man sieht, dass die Kraft des Lungen-Qi an dieser Stelle so groß ist, dass der Punkt eine außerordentliche Position hat und nicht in einer Reihe mit den anderen Lungenpunkten verläuft. Betrachtet man den Verlauf der Lungen-Leitbahn auf einer Wandkarte, so ähnelt die Strecke Lu 5 - Lu 11 dem Abbild eines Blitzes! Schließlich erzeugt die Nadelung von Lu 7 ein de Qi-Gefühl, das vom Patienten oft wie ein Blitz empfunden wird.

Interessanterweise ist der Name eines anderen Akupunkturpunktes, nämlich *Feng Long* (Ma 40), eine altertümliche Bezeichnung für den Donner. Donner ist der Begleiter eines Blitzes und eine reaktive Energie des Himmels, die auf den Blitz zu antworten scheint. Im chinesischen Volksglauben ist der Donner als Vorbote des Regens meist ein günstiges Phänomen. Folgt ihm jedoch kein Regen, dann kann er unter Umständen Unglück bringen. Darum wird ihm ganz besondere Beachtung geschenkt, wenn er in der regenlosen Zeit zu hören ist.

*Léi Gōng* 雷公, der Donnergott und *Diàn Mǔ* 電母, die Göttin des Blitzes sind in der chinesischen Mythologie ein eingespieltes Team, um Übel und Dämonen *xié guǐ* 邪鬼 zu bekämpfen und zu vertreiben. Dies ist auch heute noch die grundlegende Idee eines Feuerwerkes nicht nur in China.

Blitz (Lu 7) und Donner (Ma 40) sind beides Luo-Punkte, die auf den himmlischen Bereich im Menschen einwirken: *Lie Que* (Lu 7) = „Fehler in der Reihe" als der dominante Punkt für alle Erkrankungen im Hinterkopf, *Feng Long* (Ma 40) = „üppige Fülle" als der große Schleimlöser für alle Erkrankungen im oberen Erwärmer, die mit Schleim und stagnierender

Nässe einhergehen. Beide sind ebenfalls ein eingespieltes Team, um den Himmel im Mikrokosmos von Übeln zu säubern.

**Besondere Qualifikationen**:

- Luo-Punkt der Lungen-Leitbahn, der die äußere Verbindung zur Dickdarm-Leitbahn herstellt
- Konfluenzpunkt („Öffner") des Ren Mai
- Dominanter Punkt für Kopf und Nacken
- Austrittspunkt des Lungen-Qi in die Dickdarm-Leitbahn
- Einer der 12 himmlischen Sternpunkte des Ma Dan Yang

**Wirkrichtung**:
Zerstreut Wind und befreit die Oberfläche, aktiviert die Qi-Zirkulation des Ren Mai, öffnet die Wasserwege zur Blase, öffnet die Nase, macht die Leitbahnen und Nebengefäße durchgängig, durchlüftet die Lunge, richtet das Qi, befreit den Nacken, beruhigt Kopfschmerzen, kräftigt das Handgelenk, begünstigt die Kehle, erfreut den Darm.

**Moderne Indikationen**:
Husten durch Gegenläufigkeit, Nasenlaufen, Schmerzen in Kopf und Nacken, Halsschmerzen, der Patient ist verschwiegen oder vorlaut, Halbseitenlähmung, Migräne, Schreck-Epilepsie kleiner Kinder, Schwäche in den vier Gliedmaßen, Schmerzen in Händen und Ellenbogen, Hitze im Handteller, Hitze und Schmerzen in Schulter und Rücken, geschwollene Gliedmaßen, Völlegefühl im Oberkörper, Kälte- und Hitzeerkrankungen, Wind-Bi-Erkrankungen, Schmerzen in den Geschlechtsteilen, unfreiwilliges Wasserlassen.

**Klassische Indikationen**:
**Ling Shu**, **Kap. 10** („Über die Leitbahngefäße")
Der Abzweiger des Hand Tai Yin heißt *Lie Que* (Lu 7); er beginnt im Zwischenraum oberhalb des Handgelenks, geht zusammen mit der Lungen-Leitbahn und zieht geradewegs in die Handinnenfläche. Dort zerstreut er sich in der Fisch-Region um den Punkt *Yu Ji* (Lu 10). Bei Krankheiten mit einer Fülle (im Luo-Gefäß) entsteht akute Hitze in der Handinnenfläche; bei Krankheiten mit einer Leere (im Luo-Gefäß) gähnt man viel *qiàn shù* 欠數 und man muss häufig Wasser lassen (*xiǎo biàn yí shù* 小便遺數). Zur Behandlung wähle (den Punkt) 1 ½ Cun oberhalb des Handgelenks; ein Abzweiger geht von hier zur Hand Yang Ming - Dickdarm-Leitbahn.

**Jia Yi Jing**:
Schüttelfrost und Fieber, Husten, Erbrechen von Schaum, Hitze in den Handtellern; Leere verursacht: Kälte und Zittern in Schultern und Rücken, Qi-Mangel, man hat nicht genug zum Atmen, Kälte-Erschöpfung, beide Arme sind auf der Brust verschränkt, die Sicht ist trübe und Schaum kommt aus dem Mund; Fülle verursacht Hitze und Schmerzen in Rücken und Schultern, man schwitzt, die vier Gliedmaßen sind plötzlich angeschwollen, der Körper schüttelt sich vor Nässe (einer sagt Wärme), manchmal hat man auch Schüttelfrost und Fieber; Hunger verursacht Unruhe, Überessen verursacht eine Neigung zu Gesichtsverfärbungen; Mundsperre, man kann ihn nicht öffnen, übler Wind treibt die Tränen heraus, akute Kälte und Hitze am Oberkörper und auf dem Rücken, der Hals ist blockiert, Husten und Atemnot durch gegenläufig aufsteigendes Qi, man muss häufig gähnen und sich strecken, viel Schwitzen, Neigung zur Vergesslichkeit, die vier Gliedmaßen sind erschöpft durch gegenläufiges Qi, Neigung zum Lachen, viel klarer Urin; Krankheiten mit Hitze im Körper und abnormen Bewegungen, Mund und Lippen sind zusammengepresst, die Nase ist weit offen und die Augen sind nach oben gedreht, starkes Schwitzen wie Perlenschnüre, eine Verhärtung drei Cun unter den Brüsten, Völle im Oberkörper, Herzklopfen, Malaria, Hitzeempfindungen.

**Pu Ji Fang**:
Halbseiten-Wind mit schiefem Mund und Gesicht, Halbseitenlähmung, ein erschöpftes Handgelenk (3 Moxakegel); Malaria mit sehr hohem Fieber, Schreck-Epilepsie mit Erscheinungen (von Geistern), Husten mit Atemnot, Hitze im Handteller, übler Wind treibt Tränen und Blut heraus, häufiges Gähnen, Neigung zu lachen um Nichts, Fieberkrankheiten, Freude und Lachen mit verzerrtem Mund und Lippen, trockene Kehle und weitgeöffnete Nase, Erbrechen und Schwitzen kommen schnell hintereinander, heller, klarer Urin, Verhärtungen drei Cun unterhalb der Brüste, Herzklopfen und Neigung zur Vergesslichkeit; aus dem Mund tritt Schaum hervor.

**Ru Men**:
Schmerzen in Ellenbogen und Oberarm, alle Wind-Erkrankungen, Halbseitenkopfschmerz, Nackensteifigkeit, alle Malariaerkrankungen, das Wasserlassen ist heiß und schmerzhaft.

**Ma Dan Yang Tian Xing Shi Er Za Zhi Bing Ge**:
Lied über den Punkt Lie Que: *Lie Que* (Lu 7) liegt schräg oberhalb des Handgelenks, der Zeigefinger zeigt auf ihn, wenn man die Hände kreuzt. Er ist passend zur Behandlung von Leiden auf einer Kopfseite, Wind-Bi-Erkrankungen und Taubheit des ganzen Körpers, wenn Schleim und

Auswurf immer wieder die oberen Körperteile blockieren, wenn der Mund verschlossen ist und nicht geöffnet werden kann. Wenn man darüber im Klaren ist, ob man tonisieren oder sedieren soll, kann jeder Patient sofort erfolgreich behandelt werden!

**Da Cheng**:
Halbseiten-Wind, Mund und Gesicht stehen schief, wenn der Patient trinkt, die Hände und Handgelenke haben keine Kraft mehr, Halbseitenlähmung, Hitze in den Handtellern, der Mund ist verschlossen und kann nicht geöffnet werden, Kälte-Hitze-Malaria, Erbrechen von Schaum, Husten, Neigung zum Lachen, Zusammenpressen von Mund und Lippen, sehr vergesslich, Blutungsneigungen, der Samen läuft heraus, Schmerzen am Penis, heißer Urin, Herzklopfen nach Schreck, blockierte Schulter, hat absurde Erscheinungen *wàng jiàn* 妄見, Schwellungen und Geschwüre im Gesicht, an den Augen und an den vier Gliedmaßen, Brust und Rücken zittern vor Kälte, zu wenig Qi zum Atmen, leichenähnliche Erschöpfung *shī jué* 尸厥,[187] Schüttelfrost und Fieber, die beiden Arme sind über der Brust verschränkt. Bei Fülle entsteht Hitze an Brust und Rücken, Schweiß tritt aus und die vier Gliedmaßen sind plötzlich angeschwollen; bei Leere entsteht Kälte und Zittern an Brust und Rücken und man hat nicht genug Luft zum Atmen.

**Lei Jing Tu Yi**:
Schmerzen und Kraftlosigkeit in den Händen und Ellenbogen, der Patient ist verwirrt und unruhig *fán zào* 煩躁, Husten, Erbrechen von Schaum, schlechtes Gedächtnis, Schreck-Epilepsie, Neigung andere auszulachen, spricht absurde Worte, sieht absurde Erscheinungen (*wàng yán wàng jiàn* 妄言妄見), eitrige Schwellungen des Gesichtes, der Augen und der vier Gliedmaßen, der Urin ist heiß, das Wasserlassen schmerzhaft, Erschöpfung der vier Gliedmaßen durch Gegenläufigkeit, abnorme Bewegungen oder leichenähnliches Koma; wenn das Leiden durch Halbseitenwind entsteht, brenne bis zu 100 Moxen ab, wenn man an einem geplagten Handgelenk leidet, brenne 49 Moxakegel ab, dies ist sehr wirksam! *Qian Jin Fang* sagt: bei Schmerzen am Penis, Blut im Urin und Samenfluss setze 50 Moxa!

---

[187] Eine plötzliche geistige Umnachtung, der Patient ist wie im Koma, die Atmung ist nur noch sehr schwach und der Puls äußerst dünn und fein. Die Extremitäten sind eiskalt, der Patient sieht aus wie eine Leiche, deshalb diese Bezeichnung. (Kommentar zum Originaltext aus dem *Zhēn Jiǔ Dà Chéng Zhī Shì* 针灸大成枝释, Beijing 1984, S. 719).

**Lan Jiang Fu**:
Bei Schmerzen in der Kopfregion muss man diesen Punkt suchen, wenn die Kehle durch Schleim und Auswurf verstopft ist, ist *Lie Que* (Lu 7) ebenfalls passend!

**Tong Xuan Fu**:
Er kann Husten durch kalten Schleim heilen!

**Si Zong Xue**:
Bei allen Problemen des Hinterkopfes muss man *Lie Que* (Lu 7) aufsuchen!

**Fa Ba Xue**:
Wärme-Malaria mit Schwellungen und Durchfällen, Auswurf und roter Urin, Bluthusten und Schleim, Zahnschmerzen, Schwellungen des Halses und schwieriges Wasserlassen, Schmerzen und Schwellungen in Herz und Brust, Erstickungsnot beim Trinken, nach der Geburt hartnäckiges Schweigen, Hüftschmerzen, Blut und Schleim, Kälte in der Bauchnabelregion, eine Todgeburt kommt nicht heraus, Kälte im Zwerchfell; auch Karbunkel in der Brust kann *Lie Que* (Lu 7) mehr (als alle anderen Punkte) zerteilen!

**Ling Guang Fu**:
Bei Halbseitenkopfschmerz sediere *Lie Que* (Lu 7)!

**Zhou Hou Ge**:
Leiden durch schädigende Kälte oder Hitze, die nicht weichen wollen, Zahnschmerzen durch Windbefall, bei denen Kräuter schwerlich helfen, Nackenverspannungen und nach oben gerollte Augen, verlangen nach dem Gebrauch einer goldenen Nadel am Punkt *Lie Que* (Lu 7)!

**Shi Si Jing Yao Xue Zhu Zhi Ge**:
*Lie Que* (Lu 7) beherrscht Husten durch kalten Schleim, Halbseitenkopfschmerz; er heilt natürlich beim Mann die 5 Arten von Problemen beim Wasserlassen *wǔ lín* 五淋 und Schmerzen im Penis, Blut im Urin, Samenfluss; Moxa ist hier passend und bringt Ruhe!

**Yu Long Jing**:
Herzschmerzen, Völle in der Brust, Erstickungsanfälle beim Essen, die 7 Eingeweideknoten *qī zhēng* 七癥[188] und die 8 Massenbildungen im Abdomen *bā jiǎ* 八瘕,[189] eingeklemmte Darmwinde, die fünf Arten von Harnverhaltung, Rektumvorfall bei kleinen Kindern

**Moderne Punktekombinationen**:
- Kopf- und Nackenschmerzen: + Dü 3
- Akute Bronchitis (Tracheitis), Husten: + Lu 10, Lu 9
- Schmerzen des Trigeminusnervs: + Ma 7, SJ 17, Ma 2
- Hitze und Kälte an der Oberfläche: + Di 4, Du 14
- Schmerzen und Schwellungen im Hals und in der Kehle, Völle und Blockaden in Brust und Zwerchfell: + Ni 6
- Die drei Arten von Diabetes: + Ni 6, Ma 36, Mi 9
- Verstopfte Nase, Nasenlaufen mit trübem Schleim: + Di 19
- Hitze in den Handtellern: + Lu 9, P 8
- Sehnenscheidenentzündung: + Di 5
- Schiefstellung des Gesichts: + Ma 4
- Grippe durch Wind-Kälte: + Bl 12, Gbl 20, Di 4
- Nasenpolypen: + Di 4, Di 20, Yin Tang

**Klassische Punktekombinationen**:
**Jia Yi Jing**:
- Schreck-Epilepsie in Verbindung mit Visionen: + Di 6

**Qian Jin Fang**:
- Hitzekrankheiten mit Misstrauen *yí xīn* 疑心, das Herz ist bedrückt, zuerst sind die Arme, dann der ganze Körper heiß, der Patient macht komische Bewegungen mit Mund und Lippen, die Nase ist weit geöffnet und unter den Augen kommt der Schweiß wie Perlenschnüre heraus: + Di 11.

---

[188] Das *Zheng-Syndrom* bezeichnet sieben Formen von Akkumulationen im Bauchraum, die je nach Ursache und Form unterschiedliche Namen tragen. Ein Patient mit einem *Zheng-Syndrom* kann sowohl schmerzhafte als auch schmerzlose Massen bilden. Krankheitsursachen sind u. a. Diätfehler, eine Leere in Milz und Magen, der Kampf zwischen einem pathogenen Faktor und der Abwehrkraft des Körpers oder Stagnation von Blut, Schleim oder Qi im Abdomen. Das *Zheng-Syndrom* ist meist eine Erkrankung bei Männern.

[189] *Das Jia-Syndrom* bezeichnet acht Formen von Massenbildungen im Bauchraum, die meist bei Frauen auftreten. Die Massen sind verschiebbar und erscheinen intermittierend, sie sind abhängig von der Ernährung und auch von der Wetterlage. Ebenfalls können als Krankheitsursachen Ernährungsfehler, eine Schwäche in Milz und Magen, aber auch emotionale Probleme gelten.

- Brust- und Nackenschmerzen: + Dü 3
- Kälte- und Hitze-Malaria: + Dü 3, Dü 1, Dü 2

**Zi Sheng Jing**:
- Schmerzen in den Geschlechtsteilen: + Mi 9, He 3

**Yi Xue Gang Mu**:
- Vergesslichkeit: + Bl 15, He 7, Ren 12, Ma 36, He 3, Du 20 (Moxa)

**Zhen Jing Zhi Nan**:
Die Verbindung der Punkte *Lie Que* (Lu 7) und *Zhao Hai* (Ni 6) kann 31 Krankheiten heilen:[190]

- Kälte-Schmerzen mit Durchfällen (Milz)
- Die verheiratete Frau hat Blutklumpen oder verdorbenes Blut (Leber)
- Schwellungen und Schmerzen in der Kehle und im Rachen (Magen)
- Eine Totgeburt kommt nicht heraus, ebenso die Nachgeburt (Leber)
- Schwellungen und Schmerzen in den Zähnen (Magen, Dickdarm)
- Das Dünndarm-Qi sammelt sich an und bereitet Schmerzen (Dünndarm)
- Schwäche und Schmerzen im Oberkörper (Leber, Lunge)
- Erbrechen von Speichel, Eiter und Blut (Lunge)
- Husten und kalter Schleim (Lunge)
- Das Essen stockt und geht nicht hinunter (Magen)
- Ansammlungen und Schmerzen am Bauchnabel und im Bauch (Milz)
- Schmerzen in Brust und Bauch (Milz)
- Darmgeräusche und unfreiwillige Stühle (Dickdarm)
- Juckende und schmerzhafte Hämorrhoiden mit Austritt von Blut (Dickdarm)
- Bauchschmerzen, Durchfälle und Verdauungsstörungen (Milz)
- Lendenschmerzen nach der Geburt (Niere, Leber)
- Entwicklung von Geisteskrankheiten nach der Geburt (Herz)
- Kann nach der Geburt nicht sprechen (Herz-Beutel-Geflecht)
- Reis und Getreide werden nicht umgewandelt (Milz, Niere)
- Alkoholsucht des Mannes (Magen, Leber)
- Geschwüre, Schwellungen und Schmerzen in der Brust (Magen, Leber)

---

[190] Das *Zhen Jing Zhi Nan* hat zu jedem Krankheitsbild die gestörten Zang Fu-Organe aufgelistet, die ich in Klammern gesetzt habe. Durch diese Zuordnung erhält man einen guten Überblick über die Indikationsbreite des *Ren Mai*, der gekoppelt mit dem *Yin Qiao Mai* als übergeordnetes System das Yin beherrscht.

- Verklumpungen des Blutes bei der verheirateten Frau (Leber, Niere)
- Keine Genesung nach einer Wärme-Malaria (Gallenblase)
- Erbrechen durch Gegenläufigkeit, dass nicht aufhört (Milz, Magen)
- Beim Wasserlassen geht Blut ab (Dünndarm)
- Das Wasserlassen ist blockiert (Blase)
- Der Stuhlgang ist blockiert (Dickdarm)
- Eiter und Blut im Stuhlgang (Dickdarm)
- Schmerzen und Unwohlsein in Brust und Zwerchfell (Herz, Magen)
- Alle Ansammlungen von Massen, Eiter und Schleim in der Zwerchfellregion (Herz, Magen)

Die oben zitierten Krankheitsbilder, *Liè Quē* 列缺 beherrscht sie alle! Zuerst nimm *Lie Que* (Lu 7), danach nimm *Zhao Hai* (Ni 6)!

**Zhen Jiu Da Quan**:
Bei allen Heilungen der folgenden Krankheiten muss man zuerst Lu 7 nehmen, an zweiter Stelle Punkte, die (der Krankheit) entsprechen. *Lie Que* (Lu 7) heilt 33 Krankheitsbilder:

- Aus der Nase läuft dicker, trüber und stinkender Schleim, man nennt dies *bí yuān* 鼻淵 = „Stinknase" (chronische Sinusitis): + Bl 4, Du 23, Du 20, Bl 12, Di 20
- In der Nase bilden sich Wucherungen, welche die Nase verschließen und blockieren: + Yin Tang (Extra-Punkt), Di 20, Du 23, Bl 12
- Schädigender Wind, rotes Gesicht, der Kopf ist heiß und schmerzt: + He 5, Di 11, Gbl 39, Di 4
- Schädigender Wind mit Kälteempfindlichkeit, Husten, Aufgeblähtheit und Völlegefühl: + Ren 17, Bl 12, Di 4, Du 16
- Schädigender Wind mit Unruhe und Hitze in den vier Gliedmaßen, dabei Kopfschmerzen: + Lu 8, Di 11, Di 4, Bl 40
- Schmerzen im Bauch und in den Eingeweiden, unten ein Stechen, das nicht aufhört: + Ma 44, Ma 25, Mi 6
- Leiden mit roten und weißlichen Durchfällen, dabei Kälte und Schmerzen im Bauch: + Ma 28, Ren 6, Ma 26, Ma 25, Ma 36, Mi 6
- Beide Brüste sind gerötet, geschwollen und schmerzhaft: + Dü 1, P 7, Ren 17
- Brustgeschwüre, die rot, geschwollen und schmerzhaft sind, so- dass kleine Kinder nicht gestillt werden können: + Lu 1, Ren 17, Dü 1, Le 1
- Kälte und Schmerzen im Bauch, Durchfälle, die nicht aufhören: + Ma 25, Ren 12, Ren 4, Mi 6
- Blutansammlungen mit Schmerzen bei der (verheirateten) Frau, verdorbenes Blut ohne Ende: + Bl 18, Bl 23, Bl 17, Mi 6

- Husten und kalter Schleim, Brust und Zwerchfell sind blockiert und schmerzhaft: + Bl 13, Ren 17, Ma 36, (Di 10)
- Langanhaltender Husten, der nicht heilen will, (der Patient) hustet Speichel und blutigen Schleim: + Bl 12, Lu 9, Ren 17
- Asthma mit Kurzatmigkeit, Schleim-Qi blockiert (die Brust) im Überfluss: + Ma 40, Ni 27, Ren 17, Ma 36 (Di 10)
- Rasselnde Atmung, heftige Schmerzen in Brust und Zwerchfell: + Ni 26, Ren 22, Bl 13, Ma 36 (Di 10)
- Rasselnde Atmung durch Völle des Qi, die Lungen sind aufgebläht, man kann nicht liegen: + Ni 27, Bl 12, Lu 9, Ren 17, Lu 1, Ma 36 (Di 10)
- Die Nase ist verstopft, man kann weder Wohlgeruch noch Gestank erkennen: + Di 20, Du 23, Bl 12
- Klarer Schleim läuft aus der Nase, die Poren sind durchlässig und der klare Nasenschleim hört nicht auf: + Du 24, Bl 13, Lu 9, Ma 36 (Di 10)
- Die (verheiratete) Frau hat tröpfelnde Blutungen, die Milch ist blockiert: + Dü 1, P 7, Ren 17, SJ 1
- An den Brustwarzen bilden sich Geschwüre, man nennt sie *dù rŭ* 妒乳 = „eifersüchtige Brüste"[191] : + Ma 18, Dü 1, Gbl 21, Ren 17

**Da Cheng**:

- Vergesslichkeit, der Patient kann sich nicht mehr erinnern: + Bl 15, He 7, He 3; zuerst mit Moxa behandeln, danach nadele die Punkte Ren 12 und Ma 36
- Halbseitenwind: + Ma 42
- Hitze in den Handtellern: + Lu 8, Lu 9
- Wasserschwellungen: + Dü 4, Di 4, P 4, Gbl 34, Ni 10, Ma 36, Le 8, Ma 41, Ma 43, Ni 7, Mi 4, Ma 45, Ma 42, Mi 9, Bl 21, Ren 9, Ren 8

---

191 Ein solches Krankheitsbild konnte sich wohl erst in der Song-Dynastie (960-1268 n. Chr.) voll entwickeln. Viele Gefühlsregungen sind hier das Resultat der eingeschränkten und suppressiven Lebensweise der Frau in der Song-Zeit. Für die song-zeitliche Ehefrau, die in den oberen Schichten selbstverständlich die vielen Nebenfrauen und Affären ihres Gatten akzeptieren und tolerieren musste, gab es kaum einen anderen Ausweg als emotional zu reagieren, denn verändern konnte sie ihre Lebenssituation nicht. Besonders Eifersucht war an der Tagesordnung, deshalb interpretierten die neokonfuzianischen Gelehrten diese Emotion als Versagen der Frau, sich anzupassen und mahnten, dass deren Auswüchse wie Gift oder Besessenheit die Ehefrau krank machen konnte. Ihre einzige Chance, die Aufmerksamkeit ihres Mannes zu erlangen, war ihre Fruchtbarkeit und die Kraft auszuhalten. So war sie in der Lage, Macht auf die Nebenfrauen und Konkubinen auszuüben und sich Freiräume zu schaffen. (Vgl. **Patricia Ebrey**: The Inner Quarters – Marriage and Lives of Chinese Women in the Song-Period, S. 166 ff. California Press, 1993. In der TCM steht *dù rŭ* 妒乳 auch für bösartige Geschwüre in der Brust, also für Brustkrebs!

- Husten: + Lu 10, Lu 5, Lu 10, Dü 1, Dü 2, Ma 36, Ma 41, Bl 60, Bl 13 (100 Moxa), Ren 17 (7 Moxa)
- Leichenähnliches Koma: + P 9, Bl 63, Mi 2, Ma 44, Ma 45, Mi 1, Le 1
- Bluthusten: Ma 36, Bl 13, P 8, Ma 18, Bl 12, Bl 18

**Za Bing Xue Fa Ge**:
- Plötzliche Kurzatmigkeit: + Ma 36, bei Halbseitenkopfschmerz links und rechts nadeln! *Lie Que* (Lu 7) und *Tai Yuan* (Lu 9) dürfen nicht tonisiert werden!

**Yu Long Fu**:
- Bei Husten durch Wind und Schleim zusammen mit *Tai Yuan* (Lu 9).

**Lei Jing Tu Yi**:
- Bei Schmerzen am Stiel: [192] + Le 2

**Xi Hong Fu**:
- Bei einem stechenden Gefühl in beiden Brüsten suche nach *Tai Yuan* (Lu 9), wenn der Patient nicht entsprechend reagiert, musst du *Lie Que* (Lu 7) sedieren! Halbseitenkopfschmerz verlangt nach diesem Punkt, auch hier musst du stark sedieren und *Tai Yuan* (Lu 9) ohne Ausnahme hinzufügen.

**Lokalisationshilfe**:
1,5 Cun oberhalb von Di 5 bzw. über der Handgelenksquerfalte; wenn die Zeigefinger und Daumen beider Hände ineinander verschränkt werden, liegt der Punkt in einer Mulde zwischen zwei Sehnen, genau unter der Spitze des Zeigefingers (*Wai Tai Mi Yao*).

**Stimulus**:
Bei kraftlosem Handgelenk 49 Moxen; bei Schmerzen in den Genitalien und Samenfluss 50 Moxen; bei Spannung der Brüste und Kopfschmerzen sedierend nadeln (*Qian Jin Fang*).

**Der Praxistipp**:
*Lie Que* (Lu 7) gehört zweifellos zu den vielseitigsten und potentesten Akupunkturpunkten. Die vorangegangene Indikationsliste gibt ein Zeugnis darüber ab. Durch seine „Schlüsselgewalt" über den *Ren Mai* lassen sich unzählige Krankheiten besonders der Frau erfolgreich

[192] *Jīng* 莖: eine blumige Bezeichnung für den Penis

behandeln.[193] Unterdrückte Trauer, ausbleibende Regelblutungen, halbseitige Migräne, die vom Nacken kommt: Hier kann *Lie Que* (Lu 7) nach der Regel des „großen Stichs" *dà cì* 大刺 auch auf der schmerzfreien Seite tonisiert werden. Er bringt das *Wei-Qi* nach außen und befreit so die Oberfläche, entfernt also pathogene klimatische Übel.[194]

Bei blockierten Emotionen kann das Nadeln des Punktes einen Tränenausbruch provozieren und so die Therapie voranbringen. Bei schwacher Atmung und wenn die Luft schnell ausgeht, kann *Lie Que* die Atmung vertiefen und die Kondition verbessern (+ Lu 5). Beschwerden in der Menopause verlangen geradezu nach dem Einsatz von Lu 7, besonders wenn eine extreme Yin-Leere vorliegt (+ Ni 6). Schließlich ist *Lie Que* (Lu 7) dort von Nutzen, wo eine stupide Arbeit am Computer das Handgelenk ermüdet und den Nacken verhärtet.

*Solie de Morant* sagt: Der Punkt kräftigt die Luftwege; es ist extrem wichtig, Leere von Fülle zu unterscheiden; beherrscht alle Yin-Energie, wirkt auf Sexualprobleme von Mann und Frau, Gedächtnisverlust, nervöse Tics, Hoffnungslosigkeit, häufiges nächtliches Wasserlassen, allergischer Schock, Brustabszesse, die Frau ist nach der Geburt völlig steif und sprachlos, eine Todgeburt kommt nicht heraus, Schmerzen im Penis beim Samenerguss, die Hände sind ohne Kraft und ungeschickt.

---

193 Darüber ist bereits ausführlich in dem Buch „Mikrokosmischen Landschaften" berichtet worden (wie Anm. 49).

194 Obgleich es wie „mit Kanonen auf Spatzen schießen" erscheint, wenn man bei Erkältungskrankheiten Lu 7, womöglich noch zusammen mit Di 4 nadelt. Denn die Möglichkeit, den *Ren Mai* einzuschalten, ist dabei immer gegeben. Mein „Geheimtipp" zur Behandlung aller möglichen Erkältungskrankheiten ist die harmonisierende Nadelung von *Wai Guan* (SJ 5), die das Yang vernetzende Gefäß *Yang Wei Mai* mobilisiert und die Oberfläche stabilisiert.

# Lunge 8 *Jīng Qú* 經渠

## *Abzugsgraben der Leitbahn*

**Bedeutung des Namens**

*Jīng* 經: ursprünglich die Ketten oder Längsfäden eines Gewebes; dann: die klassischen Bücher im alten Konfuzianismus,[195] schließlich Ader, Meridian, hindurchgehen, passieren, regulieren, sich ereignen, besorgen, leiten. Der rechte Teil des Ideogramms zeigt Wasserwege, die unterirdisch verlaufen und eine besondere Bedeutung für die chinesische Geomantik (*fēng shuǐ* 風水) haben. Mit dem Radikal für Seide davor beschreibt das Zeichen die Längsfäden eines Tuches oder Gewebes auf einem Webstuhl (Wilder, No. 362).

In der chinesischen Medizin steht *Jing* für:

- o allgemein für das Leitbahnsystem *jīng mài* 經脈, in denen Qi und Blut zirkuliert, insbesondere für die 12 Hauptadern als deren tragendes Gerüst. *Jing Qu* (Lu 8) bezieht sich konkret auf die Lungen-Leitbahn.
- o den vierten Punkt der fünf Transportpunkte *wǔ shū xué* 五輸穴. *Jing Qu* (Lu 8) ist der *jīng* 經 (Fluss-) Punkt, die Stelle des Durchgangs sowohl für gesundes Qi als auch die Stelle des Abflusses für pathogenes Qi. Auf den Yin-Leitbahnen ist der Jing (Fluss-) Punkt durch die Wandlungsphase Metall qualifiziert, Lu 8 weist im Namen auf diese Metallqualität hin.

*Qú* 渠: eine Gosse, ein Abfluss, Abflussrinne, Entwässerungskanal, Entwässerung, Abzugsgraben, aber auch: groß Häuptling, reichlich, ein gewisser ... (zur Hervorhebung einer Person), Er, die Felge eines Rades. Das Schriftzeichen hat den Radikal für Wasser, dann das Zeichen für mächtig, groß und darunter ein hölzernes Rohr, durch das Wasser unterirdisch abfließen kann. Ein Ort, an dem sich Wasser mächtig (in großen Mengen) vereinigt, um ins Grundwasser abzufließen (Wieger, L. 82 D). Im weiteren Sinne ein Abfluss, ein Entwässerungsrohr, ein Gully.

Hier im Punktenamen von Lu 8 weist das Ideogramm *Qú* 渠:

---

[195] Siehe ausführlich die Anmerkung 23.

- o auf die Lokalisation des Punktes hin, der in einer rinnenähnlichen Vertiefung zwischen dem Processus styloides radii und der Arteria radialis liegt;
- o auf die Bewegung der Körperflüssigkeiten hin, die über diesen Punkt nach unten und in die Tiefe dirigiert werden können. Ein Hinweis auf die absenkende Funktion des Lungen-Qi und die enge Beziehung zwischen Lunge und Blase als obere und untere Quelle der Wasserzirkulation.

*Jing Qu* (Lu 8) = „Abflussrinne der Leitbahn" bezieht sich im Punktenamen auf die Kraft des Punktes, die Körperflüssigkeiten abzusenken. Die Lunge als höchster Pol im Körper hat eine nach außen und unten gerichtete Wirkung, damit Qi und Flüssigkeiten durch den ganzen Organismus zirkulieren können. Es besteht eine Verbindung nach unten zur Blase, dem tiefsten, aber dennoch zentralen Pol im Körper.

Der zentrale Pol *zhōng jí* 中極 ist der Name für Ren 3, dem Mu-Punkt der Blase. *Jing Qu* (Lu 8) ist der *běn* 本 (Grund-) Punkt und somit die zentrale Schaltstelle zwischen diesen beiden Organfunktionen.

Die Ben-Punkte haben zwei Funktionen:

- o Sie stärken das Qi ihrer zugehörigen Leitbahn von der Wurzel her, d. h. vom Zang Fu-Organ aus. Damit sind sie Punkte zum „Anzapfen" des gespeicherten *jīng* 精 (Essenz) in der Tiefe der Zang Fu.
- o Sie stellen die Beziehung zweier Leitbahnen her, die sich nach der Organuhr diametral gegenüberstehen. Hiermit wird die energetische Grundlage der Mitternacht-Mittags-Regel *zi wǔ liú zhù* 子午流注 begründet. Besteht ein energetisches Gefälle z. B. zwischen Lunge und Blase (hier Blasen-Qi in Fülle, Lungen-Qi in Leere), wird über die Nadelung von Lu 8, tonisierend gestochen, der Energietransfer Blase → Lunge eingeleitet. Die rechte Zeit dafür ist die erste Stunde der Lungen-Maximalzeit, 3-4 Uhr morgens.

Wem das zu früh ist, der kann auch *Tong Gu* (Bl 66), den Ben-Punkt der Blasen-Leitbahn, in der zweiten Stunde der Blasen-Maximalzeit 16-17 Uhr nachmittags sedierend nadeln, um einen Ausgleich zu erzielen.

Kann die Lunge ihre absenkende Funktion nicht erfüllen, entstehen Symptome wie Husten, Kurzatmigkeit, Brustschmerzen, aber auch Oligurie und Ödeme im oberen Körperbereich, da die Flüssigkeiten sich oben stauen. Schließlich wird im Punktenamen die Lokalisation von Lu 8 in Erinnerung gebracht, ein Akupunkturpunkt, der sich in einer

Vertiefung, einer Rinne ähnlich, zwischen dem Radiusköpfchen und der Handgelenksarterie befindet.

Die Metallqualität von *Jing Qu* (Lu 8) wird schließlich besonders hervorgehoben durch die Übersetzung von *Qu* mit „Er" oder „Häuptling" als Mittelpunkt der Metall-Leitbahn oder als die Felge eines Rades, die aus Metall geschmiedet ist. Über diesen Punkt werden die Körperflüssigkeiten sicher nach unten geführt.

**Besondere Qualifikationen**:
- Metall-Punkt
- Jing Fluss-) Punkt
- Ben (Grund-) Punkt

**Wirkrichtung**:
Fördert die absenkende Funktion des Lungen-Qi, reguliert die oberen und unteren Wasserwege, ventiliert die Lunge, öffnet die Oberfläche, daher schweißtreibend, zerstreut pathogenen Wind und Kälte, stützt das Lungen-Qi von der Mitte her.

**Moderne Indikationen**:
Husten durch gegenläufig aufsteigendes Qi, Beklemmung und Völle in der Brustregion, Schmerzen in Brust und Rücken, Asthma und Kurzatmigkeit, Herzschmerzen, Hitzekrankheiten ohne Schweiß, blockierte Kehle, Schmerzen in der Hand und im Handgelenk, Hitze in den Handtellern.

**Klassische Indikationen**:
**Qian Jin Fang**:
Schmerzen im Ellenbogen, Fieberkrankheiten ohne Schwitzen.

**Wai Tai Mi Yao**:
Kälte- und Hitze-Malaria, Schmerzen in Brust und Rücken, extreme Schwellung und Hitze im Bauch, Herzschmerzen, man möchte erbrechen.

**Zi Sheng Jing**:
Starke Herzschmerzen

**Yu Long Jing**:
Fieberkrankheiten mit Atemnot und Gegenläufigkeit.

**Xun Jing**:
Schmerzen in der Hand und im Handgelenk

**Da Cheng**:
Kälte- und Hitze-Malaria, plötzliche Blockaden in Brust und Rücken, die Brust ist völlig angeschwollen, Blockaden im Hals, Hitze in den Handtellern, Husten durch gegenläufig aufsteigendes Qi, schädigende Kälte, Hitzekrankheiten ohne Schweiß, plötzliche Anfälle von Atemnot aufgrund von Brustblockaden, Herzschmerzen und Erbrechen.

**Shi Si Jing Yao Xue Zhu Zhi Ge**:
*Jing Qu* (Lu 8) heilt stechende Malaria durch Kälte und Hitze, Brust und Rücken sind blockiert und schwellen plötzlich an, blockierte Kehle und Husten durch gegenläufiges Qi, häufiges Gähnen, auch bei Herzschmerzen mit Erbrechen kann dieser Punkt eine Heilung erzielen.

**Moderne Punktekombinationen**:
- Husten und Atemnot: + Bl 13, Bl 12
- Fiebererkrankungen ohne Schweiß: + Du 14, Gbl 20
- Plötzliche Brust- und Rückenschmerzen: + Gbl 40, Bl 17, Ren 17
- Schwellungen und Schmerzen im Hals: + Lu 11, Di 4

**Klassische Punktekombinationen**:
**Jia Yi Jing**:
- Bei starker Schwellung und Hitze in der Brust, der Patient umklammert mit den Armen die Brust und sieht nur verschwommen, bei einer plötzlichen Blockade (in der Brust) mit Atemnot und Gegenläufigkeit, steche *Jing Qu* (Lu 8) und *Tian Fu* (Lu 3), dies ist einer der großen (Himmelsfenster-) Punkte.

**Qian Jin Fang**:
- Plötzliche Brust- und Rückenschmerzen mit Anschwellung der Brust: + Gbl 40
- Hustenneigung: + Le 2

**Zi Sheng Jing**:
- Malaria und Husten durch Gegenläufigkeit: + Lu 9, Ni 3
- Schmerzen an der Innenseite des Oberarms: + Lu 9
- Hitze in den Handtellern: + P 8, Lu 7
- Geräusche in der Kehle: + Lu 11, Le 3
- Blockaden in der Kehle: + Bl 17

**Bai Zheng Fu**:

- Fieberkrankheiten ohne Schweiß: + Mi 2

**Da Cheng**:

- Völle in der Brust: + Di 5, Dü 3, Di 3, P 5, Gbl 34, 41, Ma 36, Le 8
- Rückenschmerzen: + Gbl 40, Lu 10, Bl 60, Bl 64

**Lokalisationshilfe**:
In einer Rinne seitlich des Radialispulses; hier liegt auch die Guan (Schranken-) Stelle für die Pulsdiagnose; 1 Cun oberhalb der Handgelenksquerfalte.

**Stimulus**:
Schräge, oberflächliche Nadelung, die Arterie Radialis wird etwas zur Seite gedrückt. Alle klassischen Texte (*Jia Yi Jing*, *Tong Ren,* etc.) sagen: Irrtümliches Moxen schädigt *shén míng* 神明, den klaren Geist.

**Der Praxistipp**:
Zur Stärkung des Lungen-Qi, bei Störungen in rhythmischen Bewegungsabläufen; öffnet die Lunge nach außen; hat als Metall im Metall-Punkt eine Wirkung auf alle Entsprechungsbilder der Wandlungsphase Metall: Haut, Trauer, Nase, Abwehr, Rhythmus, Lunge, Dickdarm; hilft Blase und Niere beim Haushalten der Flüssigkeiten.

*Solie de Morant* sagt: Hustenanfälle, Völle in der Brust mit Atemnot und Keuchen, Herzschmerzen, Übelkeit, Erbrechen, Zwerchfell-krämpfe, Schwäche und Schmerzen im Handgelenk, schwerer Rheumatismus.

# Lunge 9 *Tài Yuān* 太淵

## *tiefster Wasserstrudel*

**Alternative Namen**:
*dà quán* 大泉 = große Quelle
*tài quán* 太 泉 = größte Quelle
*guǐ xīn* 鬼心 = Dämonenherz

**Bedeutung des Namens**
*Tài* 太: sehr groß, wertvoll, das Höchste, das Tiefste, äußerst, sehr, außerordentlich, ein Zeichen des Superlativs; das Schriftzeichen zeigt einen Menschen, der durch das Ausbreiten seiner Arme Größe darstellen möchte (vgl. Wieger, L. 60 A).

*Yuān* 淵: zeigt ein tiefes Gewässer, einen Abgrund, tief, gründlich, eine unendliche Tiefe, ein tiefer Teich, tiefes Wasser; einen Wasserstrudel; das Schriftzeichen zeigt strudelndes Wasser, das zwischen zwei Sandbänken in Bewegung ist; auch: einen Wasserfall, der in den Abgrund stürzt (vgl. Wieger, L 125 C).

Weitere Bedeutungen von *Yuan* sind:

- o eine Bezeichnung für die rollenden Klänge einer Trommel;
- o der Name für einen gebogenen Gegenstand bzw. ein Ort, der in einer Krümmung gelegen ist; ein Schlupfwinkel.

*Tài Yuān* 太淵 im Punktenamen entspricht der zentralen Basis der Hand Tai Yin-Lungen-Leitbahn. Das Qi in der Leitbahn ist hier vergleichbar mit dem klaren, kühlen Wasser aus einer tiefen unergründlichen Quelle. Es erfrischt und befeuchtet den ganzen Organismus. Mit seinen besonderen Eigenschaften als *shū* 俞 (Strom-) Punkt und *yuán* 原 (Ursprungs-) Punkt ist *Tai Yuan* (Lu 9) ein Versammlungsort für die Feuchtigkeit der Erde und die Flüssigkeiten der Niere. Angeborenes und erworbenes Potential strömen hier zusammen wie ein mächtiger Wasserstrudel mit unerschöpflichen Reserven. Auch der alternative Name *Tai Quan* = größte Quelle weist darauf hin.
Ein Homophon von *yuán* 原 mit einem anderem Schriftzeichen (*yuán* 元) bedeutet Ursprung und ist die Bezeichnung für das *Yuan-Qi* in den Yuan-Punkten.

Der *Huáng Tíng Jīng* 黃庭經 = „Der Jadeklassiker des gelben Hofes", ein bedeutender Text über daoistische Alchimie aus dem 3. Jahrhundert nach Chr. schreibt:

„*Tai Yuan* bedeutet das Zurückholen der Flüssigkeit aus den sieben Toren, [...] *Tai Yuan* ist der Jadesaft, süß wie Malzzucker, der aus dem Jadeteich entspringt. Im Jadeteich verschlucke diese Flüssigkeit 36 mal und lasse sie ins *Dan Tian* eintreten. Deshalb heißt es: ‚Der Jadesaft befeuchtet die Wurzel der Jing-Essenz. So öffnet und durchdringt man die 100 Adern, deshalb ist der Mund der Beginn von Blut und Säften'."[196]

Hier wird der Prozess der „Veredelung" des gemeinen Speichels in einen wertvolleren Speichel beschrieben, der im Verlauf daoistischer Meditations- und Sexualpraktiken entsteht und als essenzieller Saft das *Jing* ergänzt. Das Schlucken dieses Jadesaftes (der auch durch intimes Küssen entsteht) stärkt also die Nieren-Essenz.

Unter *dān tián* 丹田 verstehen wir drei Bereiche im menschlichen Körper, in denen die drei ursprünglichen Schätze *Shen*, *Qi* und *Jing* gespeichert werden: Das obere *Dan Tian* ist der Wohnsitz des ursprünglichen Shen *yuán shén* 元神 (entspricht einer Stelle zwischen den Augenbrauen); das mittlere *Dan Tian* beherbergt das reine Qi *zhēn qì* 真氣 (entspricht einer Stelle in der Brustmitte); das untere *Dan Tian* speichert die ursprüngliche Essenz *yuán jīng* 元精 (entspricht einer Region zwischen den Punkten *Guan Yuan* (Ren 4) und *Qi Hai* (Ren 6) im unteren Abdomen).

Die Wurzel der Wirkungskraft liegt entweder unter der Zungenwurzel oder im unteren *Dan Tian*. Beides sind Orte der Nierenessenz. Beide Orte werden im Zuge daoistischer Sexualpraktiken zum Säftefluss angeregt.[197]

In diesem Zitat beschreibt der Jadeklassiker des gelben Hofes die Arbeit der Lungengottheit. Sein Name ist „Leuchtende Blume", sein persönlicher Name ist: „Vollender der Leere". [198]

Der Geist in der Lunge beherrscht also im alchimistischen Prozess die Rückgewinnung und Veredelung wertvoller Essenzen.

---

[196] Siehe **Rolf Homann** (wie Anm. 116), S. 109 ff.

[197] Zu den verschiedenen Theorien der daoistischen Alchimie siehe ebenfalls **Udo Lorenzen**: Mikrokosmische Landschaften (wie Anm. 49), S. 5-138.

[198] Siehe ausführlich **Udo Lorenzen** (wie Anm. 49), S. 93 ff.

Der Passus: „So öffnet und durchdringt man die 100 Adern (Mai), deshalb ist der Mund der Beginn von Blut und Säften" erinnert an die Funktion von *Tai Yuan* (Lu 9) als Meisterpunkt der Gefäße. Durch diese Übungen kommt der Geist der Lunge zur Ruhe und der gewöhnliche Weg des Sterblichen *hún shàng tiān pò rù yuān* 魂上天魄入淵 = „Hun steigt zum Himmel, Po fällt in den Abgrund" wird umgeleitet zum Weg in die Unsterblichkeit.

In diesem Zusammenhang ist *Tai Yuan* also eine Bezeichnung für die zentralen Ein- und Ausgänge der Körperflüssigkeiten, besonders für Speichel, Sexualsekrete und Schweiß. Der Speichel ist der Saft der Milz (Erde), die Sexualsekrete die Flüssigkeiten der Niere (Wasser) aus den unteren Yin, und der Schweiß ist die Flüssigkeit des Herzens (Feuer), die über die Haut, der Körperschicht der Lunge (Metall), reguliert wird. *Tai Yuan* (Lu 9) ist in der Lage, bei Hitzeerkrankungen das Schwitzen anzuregen bei Mundtrockenheit die Speichelsekretion zu fördern und bei mangelnder Lubrikation die „private parts" zu befeuchten. So erscheint Lu 9 als unerschöpfliche Wasserquelle für den Körper.

*Tài Yuān* 太淵 ist schließlich eine Metapher für das Schlagen der Trommel. Ein Vers aus dem alten Klassiker der Lieder *Shī Jīng* 詩經 lautet: *fá gǔ yuān yuān, zhèn lǚ tián tián* 伐鼓淵淵, 振旅闐闐 = „Das Schlagen der Trommel tief, tief, erregt die Truppen mit rollendem Klang", wobei *Yuan Yuan* als Verdopplung den tiefen Klang einer Trommel symbolisiert und *Tian Tian* die Resonanz auf den Menschen. In Analogie dazu hat das Innere der Lunge die Form einer Trommel und kann als Resonanz (mit der Stimme) Töne hervorbringen.[199]

In der Entsprechungslehre der fünf Wandlungsphasen ist die Trommel das Musikinstrument der Wandlungsphase Erde. Die Trommel *gǔ* 鼓 wurde im alten China viel zu zeremoniellen Zwecken verwendet. Ihr Klang weckte die Lebensgeister der Zuhörer und wirkte aufmunternd und antreibend. Im Krieg gab die Trommel das Zeichen zum Angriff und Ausschwärmen, während die Glocke das Signal zum Sammeln war. Bevor man die Stadttore schloss oder den Markt beendete, wurde die Trommel gerührt. Vor jedem Gerichtsgebäude hing eine Beschwerdetrommel, die jeder, der eine Beschwerde vorzubringen hatte, anschlagen konnte. In daoistischen Tempeln wurde abends die große Trommel geschlagen und die Glocke antwortete ihr.[200]

---

199 Siehe **Zhou Mei-sheng** (wie Anm. 171), S. 26.

200 **Wolfram Eberhard**: (wie Anm. 12), S. 286.

Die musikalischen Aufzeichnungen *Yuè Jí* 樂級 aus der Han-Zeit berichten über die Wirkung die Trommel:

„[...] der Klang der Trommel und Tamburine ist roh und gewalttätig. Er erregt Tapferkeit und vorwärts gerichtete Bewegung. Wenn ein gebildeter Mensch den Klang von Trommeln und Tamburine hört, denkt er an große Generäle, die ihre Truppen ins Schlachtfeld führen."[201]

Die Analogie der Trommel für *Tài Yuān* 太淵 ist eindeutig:

Einerseits ist Lu 9 der Erd-Punkt auf der Lungen-Leitbahn (die Glocke als Musikinstrument des Metalls vervollständigt das Bild), andererseits ist die Nadelung dieses Punktes ebenso anregend wie der Klang einer Trommel. *Tai Yuan* (Lu 9) ist ein wichtiger Notfallpunkt bei Atemstillstand, Kollaps, Schock, Vergiftungen und anderen traumatischen Ereignissen. Ein kaum tastbarer Puls als Zeichen einer allgemeinen Erschöpfung kommt nach Nadelung dieses Punktes wieder „hoch" und deutet an, dass die Lebensgeister neu erweckt sind.

Schließlich befindet sich der Punkt an einer bogenähnlichen Stelle an der lateralen Grenze der Handgelenksarterie, sodass die zusätzliche Bedeutung von *Yuan* als Hinweis auf die Lokalisation dieses Punktes in einer Krümmung gerechtfertigt ist.
Der alternative Name „Dämonenherz" weist darauf hin, dass Lu 9 auch die Kraft hat, böse Geister zu bekämpfen und Besessenheit zu behandeln. Dämonen *guǐ* 鬼 halten sich mit Vorliebe in dunklen Ecken und Biegungen auf, somit ist die Lage und die Funktion von *Tai Yuan* (Lu 9) hervorragend dafür geeignet, diese „schmutzige" Arbeit zu erledigen. Wir stoßen direkt ins Herz des Dämons, wenn wir diesen Punkt nadeln![202]

**Besondere Qualifikationen**:

- Yuan (Ursprungs-) Punkt
- Erde-Punkt
- Shu (Strom-) Punkt
- Mutter (Tonisierungs-) Punkt
- Gui (Dämonen-) Punkt
- Hui (Versammlungs)-Punkt der Gefäße

---

[201] Zitiert in **Joseph Needham** (wie Anm. 30), S. 153.

[202] Eine gewisse Ähnlichkeit mit dem Pfählen eines Vampirs ist nicht zu leugnen!

**Wirkrichtung**:
Richtet das Lungen-Qi, klärt die Lunge, stoppt Husten, tonisiert das Zong-Qi, kühlt Lungen-Hitze, befeuchtet die Lunge, wandelt Schleim um, fördert die Blutzirkulation in den Gefäßen, macht die Leitbahn und Nebengefäße durchgängig, reguliert den Säftehaushalt

**Moderne Indikationen**:
Husten, Atemnot, Beklemmung in der Brust, Unruhe und Bedrücktheit nimmt den Atem, Asthma, Besorgtheit im Herzen, Herzschmerzen, Herzklopfen, viel Auswurf, Erbrechen und Aufstoßen, Zittern vor Kälte, Körperhitze, Blutspucken und Trockenheit in der Kehle, Erschöpfung der Arme, Schmerzen im Handgelenk, Ellenbogen-Schmerzen, Schulter- und Rückenschmerzen, Schmerzen in der Schlüsselbeingrube, Hitze im Handteller, Brustschmerzen, Bronchitis, Laryngitis, Kopf-Wind, Gesichtsschwellungen, Keuchhusten, der Mund ist verzerrt, rauher Puls, Krankheiten ohne Puls

**Klassische Indikationen**:
**Su Wen, Kap. 38** („Über den Husten"):
Wenn der Lungen-Husten nicht aufhört, wird auch der Dickdarm erkranken. Stuhlinkontinenz erscheint dann beim Husten. Zur Behandlung nimm den Shu-Punkt der Lungen-Leitbahn (Lu 9).

**Jia Yi Jing**:
Husten durch Gegenläufigkeit, Unruhe und Beklemmungsgefühl, man mag nicht liegen, Völle in der Brust, Atemnot, man bekommt keine Luft mehr, Blutspucken, Schütteln vor Kälte, übermäßiges Schwitzen, Rückenschmerzen, Blockaden in der Brust und gegenläufiges Qi, Kälte-Erschöpfung und plötzliche Unruhe im Herzen, Neigung zu spucken, Rülpsen und Aufstoßen, Völle in der Brust mit lauten Geräuschen, das Magen-Qi steigt gegenläufig nach oben, Herzschmerzen; Erschöpfung in den Armen, Völlegefühl und Schmerzen in Schulter und Brust, im Auge bildet sich ein weißes Häutchen *mù shēng bái yì* 目生白翳, die Augen verfärben sich grün-blau, die Muskeln und Sehnen sind verkrampft, Hitze in den Handtellern, plötzliche Kälte oder plötzliche Hitze, ein ziehender Schmerz in der Schlüsselbeingrube, häufiges Gähnen, Atemnot, man kann kaum Luft bekommen, mäßige Schmerzen an der Innenseite des Arms, das Zwerchfell ist angehoben zuviel Trinken verursacht Unruhe und Völlegefühl, schmerzhafte Schwellungen der Brüste *dù rǔ* 妒乳,[203] Wärme-Erkrankungen, der ganze Körper ist heiß, nach 5 Tagen hört (das Fieber) auf zu steigen.

---

[203] Über *Du Ru* siehe Anm. 191.

Wenn dann kein Schweiß herauskommt, steche *Tai Yuan* (Lu 9). Bei einem abnormen Handgelenkspuls steche ebenfalls *Tai Yuan*, hebe und senke die Nadel!

**Qian Jin Fang**:
Entzündungen der Brüste, aufgeblähte Lungen, Blutspucken, zittern vor Kälte, trockene Kehle, Lungen-Husten, Völle in der Brust, die Ausatmung ist erschwert, Brustschmerzen, Herzschmerzen, spricht wie verrückt *kuáng yán* 狂言.

**Wai Tai Mi Yao**:
Üble Malaria, Neigung zum Rülpsen, Schwellungen und Verhärtungen in den Brüsten.

**Sheng Hui Fang**:
Kälte in den Beinen, Nasenbluten, das nicht aufhört.

**Tong Ren**:
Kälte-Shan-Erkrankungen, Erbrechen, unaufhörlicher Husten, Aufstoßen durch gegenläufig aufsteigendes Qi, man kann nicht essen.

**Lei Jing Tu Yi**:
Blockaden in der Brust *xiōng bì* 胸痹, gegenläufiges Qi, Aufstoßen von Gasen, Husten, Erbrechen und Rülpsen, zu viel Trinken von Wasser bläht die Lungen auf, Atemnot, die nicht aufhört, Husten von Blut, Herzschmerzen und eine trockene Kehle, der Kranke ist sehr unruhig *fán zào* 煩躁, hält unflätige Reden (*kuáng yán* 狂言), kann nicht liegen, Häutchenbildung im Auge und rote Augenwinkel, Augenschmerzen, der Mund ist weit geöffnet, die Farbe des Urins ändert sich, übermäßiger Stuhlgang.

**Zi Sheng Jing**:
*Tai Yuan* (Lu 9) ist der Hui-Punkt der Gefäße; er kann alle Gefäßkrankheiten heilen! Das Magen-Qi steigt gegenläufig nach oben, Erbrechen von Blut, der Punkt unterstützt den Magen. Husten, Besorgtheit und Ärger, hält verrückte Reden mit verzerrtem Mund, geschwollene, aufgeblähte Lungen, Qi-Völle in der Brust, man kann nicht liegen, Husten durch Gegenläufigkeit, Unruhe im Herzen, man mag nicht liegen (Moxa bei Husten durch Gegenläufigkeit); leichte Schmerzen an der Innenseite des Arms, im Auge bildet sich ein weißes Häutchen, die Augen sind gerötet, ziehender Schmerz in der Schlüsselbeingrube, häufiges Gähnen, man bekommt keine Luft.

**Da Cheng**:
Brust-Blockaden und gegenläufiges Qi, Neigung zum Rülpsen, Erbrechen von Essen und Trinken, Husten, Besorgtheit und Unruhe, man kann nicht schlafen, Schwellung der Lunge, Schmerzen an der Innenseite des Arms, Rötung und Schmerzen der Augen, plötzliche Kälte oder Hitze, Hitze in den Handtellern, häufiges Gähnen, Schmerzen und Kälte in Schultern und Rücken, Atemnot, man bekommt keine Luft mehr, Herzschmerzen, der Puls ist rauh sè 澀, Husten und Erbrechen von Blut, Rülpsen durch gegenläufiges Qi, Zittern vor Kälte, verrücktes Reden, verzerrter Mund *kǒu pī* 口劈, Trockenheit in der Kehle, die Farbe des Urins verändert sich, schließlich ist der Stuhlgang übermäßig!

**Ling Guang Fu**:
stechende Schmerzen in beiden Brüsten verlangen nach dem Punkt *Tai Yuan* (Lu 9).

**Shen Nong Jing**:
Zahnschmerzen, Schmerzen und Kraftlosigkeit in den Händen und Handgelenken (7 Moxakegel).

**Shi Si Jing Yao Xue Zhu Zhi Ge**:
*Tai Yuan* (Lu 9) beherrscht unangenehme Zahnschmerzen, Handgelenke und Ellenbogen sind ohne Kraft und dabei schmerzhaft, gleichzeitig kann man den Punkt nadeln bei Husten und Krankheiten mit Wind-Schleim; bei Halbseiten-Kopfschmerzen ist seine Wirkung göttlich!

**Moderne Punktekombinationen**:
- Krankheiten mit Pulslosigkeit: + Ma 9, Lu 5, P 6
- Husten durch Wind-Schleim: + Lu 7, Lu 5, Bl 12
- Schwellungen, Völle und Schmerzen in der Brust: + P 6, Ni 23
- Schwellungen und Schmerzen der Brüste: + Ma 44
- Keuchhusten: + P 6, *Si Feng* (Extrapunkte)

**Klassische Punktekombinationen**:
**Jia Yi Jing**:
- Anschwellung der Lungen: + Bl 13
- Lungen- und Herzschmerzen: + Lu 10

**Qian Jin Fang**:

- Wei- und Bi-Erkrankungen der Beine, kann nicht laufen: + Ma 5
- Die Frau wird nicht schwanger, ihre Geschlechtsteile treten plötzlich hervor, tröpfelndes Wasserlassen, die Monatsregel kommt nicht rechtzeitig, dabei viel Betrübtheit und Schmerzen unter dem Herzen: + Ni 6
- Schmerzen an der Innenseite des Arms: + Lu 10
- Bluthusten, Zittern vor Kälte, Erbrechen von Blut durch aufsteigendes Qi: + He 7
- Malaria, Husten, das Herz ist betrübt, man mag nicht liegen, Fieber und Schüttelfrost: + Ni 3, Lu 10

**Zi Sheng Jing**:

- Herzschmerzen, Blutspucken, Zittern vor Kälte, trockener Hals, verrücktes Reden mit verzerrtem Mund, Lungen- und Herzschmerzen: + Lu 10
- Rote Augen: + Di 5

**Za Bing Xue Fa Ge**:

- *Tai Yuan* (Lu 9) und *Lie Que* (Lu 7) sind miteinander verbunden; sie können Qi-Blockaden beseitigen und stechende Schmerzen in den Brüsten heilen.

**Yu Long Fu**:

- Husten durch Wind-Schleim: + Lu 7

**Xi Hong Fu**:

- Stechende Schmerzen in beiden Brüsten verlangen nach *Tai Yuan* (Lu 9); wenn der Patient nicht reagiert, ist manchmal *Lie Que* (Lu 7) danach zu nadeln.
- Bei Halbseitenkopfschmerz suche Lu 7 auf und sediere dann stark Lu 9, wenn der Patient nicht reagiert.
- Die 5 Arten von Ellenbogenschmerzen verlangen nach *Chi Ze* (Lu 5), die Nadelung von Lu 9 danach bringt noch besondere Verdienste.

**Da Cheng**:

- Mundtrockenheit: + Lu 10
- Schmerzen im Magenkanal: + Lu 10, Ma 36, *Ru Xia* (Extra-Punkt), Bl 17, Bl 21, Bl 23 (setze Moxa dem Alter entsprechend).
- Schwellungen in der Schlüsselbeingrube: + Di 1, Gbl 41
- Irres Reden: + Di 5, Di 8, Bl 60
- Rote Augen und Tränensäcke: + Gbl 42, Bl 2, Gbl 20

- Kälte-Erschöpfung: + SJ 2
- Magenschmerzen: + Lu 10, Ma 36, Bl 23, Bl 13, Bl 21, *Ru Xia* (Extra-Punkt)
- Langsame und träge Zunge: + Di 4, Ma 42, 44, Bl 60, Mi 6, Du 16
- Unruhig, betrübt mag sie nicht liegen: + Mi 4, Mi 1, Bl 13, Mi 6, 9
- Blockaden lassen das Qi gegenläufig nach oben steigen: + He 7

**Shi Er Jing Zhi Zheng Zhu Ke Yuan Luo Ge**:
- *Tai Yin* hat viel Qi und wenig Blut: das Qi von Herz und Brust ist aufgebläht, Hitze in den Handtellern, Atemnot, Husten, Schmerzen in der Bettlerschale, die unerträglich sind, Schwellungen in der Kehle, der Hals ist trocken, der Körper ist überall mit Schweiß bedeckt, Schmerzen an der inneren und vorderen Schulter sowie in beiden Brüsten, Schleim verknotet das Qi im Zwerchfell und verursacht Atemnot; bei all diesen Krankheiten wähle *Tai Yuan* (Lu 9) und *Pian Li* (Di 6) wie der Edle so sagt.

**Lokalisationshilfe**:
Lateral der Radialisarterie an der Cun-Pulstaststelle; in einer Mulde auf Höhe der vordersten Handgelenksquerfalte. Man fühlt dort den Pulsschlag.

**Stimulus**:
Nadelung schräg lateral zur Arterie radialis; setze die Nadel in dem Winkel zwischen der Daumensehne und der distalen Handgelenks-querfalte; Moxa ist möglich.

**Der Praxistipp**:
Langanhaltender Kummer schwächt das Lungen-Qi und verursacht Trockenheit im oberen Erwärmer; bei generell kraftlosen Pulsen bringt Lu 9 die Pulse "hoch", d. h., sie werden stärker und deutlicher; „Wenn Du denkst es geht nicht mehr, kommt von irgendwo ein Lichtlein her!" Vor dem Abgrund stehend, lässt dieser Punkt, wenn genadelt, wieder neuen Lebensmut entstehen; Kurzatmigkeit besonders in kalter Luft, allgemeine Energielosigkeit, Schwäche in den Händen und Armen.

*Solie de Morant* sagt: Nervöse Krisen, übererregt, unflätige Sprache, Schlaflosigkeit durch innere Unruhe, Aufstoßen und Erbrechen, Inkontinenz durch Erschlaffung des Schließmuskels, Arthritis und Arthrose des Handgelenks und des Daumens; schrägläufige Energie sticht in die zwei Brüste, die Schmerzen strahlen bis in die Schlüsselbeingrube aus.

# Lunge 10 *Yú Jì* 魚際

## *Region der Fische*

**Bedeutung des Namens**:
*Yú* 魚: ein Fisch, Fische, das Radikal No. 195; das Schriftzeichen zeigt das Bild eines Fisches mit spitzem Kopf, geschupptem Leib und einem Schwanz (Wieger, L. 142 A). Für die Chinesen sind Fische ein Symbol für Wohlstand und Überfluss (*yú* 餘 als Homophon bedeutet Überfluss), weil man sie in großen Mengen in den chinesischen Gewässern findet.

Wegen ihrer Reproduktionskraft symbolisieren Fische auch sexuelle Potenz und Leidenschaft. Da die Fische gewöhnlich in Paaren auftreten, sind sie ebenfalls ein Emblem für eheliche Harmonie. Munter wie ein Fisch im Wasser, sagt auch der chinesische Volksmund und bezeichnet damit die Freuden geschlechtlicher Vereinigung und Lust. *Zhuang Zi* philosophiert über die „Freuden der Fische", die nur verstehen kann, wer mit dem Dao im Einklang lebt.[204]

Als eines der acht buddistischen Symbole steht der Fisch für Freiheit und Entfaltung, für die Befreiung von allen Zwängen. Goldfische im Hof eines Hauses signalisieren Reichtum und Gold im Überfluss. Fische waren im alten China eine beliebte Opfergabe; insbesondere dem Gott des Reichtums wurden Fischköpfe geopfert, weil diese beginnenden Reichtum bedeuteten. Die Chinesen essen Fisch zum Neujahrstag, damit ihnen das neue Jahr Wohlstand und Überfluss bringt. Schließlich wird die Kunst des Fischens mit der Kunst des Regierens verglichen: Ein ungeschickter Angler wird ebenso wenig einen Fisch fangen wie ein selbstherrlicher König sein Volk begeistern.[205]

*Jì* 際: ein Berührungspunkt, eine Grenze, Rand, ein Bereich, sich berühren, eine (günstige) Gelegenheit, Zeitpunkt. Das Schriftzeichen zeigt einen Hügel in der Abenddämmerung und Arme, die sich kreuzen, um den Segen des Himmels zu erbeten. Ein günstiger Ort oder Zeitpunkt also, um den Göttern zu opfern und ein religiöses Fest zu veranstalten, um Wohlstand zu erflehen. Die Beziehung zur oben beschriebenen Symbolik der Fische ist offensichtlich.

---

[204] **Zhuang Zi**, (wie Anm. 169), S. 283.
[205] **Wolfram Eberhard**, (wie Anm. 12), S. 84 ff.

In der chinesischen Medizin bezeichnet *Ji* die Grenze zwischen rotem und weißem Fleisch an den Extremitäten. An diesen Orten befinden sich viele einflussreiche Akupunkturpunkte.

*Yú Jì* 魚際 im Punktenamen bezieht sich auf den fleischigen Teil von Daumen und Handinnenfläche („die Maus"), der das Aussehen eines Fischbauches hat. An der Grenze zwischen rotem und weißen Fleisch ist Lu 10 lokalisiert, gleich hinter dem Grundgelenk des Daumens. Das Qi der Lungenleitbahn ist an dieser Stelle so üppig wie ein See voller Fische; im pathologischen Sinne ein Hinweis auf eine gesteigerte Aktivität in der Lunge (Lungen-Hitze), die über diesen Reizpunkt abgeleitet werden kann. Als Feuerpunkt ist *Yu Ji* (Lu 10) dafür geradezu prädestiniert. „Zeitpunkt der Fische" als eine andere mögliche Übersetzung für *Yú Jì* 魚際 weist auf eine günstige Gelegenheit hin, das Lungen-Qi zu empfangen.

**Besondere Qualifikationen**:
- Ying (Bach-) Punkt
- Feuer-Punkt

**Wirkrichtung**:
Korrigiert gegenläufiges Lungen-Qi, klärt Lungen-Hitze, harmonisiert den Magen, kühlt Hitze im Blut, befreit die Kehle, stillt Schmerzen, zerstreut Wind, schweißtreibend, befeuchtet die Lunge, stoppt Husten

**Moderne Indikationen**:
Fieber, Kopfschmerzen, Husten und Aufstoßen, Schweißlosigkeit, Erbrechen von Blut, Blut im Urin, verschwommenes Sehen, Unruhe im Herzen, blockierte Kehle, trockener Hals, Aphonie, Herzblockade, Krämpfe, Trauer und Furcht, nüchterner Bauchschmerz, Brust- und Rückenschmerzen, Ellenbogenkontraktionen, Brustgeschwüre, Malaria

**Klassische Indikationen:**
**Su Wen:**
Wenn Hitze in der Lunge in die Niere gelangt, wird sie (zur Leber) weitergeleitet und milde Krämpfe entstehen. Zur Behandlung wähle *Yu Ji* (Lu 10).

**Jia Yi Jing**:
Kälte-Erschöpfung und Hitze, Unruhe im Herzen und wenig Qi, man hat nicht genug Luft zum Atmen, Nässe und Juckreiz in den Geschlechtsteilen, Bauchschmerzen, man kann weder essen noch trinken, Kontraktionen im Ellenbogen, das Anheben der Arme ist

eingeschränkt, Brennen, Trockenheit und Durst in der Kehle, plötzliche Unruhe im Magen durch Gegenläufigkeit, Qi-Mangel, Herzschmerzen, Kummer und Ärger durch gegenläufiges Qi, Ärger und Manie wechseln sich ab (*nù kuáng yì* 怒狂易), die *Chì* 痓-Krankheit,[206] aufsteigendes Qi, *Yu Ji* (Lu 10) beherrscht dies! Fiebererkrankungen mit Zittern und geschwollenem Kinn, Völle im Bauch, die Geschlechtsteile sind eingezogen, Husten verursacht Wasserlassen, unfreiwilliges Wasserlassen aus einer Schwäche heraus, Leere im Zwerchfell, nach dem Essen möchte man erbrechen, der Körper ist heiß, aber der Schweiß kommt nicht heraus, häufiges Ausspucken von Speichel, Erbrechen von Blut, Speichel läuft hinunter, Kälte und Hitze an Schulter und Rücken, das Gesicht erblasst, die Augen tränen: Steche *Yu Ji* (Lu 10) tonisierend!

---

[206] Eine alte Bezeichnung für *jìng* 痉 = „Krämpfe“; also ein Synonym für alle möglichen Krämpfe; auch: eine Wind-Krankheit. Die klassischen Texte haben unterschiedliche Erklärungsansätze für diese Erkrankung. Das *Su Wen* sagt: „Wenn die Lunge Hitze zur Niere transportiert, dann entstehen leichte Krämpfe“. *Wang Bing* ein Kommentator des *Su Wen* aus der Tang-Dynastie, sagt: „Bei der *Chì* 痓-Krankheit treten unfreiwillige Muskelkrämpfe auf; das Qi in den Knochen wird heiß und das Mark kann nicht mehr gefüllt werden. Deshalb entsteht *gú chì* 骨痓 (Knochen-Chi), mit Verkrampfungen, die sich nicht auflösen, die Muskeln und Sehnen werden träge und verlieren ihre Kraft“. Das *Jin Gui Yao Lue* sagt: „Eine Tai Yang-Erkrankung mit ausstrahlender Hitze, der Puls ist tief und fadenförmig, dies nennt man Chi-Krankheit“. Das *Ben Cao Gang Mu* sagt: „Die Chi-Krankheit ist eine Erkrankung des *Du Mai*, sie zeigt sich in ausstrahlender Hitze, einem verzerrtem Mund und geistigem Rückzug *diān* 癫, der ganze Körper ist angespannt und steif und wie ein Bogen zusammengekrümmt“. (Siehe im *Han Yu Da Zi Dian* (wie Anm. 74), Band 4, S. 2671).

Weiter heißt es: „Die Chi-Krankheit ist eine Erkrankung der [Wandlungsphase] Holz. Das Holz wird vom Wasser ernährt. Wenn die Niere nun Hitze von der Lunge empfängt, dann trocknet das Wasser aus und kann nicht mehr die Muskeln und Sehnen ernähren. Deshalb schrumpfen die Sehnen und ziehen sich zurück, was Krämpfe verursacht, aber im Vergleich mit starken Krämpfen sind diese hier sanfter und langsamer, deshalb nennt man sie milde *róu* 柔.“ (Nach einem Kommentar aus dem *Huáng Dì Nèi Jīng Sù Wèn Zhī Shì* 皇帝内经素问枝释 = „Erläuterungen zu den grundlegenden Fragen im inneren Klassiker des gelben Kaisers“, Beijing 1982, Band 1, S. 487).

Noch im Banne der „Fünf Wandlungsphasen Doktrin“ der späten Han-Zeit gibt die letzte Interpretation auch eine unmittelbare Erklärung für die Therapie. Denn bevor die Hitze aus der Lunge in die Niere gelangt und diese austrocknet, sollte sie vorher ausgeleitet werden, und dass über den Punkt *Yu Ji* (Lu 10).

**Wai Tai Mi Yao**:
Eine außergewöhnlich große Schwäche, die Haare sträuben sich durch üblen Wind und Kälte, die Zunge ist oben gelb, der Körper ist gelb durch Hitze, Husten und Atemnot durch Blockaden in der Brust und Rücken, man kann nicht atmen, extreme Kopfschmerzen, der Schweiß kommt nicht heraus, Kälte-Erschöpfung *hán jué* 寒厥 zusammen mit Hitze, ein unruhiges Herz, wenig Qi, man hat nicht genug zum Atmen, Nässe und Juckreiz im Genitalbereich *yīn* 陰, Bauchschmerzen, das Essen und Trinken geht nicht hinunter, Kontraktionen der Ellbogen und Arme, in der Kehle brennt es, es ist trocken und man ist durstig, vor Schwäche kommt das Wasserlassen unfreiwillig, alle möglichen Schwächen, Herzschmerzen, die sich bei Bewegung verschlimmern, die Gesichtsfarbe bleibt dabei unverändert, Schmerzen in Lunge und Herz, Herz-Blockaden führen zu Kummer und Zorn *xīn bì bēi nù* 心痹悲怒, gegenläufiges Qi führt zu Furcht und Manie, die im Wechsel auftreten, plötzliche Unruhe im Magen durch gegenläufiges Qi.

**Qian Jin Fang**:
Chi-Krankheit mit aufsteigendem Qi, Fehlende Stimme, man kann nicht sprechen, entzündliche Brustgeschwüre, viel Körperhitze.

**Pu Ji Fang**:
Extreme Erschöpfung, die Haare sind aufgerichtet bei üblen Wind und Kälte, die Zunge ist oben gelb, Atemnot, die Brust und Rücken bewegt, man bekommt keine Luft mehr, extreme Kopfschmerzen, Unruhe bei Hitze, das Herz-Qi ist knapp, man hat nicht genug Luft zum Atmen.

**Tong Ren**:
Verschwommenes Sehen, wässrige Durchfälle durch üble Wind-Kälte, Leere-Hitze, die Zunge ist oben gelb, Herz-Blockaden mit Kummer und Furcht *xīn bì bēi kǒng* 心痹悲恐.

**Yi Zong Jin Jian**:
Zahnschmerzen, Malaria-Krankheit mit anfänglicher Kälteempfindung.

**Da Cheng**:
Alkoholkrankheit *jiǔ bìng* 酒病, übler Wind und Kälte, Leere-Hitze, Körperhitze mit Kopfschmerzen, Husten und Erbrechen, schädigende Kälte ohne Schweiß, Blockaden von Schmerzen in Brust und Rücken, sodass man nicht atmen kann, verschwommenes Sehen, Blut im Urin und Bluterbrechen, Brustgeschwüre

**Shi Si Jing Yao Xue Zhu Zhi Ge**:
*Yu Ji* (Lu 10) beherrscht Zahnschmerzen. Wenn er gemoxt wird, setze auf der linken und rechten Seite Moxakegel! Bei schädigender Kälte steche den Punkt außerdem, wenn der Schweiß nicht herauskommt, schließlich heilt er Malaria-Krankheiten, wenn ein Wunsch nach Kälte besteht.

**Xun Jing**:
Geschwollene Finger

**Moderne Punktekombinationen**:
- Lungenblutungen: + He 7, Le 8
- Husten bei Kindern: + Bl 13
- Halsschmerzen, die Stimme ist weg: + Gbl 20, Ren 23
- Schmerzen in den Brüsten: + Ma 36, Gbl 41
- Halsschmerzen: + SJ 2, Lu 5
- Sehnenzerrungen und verschwommenes Sehen: + Bl 57, Bl 60

**Klassische Punktekombinationen**:
**Ling Shu, Kap. 24** („Über Erschöpfungskrankheiten *jué bìng* 厥病")
- Bei Herzschmerzen durch schwere Erschöpfung, man möchte nur zuhause liegen, jede Bewegung verschlimmert die Schmerzen, die Gesichtsfarbe ist aber unverändert und bei Schmerzen in Lunge und Herz, nehme *Yu Ji* (Lu 10) und *Tai Yuan* (Lu 9).

**Kap. 23** („Über Fieberkrankheiten *rè bìng* 熱病")
- Bei Fiebererkrankungen, bei denen Schwitzen angeregt werden sollte und wo der Puls dieser Maßnahme folgt, wähle *Yu Ji* (Lu 10), *Tai Yuan* (Lu 9), *Da Du* (Mi 2) und *Tai Bai* (Mi 3). Sediere diese Punkte, um die Hitze auszuleiten, tonisiere, um Schweiß hervorzubringen. Wenn der Schweißausbruch zu stark ist, kann er durch Nadelung von *San Yin Jiao* (Mi 6) gestoppt werden.

**Kap. 34** („Über die fünf Unordnungen *wǔ luàn* 五亂")
- Wenn die Unordnung in der Lunge ist, dann kauert sich der Patient nieder, atmet schwer und geräuschvoll und unterstützt die Brust während der Ausatmung mit den Händen; nehme zur Behandlung die Punkte *Yu Ji* (Lu 10) und *Tai Xi* (Ni 3).

**Zi Sheng Jing**:

- Kopfschmerzen und ein besorgtes Herz: + Lu 11, Mi 4, Ma 41, Bl 67, Gbl 12
- Husten: + Lu 7, Dü 1, Ma 12
- Leere im Zwerchfell, Essen und Trinken werden erbrochen, Körperhitze ohne Schweiß, Blutspucken und Bluterbrechen: + Ren 12
- Das Essen geht nicht hinab: + Mi 20
- Spricht wie verrückt: + Dü 7, He 3, Di 11, Dü 4
- Alle Formen von Blutspucken: Sediere zuerst *Yu Ji* (Lu 10), dann tonisiere *Chi Ze* (Lu 5)
- Qi-Mangel: + P 7, Bl 18
- Kontraktion und Steifheit der Ellbogen: + He 4
- Schwindel: + Mi 2
- Man kann nicht sprechen: + Ma 5, He 5
- Kopfschmerzen: + Ma 2, Gbl 9, Bl 22, Gbl 20
- Kopfschmerzen: + SJ 2, SJ 3, He 5

**Jia Yi Jing**:

- Cholera durch gegenläufiges Qi: + Mi 3
- Bluterbrechen: + Lu 5
- Wandel zu manischen Geisteskrankheiten: + Di 4, Dü 4, Dü 7, He 3, Bl 60

**Qian Jin Fang**:

- Irres Reden, Schrecken und Furcht: + Dü 7, Di 4, He 3, Di 11, Dü 4
- Fieberkrankheiten mit Zittern und Schwellungen des Kinns, Völle im Bauch, die Geschlechtsteile sind eingezogen, die Gesichtsfarbe ist unverändert: + Dü 5

**Hi Hong Fu**:

- Gezerrte Sehnen und verschwommenes Sehen: + Bl 57, Bl 60

**Lei Jing Tu Yi**:

- Ein Kommentar sagt: Zusammen mit Lu 8 und He 5 heilt dieser Punkt Schweißlosigkeit, und Probleme beim Wasserlassen. Zusammen mit Di 3 und Ma 36 heilt er Schwitzen am ganzen Körper.
- Einer sagt, bei Zahnschmerzen, sodass man nicht essen und trinken kann, setze auf der linken Seite Moxa, wenn das Leiden links ist und moxe die rechte Seite, wenn das Leiden rechts ist; beim Mann nimm drei Moxakegel, bei der Frau nimm vier Moxakegel!

**Da Cheng**:

- *Li Dong Yuan* sagt: Wenn das Magen-Qi nicht glatt nach unten geht, gerät das Qi aller 5 Zang-Organe in Aufruhr; nehme dann den Punkt von der Lungen-Leitbahn *Yu Ji* (Lu 10), und *Shen Shu* (Bl 23).
- Steifheit der Zunge: + Lu 11, Du 15
- Herzblockade mit Kummer und Zorn: + He 7, Le 1
- Schmerzen am Penis: + Ni 3, Ren 3, Mi 6
- Bettnässen: + He 7, Le 3, Le 1, Ren 4
- Brustgeschwüre: + Ma 39, Ma 36, Gbl 43, Bl 40, Gbl 41
- Das Essen geht nicht hinunter: + P 6, Ma 36
- Kontraktionen des Ellenbogens: + Lu 5, Di 15, Dü 8, P 5, P 7, Dü 3

**Bai Zheng Fu**:

- Halsschmerzen: + SJ 2

**Lokalisationshilfe**:

Hinter dem Grundgelenk des Daumens, in einer Mulde an der Grenze zwischen rotem und weißem Fleisch, etwa 1,5 Cun hinter der distalen Handgelenksquerfalte.

**Stimulus**:

Das *Su Wen* sagt: zu tiefes Nadeln am Punkt *Yu Ji* (Lu 10) verursacht Schwellungen; Das *Da Cheng* und *Yi Xue Ru Men* sagen: Moxaverbot! *Yi Zong Jin Jian* sagt: Nur bei Zahnschmerzen kann man hier Moxa setzen (siehe auch *Lei Jing Tu Yi*).

**Der Praxistipp**:

Bei allen Formen von oralen Süchten (Ess-Sucht, Nikotin und Alkohol) ist Lu 10 begleitend in der Entwöhnungsphase zu nadeln! Als Feuer-Punkt im Metall spricht dieser Punkt den Shen-Aspekt in der Lunge an, nämlich *pò* 魄 = die Körperseele (siehe oben!).

*Po* ist der weiße Dämon der Gier und Lust, die Schattenseite unserer Seele, der Anteil, der am Triebhaften hängt und Instinkte, Leidenschaften und Begierden erregt. Im Gesunden entspricht die Körperseele dem Instinkt und dem Überlebenswillen, auch ist sie verantwortlich für Schmerzempfindung und Tastsinn. Eine gestörte Po-Seele, die in der Regel durch eine ungenügende Anbindung an den Lungenspeicher (das Lungen-Qi) entsteht, zeigt sich zumeist als „psychosomatische“ Störung. Insbesondere krankhafte Fixierungen auf den Körper und seine Funktionen fallen unter die Domäne einer entarteten Po-Seele.

Die gesamte Suchtproblematik, die exzessive Bedürfnisbefriedigung um jeden Preis, die Überstimulierung des Körpers durch Drogen sind Beispiele dafür. Auch Magersucht, die krankhafte Kontrolle des Geistes über den Körper, ist eine Störung der Körperseele. In all diesen Fällen ist die Nadelung von *Yu Ji* (Lu 10), gerne in Verbindung mit *Po Hu* (Bl 42) und *Zhi Shi* (Bl 52) von Nutzen.

Bei starkem Frieren und Abneigung gegen Kälte (+ Ni 2). Klärt und ordnet den Geist; bei Hitze in der Kehle, also bei Halsentzündungen (+ Lu 11). Die Literatur erwähnt immer wieder schwere Hitzeerkrankungen mit hohem Fieber, mit oder ohne Schweiß, leider gibt es dafür mangels geeigneter Patienten wenig Anwendungen in einer ambulanten Praxis.[207]

*Solie de Morant* sagt: wenig Energie, Unruhe, Furcht, Ängstlichkeit, Zähneklappern vom Frieren, Nervosität oder Malaria, Zahnfleischbluten, Zahnschmerzen, Husten verursacht Schmerzen in Brust und Rücken, übermäßiges Schwitzen, Alkoholismus, Brustabszesse, Schwäche im Daumengelenk.

---

[207] Alle Schüler im ABZ Nord und anderswo kennen meine fiktiven Abenteuer und Horrorgeschichten in der Wüste, im Meer oder im Dschungel, wo die Partnerin/der Partner kurz vor dem Verdursten ist oder vom weißen Hai oder von der schwarzen Mamba gebissen wurde. Man tut gut daran, immer sein Nadelequippment bei sich zu tragen und allzeit bereit zu sein!

# Lunge 11 *Shǎo Shāng* 少商

## *Junges Metall*

**Alternativer Name**:
*guǐ xìn* 鬼信 = Dämonentreue

**Bedeutung des Namens**
*Shǎo* 少: wenig, weniger, ein kleineres, geringfügig, spärlich, auch: jung, der jüngere, ein zweiter (im Rang). Das Schriftzeichen hat das Radikal 42 und zeigt etwas Kleines *xiǎo* 小 und darunter einen Linksstrich 丿. Die Bedeutung ist: etwas vermindern, was schon klein ist (Wieger, L. 18 M). Eine andere Etymologie erklärt das Zeichen mit vier Sandkörnern; ein wirklich kleines Sandhäufchen.[208]

In den Namen von Akupunkturpunkten bezeichnet *Shao* einen Ort mit geringerem Energiepotential oder einen Punkt mit wachsender Aktivität. Hier finden wir ein noch junges, aber entwicklungsfähiges Potential, das leicht erregbar ist.

*Shāng* 商: überlegen, beraten, Handel, handeln, Kaufmann, die Shang-Dynastie (1711-1122 v. Chr.), herbstlich, die zweite der fünf klassischen Musiknoten (Wu Yin); Luzifer, der Morgenstern. Das Schriftzeichen zeigt ein Haus, in dem vertrauliche Gespräche stattfinden. In den ältesten Schriften sind zwei Tage *rì* 日 hinzugefügt, ein Hinweis entweder auf die Länge der Konsultation oder das Stattfinden nachts zwischen zwei Tagen. Handel bzw. handeln ist eine sekundäre Bedeutung; vielleicht ein Hinweis auf die Wichtigkeit eines guten Gesprächs als Voraussetzung für den Geschäftsabschluss? (vgl. Wieger, L. 15 D). Eine andere Etymologie zeigt das Schriftzeichen als einen Weinkrug auf einem Sockel und stellt einen Gegenstand dar, der zum Verschenken gedacht war.[209]

*Shang* ist seit alters in China einer der fünf traditionellen Musiktöne, welcher der Wandlungsphase Metall und somit der Lunge (Dickdarm) zugeordnet ist. *Shang* ist der Klang, der entsteht, wenn man auf Metall schlägt, eine durchaus simple Erklärung für diese Entsprechung.

---

[208] **Wang Hongyuan**, (wie Anm. 185), S. 38.

[209] **Li Leyi**: Entwicklung der chinesischen Schrift am Beispiel von 500 Schriftzeichen, Beijing 1993, S. 288

Die fünf klassischen Musiknoten waren im alten China Embleme mit weitreichenden Bedeutungen:

„Heftige Winde im Sommer entsprechen der Note *Jiao* (Holz); krachender Donner im Herbst entspricht der Note *Shang* (Metall); leuchtende Blitze im Herbst entsprechen der Note *Zhi* (Feuer); heftige Regengüsse im Frühling und Sommer entsprechen der Note *Yu* (Wasser); Donnerrollen im Herbst entspricht der Note *Gong* (Erde).“[210]

In der chinesischen Kriegskunst waren die fünf Töne Indikatoren für Sieg oder Niederlage:

„Wenn *Shang* ertönt, bedeutet das Sieg im Kampf; die Soldaten einer Armee sind stark. Wenn *Jiao* ertönt, hat die Armee Probleme; die Soldaten sind schwankend und verlieren den Mut. Wenn *Gong* ertönt, ist die Armee in guter Harmonie; Offiziere und Soldaten sind sich einig. Wenn *Zhi* ertönt, sind die Soldaten schwach; sie werden wenig Ruhm erwerben.“[211]

Schließlich stehen die fünf Töne als Symbole für soziale Strukturen und Beziehungen im alten China:

„*Gōng* 宫 entspricht dem Prinzen, *shāng* 商 ist der Minister, *jiǎo* 角 ist das Volk, *zhǐ* 徵 entspricht den Regierungsangelegenheiten und *yǔ* 羽 den zwischenmenschlichen Beziehungen.“[212]

*Shāng* 商 = der Minister erinnert uns an unseren Lungenminister im mikrokosmischen Staat, der die öffentlichen Angelegenheiten regelt und für einen geordneten Rhythmus sorgt (vgl. *Su Wen*, Kap. 8).

*Shăo shāng* 少商 als Binom bedeutet: Der Shang-Ton korrespondiert mit Metall und damit auch mit der Lunge. Lu 11 ist der Anfangspunkt einer Yin-Leitbahn, deshalb bezeichnet man ihn als *Shao-Shang* = „kleineres Metall“, weil die fünf Töne in größere und kleinere unterteilt werden und der Yin-Aspekt eines Tones der kleinere ist. *Shao Shang* ist der hohe Ton, der vom Metall erzeugt wird.

Das *Kuàng Yă* 壙雅, ein Musikwörterbuch aus dem 5. Jahrhundert n. Chr., erklärt dazu: „*Shen Nong* baute eine Laute, die fünf Saiten hatte,

[210] Siehe **Joseph Needham**, wie Anm. 30, S. 140.

[211] **Ebd**. S. 141

[212] **Ebd**. S. 157

*Gong*, *Shang*, *Jiao*, *Yu* und *Zhi*. König Wen fügte noch zwei Saiten hinzu, die Shao Gong-Saite und die Shao Shang-Saite. *Shao Shang* entspricht dem hohen Shang-Ton."[213]

Das Qi der Lungenleitbahn entspringt in der Lunge, tritt an die Oberfläche und fließt zur Hand in den Daumen. Deshalb erreicht das Lungen- (Metall-) Qi am Punkt Lu 11 seinen Gipfel, endet aber gleichzeitig schwach und spärlich, deshalb die Übersetzung *Shao Shang* = „geringes Metall".

Nach einer anderen Theorie entspringt das Qi der Lungenleitbahn im Shao Shang-Punkt, es erscheint hier jungfräulich wie aus einer Quelle. Das Metall-Qi ist an dieser Stelle noch nicht entwickelt, sondern beginnt sich eben zu entfalten. (*Shao-Shang* = „junges Metall"). In diesem Sinne finden wir hier einen Hinweis auf den Holzcharakter von Lu 11.

Nach dem *Nan Jing* beherrscht die Lunge die Stimme (Kap. 40). Ihre ureigenste stimmliche Manifestation ist das Jammern und Wehklagen. (Kap. 49). Der chinesische Terminus *kū* 哭 zeigt einen Hund und zwei Mäuler, und bedeutet Heulen und Schreien in der Art, wie Hunde es tun (Wieger, L. 72 C). *Shao Shang*, der hohe Metallton, ist damit auch ein Hinweis auf die stimmliche Manifestation der Lunge sowie auf die Behandlung von Stimrnerkrankungen über diesen Punkt.

*Shang* = Luzifer, der Morgenstern, ist ein Symbol für den Planeten Venus, der durch seine Helligkeit besonders morgens im Osten und abends im Westen auffällt. Lu 11 ist der Holzpunkt (Osten) im Metall (Westen), die Venus der Planet der Wandlungsphase Metall.
*Shao Shang* = „junges Metall" vereinigt die potentielle Aktivität des Holzes mit dem hellen Glanz des Metalls, der an diesem Punkt entspringt, aber auch versiegt. Kaum ein anderer Punkt stellt diese Polarität zwischen Entstehen und Vergehen durch seinen Namen so deutlich dar wie Lu 11.

Der alternative Name von Lu 11, *Guǐ Xìn* 鬼信 = „Dämonentreue", suggeriert die Wirkung dieses Punktes bei Geisteskrankheiten, Anfallsleiden und Besessenheit. Eine effektive Behandlung zu Beginn einer Geisteskrankheit soll die starke Moxibustion beider Shao Shang (Lu 11) Punkte sein. Diese Technik heißt: „Den Dämon zum Weinen bringen".

---

[213] Siehe **Zhou Mei-sheng**, wie Anm. 171, S. 26

Dabei werden beide Daumen des Patienten fest zusammengebunden und fünf große Moxakegel über die nun dicht zusammenliegenden Punkte abgebrannt. Bringe den Dämon zum Weinen, dann verspricht er dir, den Patienten zu verlassen.[214] Selbstverständlich sollten bei der Behandlung von psychiatrischen Erkrankungen die nötige Sorgfaltspflicht und die eigenen bzw. beruflichen Grenzen gewahrt bleiben.

**Besondere Qualifikationen**:

- Jing (Brunnen-) Punkt
- Holz-Punkt
- Gui (Dämonen-) Punkt

**Wirkrichtung**:
Klärt Hitze in der Lunge, befeuchtet die Lunge, stillt Husten, befreit de Kehle, wiederbelebt das Yang bei Ohnmacht und Koma, schmerzstillend

**Moderne Indikationen**:
Husten, Fieber, Kopfschmerzen, Halsentzündung, Mastitis, Schlaganfall mit Bewusstlosigkeit, Koma, Fiebererkrankungen mit Zittern vor Kälte, Unruhe im Herzen, Atemnot und Husten, schwere Zunge, Nasenbluten, manische Geisteskrankheiten, Völle unter dem Herzen, verdrehtes Handgelenk mit Schmerzen im Handteller.

**Klassische Indikationen**:
**Jia Yi Jing**:
Fiebererkrankungen, die einer Gelbsucht ähneln, Zittern vor Kälte und ein geschwollenes Kinn, der Bauch ist aufgebläht, man kann nur aus den Augenwinkeln schauen *bì nì* 睥睨,[215] Geräusche im Hals, Malaria, Kälte- und Hitze-Erschöpfung, Unruhe im Herzen, Neigung zum Aufstoßen, Völle in der Herzregion mit Schweiß, steche hier *Shao Shang* (Lu 11) blutig. Bei Kälte wie reingewaschen *hán zhuó zhuó* 寒濯濯,[216] das Herz ist beunruhigt, Hände und Arme sind taub, schaumiger Auswurf, die Lippen sind trocken, sodass man trinken möchte,

---

[214] Ob das Weinen durch den Brennschmerz entsteht oder wirklich Ausdruck eines um Gnade flehenden Dämons ist, mag dahin gestellt sein.

[215] Gemeint ist *nì* 腻 = etwas Schmieriges und Ekelerregendes; eine Form der Kälte-Malaria, der Bauch ist stark anschwollen, die Augen schielen *xié shì* 斜視 und viel Schleim in der Kehle macht Geräusche! Nach dem *Zhēn Jiǔ Jiǎ Yǐ Jīng Zhī Shì* 针灸甲乙经枝释 = „Der ABC-Klassiker der Nadel- und Moxa-Therapie mit Erklärungen", Beijing 1980, Band 2, S. 933.

[216] Das *Wai Tai Mi Yao* sagt: dies ist eine Form der Kälte-Malaria; der Körper fühlt sich so kalt an, als wenn er gerade gewaschen worden wäre.

Kontraktionen der Hände und Handgelenke; Schmerzen in den Fingern, die Lunge ist aufgebläht durch gegenläufiges Qi, im Ohr entsteht Wind, Husten und Atemnot durch Gegenläufigkeit, Blockaden und Schmerzen im Oberarm, Erbrechen, das Essen und Trinken gehen nicht hinab wegen Schwellungen des Bauches; eine Fiebererkrankung dauert schon sieben Tage, am 8. Tag ist der Puls am Handgelenk bewegt *dòng* 動,[217] Atemnot und Schwindel treten auf, steche dann sofort diesen Punkt, bis Schweiß sichtbar heraustritt. Nadele diesen Punkt nur oberflächlich!

**Qian Jin Fang**:
Schmerzen vor dem Ohr, der Körper ist aufgebläht, Husten und Atemnot durch Gegenläufigkeit, die Hände sind taub.

**Sheng Hui Fang**:
Man kann nicht essen, im Bauch ist Qi-Völle, man kann das Essen weder riechen noch schmecken, die Eingeweide sind geschwollen mit Atemnot.

**Zi Sheng Jing**:
Austretender Schweiß und Kälte, Hitze in den Handtellern

**Tong Ren**:
Plötzliche Schwellungen an der Wange und am Kinn von der Größe eines *shēng* 升,[218] in der Kehle sind Blockaden.

**Yu Long Jing**:
Auf beiden Seiten eine akute Mandelentzündung *rǔ é* 乳蛾 durch Wind in der Kehle, in der Nase entstehen Geschwüre.

**Xun Jing**:
Schädigender Wind verursacht ein taubes Geräusch, Geisteskrankheit mit Rückzug.

---

217 *Zhang Zhong Jing* sagt: Yin und Yang kämpfen gegeneinander; wenn das Yang sich bewegt, entsteht Schweiß, wenn das Yin sich bewegt, entsteht ausstrahlende Hitze. Von der Form her ist dies eine üble Kalte, die den *San Jiao* schädigt.

218 Ein *Sheng* als Hohlmaß entsprach in der Song-Dynastie (aus der Zeit stammt dieser Text) 0,66 Liter. Nach **Nigel Wiseman/Feng Ye**: A Practical Dictionary of Chinese Medicine, Brookline 1998, S. 719.

**Ju Ying**:
Mandelentzündung kleiner Kinder, Hals und Kehle sind verschlossen, man kann drei Tage lang nicht essen. Bei Hitze in den Zang-Organen muss aus diesem Punkt Blut gelassen werden, sofort tritt eine Besserung ein!

**Da Cheng**:
Geschwollenes Kinn und blockierte Kehle, Unruhe im Herzen und Neigung zum Rülpsen, Völle unter dem Herzen, üble Malaria mit Schüttelfrost, Bauchschwellungen, schaumiger Auswurf, die Lippen sind trocken und hochgezogen beim Trinken, das Essen geht nicht hinab, starke Schwellungen, Kontraktionen in der Hand und Schmerzen in den Fingern, kleine Kinder haben eine akute Mandelentzündung *rǔ é* 乳鵝.

**Sheng Hui Ge**:
Bei Schwellungen am Kinn und blockierter Kehle nimm zuerst *Shao Shang* (Lu 11)!

**Zhang Sang Jun Tian Xing Mi Jue Ge**:
Schmerzen in den Fingern und plötzliche Kontraktionen lieben *Shao Shang* (Lu 11), die Anwendung dieser Methode ist ohne Ausnahme wirksam!

**Tai Yi Ge**:
Bei allen Verdauungsstörungen *xián pì* 痃癖 der Männer nehme *Shao Shang* (Lu 11)!

**Yu Long Ge**:
Um eine akute Mandelentzündung von kleinen Menschen zu heilen, muss man eine goldene Nadel *jīn zhēn* 金針[219] nehmen, um die

[219] Der Terminus *jīn zhēn* 金針, der seit der Ming-Zeit (1368-1644 n. Chr.) in vielen Liedern und Gedichten zur Akupunktur erscheint, ist wohl der Schlüssel für die Eigenart der „Französischen Schule“ seit **Solie de Morant**, mit goldenen Nadeln zu behandeln. Die französische Schule hat die Angewohnheit, mit unterschiedlichen Metallen zu akupunktieren. Bei ihr besitzt eine Goldnadel per se schon eine auffüllende („tonisierende“) Wirkung, während eine Silbernadel eine verteilende („sedierende“) Wirkung hat. Eine Stahlnadel wird verwendet zur harmonisierenden Nadelung. Obwohl viele Autoren und Praktiker der klassischen Akupunktur dies für einen Übersetzungsfehler halten (*jīn* 金 heißt sowohl Metall als auch Gold), hat die französische Schule bis heute daran festgehalten. und sehr erfolgreich damit therapiert. Dass Gold- und Silbernadeln tatsächlich verschiedene Wirkungen haben, wurde durch eine Reihe experimenteller Versuche bestätigt. Diese Studien sind u. a. nachzulesen bei einem deutschen Anhänger der französischen Schule, **Gerhard Bachmann**: Die Akupunktur – Eine Ordnungstherapie, Ulm, 1959, Seite 57.

Krankheit loszuwerden. Wenn aus dem Punkt *Shao Shang* (Lu 11) dann Blut austritt, ist die Not des Kaninchens sicher sofort beruhigt.

**Zhou Hou Ge**:
Wenn die zwei Arten von Krämpfen, die starken und die milden, sich ohne Grund verschlimmern, wenn der Mund blockiert und die Augen geschlossen sind und das Gesicht rot, als ob man geschminkt ist, dann ist Hitze im Blut, die in Herz, Lunge und die Fu-Organe hineinfliesst. Hier muss man mit der goldenen Nadel in den Punkt *Shao Shang* (Lu 11) stechen.

**Lei Jing Tu Yi**:
Schwellungen im Nacken und eine blockierte Kehle, Unruhe im Herzen mit Erbrechen und Rülpsen, üble Malaria mit Schüttelfrost, Schwellungen im Bauch und Völle in den Eingeweiden, Nachtblindheit *què mù bù míng* 雀目不明, akute Mandelentzündung kleiner Kinder.

Ein Gouverneur aus der Tang-Dynastie, der edle Herr *Chao*, bekam plötzlich eine Schwellung im Nacken so groß wie ein *Sheng*, sein Hals war blockiert und Wasser und Reis konnten nicht hinabgehen. Nach 3 Tagen nahm *Zhen Quan*[220] eine Dreikantnadel und stach in den Punkt *Shao Shang* (Lu 11), ein wenig Blut trat heraus, und sofort setze die Heilung ein.

**Moderne Punktekombinationen**:
- Apoplexie mit Bewusstlosigkeit und Koma: + Du 26, Ni 1
- Hohes Fieber, dass nicht heruntergeht: + Jing (Brunnen-) Punkte
- Schwellungen und Schmerzen in der Kehle, Keuchhusten: + Di 1
- Husten durch ungünstige Gegenläufigkeiten: + Bl 12
- Blutschwäche und starker Durst + P 3, Ni 3
- Akute Mandelentzündung: Lu 11 (mit einer Dreikantnadel bluten lassen) + Di 4

**Klassische Punktekombinationen**:
**Ling Shu, Kap. 28** („mündliche Überlieferungen"):
- Bei Ohrgeräuschen tonisiere die Punkte *Ke Zhu Ren* (Gbl 3) und den Punkt am Daumen, der sich am Ende einer Kreuzung zwischen dem Nagel und dem Fleisch befindet (Lu 11).

---

[220] *Zhēn Quán* 甄權 war ein berühmter Arzt in der Tang-Dynastie (618-907 n. Chr.) und Spezialist in der Akupunktur.

**Qian Jin Fang**:

- Erbrechen: + P 8
- Husten und Atemnot: + P 7
- Rasselnde Geräusche in der Kehle: + Le 3, Lu 8

**Ru Men**:

- Krampfanfälle kleiner Kinder: + Du 26, Ni 1

**Bai Zheng Fu**:

- Blutschwäche und Mundtrockenheit: + P 3

**Da Cheng**:

- Schwellungen und Schmerzen im Hals: + Ren 22, Di 4
- Steifheit der Zunge: + Lu 10, Du 15, Di 2, P 9, Ni 10, Ni 2
- Beidseitige akute Mandelentzündung: + Jin Jin, Yu Ye (Extra-Punkte neben dem Zungenbändchen)
- Einseitige akute Mandelentzündung: + Di 4, Ni 1
- Plötzliche Blockade in der Kehle, sodass man keine Medizin schlucken kann: + Ma 40, Ni 1, SJ 1
- Unruhe im Herzen mit Neigung zum Rülpsen: + Ni 3, Ma 43
- Chronische Krankheiten mit Husten: + Bl 10 (drei Moxakegel)
- Husten durch Gegenläufigkeit und Zittern vor Kälte: + Ren 22 (drei Moxakegel)

**Qian Kun Sheng Yi**:

- Dieser ist einer der zehn Brunnen-Punkte, sie alle (können genommen werden) zu Beginn eines Wind-Schlags mit plötzlicher Benommenheit, wenn Schleim und Auswurf sich zu einer Fülle anhäuft und (der Patient) schließlich ins Koma übergeht. Wenn das Kiefergelenk angespannt und schmerzhaft ist und flüssige Medizin nicht geschluckt werden kann, nimm als Notfall eine Dreikantnadel und steche diesen Punkt zusammen mit He 9, P 9, SJ 1, Dü 1, Di 1 und lasse Blut und Qi (dadurch) wieder in Umlauf kommen. Nur so kann man den Patienten aus den Klauen des Todes reißen (*qǐ sǐ huí shēng* 起死回生)! Als Notfallbehandlung wirken diese Punkte wunderbar!

**Za Bing Xue Fa Ge**:

- Krampfanfälle kleiner Kinder *xiǎo ér jīng fēng* 小兒驚風: + Du 26, Ni 1 sedieren (nicht tief nadeln!).

**Lokalisationshilfe**:
Am medialen Winkel des Daumennagels, am Kreuzungspunkt einer horizontalen Linie unter dem Nagel und einer vertikalen Linie am medialen Rand des Nagels, ca. 1 Fen vom Nagel entfernt.

**Stimulus**:
Zum Anregen der Qi-Zirkulation schräge oberflächliche Nadelung; bei Hitze, Schlaganfall und akuter Angina bluten lassen! Ein wenig Blutenlassen entfernt die Hitze aus allen Zang-Organen (*Lei Jing Tu Yi*); *Tong Ren*, *Lei Jing Tu Yi*, *Da Cheng* und *Yi Zong Jin Jian* sagen: keine Moxa!

*Sun Si Miao sagt*: „Bei Anzeichen von Besessenheit mit dämonischem Lachen, wenn (der Patient) Gespenster sieht, geistig verwirrt und voller Misstrauen ist, dabei wie toll mit seinem Körper schlackert, nehme ein Band und binde eilig beide Daumen zusammen; brenne dann, auch unter Androhung von Gewalt, in der Mitte (beider Nägel) Moxakegel ab. ... Ferner muss sein persönlicher und sein Familienname gerufen und der Dämon angefleht werden, ihn zu verlassen." (*Qian Jin Fang*)

Das *Zhen Jiu Ju Ying* sagt: „Wenn man die klassischen Bücher (zu diesem Punkt) untersucht, dann gibt es alle möglichen Regeln für das Nadeln und Moxen von *Shao Shang* ( Lu 11). Es gibt ein Verbot für das Nadeln und Moxen, es gibt tiefes und oberflächliches Nadeln, es gibt viele und es gibt wenige Moxakegel. Wu [221] sagt: nur ein Punkt, und doch gibt es Empfehlungen zum Nadeln, Verbote zum Nadeln, Empfehlungen zum Moxen und Verbote zum Moxen. Wenn man einen Patienten sieht, muss man abwägen, ob es ein ernster oder ein leichter, ein dringlicher oder weniger dringlicher Fall ist. Ist die Krankheit schwächer und langsamer, dann ist es passend (in Ruhe) zu unterscheiden, welche Punkte man zur Heilung braucht.

Wenn die Krankheit schwerer und akuter ist, kann der Fall eintreten, dass die gewählten Punkte nicht helfen, dann sollte man nur diesen

[221] *Gāo Wǔ* 高武, Autor des *Zhen Jiu Ju Ying*. (1529 n. Chr.) und des *zhēn jiǔ jié yào* 針灸節要. *Gao Wu* war ein kritischer Zeitgenosse und einer der wenigen Autoren, der seine Quellen offen legte und so eine gewisse Redlichkeit beim Schreiben an den Tag legte. Er war nicht nur ein Experte in Akupunktur und Moxibustion, sondern auch in Astronomie, Militärwesen und Numerologie. Seine beiden Bücher über die Nadel- und Moxa-Therapie sind Highlights der ming-zeitlichen Akupunkturliteratur, überprüftes Wissen aus alten Texten für die Praxis. Siehe in: **Chinese-English Chinese Traditional Medical Word-Ocean Dictionary**, Shanxi 1994, S. 1430.

einen Punkt nehmen. Wenn alle Bücher das Nadeln und Moxen sämtlich verbieten, dann kann man in der Tat (diesen Punkt) absolut nicht gebrauchen. Für die Regelung, ob oberflächlich oder tief genadelt oder wie viele Moxa genommen werden sollen, ist die Norm das *Su Wen*, welches als erstes Buch Standards für das oberflächliche und tiefe Stechen auf den 12 Leitbahnen gesetzt hat. Alle folgenden Bücher beziehen sich darauf. Das darf also nicht ignoriert werden!

Der Klassiker sagt: Im Frühling und im Sommer nadele oberflächlich, im Herbst und im Winter nadele tief. Bei dicken Menschen nadele tief und bei dünnen Menschen nadele oberflächlich. Deshalb ist es im Frühling und im Sommer und bei dünnen Menschen passend, oberflächlich zu nadeln. Im Herbst und im Winter und bei dicken Menschen ist es passend, tief zu nadeln.

Aber es wird auch gesagt: Wenn (der Punkt) eingesunken ist, sollte man moxen. Wenn (der Punkt) nur etwas eingesunken ist, sollte man ein wenig moxen. Wenn der Punkt sehr eingefallen ist, sollte man viel moxen. Weiter wird gesagt: In den kalten und kühlen Monaten ist das Feuer-Qi verkümmert. Es ist dann passend, viel zu moxen. In den warmen und heißen Monaten ist das Feuer-Qi üppig. Dann ist es passend, wenig zu moxen.

Auch wird gesagt: Dort wo das Fleisch unter den Punkten oberflächlich und mager ist, nadele auch oberflächlich und gebrauche wenig Moxa. Dort, wo das Fleisch unter den Punkten tief und dick ist, nadele tief und verwende viel Moxa. Dann sind Frühling und Sommer verschieden, ebenso Herbst und Winter. Auch gibt es Patienten, bei denen dick und dünn in einem guten Verhältnis stehen, es gibt aber auch welche, die übermäßig fett sind und sich kaum bewegen können. Und es gibt äußerst Dünne, die wie Knochen erscheinen, weil sie sich wünschen, lieber zu schwinden als zu wachsen.[222] Man kann sich nicht nur an dieser einen Abhandlung festhalten. Auch gibt es große Menschen und kleine Kinder. Ob man hier oberflächlich oder tief nadelt oder viel oder wenig Moxa nimmt, ist verschieden. Für Kopf und Gesicht und bei kleinen Kindern sollte man die Haarnadel *háo zhēn* 毫針 wählen. Die Moxakegel sollten so groß wie ein Weizenkorn *xiǎo mài* 小麥 sein."[223]

---

[222] Treffender kann man das Bild der Magersucht kaum ausdrücken! Diese Textstelle zeigt, dass es auch in China bereits vor 500 Jahren Menschen mit Ess-Störungen gegeben haben muss.

[223] Übersetzung aus dem *Zhen Jiu Ju Ying* 鍼灸聚英 („Sammlung herausragender Akupunkturmeister") von **Gao Wu**, 1529, Ausgabe Shanghai 1961, S. 15.

**Der Praxistipp**:
Bei akuter eitriger Angina bzw. Tonsillitis bluten lassen! Zusammen mit Gbl 3 bei Tinnitus! Heftige entzündliche Halsschmerzen mit starken Schluckbeschwerden;

*Solie de Morant* sagt: Schlaflosigkeit, Hirnkongestionen, akute und chronische Meningitis bei Kindern, heftiges Schwitzen, der Schweiß ist eiskalt, Zähneklappern, heftiger Schüttelfrost, Hustenanfälle.

# 12. Die Punkte der Dickdarm-Leitbahn

*Shǒu Yáng Míng Dà Cháng Jīng* 手陽明大腸經

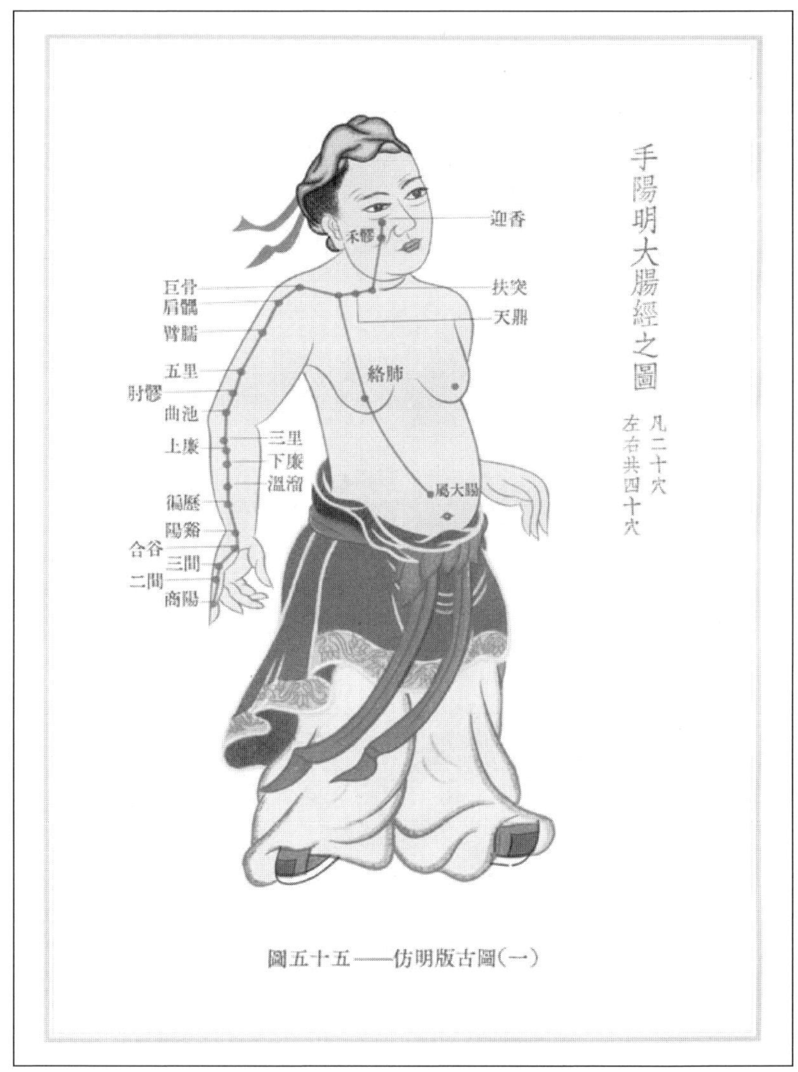


*Abbildung 45: Die Dickdarmleitbahn*

# Dickdarm 1 *Shāng Yáng* 商陽

## *Metall-Yang*

**Alternative Namen:**
*jué yáng* 絕陽 = äußerstes Yang

**Bedeutung des Namens**:
*Shāng* 商: überlegen, beraten, Handel, handeln, Kaufmann, die Shang-Dynastie (1711-1122 v. Chr.), herbstlich, die zweite der fünf klassischen Musiknoten; Luzifer, der Morgenstern. Das Schriftzeichen zeigt ein Haus, in dem vertrauliche Gespräche stattfinden. In den ältesten Schriften sind zwei Tage *rì* 日 hinzugefügt, ein Hinweis entweder auf die Länge der Konsultation oder das Stattfinden nachts zwischen zwei Tagen. Handel bzw. handeln ist eine sekundäre Bedeutung; vielleicht ein Hinweis auf die Wichtigkeit eines guten Gesprächs als Voraussetzung für den Geschäftsabschluss? (vgl. Wieger, L. 15 D). Eine andere Etymologie zeigt das Schriftzeichen als einen Weinkrug auf einem Sockel und stellt einen Gegenstand dar, der zum Verschenken gedacht war.

*Yáng* 陽: Yang, Aktives, das Komplement zu Yin, der aktive Aspekt einer polaren Konstellation, männlich; das Schriftzeichen zeigt die Sonnenseite eines Hügels oder Flussufers. In den Punktenamen hat Yang oft einen Lokalisations- oder Leitbahnbezug, weist aber auch auf Aktivitäten des Yang-Qi hin.

*Shāng yáng* 商陽 als Binom zeigt die Präsenz der Wandlungsphase Metall an diesem Punkt: Shang ist die Musiknote des Metalls, der Dickdarm ist der Yang-Aspekt des Metalls im Mikrokosmos. *Shang Yang* (Di 1) ist der Punkt, an dem das Qi der Dickdarm-Leitbahn seinen Anfang nimmt. Hier verändert sich die Metallqualität von Yin zu Yang. Dieser Punkt ist gleichzeitig auch der Metall-Punkt der Leitbahn. An dieser Stelle sammelt sich das Qi und erhält eine neue Qualität, bevor es den Leitbahnverlauf entlang strömt. Nach dem *Ling Shu* befindet sich an diesem Punkt die Wurzel der Yang Ming-Schicht (Kap. 5). Der alternative Name *Jue Yang* = äußerstes Yang lässt sich auch mit „fehlendes Yang“ übersetzen und weist auf die Wirkung des Punktes hin, den aktiven Impuls des Metalls aufrechtzuerhalten.

**Besondere Qualifikationen**:

- Jing (Brunnen-) Punkt
- Holz-Punkt
- Ben (Grund-) Punkt
- Eintritts-Punkt des Qi in den äußeren Verlauf der Dickdarm-Leibahn

**Wirkrichtung**:
Lockert die Oberfläche, klärt Lungen-Hitze, befreit die Kehle, klärt pathogene Hitze aus der Yang Ming-Schicht, befreit die Sinne, wiederbelebend bei Schock, Apoplexie oder Koma, schmerzstillend besonders bei Zahnschmerzen.

**Moderne Indikationen**:
Apoplexie, Koma, Ohnmacht, Hals geschwollen und schmerzhaft, Schwerhörigkeit, Tinnitus, Schmerzen der unteren Zähne, andauerndes hohes Fieber, mit Schüttelfrost und intermittierendem Fieber, [224] Reizbarkeit mit Erbrechen und Durchfall, Nackenschwellungen, Taubheit der Finger.

**Klassische Indikationen**:
**Si Miao La Lun**:
Pathogene dringen in das Luo-Gefäß der Hand Yang Ming-Leitbahn ein, verursachen Taubheit und vorübergehende Schwerhörigkeit, Verkrampfung der Hand, sodass der Daumen sich dann wie eine Kralle mit dem Nagel nach oben biegt wie ein Lauchstengel. Dieses verursacht dann eine Qi-Fülle im Thorax, Atemnot und Völlegefühl der Lunge, Hitzegefühl im Thorax. Wenn das Eindringen der Pathogene links erfolgt, behandele rechts, wenn rechts, behandele links, bei Hunger soll man nur wenig essen.

**Lei Jing Tu Yi:**
Völlegefühl im Thorax, Atemnot und Husten, fieberhafte Erkrankungen ohne Schweiß, Ohrgeräusche, Taubheit, Schüttelfrost und Fieber, Malaria, der Mund ist gedunsen, Blindheit Zahnschmerzen, Abneigung gegen Kälte, Schulter, Rücken und Arme sind geschwollen, schmerzhaft und lassen sich nicht strecken, es schmerzt in der Mitte von *Que Pen* (Ma 12); Moxa mit 3 Kegeln auf der Gegenseite.

[224] Malaria = Schüttelfrost und Fieber

**Jia Yi Jing**:
Schmerzen der Zähne des Unterkiefers, Kälteempfindlichkeit und Schwellung; Farbenblindheit, Windkrankheiten des Ohres, Tinnitus, Schwerhörigkeit und zeitweise Taubheit; der verkrampfte Arm ist zum Mund gebeugt, innere Kälte führt zu einseitiger Schwellung, die Schulter ist schmerzhaft in der Region *Que Pen* (Ma 12). Brennende Geschwüre im Mund: Dieses beherrscht *Shang Yang* (Di 1).

**Da Cheng**:
Er beherrscht Qi Fülle im Thorax, Husten und Asthma mit Völlegefühl, Hitze-Krankheiten ohne Schweiß, Tinnitus, Taubheit, fieberhafte Erkrankungen mit Schüttelfrost und Fieber,[225] der Mund ist trocken, der Hals geschwollen, Zahnschmerzen, Aversion gegen Kälte, starke Schmerzen bei *Que Pen* (Ma 12) beim Strecken von Schulter und Rücken; Farbenblindheit.

**Moderne Punktekombinationen**:
- Apoplexie und Koma: + Du 26
- Bei schmerzhaft geschwollener Kehle: Du 20, P 6, Lu 11, Di 4
- Blutig genadelt bei akuter Gastroenteritis: + Di 11, Bl 40
- Malaria: + Ni 3
- Bei starkem anhaltenden Fieber, Apoplexie und Koma: alle 12 Jing (Brunnen-) Punkte zusammen

**Klassische Punktekombinationen**:
**Qian Jin Fang**:
- Bei Farbenblindheit und Sehstörungen: + SJ 23, Gbl 1, 3, Ma 1, Lu 7

**Da Cheng**:
- Bei Fieber ohne Schweiß: + Di 4, Dü 5, Gbl 43, Ma 45, P 8, Dü 4

**Bai Zheng Fu**:
- Di 1 und Ni 3 führen bei Malaria zum gewünschten Erfolg!

**Za Bing Xue Fa Ge**:
- Die beiden Brunnen-Punkte (Di 1), die beiden Shang- (Lu 11) und beiden San Jian-Punkte (Di 3) oben an der Hand bei allen Wind-Symptomen!

---

[225] Malaria = Schüttelfrost und Fieber

**Shi Si Jing Yao Xue**:

- Bei plötzlichem Wind-Schlag und plötzlichem Schwindel durch Schleimverstopfung: + Lu 11, P 9, H 9, Dü 1, mit der Dreiecksnadel gestochen, lässt das Leben wiederkehren!

**Bai Zheng Fu**:

- Kälte-Malaria : + Ni 3

**Qian Kun Sheng Yi**:

- Dieses ist einer der 10 Punkte für den Schlaganfall im Frühstadium, wenn der Patient plötzlich und verwirrt hinfällt, Schleim absondert, die Zähne zusammenbeisst, keine Medizin schlucken kann. Diesen Punkt sollte man als lebensrettende Sofortmaßnahme mit der Dreikantnadel blutig stechen, zusammen mit Lu 11, P 9 und H 9, um Blut und Qi wieder fließen zu lassen.

**Lokalisationshilfe**:
An der medialen Seite des Zeigefingernagels, 0,1 Cun vom Nagelwinkel entfernt.

**Stimulus**:
Bei Apoplexie bluten lassen! Ebenso bei Hitze-Erkrankungen! Moxa ist möglich!

**Der Praxistipp**:
Beim Zahnarzt bis an die Schmerzgrenze mit dem Nagel drücken; dies lindert Schmerzen während der Zahnbehandlung, z. B. beim Bohren, erheblich! Beim Karpaltunnel-Syndrom neun kleine Moxakegel! Bei Kälteempfindungen den Punkt mit der Moxazigarre entlang der Leitbahn erwärmen.

# Dickdarm 2 *Èr Jiān* 二間

## *zweiter Zwischenraum*

**Alternative Namen**:
*jiān gǔ* 間谷 = Tal im Zwischenraum
*zhōu gǔ* 周谷 = das Tal umkreisen

**Bedeutung des Namens**:
*Èr* 二 bedeutet: Zwei (2), beide, der Zweite und ist das 7. Radikalzeichen in der chinesischen Schrift. Es zeigt zwei horizontale Striche, die den Himmel und die Erde abbilden. In der chinesischen Zahlensymbolik steht die Zwei (2) für die Polarität in der Welt, für Yin und Yang, die sich stetig im Kampf befinden und sich doch brauchen, um sich gegenseitig hervorzubringen und einander den Maßstab zu geben (Wieger, L. 2 A). Die Zwei steht auch für die Erde, das zweite Große nach dem Himmel, die der Aktivität des Himmels eine struktive Reaktionsfläche bietet.

*Jiān* 間: Ein Zwischenraum, etwas trennen, scheiden, unterbrechen, verschieden, aber auch eine Abteilung oder ein Zimmer. *Jian* = der Zwischenraum steht in der Akupunkturliteratur immer für einen Raum einnehmenden Akupunkturpunkt; ein Tor 門 mit der Sonne 日 darin markiert einen Zwischenraum, der Licht und Schatten trennt (Wilder, No. 183).

*Èr jiān* 二間 als Binom bezieht sich auf den zweiten Zwischenraum, der entlang der Dickdarm-Leitbahn einen Punkt markiert. Die Zwei (2) als emblematische Ordnungszahl der Chinesen weist auf den Yin-Charakter dieses Punktes hin, der den Wasserpunkt darstellt. Außerdem stellt *Er Jian* (Di 2) als Sedierungspunkt ebenfalls eine beruhigende Wirkung her.

Die beiden alternativen Namen weisen auf die Nähe des Punkte *He Gu* (Di 4) = Tal der Harmonie hin, ein bedeutender Akupunkturpunkt mit so großem Wirkspektrum, dass er bereits durch die vor ihm liegenden Punkte namentlich gehuldigt wird. *Gǔ* 谷 = das Tal ist ein Homophon zu *gǔ* 穀 = Getreide und wird oft synonym verwendet.

Es symbolisiert das nährende Prinzip der Erde. Nach dem *Yi Jing* ist die Talschlucht ein Symbol für das Trigramm *kǎn* 坎, das im Norden steht und dem Wasser zugeordnet wird.

**Besondere Qualifikationen**:
- Ying (Bach-) Punkt
- Wasser-Punkt
- Kind (Sedierungs-) Punkt

**Wirkrichtung**:
Zerstreut pathogene Hitze, befreit die Kehle, leitet Feuchtigkeit aus der Mitte aus, macht die Leitbahn und ihre Nebengefäße durchgängig, schmerzstillend.

**Moderne Indikationen**:
Kopfschmerzen, Zahnschmerzen, Nackenschwellung, Nasenbluten, Larynx und Pharynx sind geschwollen und schmerzhaft, Augenkrankheiten, Fieber, Halbseitenlähmung des Gesichts, Schulter- und Rückenschmerzen.

**Klassische Indikationen**:
**Jia Yi Jing**:
Viel Müdigkeit, Speichelfluss, Schulter und Schlüsselbein sind schmerzhaft und kalt, die Nase ist gerötet und blutet viel, übles Qi steigt nach oben zum Gesicht, der Körper ist heiß, die Kehle ist blockiert wie durch einen Kloß, Kurzsichtigkeit, plötzliche Kälteschauer, Rückenschmerzen: *Er Jian* (Di 2) kuriert dies!

**Da Cheng**:
Die Kehle ist blockiert, der Nacken geschwollen, Schulter und Rücken sind schmerzhaft, Kälteschauer, sickerndes Nasenbluten, große Schreckhaftigkeit, Zahnschmerzen, gelbe Augen, der Mund ist trocken, sodass Nahrung nicht geschluckt werden kann, Kälteblockaden.

**Tong Xuan Zhi Yao Fu**:
Bei verschwommener Sicht sollte *Er Jian* (Di 2) gewählt werden!

**Lei Jing Tu Yi**:
Wenn Knoten und Schwellungen die Kehle blockieren, Schmerzen an der Rückseite der Schulter, verstopfte Nase, Nasenbluten, die Augen sind gelb und der Mund ist trocken, Fazialisparese, Essen und Trinken sind unmöglich, Schüttelfrost bei Kälte-Erkrankungen, Wasseransammlungen.

**Yu Long Ge**:
Bei immer wiederkehrenden quälenden Zahnschmerzen hilft *Er Jian* (Di 2).

**Moderne Punktekombinationen**:

- Fieber und Aversion gegen Kälte: + Ni 19
- Nasenbluten: + Gbl 20, Di 20
- Schmerzen der unteren Zähne: + Di 4
- Fazialisparese: + Ma 4, Ma 6
- Geschwollene schmerzhafte Kehle: + Lu 11, Di 4

**Klassische Punktekombinationen**:
**Zi Sheng Jing**:

- Großes Schlafbedürfnis: + Di 3

**Xi Hong Fu**:

- Zusammen mit Di 5, wenn Zähne und Lenden gleichermaßen schmerzen und die Kehle blockiert ist.

**Chang San Jun Tian Xing Mi Xue**:

- Zahn- und Kopfschmerzen in Verbindung mit Blockaden in der Kehle: + Di 10

**Bai Zheng Fu**:

- Zusammen mit *Yin Xi* (He 6) kann er Kälte ausleiten bei übler Kälte.

**Tian Xing Mi Jue**:

- Bei Zahn- und Kopfschmerzen, die Kehle ist blockiert: + Di 10

**Lokalisationshilfe**:
In der Mulde auf der radialen Seite des Zeigefingers, distal zum Grundgelenk des Zeigefingers, zu lokalisieren bei lockerer Faust.

**Stimulus**:
Kontralateral bei akutem Lumbago!

**Der Praxistipp**:
Zur Sedierung des Dickdarms; alle Formen von Obstipation!

# Dickdarm 3 *Sān Jiān* 三間

## *dritter Zwischenraum*

**Alternative Namen**:
*shǎo gǔ* 少谷 = geringes Tal
*xiǎo gǔ* 小谷 = kleines Tal

**Bedeutung des Namens**:
*Sān* 三 = drei, 3, der Dritte, oft, immer wieder; die Zahl für die Gesamtheit von Himmel, Erde und Mensch (Wieger, L. 3 A). In der chinesischen Philosophie und Medizin steht die Drei für:

- Das Leben, das aus dem Zusammenspiel von Yin und Yang entsteht: „Dao erzeugt (*shēng* 生) das Eine, das Eine erzeugt die Zwei, die Zwei erzeugen ein Drittes, das Dritte bringt alles Leben hervor“ (*Lao Zi*, Kap. 42). Das Dritte bedeutet in diesem Zusammenhang die Aktivität des Qi, Lebendiges hervorzubringen.
- Drei Organfunktionen im Menschen: Milz, Magen und Niere
- Den *San Jiao* als Funktionskreis, der alle energetischen Prozesse koordiniert
- Den Menschen als Drittes im Kosmos.

Verbindet man die drei horizontalen Striche 三 mit einem senkrechten Strich 丨, entsteht *wáng* 王 = der König: Der Eine, der alles unter dem Himmel vereinigt!

*Jiān* 間: Ein Zwischenraum, etwas trennen, scheiden, unterbrechen, verschieden, aber auch eine Abteilung oder ein Zimmer. *Jian* = der Zwischenraum steht in der Akupunkturliteratur immer für einen Raum einnehmenden Akupunkturpunkt; ein Tor 門 mit der Sonne 日 darin markiert einen Zwischenraum, der Licht und Schatten trennt (Wilder, No. 183).

*Sān jiān* 三間 als Binom steht für den dritten Zwischenraum im Leitbahnverlauf. Hier liegt eine Höhle mit besonderer Wirkung auf das Qi. Als Holzpunkt ist *San Jian* (Di 3) der Ort beginnender Aktivität. Die beiden alternativen Namen weisen ebenfalls auf die Nähe des Punkte *He Gu* (Di 4) = Tal der Harmonie hin, wobei sich am Punkt Di 3 ein kleines Tal im Vergleich zum großen Tal (Di 4) befindet.

**Besondere Qualifikation**:
- Shu (Strom-) Punkt
- Holz-Punkt

**Wirkrichtung**:
Reguliert das Qi in den Eingeweiden, klärt pathogene Hitze in allen drei Leibeshöhlen, macht die Leitbahn und ihre Nebengefäße durchgängig, zerstreut pathogenen Wind

**Moderne Indikationen**:
Die Kehle ist geschwollen und schmerzhaft, Schmerzen der unteren Zähne, die Augen sind gereizt und schmerzhaft, Mund und Lippen sind trocken, Schluckbeschwerden, der Handrücken ist rot und geschwollen, Fingersteifigkeit, der Stuhlgang nicht möglich, Darmgeräusche und abgehende Winde.

**Klassische Indikationen**:
**Jia Yi Jing**:
Die Kehle ist blockiert, Schluckbeschwerden; schmerzhafte Zähne durch Karies, Abneigung gegen Wassertrinken; Schüttelfrost und Fieber, Lippen und Mund sind trocken, Asthma, das Auge ist äußerst schmerzhaft, Neigung zu Schreckhaftigkeit; große Müdigkeit, viel Speichelfluss, Völlegefühl im Thorax und Darmgeräusche.

**Da Cheng**:
Die Kehle ist blockiert, Schluckbeschwerden, Schmerzen der unteren Zähne durch Karies, Bedürfnis sich hinzulegen, Völlegefühl in Thorax und Abdomen, Darmgeräusche mit Flatulenz, Schüttelfrost und Fieber, die Lippen brennen und der Mund ist trocken, Asthma, die Augenwinkel sind äußerst schmerzhaft, Würgen und Erbrechen, rauher Hals, Schreckhaftigkeit, sodass Essen nicht geschluckt werden kann, Schüttelfrost und Fieber, Kältestagnationen im Körper.

**Lei Jing Tu Yi**:
Verstopfte Nase, Nasenbluten, fieberhafte Erkrankungen, die Kehle ist blockiert wie mit einem Stock, Karies und Schmerz der Zähne im Unterkiefer, Bedürfnis sich hinzulegen, Völlegefühl in Thorax und Bauch, Darmgeräusche und abgehende Winde, Malaria mit Kälte und Hitze, brennende Lippen und trockener Mund, Atemnot und Augenschmerzen, Schreckhaftigkeit, Kälte/Hitze und viel wässriger Speichel.

**Moderne Punktekombinationen**:
- Geschwollene und schmerzhafte Kehle: + Lu 11
- Schmerzender und geschwollener Handrücken: + Dü 3
- Die Kehle ist blockiert wie mit einem Stock (Pflaumenkern): + Ren 22, P 5
- Verstopfung: + He 7

**Klassische Punktekombinationen**:
**Qian Jin Fang**:
- Erbrechen, rauher Hals, Schreckhaftigkeit: + Di 4, Ma 45
- Augenschmerzen: + Dü 2

**Zi Sheng Jing**:
- Die Endpunkte genügen, um Mundtrockenheit zu heilen: + Bl 13, Ma 19, Le 13, Di 1, Gbl 44

**Da Cheng**:
- Bei Fülle-Asthma: + Di 1
- Wenn die Lippen zu trocken zum Trinken sind: + Lu 11

**Yi Xue Gang Mu**:
- Bei stockender Stuhlentleerung und Kältestagnationen in Richtung der Leitbahn stechen: + Di 2
- Dreimal tonisierend, dreimal sedierend nadeln, das macht Magen und Dickdarm durchgängig und führt ab: + Ma 7, Di 4

**Xi Hong Fu**:
- Zusammen mit Bl 23 wirkt dieser Punkt hervorragend bei Schulter- und Rückenschmerzen durch Erschöpfung und Wind!

**Bai Zheng Fu**:
- Bei Eintrübung in der Mitte des Auges (Katarakt): + Bl 2

**Lokalisationshilfe**:
Bei leicht geschlossener Faust in einer Vertiefung proximal des Zeigefingergrundgelenks

**Der Praxistipp**:
Spastische Obstipation, Splittergefühl im Hals, Gesichts- und Zahnschmerzen durch pathogenen Wind, Trigeminusneuralgie.

# Dickdarm 4 *Hé Gŭ* 合谷

## *Tal der Harmonie*

**Alternative Namen**:
*hŭ kŏu* 虎口 = Tigermaul
*hé gú* 合骨 = die Knochen vereinigen
*hán kŏu* 含口 = im Munde halten

**Bedeutung des Namens**:
*Hé* 合 bedeutet: Schließen, geschlossen, aber auch vereinigen und zusammenschließen, etwas in Einklang bringen, passend machen und Harmonie herstellen. Das Schriftzeichen zeigt drei Münder, die miteinander sprechen und suggeriert eine gute Kommunikation und ein harmonisches Zusammensein (Wieger, L. 14 B). In der Akupunktur gibt es die *He* (Meer-) Punkte an den Knie- und Ellenbogengelenken. Es sind Vereinigungspunkte, in denen das Qi sich sammelt, bevor es in die Tiefe zu den Zang Fu-Organen fließt.

*Gŭ* 谷 bedeutet: Tal, Schlucht, das Bett eines Bergstromes, beengt, bedrängt, nähren, aber auch Korn und Getreide. Das Schriftzeichen zeigt zwei Felshänge, die sich überlappen und darunter eine Schlucht mit fließendem Wasser. Die ursprüngliche Bedeutung von *Gu* war „ein schmales Flussbett zwischen zwei Bergen."[226]
*Gu* = das Tal als Gleichklang zum Getreide *gŭ* 穀 vermittelt den nährenden Aspekt der Erde, als Gleichklang zum Knochen *gú* 骨 wird eine Beziehung zur äußeren Darstellung der Wandlungsphase Wasser hergestellt. Beide Beispiele können ein Hinweis auf die Qualifikation des Punktes als Yuan (Ursprungs-) Punkt sein. Vergessen wir auch nicht, dass *gŭ* 谷 = das Tal in der daoistischen Philosophie ein Synonym für das Dao ist.[227] In dieser Interpretation führt der Punkt direkt in den Bereich der Apolarität hinein, er vermittelt den Frieden und die Klarheit des Weisen. Viele psychische Indikationen deuten auf diesen spirituellen Aspekt hin!

---

[226] **Li Leiyi**: Entwicklung der chinesischen Schrift am Beispiel von 500 Schriftzeichen, Beijing 1993, S. 114.
[227] Vgl. **Lao Zi** im *Dao De Jing*, Kap. 6: *Gŭ shén bù sĭ* 谷神不死, hier übersetzt mit: „Der Tal-Geist stirbt niemals!" In der alchimistischen Praxis kann es auch heißen: „Den Shen nähren und nicht sterben" und meint atemführende Methoden im stillen Qigong.

*Hé gǔ* 合谷 als Binom bedeutet: Der Punkt befindet sich im Tigermaul zwischen den Mittelhandknochen von Daumen und Zeigefinger. Spreizt man die beiden Finger, gleicht die entstehende Öffnung einem Tal, schließt man das Tigermaul, bildet sich ein Muskelhügel, auf dessen Spitze sich Di 4 befindet. *He Gu* ist auch der Name eines Berges in China. Diese Analogie ist also für die Lokalisationsbeschreibung des Punktes getroffen worden.

Di 4 ist der Ort, an dem sich die Lungen- und Dickdarm-Leitbahnen vereinigen *(He).* Das Luo-Gefäß der Lunge zieht von *Lie Que* (Lu 7) zu *He Gu* (Di 4) und verbindet Yin und Yang im Metall. Dieser Punkt verbindet, verschließt und harmonisiert also die Wandlungsphase Metall, deshalb heißt er „Tal der Vereinigung", „Talbegegnung" oder „Tal der Harmonie", alles Übersetzungsmöglichkeiten für *He Gu.*

Der alternative Name *Hu Kou* = Tigermaul ist nicht nur eine Analogie für die entstehende Öffnung der gespreizten Daumen und Zeigefinger. Der Tigerrachen ist ein äußerst gefährlicher Ort: Wer dem Tiger in den Rachen schaut, ist dem Tode geweiht. Nur ein außergewöhnlicher Eingriff kann noch helfen. Wir finden hier einen Hinweis auf die lebensrettende Funktion von Di 4 bei schweren Schockzuständen. Er ist einer der neun Punkte zur Wiederbelebung des Yang.

Der Tiger ist ebenfalls ein Emblem für die Wandlungsphase Metall. Er symbolisiert Kraft, Mut und Tapferkeit und bekämpft böse Geister *(Gui).* Der Tiger ist der Herrscher aller Tiere auf Erden. Bekommt der Tiger Flügel, bricht er in das Revier des Drachens, dem Beherrscher des Himmels, ein und verbreitet dort Unheil. Dem Tiger Flügel verleihen ist ein altchinesisches Sprichwort dafür, schlechte Verhältnisse noch zu verschlimmern. Dies mag ein Hinweis auf die Bedeutung des Punktes *Fei Hu* (SJ 6) = „der Tiger fliegt!" sein. Seine Wirkung ist, ähnlich wie bei *He Gu* (Di 4) auch, wiederbelebend und Krämpfe lösend. Weiter harmonisiert SJ 6 den *San Jiao*, reguliert alle Zang-Fu-Organe und löst Stauungen in den Eingeweiden und Leitbahnen. Er ist ein wichtiger Punkt bei atonischer Verstopfung.

Das *Zhen Jiu Da Cheng* beschreibt einen weiteren Zusammenhang zwischen dem Tigerrachen *Hu Kou* und dem fliegenden Tiger *Fei Hu:* „Überkreuze flugs die beiden Tigermäuler; dort, wo der Mittelfinger hinreicht, befindet sich der Punkt *Fei Hu.*"

**Besondere Qualifikationen**:
- Yuan (Ursprungs-) Punkt
- Dominanter Punkt für Gesicht und Sinnesorgane
- Einer der 12 himmlischen Sternpunkte des Ma Dan Yang
- Einer der 9 Punkte zur Wiederbelebung des Yang
- Einer der 4 Schrankenpunkte

**Wirkrichtung**:
Befreit die Oberfläche, reguliert Qi und Blut, beruhigt Shen, den Geist, harmonisiert die Sinne, wiederbelebend, schmerzstillend, befeuchtet und reguliert den Dickdarm, fördert den Geburtsverlauf.

**Moderne Indikationen**:
Kopf- und Zahnschmerzen, entzündete, geschwollene und schmerzende Augen, die Nase ist wund, Nasenbluten, die Kehle geschwollen und schmerzhaft, Fazialisparese, Kiefersperre, die Zähne sind gereizt, Apoplexie, Koma, Ohnmacht, alle Formen von Geisteskrankheiten, Epilepsie, Halbseitenlähmung, verkrampfte Finger und schmerzhafter Arm, Fieber ohne Schweiß, Konvulsionen der Kinder, Amenorrhoe, Unfruchtbarkeit, Dysenterie, Durchfall, Furunkel, Ulzerationen, toxische Schwellungen, Bauchschmerzen, Völlegefühl im Thorax.

**Jia Yi Jing**:
Nasenbluten, Fieber ohne Schweiß, müde Augen, die Augen schmerzen beim Schließen, Zahn- und Kopfschmerzen; Taubheit, das Ohr ist verstopft, Hitzegefühle mit Abmagerung, Arm und Handgelenk sind nicht brauchbar, Kiefernsperre.

**Da Cheng**:
Kälte-Erkrankungen mit viel Durst, der Puls ist an der Oberfläche, Fieber mit Abneigung gegen Kälte, Kopfschmerzen, steife Wirbelsäule, kein Schweiß, Malaria, unaufhörliches Nasenbluten, Fieber ohne Schweiß, verschwommene Sicht, es tritt ein weißer Film wie „Nebel" auf; die Zähne des Unterkiefers verfaulen, Schwerhörigkeit, die Kehle ist blockiert, das Gesicht geschwollen, Kiefernsperre, Stimmverlust, der Mund bleibt still, denn er kann nicht geöffnet werden, einseitige Winderkrankungen, Nesselsucht, Krätze, der Kopf schmerzt einseitig, ziehende Schmerzen an der Wirbelsäule im Bereich der Taille, Stillprobleme bei Säuglingen.

**Tong Xuan Zhi Yao Fu**:
Bei Augenschmerzen gilt die Regel, *He Gu* (Di 4) zu stechen!

**Ma Dan Yang Tian Xing Shi Er Xue Za Bing Ge**:
*He Gu* (Di 4) liegt zwischen den beiden ersten Fingern, 2 Finger breit zwischen der Knochengabelung; Kopfschmerzen mit geschwollenem Gesicht, Fieber mit Kältegefühlen verrottete Zähne, blutende Nase, Stimmverlust; die Nadel 5 Fen tief gestochen beruhigt dies alles!

**Yu Long Ge**:
Bei allen Erkrankungen des Kopfes und des Gesichts bewirkt eine Nadel in *He Gu* (Di 4) die Klärung des Geistes Shen.

**Chang Sang Jun Tian Xing Mi Jue**:
Bei Erkrankungen von Milz-Blut und -Qi nadele zuerst *He Gu* (Di 4).

**Si Zong Xue Ge**:
*He Gu* (Di 4) empfängt Gesicht und Mund.[228]

**Zhou Hou Ge**:
Er passt 100% bei schwer zu behandelnden Kälteerkrankungen, denn wenn die Krankheit sehr schwierig ist, ist es hervorragend, die wirksame Nadel zu benutzen. Wenn Mund und Augen geschlossen sind und Kräuter nicht geschluckt werden können, dann hilft die Nadelung von *He Gu* (Di 4) sehr erstaunlich.

**Shi Si Jing Yao Xue Zhu Zhi Ge**:
*He Gu* (Di 4) bei Windkrankheiten und schmerzhaften Blockaden, stoppt die Schmerzen bei schmerzhaften Muskeln, zudem hilft er bei allen Krankheiten des Kopfes, Ödemen, bei schwieriger Geburt und Schreckhaftigkeit der kleinen Kinder.

**Qian Jin Fang**:
Wenn der Puls sich nach der Geburt nicht erholt, nehme unverzüglich *He Gu* (Di 4) 3 Fen tief.

**Lei Jing Tu Yi**:
Abneigung gegen Kälte mit starkem Durst, der Puls ist oberflächlich (*Fu Mai*), Entwicklung von Hitze bei Abneigung gegen Kälte, Kopfschmerz und Steifheit der Wirbelsäule, Urtikaria, Kälte/Hitze Malaria, fieberhafte Erkrankungen ohne Schweiß, Gesichtsschwellungen und Trübung der Augen, Halbseitenkopfschmerz, die Lippen können nichts aufnehmen, leise Sprache, Kiefernsperre, Schmerzen und Lähmung in der

[228] *Miàn kǒu hé gǔ shōu* 面口合谷收= Di 4 macht´s rund – reimt sich auch im Originaltext!

Lendenwirbelsäule, Tonsillitis bei kleinen Kindern. Das Nadeln dieses Punktes kann eine Fehlgeburt auslösen. Bei schwangeren Frauen führt *He Gu* (Di 4) zur Auslösung eines Aborts.

**Shen Nong Jing**:
Nasenbluten, die Augen schmerzen und sind nicht klar, Zahnschmerzen mit blockierter Kehle, Krätze, 3-7 Moxakegel helfen.

**Moderne Punktekombinationen**:
- Tai Yang-Erkrankung mit Kopfschmerzen und Hitzegefühlen durch Eindringen äußerer Pathogene: + Gbl 20, Dui 14, Di 11
- Zahnschmerzen: + Ma 6
- Hitze im Darm, Bauchschmerzen: + Gbl 20, Ma 37, Ma 25
- Apoplexie, Koma, Ohnmacht: + Du 26
- Gesichtslähmung: + Ma 4, Ma 6

**Klassische Punktekombinationen**:
**Jia Yi Jing**:
- Stummheit und Sprachverlust: + Ni 1, Gbl 35

**Qian Jin Fang**:
- Malaria: + SJ 4, Gbl 43, Bl 64

**Zi Sheng Jing**:
- Wenn der Mund beim Sprechen nicht geöffnet werden kann: + Lu 7, Ma 6, Di 19
- Sprachverlust: + Du 26
- Kopfschmerzen: + Ren 24, SJ 23, Lu 10, Ma 2, Gbl 9, Bl 22, Gbl 20

**Da Cheng**:
- Schwellung und Spannung in Brust und Bauch, Asthma: + Di 10 (oder Ma 36), Le 14, Ma 18
- Schwindel durch Wind im Kopf, die Kehle ist geschwollen und schmerzhaft, weil Kälte sie blockiert: + Ma 40, Ma 41, Gbl 20
- Kälteblockaden und schmerzhaft geschwollene Kehle, durch die kein Essen mehr hindurchgeht: + Lu 11
- Bei windempfindlichen verrotteten Zähnen: + Ma 45
- Bei schwieriger Geburt: Di 4 tonisieren, Mi 6 sedieren, Le 3

**Yi Xue Gang Mu**:
- Bei langanhaltenden Durchfällen, die nicht aufhören: + Di 10 (oder Ma 36), Gbl 34, Ren 12, Ren 4, Ma 25, Ren 8, Ren 3

**Zhi Er Jing Zhi Zheng Zhu Ke Yuan Luo Ge**:

- Nimm die Yang Ming Dickdarm-Leitbahn zur Behandlung von schmerzhaften Krankheiten des Gesichts, der Zähne, bei Schwellungen der Wangen, bei Krankheiten, im Verlauf derer die Augen gelb und der Mund trocken werden, bei laufender Nase, Schleim mit Blut, blockierter Kehle, Schulterschmerzen vorne ohnegleichen: Di 4 und Lu 7 – nur diese beiden Punkte können erstaunlich helfen, denn an diesem Punkt zwischen Daumen und Zeigefinger vereinigen sich ihre Wirkungen.

**Biao You Fu**:

- Die 4 Schranken (Le 3 + Di 4) bei Blockaden durch Kälte und Hitze

**Xi Hong Fu**:

- Di 4, die Nadelung erfolgt nach unten und dazu auch Le 3 bei schwer zu ertragenden Schmerzen von der Hand über die Schulter bis zur Wirbelsäule.
- Di 4 vorsichtig nach unten genadelt, wenn beide Hände nicht kontrolliert werden: + Di 11.
- Bl 1 beherrscht die Augen, wenn er nicht hilft, kann Di 4 zusammen mit Gbl 37 helfen.
- Bei Kälte-Husten sollte man zuerst Di 4 tonisieren, dann Mi 6 sedieren.

**Lan Jiang Fu**:

- Bei Erkrankungen durch schädigende Kälte ist es wirklich ein Kunstgriff, dass man bei (Erkrankungen) der drei Yin die Yang-Leitbahnen stechen muss. Bei Schweißlosigkeit ist zusätzlich Di 4 zu tonisieren und Ni 7 zu sedieren. Wenn unaufhörlich viel Schweiß fließt, kann man Di 4 auch tonisierend mit großartiger Wirkung stechen.

**Zhou Hou Ge**:

- Bei intermittierendem Schwitzen sediere Di 4, bei spontanem Schweiß und Gelbwerden hilft Ni 7.

- **Chang Sang Jun Tian Xing Mi Jue Ge**:
- Bei Milz-Erkrankungen durch Qi und Blut (-Schwäche) wähle zuerst Di 4, dann Mi 6.
- Bei Malaria, Schwellungen im Gesicht, und Darmgeräuschen wähle zuerst Di 4 und danach Ma 44.

**Za Bing Xue Fa Ge**:

- Bei Schweiß und Erbrechen nach falschem Essen: + Di 4 , P 6, Ren 7
- Bei allen Nasenproblemen: + Di 4, Le 3
- Bei schleimigen Zungenbelag: + Di 4, Di 10
- Bei Schulterschmerzen durch Bewegungen der Hand werden die Schmerzen gelindert mit Di 4 und Le 3.
- Di 4 und Mi 6 zerstreuen Kälte-Husten sofort!
- Di 4, Di 10 und Bl 67 lassen die Menstruation wieder fließen, um die Frau schwanger werden zu lassen, wenn die Regel blockiert ist.
- Bei Kältekrankheiten ohne Schweiß dispergiere Ni 7, bei viel Schweiß passt Di 4. Falls die sechs Pulse sehr fein sind, hilft eine Nadelung (an diesem Punkt), um sie wieder an die Oberfläche zu bringen.

**Sheng Yu Ge**:

- Di 11, Di 4 und Di 15 bei Muskelkater beider Hände und Problemen beim Greifen.

**Bai Zheng Fu**:

- Wenn die Nase verstopft ist und bei Nasenbluten: + Ren 22, Di 4

**Lokalisationshilfe**:

Auf dem Handrücken zwischen dem Daumen und Zeigefinger; nimm die Hälfte einer Verbindungslinie zwischen Di 5 und der Spitze des Zeigefingerknöchels und finde den Punkt in der Mitte des zweiten Metakarpalknochens. Auch: Nimm den höchsten Punkt des Muskelhügels, der entsteht, wenn Daumen und Zeigefinger zusammengepresst werden. Schließlich: Kreuze die beiden Tigermäuler, dort wo die Spitze des Daumens hinfällt, liegt der Punkt!

**Stimulus**:

Tonisierende Nadelung bei übermäßigem Schwitzen, sedierende Nadelung bei Schweißlosigkeit; entsprechend dazu Ni 7 sedieren bzw. tonisieren! Di 4 tonisierend + Mi 6 sedierend treibt den Fetus ab! **Cave**: Dieser Punkt ist kontraindiziert für Nadeln und Moxa während der Schwangerschaft! Die Geschichte des Hofarztes *Xu Wen Bai* dient dazu als Überlieferung:

„In der Song-Dynastie (960-1279) gab es einen Kronprinzen, der liebte die medizinischen Künste. Er wanderte einst im Park und hielt Ausschau nach Frauen, die schwanger waren. Er fand schließlich eine Schwangere, untersuchte sie und stellte seine Diagnose: ‚Das Kind wird ein Mädchen werden!'

Er befahl darauf seinem Hofarzt *Xu Wen Bai*, er solle ebenfalls eine Diagnose stellen. *Wen Bai* erwiderte: ‚Es sind Zwillinge, ein Junge und ein Mädchen.‘

Der Kronprinz wurde wütend und wollte den Leib der Schwangeren aufschneiden, um die Wahrheit herauszufinden. Um dem Mädchen dieses Schicksal zu ersparen, unterbrach *Wen Bai* ihn und sagte: ‚Bitte Herr, darf ich meine bescheidenen Nadeln benutzen?‘

Sofort sedierte er *San Yin Jiao* (Mi 6) und tonisierte *He Gu* (Di 4) und prompt fiel der Fetus heraus. Es waren, wie *Wen Bai* vorausgesagt hatte, Zwillinge, ein Junge und ein Mädchen. Seitdem wird empfohlen, diese Punkte nicht bei Schwangeren zu nadeln. Ebenso wird gesagt: Wenn eine schwangere Frau während ihrer Schwangerschaft sehr krank wird oder wenn der Fetus im Bauch tot ist, kann das Stechen von *San Yin Jiao* (Mi 6) und das sedierende Nadeln von *Tai Chong* (Le 3) die Frucht sanft herausholen.“ [229]

**Der Praxistipp**:
Ein wichtiger Punkt zu Beginn einer Wind-Kälte-Erkrankung, um die Oberfläche zu lockern; als dominanter Punkt für das Gesicht und der Sinnesorgane nützlich bei allen Erkrankungen in diesen Regionen; zusammen mit Di 10 und Ma 36 um Qi und Blut zu stärken; bei emotionaler Spannung kann die Nadelung von Di 4 einen Tränenausbruch induzieren (+ Le 3); ein Hauptpunkt zur Behandlung von allergischen Phänomenen, besonders wenn die Symptome auf die Nase und die Augen bezogen sind; Hauterkrankungen mit Hitze, Brennen und Juckreiz.

---

[229] Aus: *Zhen Jiu Da Cheng*, Kap. 2 in dem Gedicht *Tōng Xuán Zhǐ Yào Fù* 通玄指要賦 = „Gedicht über Hinweise, das Geheimnisvolle zu durchdringen“ (1601), Ausgabe Beijing 2006, S. 66.

# Dickdarm 5 *Yáng Xī* 陽谿

## *Yang-Schlucht*

**Alternative Namen**:
*zhōng kuí* 中魁 = zentrale Führung

**Bedeutung des Namens**:
*Yáng* 陽: Yang, Aktives, das Komplement zu Yin, der aktive Aspekt einer polaren Konstellation, männlich; das Schriftzeichen zeigt die Sonnenseite eines Hügels oder Flussufers. In den Punktenamen hat Yang oft einen Lokalisations- oder Leitbahnbezug, weist aber auch auf Aktivitäten des Yang-Qi hin.

*Xī* 谿: eine Schlucht mit Gießbach; ein kleines Tal mit einem Strom darin; eine Schlucht, eine tiefe Wasserrinne, ein Bergstrom. Das Schriftzeichen hat als Radikal *gǔ* 谷 = das Tal, daneben das Zeichen *xī* 奚, das Bild einer Frau, die dazu verurteilt ist, im Gefängnis zu weben und zu spinnen. Dies ist die alte Bedeutung, im modernen Chinesisch ist daraus ein Fragepartikel (was, wie, warum?) geworden (vgl. Wieger, L. 92 C). Hier bietet die Verbindung mit einem Tal keine plausible Erklärung für den Punktenamen von Di 5.

Ein Homophon *xī* 溪 hat das Radikal für Wasser davor und assoziiert mehr das Strömen eines fließenden Gewässers als eine Schlucht. In den Namen der Akupunkturpunkte steht *Xi* meist für die Lokalisation eines Punktes in einer sichtbaren Vertiefung. Nach dem *Su Wen* sind die großen Vereinigungen der Muskeln die Täler = *Gu*, die kleineren Vereinigungen heißen Schluchten = *Xi* (Kap. 58).

*Yáng xī* 陽谿 als Binom bedeutet: Der Punkt Di 5 liegt in einer Vertiefung zwischen den zwei Sehnen der Daumenmuskulatur (m. extensor pollicis longus und m. extensor pollicis brevis), in der sich eine „Schlucht" bildet, wenn der Daumen nach oben gestreckt wird (Tabatiere). Als Jing (Fluß-) Punkt strömt das Qi an dieser Stelle, einem Fluß vergleichbar, durch die Dickdarm-Leitbahn, die das Yang im Metall darstellt. Als Feuerpunkt der Leitbahn wird im Namen auf diese besondere Qualität hingewiesen, die ihren Ausdruck auch in der Heilkraft des Punktes findet.

Eine besondere Erwähnung verdient der Alternativname *zhōng kuí* 中魁 = zentrale Führung oder zentraler Erster.

*Zhōng* 中 = die Mitte, inmitten, zentral, weist sowohl auf die Lokalisation des Punktes in der Mitte der Tabatiere hin als auch auf seine zentrale Bedeutung in der Behandlung von Hitzeerkrankungen.

*Kuí* 魁 = Häuptling, Anführer, der Erste, der Beste ein Führer, das Oberhaupt; *Kui* ist auch der Name für die vier Sterne des großen Bären, die den Wagen im Sternbild bilden. In der chinesischen Astrologie spielt der große Bär oder der große Schöpflöffel, wie er in China auch genannt wird (*běi dǒu* 北斗), eine überragende Rolle. Im Zentrum des Wagens liegt der Polarstern, die strahlende Mitte des Weltalls, die Himmelsachse, um die sich der Kosmos dreht.

Die vier Sterne des großen Bären symbolisieren den Wagen des Himmelskaisers, der den Polarstern umfängt. Das Bild findet seine Entsprechung im Mikrokosmos durch den Herzkaiser, umhüllt durch den Herzbeutel. Dieser leitet den Menschen mit klarer Einsicht und Einfühlungsvermögen. *Zhong Kui* (Di 5) = „die zentrale Führung" ist ein Hinweis darauf, dass an diesem Punkt die Wandlungsphase Feuer präsent ist und der Shen angesprochen werden kann. Eine Reihe von psychiatrischen Indikationen bestätigen dies.

**Besondere Qualifikationen**:
- Feuer-Punkt
- Jing (Fluss-) Punkt

**Wirkrichtung**:
Zerstreut pathogenen Wind, klärt Hitze und Feuer, vertreibt pathogene Wind-Hitze aus der Yang Ming-Schicht, schmerzstillend

**Moderne Indikationen**:
Stirnkopfschmerzen, Zahnschmerzen, gerötete, geschwollene und schmerzende Augen, Tinnitus, Schwerhörigkeit, blockierte Kehle, Urtikaria, die Handgelenke sind schmerzhaft.

**Klassische Indikationen**:
**Jia Yi Jing**:
Fieber mit Verwirrtheit, Augenschmerzen mit Tränenfluss, Kopfschmerz bis hin zu Ohnmacht, Völlegefühl im Thorax mit Atemnot, Hitze in den Därmen, Steifigkeit von Ellenbogen und Arm schmerzhaft, Leere mit Qi-Fülle oben, die Schulter kann nicht angehoben werden, starke Malaria, Krätze – *Yang Xi* (Di 5) heilt dies!

**Da Cheng**:
Manisches Verhalten, Fieber mit Verwirrtheit, die Augen sind durch Wind verklebt und wie benebelt, Ohnmacht nach Kopfschmerzen, Völlegefühl im Thorax mit Atemnot, Schüttelfrost und Fieber, Kälte-Husten mit schleimig-schaumigen Erbrechen, die Kehle ist blockiert, Ohrgeräusche, Schwerhörigkeit, nach Schock oder Trauma kann der Arm nicht mehr gehoben werden.

**Shi Si Jing Yao Xue Zhu Zhi Ge**:
*Yang Xi* (Di 5) beherrscht alle Arten von Hitze-Krankheiten und darüber hinaus ist er bei Urtikaria und Krätze die richtige Nadelung; Kopfschmerzen, Zahnschmerzen, Erkrankungen der Kehle, spricht verrückte Worte, Verwirrtheitszustände mit Besessenheit von Geistern und Dämonen

**Moderne Punktekombinationen**:
- Stirnkopfschmerzen: + *Yin Tang*, *Tai Yang* (Extrapunkte)
- Taubheit und Tinnitus: + SJ 17, Dü 19
- Geschwollene und schmerzhafte Kehle: + Di 4
- Entzündliche Handgelenkschmerzen: + SJ 4, Dü 5
- Entzündliche Handgelenkschmerzen: + Di 6, Lu 7

**Klassische Punktekombinationen**:
**Jia Yi Jing**:
- Nimm *Yang Xi* (Di 5) und Punkte der Hand und Fuß Yang Ming und Tai Yang (-Leitbahnen) bei wildem Sprechen, hysterischem Lachen und Sehen von Geistern.

**Qian Jin Fang**:
- Bei geröteten und schmerzhaften Augen: + Dü 5
- Bei Schreckhaftigkeit: + SJ 10

**Da Cheng**:
- Bei Augenschmerzen: + Di 2, P 7, Di 3, Dü 2, Du 23

**Bai Zheng Fu**:
- Bei innerer Hitze: + Di 15
- Nasenbluten: + Lu 3

**Lokalisationshilfe**:
In einer Vertiefung zwischen den zwei Sehnen der Daumen-Muskulatur (m. extensor pollicis longus und m. extensor pollicis brevis), in der Tabatiere

**Stimulus**:
Bei giftigen Schlangenbissen 3 direkte Moxa, um das Gehirn zu schützen; Bluten lassen bei extremer Hitze.

**Der Praxistipp**:
Bei stark juckenden „heißen" Dermatosen bluten lassen! Sedierende Nadelung bei großer Unruhe und Agitiertheit, der Patient steht „unter Strom" und braucht immer einen „Kick"; zusätzlich zur Behandlung von Suchtkrankheiten; große Erschöpfung, bei Stirnkopfschmerzen (+ Ma 36), infantile Verdauungsstörungen, rheumatische Beschwerden im Arm, in der Schulter und in den Händen, ein akuter Schub einer Polyarthritis; Karpaltunnel-Syndrom, Schwäche und Taubheit in den Fingern.

# Dickdarm 6 *Piān Lì* 便歷

## *schräger Durchgang*

**Bedeutung des Namens**:
*Piān* 偏: seitlich, schief, schräg, neigen, geneigt sein, begünstigen, voreingenommen, bevorzugen. Das Schriftzeichen zeigt einen Menschen und eine beschriftete Bambusrolle, die über einer Tür aufgehängt ist. (Wieger, L. 156 D) Die antiken Schriftrollen hingen nach unten und berührten mit ihrer Unterkante direkt die Wand, während der obere Rand etwas abstand, sodass sich eine Schräge bildete. Mit dem Radikal Mensch davor entstand so das Symbol für Abweichung, Devianz, ein Mensch, der nicht gradlinig (*zhèng* 正) ist oder etwas, das vom korrekten Kurs abweicht.

So bedeuten:

- *piān jī* 偏激 = extrem, radikal
- *piān kū* 偏枯 = sich einseitig entwickeln, eine Hemiplegie
- *piān´xīn* 偏心 = eine einseitige Vorliebe haben, exzentrisch
- *piān háng* 偏航 = vom Kurs abweichen, gieren

Im Namen des Akupunkturpunktes *Pian Li* (Li 6) steht *Pian* für den schrägen Verlauf des Luo-Gefäßes der Dickdarm-Leitbahn. Aber auch den Hinweis auf ein abweichendes, schräges Verhalten finden wir in einigen Indikationen wieder, die den Gemütsbereich betreffen.

*Lì* 歷: ein Kalender, der Kreislauf der Sterne, durchlaufen, Durchgang, Reihenfolge, aufeinanderfolgen, fortlaufend, durchmachen. Das Schriftzeichen zeigt den jährlichen Reifezyklus der Getreideähren, der eine bestimmte Reihenfolge durchläuft (Wieger, L. 121 L). Es wird hier besonders der Neuanfang eines Zyklus betont, der für die alten Chinesen ein wichtiger Parameter zur Festlegung ihres Kalenders war. Im Punktenamen von *Pian Li* (Di 6) hat *Li* im wesentlichen die Bedeutung eines Durchgangs für das Qi der Dickdarmleitbahn in Richtung Lungenleitbahn. Es wird eher der räumliche Aspekt betont.

*Piān lì* 偏歷 als Binom bedeutet: Di 6 liegt am lateralen Band des Unterarms. Von der Hauptleitbahn zweigt hier das transversale Luo-Gefäß des Dickdarms ab, um sich an der medialen Seite des Handgelenks mit der Lungen-Leitbahn zu verbinden. Der schräge Durchgang von lateral zu medial verknüpft Yin und Yang im Metall und korrigiert abweichendes Qi in dieser Wandlungsphase. Das Luo-Gefäß mündet im Punkt *Tai Yuan* (Lu 9) = tiefster Wasserstrudel, dies erklärt die wichtige Funktion von Di 6 in der Regulierung der Wasserwege.

**Besondere Qualifikation**:

- Luo (Verknüpfungs-) Punkt zur Lungen-Leitbahn

**Wirkrichtung**:
Reguliert die Wasserwege, klärt pathogene Hitze, befreit die Sinne, befestigt und nährt das Blut, senkt das Lungen-Qi ab.

**Moderne Indikationen**:
Mund und Augen stehen schief, die oberen Extremitäten sind blockiert und schmerzhaft, Zahnschmerzen, die Augen sind gerötet und schmerzhaft; Nasenbluten, Schwerhörigkeit und Tinnitus, die Kehle ist trocken und blockiert, Wasserlassen nicht möglich, Ödeme, Geisteskrankheiten, Husten und Asthma.

**Klassische Indikationen**:
**Líng Shu** (Kap. 10):
Die Abzweigung der Hand Yang Ming (Dickdarm-Leitbahn) heißt *Pian Li* (Di 6). Sie beginnt 3 Cun oberhalb des Handgelenks; eine weitere Abzweigung zieht zum Tai Yin des Menschen. Nach oben verzweigt sie sich weiter bis zum Oberarm und übernimmt *Jian Yu* (Di 15) am Schulterknochen. Weiter nach oben ziehend passiert das Luo-Gefäß die Krümmung des Kiefers und begünstigt alle Zähne; ein weiterer Abzweiger geht in das menschliche Ohr und vereinigt sich mit dem Versammlungsgefäß (*zōng mài* 宗脈).

Bei einer Fülle-Erkrankung (des Luo-Gefäßes) entstehen Zahnkaries und Taubheit (*qǔ lóng* 齲聾), bei Leere (des Luo-Gefäßes) entstehen ein Kältegefühl an den Zähnen und eine Blockade des Zwerchfells (*bì gé* 痺膈). Wähle (zur Behandlung) den Ort, an dem die Abzweigung beginnt (also Di 6).

**Jia Yi Jing**:
Fazialisparese, Erblindung, verschwommene Sicht, Wind-Malaria, Schweißlosigkeit; Geisteskrankheiten mit Geschwätzigkeit, Tinnitus, der Mund ist schief und die Wangen geschwollen, richtige Taubheit, die Kehle ist blockiert mit Schluckbeschwerden, die Zähne sind zerstört und schmerzhaft, Nasenbluten; bei Leere ist das Zwerchfell blockiert, nimm dann *Pian Li* (Di 6).

**Da Cheng**:
Schmerzen durch Entzündungen von Schulter, Arm, Ellenbogen und Handgelenk, Zahnschmerzen, Nasenbluten, Malaria, begünstigt das Wasserlassen, Geisteskrankheiten mit Geschwätzigkeit, die Kehle ist trocken und blockiert, Tinnitus, Schweißlosigkeit bei Wind-Erkrankungen.

**Biao You Fu**:
Nimm *Pian Li* (Di 6) um das Wasserlassen zu fördern; er heilt beim Erwachsenen auch die Wasserwurmgift-Erkrankungen.[230]

**Lei Jing Tu Yi**:
Kälte- und Hitze-Malaria, Geisteskrankheiten mit Geschwätzigkeit, Tinnitus und Schluckstörungen, der Mund ist geschwollen und trocken, Nasenbluten, Zahnschmerzen, Schweißlosigkeit.

**Moderne Punktekombinationen**:
- Lungen- (Leere-) Asthma und Husten: + Lu 9, Lu 5
- Ödeme: + Ma 25, Mi 9
- Tinnitus und Taubheit: + SJ 17, Gbl 2
- Fazialisparese des Mundes: + Ma 6, SJ 17
- Arm- und Schulterschmerzen: + Di 4, Di 15

**Klassische Punktekombinationen**:
**Zi Sheng Jing**:
- Nasenbluten: + Di 4, Di 3, Bl 60, Bl 66
- Tinnitus: + Di 5, Di 1, Bl 8, Dü 4, Dü 2

[230] *Shuǐ gǔ* 水蠱 = „Wasser-Wurmgift" ist eine schleichende Krankheit, die zum Tod führt. Angenommen wird neben einer Verhexung mit schwarzer Magie auch eine Ansammlung von toxischem Wasser, das sich allmählich im Bauch ansammelt und alle Verdauungsvorgänge blockiert. Der Bauch schwillt an, aber der restliche Körper verfällt (nach dem *Zhou Bing Yuan Hou Lun* aus dem 6. Jahrhundert n. Chr.).

**Lokalisationshilfe:**
3 Cun oberhalb von Di 5, am seitlichen Unterarm zwischen zwei Sehnen. Kreuze die beiden Tigermäuler, dorthin wo die Spitze des Mittelfingers fällt, liegt der Punkt!

**Der Praxistipp:**
Ohrensausen, fördert die Diurese, hilft der Lunge, die Flüssigkeiten abzusenken und der Milz, sie zu bewegen; zu versuchen bei nesselartigem Ausschlag.

# Dickdarm 7 *Wēn Liù* 溫溜

## *wärmende Strömung*

**Alternative Namen**:
*shé tóu* 蛇頭 = Schlangenkopf
*chí tóu* 池頭 = Anfang des Teiches
*nì zhù* 逆注 = gegenläufiges Strömen
*dì tóu* 地頭 = Anfang der Erde
*tuó tóu* 沱頭 = Anfang des abzweigenden Flussbettes
*wēn liú* 溫留 = Wärme behalten

**Bedeutung des Namens**:
*Wēn* 溫: warm, lau, wärmen, erwärmen, aufwärmen, auffrischen, sanft, milde, freundlich. Das Schriftzeichen hat das Radikal für Wasser, daneben das Bild, dass einem Gefangenen Nahrung gegeben wird, also i. S. v. gütig, mitfühlend und wohltätig zu sein. (vgl. Wieger, L. 157 C). Das sanfte Plätschern von Wasser wirkt wohltätig auf alle Wesen, gleichgültig, ab gut oder schlecht. Wir werden hier an den 8. Vers des *Dao De Jing* erinnert, in dem *Lao Zi* sagt:

„Höchste Güte ist dem Wasser sehr ähnlich; der Wert des Wassers zeigt sich darin, allen Wesen zu nützen ohne zu streiten. Auch verweilt es an Orten, die jedermann verabscheut. So gleicht es beinahe dem Dao."

Wärme ist nicht nur im körperlichen Bereich wichtig. Wir sprechen von warmherzig, sich warme Gedanken machen, wärmen unsere Beziehungen auf und empfinden eine Wärme für einander. Die Nadelung von *Wen Liu* (Di 7) = „wärmende Strömung" ist bei Unterkühlung auf allen Ebenen nützlich. Als Xi-(Spalt-) Punkt der Dickdarm-Leitbahn sorgt dieser Punkt für ein warmes Strömen der aktiven Metallenergie, die, wie wir wissen, auch das Verhältnis von Nähe und Distanz, Aufnehmen und Loslassen reguliert.

*Liù* 溜: strömen, (frei) fließen, (glatt) hindurchlaufen, tropfen, gleiten, rutschen, entschlüpfen, ein Wasserlauf, ein Strom, eine Strömung, sich ausbreiten, zirkulieren. Auch hier das Wasser-Radikal, daneben das Zeichen für sich Aufhalten bzw. für das Verweilen an einem abgeschlossenen Ort (vgl. Wieger, L. 129 E).

Es wird ein Hinweis auf einen Aufenthaltsort für Körperflüssigkeiten gegeben, die von hier aus bewegt werden können. In der chinesischen Sprache werden für *Liu* oft verschiedene Töne in der Aussprache verwendet, sodass unterschiedliche Bedeutungen entstehen:

*Liú* im 2. Ton: behalten, aufbewahren, zurückhalten, verweilen, sich aufhalten, was eher einen struktiven (Yin) Aspekt beinhaltet;
*Liù* im 4. Ton: frei fließen, strömen, Strömung, ein Wasserlauf, hier wird eine aktive (Yang) Bewegung ausgedrückt.
*Liū* im 1. Ton: gleiten, rutschig, glatt, schlüpfrig, was eher eine pathologische Situation darstellt, die über diesen Punkt behoben werden kann.

Diese komplementären Bedeutungen finden wir auch in den Funktionen und Indikationen von *Wen Liu* ( Di 7) wieder. Mit der Kraft, wieder etwas strömen zu lassen, kommt der Terminus *Liu* noch in einem anderen Punktenamen vor: *Fu Liu* (Ni 7) = wiederkehrende Strömung. Dieser Punkt ist besonders geeignet, die Wasserzirkulation zu beeinflussen: Er reguliert das Schwitzen, löst die Blase, befeuchtet das Trockene und verteilt pathogene Nässe.

Ein ähnliches Wirkspektrum hat auch unser Punkt *Wen Liu* (Di 7), die Verwandtschaft Beider durch ihre Namen ist unverkennbar.

*Wēn liù* 溫溜 als Binom bedeutet: Di 7 hat eine erwärmende Wirkung, als Xi-Punkt erzeugt der Punkt eine warme Strömung in den Leitbahnen. So kann er pathogene Kälte zerstreuen. Di 7 hat aber auch eine kühlende Funktion, er bringt die Körperflüssigkeiten als Schweiß an die Oberfläche und sorgt für einen Wasserstrom, der abkühlend wirkt. Als Punkt der Hand-Yang Ming-Schicht besteht eine direkte Beziehung zum üppigen Yang-Qi von Dickdarm und Magen. Beide Leitbahnen haben viel Qi und viel Blut und bieten damit ein unerschöpfliches Reservoir an Yin (Blut) Substanzen und Yang (Qi) -Aktivitäten.

Sedierend genadelt kühlt Di 7 pathogene Hitze durch Diaphorese, die tonisierende Nadelung oder Moxa erwärmt das Qi bei Kälte und Yang-Leere. Das *Ling Shu* bemerkt dazu: „Wenn das Qi der Dickdarm-Leitbahn in Fülle ist, entsteht eine überschießende Symptomatik und Hitze und Schwellungen im Leitbahnverlauf. Wenn das Qi der Dickdarm-Leitbahn in Leere ist, entstehen Symptome des Mangels, Kälte mit Schüttelfrost und der Patient kann sich kaum noch erwärmen. (...) Bei Fülle nadele mit sedierender Technik, bei Leere mit tonisierender Technik.“ (Kap. 10)

Einen kurzen Hinweis verdienen die alternativen Namen: *She Tou* = „der Schlangenkopf" *ist* nicht nur ein Lokalisationshinweis für diesen Reizpunkt (bei angespannter Faust entsteht ein Muskel am Unterarm, dessen Wölbung einem Schlangenkopf ähnelt. Di 7 liegt an der Spitze dieses Muskels). Die Chinesen glauben, dass Dämonen und böse Geister sich gerne in Schlangen verwandeln, um Unheil anzurichten.

Die Schlange ist eines der fünf Gifttiere, die man am 5. Tag des 5. Monats in Nord-China vertreibt. Sie gilt als schlau, aber böse und hinterlistig. Sie ist ferner das sechste der 12 Tierkreiszeichen und entspricht dem Erdenzweig *sì* 巳, ein Zischlaut, der auch noch wie eine Schlange aussieht. Sie entspricht der Doppelstunde 9 – 11 Uhr, umfasst also die Maximalzeit der Milz. Vielleicht finden wir hier einen Hinweis auf die Regulierung der Milz über diesen Punkt? Die Beziehung zur Wandlungsphase Erde wird ebenso über den Alternativnamen *Di Tou* = „Kopf oder Anfang der Erde" ausgedrückt.

Der alternative Name *Chi Tou* = „Anfang des Teiches" weist auf die Nähe von *Qu Chi* (Di 11) = „Teich an der Krümmung" hin, der den Erd-Punkt der Dickdarm-Leitbahn darstellt. Dieser ist ebenfalls ein wichtiger schweißtreibender Punkt.

**Besondere Qualifikation**:

- *Xī* 郄 (Spalt-) Punkt der Dickdarm-Leitbahn

**Wirkrichtung**:

Löst Schleim-Kälte-Blockaden im oberen und mittleren Erwärmer, klärt pathogene Hitze, entgiftend, regelt das Qi im Magen- und Darmtrakt, schmerzstillend, reguliert die Milz besonders in ihrer Funktion, Nässe aufzulösen und zu bewegen.

**Klassische Indikationen**:

**Jia Yi Jing**:

Kälteerkrankungen, Kälte- und Hitze-Kopfschmerzen, Erbrechen nach Nasenbluten, die Schulter kann nicht angehoben werden, Epilepsie, Mund- und Zahnschmerzen, Darmgeräusche mit Schmerzen; Manie, heraushängende Zunge, hysterisches Sprechen und Sehen von Geistern

**Lei Jing Tu Yi**:

Kälteerkrankungen mit Übelkeit und Erbrechen, Kälte/Hitze-Kopfschmerzen, Manie mit Geschwätzigkeit, schaumiger Speichel, Mund und Zunge sind geschwollen und schmerzhaft, Darmgeräusche und -schmerzen, Schmerzen und Schwellung der vier Extremitäten, die Schulter kann nicht angehoben werden.

**Da Cheng**:
Bauchschmerzen und Darmgeräusche, Aufstoßen, das Zwerchfell ist blockiert, Kältekrankheiten mit gegenläufigem Erbrechen, Kälte- Hitze-Kopfschmerzen, hysterisches Lachen und Sprechen mit Sehen von Geistern, Erbrechen von schaumigen Speichel, Wind-Erkrankungen der vier Extremitäten mit Schwellungen, die Kehle ist blockiert, heraushängende Zunge, Zungenschmerzen.

**Moderne Punktekombinationen**:
- Schmerzhaft geschwollene Kehle: + Di 4, Lu 11
- Der Mund ist vom Wind verzogen und die Zunge hängt heraus: + H 5
- Zuerst bei Zahnschmerzen: + Ma 44, Bl 58
- Darmgeräusche und Bauchschmerzen: + Ma 36, Ma 25

**Klassische Punktekombinationen**:
**Ling Shu**, 22. Kapitel (Über Epilepsie und Geisteskrankheiten):
- *Wen Liu* (Di 7) wird hier öfters in Verbindung mit folgenden Akupunkturpunkten genannt: *Zhi Zheng* (Dü 7), *Xiao Hai* (Dü 8), *Pian Li* (Di 6), *Lie Que* (Lu 7), *Tai Yuan* (Lu 9). Bei Fülle-Zuständen werden die Punkte blutig genadelt, bei Leere tonisierend behandelt. Folgende Indikationen werden für diese sechs Punkte angegeben:
- „Zu Beginn eines epileptischen Anfalls, wenn der Patient sich unwohl fühlt, Kopfschmerzen hat und gerötete Augen; manchmal auch verkrampfte Mundwinkel, er schreit oder keucht (Dü 7 und Dü 8).
- Wenn ein Geisteskranker von Sorgen überwältigt wird, wenn er Wut- und Angstanfälle bekommt, wenn sein Gedächtnis versagt (Di 6, Di 7, Lu 7, Lu 9).
- Wenn ein manischer Anfall den Patienten nicht schlafen lässt, er kein Hungergefühl kennt, sich für einen weisen Mann hält, er sein Wissen herausstellt, und sich aufbläht als ob er etwas Besonderes wäre, dabei ständig schmähende Reden führt (Di 6, Di 7, Dü 7, Dü 8).
- Wenn ein Patient Halluzinationen hat und Schreie ausstößt, als ob er etwas Besonderes oder Schreckliches sehen würde (Di 6, Di 7, Lu 7, Lu 9).
- Wenn ein geisteskranker Patient übermäßigen Hunger und Fressanfälle hat, er Halluzinationen hat, als ob er einen Dämon sähe, und er grundlos fröhlich ist (Di 6, Di 7, Lu 7, Lu 9). ...

- Wenn ein Patient die oben genannten Symptome zu Beginn einer Geisteskrankheit noch nicht zeigt, sollte man zuallererst den Punkt *Qu Quan* (Le 8) nadeln und die Leitbahnen, die in Fülle sind, bluten lassen. Sollte dieses nicht zum gewünschten Erfolg führen, setze auf *Chang Qiang* (Du 1) 29 Moxakegel!." (Ebenda)

**Jia Yi Jing**:
- Bei blockierter Kehle und Sprachlosigkeit: + Di 7, Di 11

**Qian Jin Fang**:
- Epilepsie: + SJ 2, aber auch Ma 27, Gbl 22, Bl 64
- Verrücktheit, Erbrechen, angeschwollene Stirn und Sehen von Geistern: + Di 7, Bl 61

**Bai Zheng Fu**:
- Bei Kälteerkrankungen mit Nackensteifigkeit: + Le 14

**Lokalisationshilfe**:
5 Cun oberhalb von Di 5, auf einer Verbindungslinie zwischen Di 5 und Di 11.

**Stimulus**:
Nadeln und Moxa sind möglich.

**Der Praxistipp**:
Starkes Frieren am ganzen Körper Moxa (+ Ren 6); Stirnkopfschmerzen durch Kälte (Moxa); Darmblockaden (+ Ma 37); Schulterschmerzen nach körperlicher Arbeit im Freien.

# Dickdarm 8 *Xià Lián* 下廉

## *unterer Rand*

**Alternative Namen**:
*shǒu zhī xià lián* 手之下廉 = unterer Rand des Armes
*shǒu xià lián* 手下廉 = unterer Rand am Arm[231]

**Bedeutung des Namens**
*Xià* 下: unten, unter, niedrig, gering, der zweite, hinabsteigen, ablassen, minderwertig, der Untergebene. Das Schriftzeichen zeigt einen senkrechten Strich nach unten unter einer Grundlinie und symbolisiert etwas, das unter einem Level, also geringer ist (vgl. Wieger, L. 5 B). In der Akupunkturnomenklatur bezeichnet *Xia* eine Lokalisationsangabe unterhalb einer anatomischen Gegebenheit. In seiner medizinischen Bedeutung ist der Punkt *Xia Lian* (Di 8) = der untere Vorsprung niedriger anzusehen als der nächste Punkt *Shang Lian* (Di 9) = der obere Vorsprung.

*Lián* 廉: gewissenhaft, unbestechlich, redlich, bescheiden, mäßig, untersuchen, Ecke, Vorsprung, Rand, Grenze, Winkel. Das Schriftzeichen zeigt die verwinkelte Verbindung des Daches mit den Wänden eines Hauses (Wieger, L. 121 J). Eine andere Etymologie sagt: Eine Hand, die unter einem Dach Getreidehalme zu Garben bindet (Wieger, L. 44 J). Diese Strohbündel dienten zur Abdichtung und Festigung der Hauswände. Das Bild symbolisiert Sparsamkeit und eine bescheidene Hütte, die jedoch gewissenhaft aufgebaut ist. Im Punktenamen deutet *Lian* auf die Lokalisation am Rand eines Knochens hin.

Im Vergleich mit wichtigen Steuerungspunkten in der Akupunktur hat *Xia Lian* (Di 8) eine eher bescheidene Rolle und ist ein mäßiges Energiereservoir. Die klassischen Indikationen dieses Punktes geben allerdings interessante Hinweise auf Wirkrichtungen, die dieser Interpretation Lügen strafen.

---

[231] Zur Unterscheidung von Ma 39, dem unteren He-Punkt des Dünndarms, dessen alternativer Name *Zu Xia Lian* = unterer Rand am Bein eine innere Verbundenheit mit Di 8 aufweist. In der Tat liegen beide Punkte an anatomisch vergleichbaren Stellen und haben ähnliche Indikationen und Wirkungen besonders auf den Dünndarm.

*Xià lián* 下廉 als Binom bedeutet: Dieser Punkt befindet sich vier Cun unterhalb des Ellbogens auf einer Verbindungslinie von Di 11 zu Di 5. Man fühlt ihn am Rand des Radius unter dem Ellbogen. *Xia* = „unter“ impliziert den unteren von zwei Punkten (Di 8 und Di 9), die nahe am Rand der Speiche zusammenliegen.

**Wirkrichtung**:
Zerstreut pathogenen Wind und Hitze, macht die Leitbahn durchgängig, schmerzstillend, reguliert Milz und Magen, leitet Wind-Nässe aus, löst Schleim-Blockaden auf.

**Moderne Indikationen**:
Kopfschmerzen, Schwindel, intermittierendes Fieber, Ellenbogen- und Armschmerzen, Dyspepsie, Durchfall, Blut im Stuhl, Karbunkel der Brust, Asthma, verwirrtes Sprechen und Umherlaufen, Lähmung der oberen Extremitäten.

**Klassische Indikationen**:
**Jia Yi Jing**:
Gelbsucht, Augenschmerzen

**Da Cheng**:
Durchfall, Erschöpfung, Völlegefühl im Unterbauch, dunkler Urin, Blut im Stuhl, verwirrtes Sprechen, Fazialisparese mit Hitze-Wind, Lähmung durch Kälte-Blockade und Wind-Nässe-Blockaden, das Dünndarm-Qi ist nicht ausreichend, das Gesicht ist blass, Pickel, wie mit einem Messer stechende unerträgliche Bauchschmerzen, der Oberbauch ist voll und schmerzt, wildes Umherlaufen, starke Nabelschmerzen, Dyspepsie, Asthma, sodass man sich nicht bewegen kann, trockene Lippen mit Speichelfluss, Brustschmerzen.

**Lei Jing Tu Yi**:
Manie bei Erschöpfung, Kopfschmerz durch Windblockade, das Abendessen wird erbrochen, Völlegefühl im Unterbauch, blutiger Urin, der Dünndarm ist aufgebläht, das Gesicht ist farblos, unerträgliche Bauchschmerzen, das Essen kann nicht verdaut werden, Atemnot mit Speichelfluss, Mastitis. Dieser Punkt beherrscht, sedierend genadelt, Hitze im Magen. Ma 30, Ma 36, Ma 37, Ma 39 und Di 8 haben die gleiche Wirkung.

**Zhen Jiu Ji Cheng**:
Erschöpfung und Auszehrung, extremer Qi-Mangel, verrücktes Sprechen und Umherlaufen, Blut im Urin, heftige anfallsartige Kopfschmerzen, reiswasserähnliche Durchfälle, Klumpen und wulstähnliche Massen im Bauch, unerträgliche Bauchschmerzen wie Messerstiche, das Essen wird nicht umgewandelt, übermäßiger Speichelfluss, Brustgeschwüre.

**Moderne Punktekombinationen**:
- Kopfschmerzen und Schwindel: + *Yin Tang* und *Tai Yang*
- Ellenbogen- und Armschmerzen: + Di 11
- Blut im Stuhl: + Du 1
- Bauchschmerzen und Durchfall: + Ma 37

**Klassische Punktekombinationen:**
**Zi Sheng Jing**:
- Kopfschmerzen: + Bl 5, Du 24
- Magen-Hitze und Durchfall: + Gbl 39
- Sehr gut bei verwirrtem Sprechen: + Gbl 40

**Da Cheng**:
- Furunkel der Brust: + Di 10, Gbl 43, Lu 10, Bl 40, Gbl 41, Dü 1
- Völlegefühl im Thorax und Abdomen: + Gbl 40, Gbl 43, Bl 23

**Lokalisationshilfe**:
Auf der radialen Seite des Unterarms, auf einer Verbindungslinie zwischen Di 5 und Di 11, fünf Cun über der Handgelenksquerfalte.

**Der Praxistipp**:
Bei völliger Erschöpfung und Auszehrung vorsichtig Moxen (+ Ma 36!) Auf alle Dünndarmerkrankungen hat dieser Punkt eine ähnliche Wirkung wie Ma 39, dem unteren He-Punkt des Dünndarms! Rheumatische Beschwerden im Unterarm und Ellenbogen.

# Dickdarm 9 *Shàng Lián* 上廉

## *oberer Rand*

**Alternative Namen**:
*shǒu zhī shàng lián* 手之上廉 = oberer Rand des Armes
*shǒu shàng lián* 手上廉 = oberer Rand am Arm[232]

**Bedeutung des Namens**
*Shàng* 上 bedeutet: an oberster Stelle gelegen, oben, hinaufsteigen, der Beste, der Erste von Zweien; ein Vorgesetzter, die Obrigkeit. Das Schriftzeichen zeigt einen senkrechten Strich nach oben oberhalb einer Grundlinie; etwas, das über einem Level steht, also höherwertig im Rang ist (Wieger, L. 5 A). In der Akupunkturlandschaft dient *Shang* als ein Lokalisationshinweis oberhalb einer anatomischen Gegebenheit. Für die klinische Praxis hat *Shang Lian* (Di 9) eine höhere Rangordnung/eine größere Bedeutung als *Xia Lian* (Di 8).

*Lián* 廉 : gewissenhaft, unbestechlich, redlich, bescheiden, mäßig, untersuchen, Ecke, Vorsprung, Rand, Grenze, Winkel. Das Schriftzeichen zeigt die verwinkelte Verbindung des Daches mit den Wänden eines Hauses (Wieger, L. 121 J). Eine andere Etymologie sagt: Eine Hand, die unter einem Dach Getreidehalme zu Garben bindet (Wieger, L. 44 J). Diese Strohbündel dienten zur Abdichtung und Festigung der Hauswände. Das Bild symbolisiert Sparsamkeit und eine bescheidene Hütte, die jedoch gewissenhaft aufgebaut ist. Im Punktenamen deutet *Lian* auf die Lokalisation am Rand eines Knochens hin.

Im Vergleich mit wichtigen Steuerungspunkten in der Akupunktur hat *Shang Lian* (Di 9) eine eher bescheidene Rolle und ist ein mäßiges Energiereservoir. Trotzdem finden wir auch für diesen Punkt interessante Indikationen, die das Wirkspektrum des Punktes bereichern.

[232] Zur Unterscheidung von Ma 37, dem unteren He-Punkt des Dickdarms, dessen alternativer Name *Zu Shang Lian* = „oberer Rand am Bein" eine innere Verbundenheit mit Di 9 aufweist. In der Tat liegen beide Punkte an anatomisch vergleichbaren Stellen und haben ähnliche Indikationen und Wirkungen besonders auf den Dickdarm.

*Shàng lián* 上廉 als Binom bedeutet: Dieser Punkt befindet sich ein Cun oberhalb von *Xia Lian* (Di 8), ebenfalls auf einer Verbindungslinie von Di 5 zu Di 11. Man tastet ihn am Rand des Radiusknochens. Von den beiden Punkte Di 8 und Di 9 ist der Letztere als höherwertig zu betrachten!

**Wirkrichtung**:
Macht die Leitbahnen und Nebengefäße durchgängig, löst das Qi in den Eingeweiden, leitet Wind-Nässe aus, klärt pathogene Hitze, reguliert das Qi der Fu-Organe.

**Moderne Indikationen**:
Kopfschmerzen, Schwindel, Schulter- Ellenbogenschmerzen und Steifigkeit, Halbseitenlähmung, Taubheit und Lähmung der oberen Extremitäten, Darmgeräusche, Bauchschmerzen.

**Klassische Indikationen**:
**Jia Yi Jing**:
Dunkler Urin, anhaltende Darmgeräusche.

**Da Cheng**:
Schwierigkeiten beim Wasserlassen, dunkler rötlicher Urin, Darmgeräusche, Thoraxschmerzen, Halbseitenlähmung durch Wind, Kälteschmerzen der Knochen, Hände und Füße sind taub, Asthma, das Dickdarm-Qi stagniert, Wind im Gehirn, Kopfschmerzen.

**Lei Jing Tu Yi**:
Wind im Gehirn und Kopfschmerzen, Schmerzen im Thorax schränken die Atmung ein, Halbseitenlähmung, Darmgeräusche, das Wasserlassen ist erschwert, Stagnation des Dickdarm-Qi, Hände und Füße sind gefühllos. Dieser Punkt beherrscht, sedierend genadelt, Hitze im Magen. Ma 30, Ma 36, Ma 37, Ma 39 und Di 9 haben die gleiche Wirkung.

**Zhen Jiu Ji Cheng**:
Gehirn-Wind, keuchende Atmung, eine Körperhälfte ist gelähmt, Darmgeräusche, das Qi des Dickdarms ist blockiert,[233] das Wasserlassen ist gehemmt, Hände und Füße sind ohne Empfindung, Kälteempfindungen in Knochen und Mark.

---

[233] Wir haben hier eine Bestätigung unserer Hypothese, dass Di 9 eine ähnliche Wirkung hat wie Ma 37, dem unteren He-Punkt des Dickdarms.

**Moderne Punktekombinationen**:

- Schmerzen von Schulter, Arm und Ellenbogen: + Di 15, Di 11
- Darmgeräusche und Bauchschmerzen: + Ma 25, Ma 36
- Taubheit der Extremitäten: + Di 11, Di 4

**Klassische Punktekombinationen**:

**Da Cheng**:

- Bei Durchfällen: + Di 8

**Lei Jing Tu Yi**:

- Hitze-Durchfälle: + Ma 30, Ma 36, Ma 37, Di 8

**Lokalisationshilfe**:

Auf der radialen Seite des Unterarms, auf einer Verbindungslinie zwischen Di 5 und Di 11, drei Cun unterhalb der Ellenbogenquerfalte.

**Der Praxistipp**:

Bei allen Erkrankungen des Dickdarms hat Di 9 eine ähnliche Wirkung wie Ma 37, dem unteren He-Punkt des Dickdarms! Nach übermäßiger geistiger Arbeit oder Erschöpfung wird dieser Punkt sehr druckschmerzhaft; allgemeiner Leistungsabfall, emotionale Erschöpfung, Migräne, rheumatische Beschwerden längs der Wirbelsäule und zwischen den Schultern; Kolitis Ulzerosa; bei Kälte in den Knochen kann dieser Punkt vorsichtig mit Moxen behandelt werden.

# Dickdarm 10 *Shǒu Sān Lǐ* 手三里

## *Heimat des Qi am Arm*

**Alternative Namen**:
*shàng sān* lǐ 上三里 = oberer San Li-Punkt
*guǐ xié* 鬼邪 = Dämonenübel

**Bedeutung des Namens**:
*Shǒu* 手: Hand, Arm; jemand, der eine Tätigkeit regelmäßig ausübt; ein Arbeiter, ein Gehilfe, ein Sachverständiger. Das Schriftzeichen zeigt das Bild der vorderen (palmaren) Seite der Hand, die älteste Glyphe hat auch die Handlinien darin (vgl. Wieger, L. 40 A). *Shou* ist das 64. Radikalzeichen und vermittelt in den Ideogrammen handwerkliche Tätigkeiten und Bewegungen. In der Akupunktur dient das Schriftzeichen meist als topographischer Hinweis auf die Hand oder den Arm oder allgemeiner auf die oberen Extremitäten.

*Sān* 三: drei, der Dritte, immer wieder, mehrmals, oft; in der chinesischen Zahlensymbolik ist die Drei (3) ein Emblem für die Aktivität des Lebens, für das, was aus der Spannung zwischen Yin und Yang resultiert, für Qi im allgemeinsten Sinne.[234]

*Lǐ* 里: ein Heimatdorf, Heimat, Gegend, Gasse, ein Dorf mit circa 25 Familien, eine Straße mit einem Tor an jedem Ende; voller Sorge sein; ein chinesisches Wegmaß (1 Li = ungefähr 600 m). Das Schriftzeichen zeigt ein Stück Land, das von acht Familien beackert wird. Acht Familien bildeten im alten China die kleinste soziale Einheit, die sich um ein neuntes Feld herumgruppierte, auf dem ein Brunnen stand.

Jede Familie hatte ihr eigenes Stück Land, das neunte Feld wurde gemeinsam bewirtschaftet und spendete Wasser für alle. Der Ertrag dieses Landstücks ging als Steuer an den Feudalherrn. Diese Art der Landaufteilung und -bewirtschaftung wurde zu Beginn der Zhou-Dynastie (1100 bis 770 v. Chr.) angewandt, es ist allerdings fraglich, ab dieses schöne Ideal wirklich existiert hat. Die Seite eines Feldes hatte die Länge von einem *Li* = 600 m (vgl. Wilder, No 82).

[234] Siehe auch ausführlicher in der Beschreibung des Punktes *San Jian* (Di 3).

Der wichtigste Brunnen im ganzen Dorf erinnert uns stark an die schier unerschöpflichen Reserven der zwei San Li-Punkte! Sowohl Di 10 als auch Ma 36 sind die wichtigsten Quellen für Qi und Blut durch ihre Zugehörigkeit zur Yang Ming-Schicht. Beide Punkte greifen auf das erworbene Vermögen von Mutter Erde zurück und können dem Organismus bei Erschöpfungszuständen unter die Arme greifen.

Weiter deutet *Li* = das Heimatdorf eine heimische Atmosphäre an, in der wir uns geborgen fühlen können. Wo anders als in unserem Heimatdorf sind wir bekannt, anerkannt und respektiert? Der Ort unserer Herkunft, die Art und Weise, wie wir im Leben stehen, uns zu Hause fühlen oder Fremde sind, wird durch die Qualität der Wandlungsphase Erde beeinflusst. Ma 36 ist der Erdpunkt der Erde, über ihn können auch Selbstwertgefühl und soziales Verhalten gesteigert werden! Di 10 weist mit seinem Namen auf eine ähnliche Wirkung hin.

Schließlich deutet die Übersetzungsmöglichkeit von *Li* = voller Sorgen sein auch auf den emotionalen Ausdruck der Wandlungsphase Erde hin. Der zugehörige Begriff *sī* 思 heißt: nachdenken, überlegen, sich sehnen, etc. Wird Nachdenken pathologisch, entsteht Grübeln und ein ständiges Besorgtsein, ob der Alltag bewältigt werden kann.

Dies mag einer der Gründe sein, weshalb Ma 36 in der französischen Schule den Beinamen „göttlicher Gleichmut" erhalten hat.[235] Dieser Punkt stärkt die Assimilationsleistungen von Magen und Milz auf allen Ebenen und hilft das zu verdauen, was uns als sorgenvolle Gedanken das Leben so schwer macht. Das Schriftzeichen von *sī* 思 hat Gehirn und Herz; wo Denken und Gefühle zusammenstoßen, entstehen Bedürfnisse und Sehnsüchte (vgl. Wilder, No 45).

Besonders die drei oral fixierten Bedürfnisse wie Esssucht, Magersucht, aber auch Nikotinsucht, im sozialen Bereich Eifersucht, Liebessucht und Bindungslosigkeit sind Signale für eine gestörte Wandlungsphase Erde.[236] Der ewige Reizhunger, niemals genug zu haben, bringt uns wieder in die Nähe eines fremdbestimmten Verhaltens, das in extremer Form zur Besessenheit wird.

---

[235] Z. B. bei **De la Fuye, Roger** in: Traite d' Acupuntcure, Paris 1956.

[236] Von allen geliebt werden zu wollen, zeigt ebenso die gestörte Wandlungsphase Erde an wie eine übertriebene Mutterliebe, die der Entwicklung ihres Kindes keinen Raum gibt.

Hier schließt sich der Kreis, denn die beiden San Li-Punkte (Di 10 und Ma 36) sind als Dämonenpunkte qualifiziert und helfen mit, die kleinen Teufelchen zu vertreiben, die in jedem suchthaften Verhalten stecken. Als Adjuvans zur Suchttherapie sind diese Punkte von großem Nutzen!

*Shǒu sān lǐ* 手三里 als Binom bedeutet: Der Punkte befindet sich am Arm (*Shou* 手) ungefähr drei Cun (*San Li* 三里) vom Ellenbogenknochen entfernt. Er entfaltet seine Wirkung auf das Qi im Allgemeinen und auf die drei Leibeshöhlen des *San Jiao* im Besonderen.

Ein Homophon *lǐ* 理 bedeutet auch ordnen, regeln, regulieren, wieder ein anderes *lǐ* 裡 deutet auf das Innerste hin. Der Name *San Li* beschreibt so die Wirkung dieser Punkte auf die innersten Energien. Über sie wird das Zusammenspiel des Qi in allen Bereichen des Menschen reguliert.

Durch die Voranstellung von *Shou* wird angedeutet, dass es einen Punkt mit ähnlicher Wirkung auch am Bein gibt. *Shou San Li* (Di 10) und *Zu San Li* (Ma 36) sind die Heimatdörfer des Qi, sie stellen eine ganz besondere Energiereserve des Körpers dar.

**Besondere Qualifikationen**:
- Gui (Dämonen-) Punkt

**Wirkrichtung**:
Vertreibt pathogenen Wind, kanalisiert pathogene Nässe, macht die Nebengefäße durchgängig, harmonisiert Milz und Magen, kräftigt Qi und Blut, erweicht Verhärtungen.

**Moderne Indikationen**:
Fazialisparese, Zahnschmerzen, Kribbeln und Jucken der Wange, Wangenschmerzen, Schulter- und Armschmerzen, die Ellenbogen können nicht gestreckt werden, Taubheit und Empfindungslosigkeit der oberen Extremitäten, Bauchschmerzen mit Durchfall und Borborygmus.

**Klassische Indikationen**:
**Jia Yi Jing**:
Zeitweise Kältegefühle im Bauch, Lendenschmerzen, sodass man nicht liegen kann.

**Tong Xuan Zhi Yao Fu**:
Bei Schulter- und Rückenleiden nimm zuerst *Shou San Li* (Di 10)!

**Da Cheng**:
Choleraähnliche Durchfälle, mag nicht sprechen, Zahnschmerzen, geschwollene Wangen und Vorderkopf, Kachexie, Taubheit der Arme, die Ellenbogen können nicht gestreckt werden, Wind-Schlag, Hände und Füße folgen nicht.

**Xi Hong Fu**:
Schmerzen oben auf der Schulter, gleichzeitig unaufhörliche Schmerzen des Schulterblatts; wiederholte pickende Bewegung der Nadel nach unten führt unweigerlich zur Darmentleerung. Sobald das de Qi erreicht wird, kann die Nadel entfernt werden.

**Lei Jing Tu Yi**:
Wind-Schlag mit abweichendem Mund, Hände und Füße gehorchen nicht, Erschöpfung durch die 5 Strapazen *wǔ láo* 五勞, Folgen der Cholera, Stimmverlust, Zahnschmerzen und geschwollene Wangen, Lymphknotenschwellungen, die Hand ist gelähmt und gefühllos.

**Zhen Jiu Ji Cheng**:
Folgen durch Wind-Schlag, Heißhunger im Mund *kǒu pì* 口癖, Arme und Beine gehorchen nicht, Folgen der fünf Strapazen, Leere und Mangel an Qi und Blut, auffällige Abmagerung, Verlust der Stimme, Zahnschmerzen besonders der unteren Zähne, Schwellungen der Wange, Lähmung der Arme mit Taubheit.

**Moderne Punktekombinationen**:
- Steifheit der Ellenbogen: + Di 11, SJ 10, H 3
- Zahnschmerzen: + Ma 6
- Furunkel und Karbunkel: + Di 4, Dü 6
- Magen- und Darmkrankheiten: + Ma 36

**Klassische Punktekombinationen**:
**Zi Sheng Jing**:
- Stimmverlust und blockierte Kehle: + Di 7, Di 11, SJ 3, Ma 40

**Bai Zheng Fu**:
- Bei Steifigkeit beider Arme: + H 3

**Shi Si Jing Yao Xue Zhu Zhi Ge**:
- Bei Zahnschmerzen und Problemen beim Essen, aber auch Halbseitenwind und Augenerkrankungen: + Gbl 21, Di 2

**Xi Hong Fu**:

- Oben und unten je eine Nadel in die San Li-Punkte (Di 10 und Ma 36) heilt Heißhunger auf Essen und Qi-Verknotungen im Magen. Dieser Punkt beherrscht Lenden- und Rückenschmerzen. Bei Schmerzen, die unaufhörlich am Schulterblatt sind, muss man nach unten nadeln mit pickender dispergierender Technik, die Nadelsensation muss nicht anhalten. Di 10 und Ma 36 sind beides San Li-Punkte, beide nähren das Qi.

**Za Bing Xue Fa Ge**:

- Bei Schwindel durch Wind im Kopf mit Nackensteifigkeit: + Bl 62, Bl 63
- Bei Problemen, die gleichzeitig in der Schulter und im Schulterblatt, zwischen Wirbelsäule und Herz liegen: + SJ 3

**Lokalisationshilfe**:
Zwei Cun unterhalb der Ellenbogenquerfalte auf einer Verbindungslinie zwischen Di 11 und Di 5.

**Der Praxistipp**:
Bei starker Akne im Gesicht, bes. am Kinn, Moxa; in den Übergangszeiten der Jahreszeiten dem Alter entsprechende Zahl an Moxakegel, um die Abwehr zu stärken (+ Ma 36 und Mi 6). Dies macht schon ab dem 30. Lebensjahr einen Sinn. Bei völliger Erschöpfung vorsichtig Moxen! Nasenfurunkel (10 Moxen); Lähmungen und Kraftlosigkeit der oberen Extremitäten, Magengeschwüre, Brechdurchfälle, Kolitis ulzerosa, Stuhlinkontinenz, wiederkehrende Kälte in den Eingeweiden, Brustdrüsenentzündungen.

Im Jiu Jitsu lähmt ein harter Schlag auf diesen Punkt den Arm, ein sehr harter Schlag führt zu Bewusstlosigkeit!

# Dickdarm 11 *Qū Chí* 曲池

## *Teich an der Krümmung*

**Alternativer Name**:
*yáng zé* 陽澤 = Yang-Sumpf
*guǐ chén* 鬼臣 = Dämonen-Minister
*guǐ tuǐ* 鬼腿 = Dämonen-Schenkel
*guǐ yǎn* 鬼眼 = Dämonen-Auge

**Bedeutung des Namens**:
*Qū* 曲: krumm, gebogen, Krümmung, Biegung, Winkel, gewunden, verdrehen; auch: ein Gedicht, eine Weise; aber auch: Unrecht, betrügerisch, falsch, ein Lied, eine Weise, in der ländlichen Mundart auch ein Dorf. Das Schriftzeichen repräsentiert ein Stück Holz, welches gebogen ist (Wieger, L. 51 B). In den Namen der Akupunkturpunkte dient der Begriff *Qu* als Lokalisationshinweis für zahlreiche Krümmungen, Biegungen und Kurven in der mikrokosmischen Landschaft.

Im chinesischen Volksglauben sind Krümmungen oder scharfe Kurven Orte mit einem schlechten *fēng shuǐ* 風水. Hier tummeln sich besonders gerne üble Einflüsse *xié qì* 邪氣 und böse Geister *guǐ xié* 鬼邪. Zum Ausgleich werden an solchen Stellen Glücksbringer befestigt oder heilige Steine aufgestellt, um diese Einflüsse abzuwehren. Besonders Steine vom heiligen Berg *Tai Shan* aus der Region *Shan Dong* sollen dafür geeignet sein. Man findet an scharfen Kurven in China häufig Steine mit der Inschrift: „Dieser Stein vom Berge *Tai Shan* wagt es, sich allem Übel zu widersetzen!“[237]

*Qū* 曲 als Lokalisationshinweis für Di 11 deutet so auch auf die Funktion des Punktes hin, pathogene Einflüsse zu vertreiben und Dämonen zu bekämpfen, wie auch die alternativen Namen suggerieren.

*Chí* 池 bedeutet: ein Teich, ein Pool, ein Sammelbecken, ein Graben, ein Behälter; ein durch erhöhte Ränder eingefasster Raum. Das Schriftzeichen hat als Radikal Wasser und dazu das Symbol für ein antikes Trinkgefäß oder einen Trichter (Wieger, L 107 B).

---

237 **Williams, C.A.S.** (wie Anm. 19), S. 376.

Es wird eine Sammlung von Wasser symbolisiert, das unbewegt ist und leicht verunreinigt werden kann.

Im Unterschied zu den Sümpfen *zé* 澤 unserer Körperlandschaft, die befeuchten, befruchten und nähren, sind die Teiche *chí* 池 Sammelbecken für krankmachende Faktoren von außen, besonders für Wind, Kälte und Nässe. Darum liegen die „Teich-Punkte" bevorzugt auf den Yang-Leitbahnen, welche besonders Abwehrfunktionen gegenüber äußere Pathogene haben:

- o *qū chí* 曲池 = Teich an der Krümmung (Di 11)
- o *tiān chí* 天池 = himmlischer Teich (P 1)
- o *yáng chí* 陽池 = Yang-Teich (SJ 4)
- o *fēng chí* 風池 = Wind-Teich (Gbl 20)

In der chinesischen Medizin bezeichnet *zé* 澤 ein stehendes Gewässer, das in einer Vertiefung zu finden ist und Feuchtigkeit für eine größere Umgebung konserviert und bereithält. Die „Sumpf-Punkte", welche eine eher klimaregulierende Aufgabe haben und das Innere mit Flüssigkeiten versorgen, liegen hauptsächlich auf den Yin-Leitbahnen:

- o *chǐ zé* 尺澤 = Sumpf in der Ellenbeuge (Lu 5)
- o *qū zé* 曲澤 = Sumpf in der Krümmung (P 3)
- o *shǎo zé* 少澤 = kleinerer Sumpf (Dü 1)[238]

*Qū Chí* 曲池 als Binom bedeutet: Der Punkt Di 11 liegt in einer teichähnlichen Vertiefung am äußeren Ende der Ellbogenfalte, man muss den Ellbogen beugen, um ihn zu nehmen. Der Teich an der Krümmung hat so eine anatomische, eine physiologische und eine therapeutische Bedeutung:

- als Hinweis auf die Lokalisation (an der Krümmung der Ellbogenfalte)
- als ein Hinweis auf die He (Meer-) Funktion des Punktes, das Qi an dieser Stelle zu sammeln und in die Tiefe zu führen
- als Sammelbecken „perverser" Energien deren Eindringen in die Tiefe zu verhindern und diese auszuleiten (Wind, Nässe, Kälte).

---

[238] Der kleinere Sumpf (Dü 1) hat eine besondere Wirkung auf den Milchfluss der Frau, der himmlische Teich (P 1) ist der Anfangspunkt der Perikard-Leitbahn und an dieser Stelle am oberflächlichsten; auch hier sammeln sich pathogener Wind und Kälte und können über diesen Punkt abgeleitet werden.

*Qu Chi* war im alten China auch ein Ortsname in der Provinz *Shan Dong. Shān Dōng* 山東 heißt: im Osten des Berges und bezeichnet eine Region, die östlich des heiligen Berges *Tai Shan* liegt.

„Auf der Halbinsel *Shan Dong* im Osten des Landes, wo die Ebene ins Meer übergeht, erhebt sich *Tài Shān* 泰山, der vornehmste unter den fünf heiligen Bergen Chinas. Die Kaiser vieler Dynastien haben dort dem Himmel die feierlichsten Staatsopfer dargebracht, dort nahmen sie den Auftrag des Himmels *tiān mìng* 天命 entgegen, das Land zu regieren. Es war der Ort, um eine gute Ernte und Hilfe bei Überschwemmungen und Erdbeben zu erflehen. Der *Tai Shan* war schon früh ein wichtiges Zentrum des Daoismus. ... Tempel und Klöster wurden errichtet, auf den steilen Felsen und in den Schluchten des Berges bauten Eremiten ihre Hütten.

... Für das gewöhnliche Volk war das wichtigste am *Tai Shan* seine Rolle als oberster Richter über Leben und Tod. Seit der Han-Zeit (206 v. bis 220 n. Chr.) glaubte man, die Seelen der Verstorbenen kehren an einen Ort am Fuße dieses Berges zurück. Dort bekommen die Toten ihr endgültiges Urteil."[239]

Der Tai Shan als Ort des chinesischen Hades gibt uns wieder einen Hinweis auf die alternativen Namen von *Qu Chi* (Di 11):

*Gui Chen* = Dämonenminister, ein Titel, der Einfluss über die Dämonen suggeriert, *Gui Tui* = Dämonenschenkel, den wir über diesem Punkt zu packen in der Lage sind und *Gui Yan* = Dämonenauge, in das zu stechen dem Bösewicht den bösen Blick auslöscht.

*Guǐ* 鬼 sind Spukgeister und Dämonen, die aus altchinesischer Sicht für vielerlei Unheil und Krankheit verantwortlich gemacht werden. Die bösen Geister fürchten den *Tai Shan*, denn sie wissen, dass ein schlichter Stein dieses Berges so viel Macht enthält, dass alle Dämonen der Unterwelt damit abgewehrt werden können. Die Analogie zum Akupunkturpunkt Di 11 ist offensichtlich: Als Gui (Dämonen-) Punkt ist er in ebenfalls in der Lage, alle Dämonenangriffe abzuwehren und alle Formen von Besessenheit zu heilen.[240]

---

[239] Vgl. zur Tai Shan-Mythologie **A. Christie**: Chinesische Mythologie, Wiesbaden 1968, S. 64 ff. und auch: **Bredon/Mitrophanow**: Das Mondjahr – Chinesische Sitten, Bräuche, Feste, Wien 1937, S. 482 ff.

[240] Siehe bei **Lorenzen/Noll**: Die Wandlungsphase Feuer, München 1998, S. 66 ff.

**Besondere Qualifikationen**:
- He (Meer-) Punkt
- Erde-Punkt
- Der zwölfte Gui (Dämonen-) Punkt nach Sun Si Miao
- Mutter (Tonisierungs-) Punkt
- Einer der 12 himmlischen Sternpunkte des Ma Dan Yang

**Wirkrichtung**:
Öffnet die Oberfläche, vertreibt Wind-Hitze, klärt Hitze, kühlt das Blut, löst Nässe-Hitze, befreit die Gelenke, harmonisiert Qi und Blut, befeuchtet den Dickdarm, stärkt die Mitte, reguliert die Lunge, schützt die Körperflüssigkeiten.

**Moderne Indikationen**:
Anhaltendes Fieber, die Kehle ist schmerzhaft und geschwollen, geschwollene Lymphknoten, Erysipel, Urtikaria, Taubheit der oberen Extremitäten, verstopfte Nase, Halbseitenlähmung, zeitweise starke unerträgliche Schmerzen und Kontraktionen, Beugen und Strecken ist nicht möglich, Bauchschmerzen und Spannung im Abdomen, Erbrechen und Durchfall, Dysenterie, Völlegefühl im Thorax, Ausbleiben der Menstruation, Schwindel, Bluthochdruck.

**Klassische Indikationen**:
**Jia Yi Jing**:
Völlegefühl im Thorax, Schmerzen vor dem Ohr, Zahnschmerzen, Augenschmerzen und -rötung, der Hals ist geschwollen, Schüttelfrost und Fieber; er trinkt viel und schwitzt dann, trinkt er nicht, dann ist die Haut trocken und heiß. Schulter- und Ellenbogenschmerzen, sie können nur mit Mühe gebeugt und gestreckt werden, die Hand kann nicht gehoben werden und das Handgelenk ist gereizt; die Augen sind nicht klar, das Handgelenk ist gereizt, heißer Körper, Schreckhaftigkeit und Verwirrtheit, Atrophie der Beine wegen schwerem Bi-Syndrom, Konvulsionen, depressive Geisteskrankheit mit heraushängender Zunge, Kältekrankheit ohne hohes Fieber.

**Ma Dan Yang Tian Xing Shi Er Xue Zhi Za Bing Ge**:
Beim Beugen des Ellenbogens suche ihn an der Seite. Schmerzen im Ellenbogen, Halbseiten-Wind, sodass die Arme schlaff sind und einen Bogen nicht spannen können, Muskelschwäche, sodass man nicht die Haare kämmen kann; die Kehle ist unerträglich blockiert, sodass man zu sterben wünscht; wiederkehrende hartnäckige Fieberschübe; Flechten und krätzeartige Hauterkrankungen am ganzen Körper treiben einen in den Wahnsinn; eine kunstgerechte Akupunktur kann hier sofort helfen!

**Da Cheng**:
Hände und Arme sind rot und geschwollen, Ellenbogenschmerzen, Halbseitenlähmung, Aversion gegen Wind und andere Pathogene, Tränenfluss und Traurigkeit, Nesselsucht, die Kehle ist blockiert mit Stimmlosigkeit, Völlegefühl im Thorax, Armschmerzen, Muskelschwäche, man kann nichts halten, öffnen, beugen und strecken geht nur mit Schwierigkeit, Wind-Blockade, die Ellenbogen sind dünn und kraftlos, Kältekrankheit mit hohem Fieber, die Haut ist trocken, Gehprobleme und Verwirrtheit, der ganze Körper juckt wie von Insektenstichen, die Haut schält sich und ist wund, von Krusten bedeckt, die Menstruation fließt nicht.

**Zhou Hou Ge**:
Hüfte und Rücken sind verkrampft und der Patient ist unruhig.

**Tong Xuan Zhi Gao Fu**:
Steifheit beider Ellenbogen.

**Shi Si Jing Yao Xue Zhu Zhi Ge**:
Folgen von Wind-Schlag, die Hände sind verkrampft, die Sehnen gereizt und schmerzhaft durch Wind, alle Arten von Malaria; zuerst wird die Kälte und dann die Hitze wie von selbst ausgeglichen.

**Lei Jing Tu Yi**:
Kälterkrankungen mit Schüttelfrost, nach Hitze ist man nicht erschöpft, Unruhe, Hitze und Völlegefühl im Thorax, Schwindel und Ohrenschmerzen, Lymphknotenschwellungen, die Kehle ist blockiert, man kann nicht sprechen, Manie, Wind um den Knöchel herum, Rötung und Schwellung von Hand und Arm, Schmerzen im Ellenbogen, Halbseitenlähmung, Wind treibt die Tränen heraus, Oberarmschmerzen, die Muskeln sind kraftlos und können nicht normal gestreckt werden, trockene Haut und Krätze; bei verheirateten Frauen ist die Regel nicht durchgängig.

**Shen Nong Jing**:
Bei Schmerzen und Kraftlosigkeit der Arme und Hände, Halbseitenlähmung, Entwicklung von Fieber, im Thorax ist zuerst Unruhe und Völle, benötigt man 14 Moxakegel zur Heilung.

**Qian Jin Fang**:
Struma, übles Qi, Neigung zu Ausschlägen, Moxa hilft dieses über die Jahre zu verbessern. Auch unter den 13 Dämonenpunkten ist dieses ein wichtiger Punkt, um 100 Übel und Irrsinn auszutreiben; als 12. Punkt nimm hier die Feuernadel!

**Qin Cheng Zu Ming Tang**:
Wenn Kinder und Erwachsene am ganzen Körper Urtikaria und Krätze haben.

**Moderne Punktekombinationen**:
- Steifheit der oberen Extremitäten: + Di 15, Di 4
- Kälte im Darm, Dysenterie: + Ma 37
- Wiederkehrendes Fieber: + Du 14
- Entzündung im Ellenbogengelenk: + SJ 10
- Starke Blutungen: + Ma 36, Ma 9
- Hautjucken und Urtikaria: Mi 10
- Menstruationsprobleme: + Mi 6
- Bluterbrechen: + He 7, Lu 10
- Blockierte Kehle + Di 4

**Klassische Punktekombinationen**:
**Yi Xue Gang Mu**:
- Ausbleiben der Regel bei verheirateten Frauen: + SJ 6, Ma 36, Mi 6 – alle vier Punkte dienen zur Auflösung von Stagnationen!

**Biao You Fu**:
- Bei ausstrahlenden Armschmerzen: + Di 15, Di 11, *Zhen Quan* (Extrapunkt)

**Qian Jin Fang**:
- Fülle im Thorax: + Ma 9, Du 11, Le 13, Lu 1, Gbl 15, Ren 24, Ren 21, Ni 27
- Schmerzen des Ellenbogens durch Kälte: + SJ 1, Di 10, SJ 3, Dü 5, Lu 5
- Schulterschmerzen, wenn die Schulter schwer ist und nicht gehoben werden kann: + SJ 15
- Gehprobleme und geistige Verwirrtheit: + Dü 1

**Zi Sheng Jing**:
- Taubheit und Atrophie des Armes: + SJ 10, SJ 5

**Da Cheng**:

- Bei Geschwüren und Ödemen am ganzen Körper: + Di 4, Di 10 (oder Ma 36), Mi 6, Le 2, Ma 44
- Bei Malaria, zuerst Hitze, dann Kälte: Di 11 zuerst tonisieren dann sedieren, dann Gbl 39 zuerst sedieren, dann tonisieren.
- Kälte-Krankheiten mit nicht weichendem hohen Fieber: + Gbl 39, Di 10, Du 14, Ni 1, Di 4 ( alle sedieren).
- Wenn links und rechts Lähmungen sind: + Di 4, SJ 3, Di 10 Gbl 38, Bl 60
- Wenn Finger, Arm und Ellenbogen nicht gebeugt werden können: + Di 10, SJ 5, SJ 3
- Bei andauerndem Fieber: + Di 10, Di 4

**Xi Hong Fu**:

- Wenn Di 11 an beiden Armen nicht gut ist, dann ist *He Gu* (Di 4) nach unten genadelt eine gute Alternative. Zusammen mit Di 4, wenn beide Hände nicht gehorchen!

**Za Bing Xue Fa Ge**:

- Bei Krankheiten von Kopf, Gesicht, Ohr, Auge, Mund und Nase zusammen mit *He Gu* ( Di 4)

**Yu Long Ge**:

- Sedierende Nadelung von Di 11 + Lu 5 bei eingeschränkter Beweglichkeit von Muskeln, Knochen und Gelenken der Ellenbogen; wenn die Beweglichkeit eingeschränkt ist und Bedürfnis nach Ruhestellung da ist.

**Sheng Yu Ge**:

- Bei Muskelkater in beiden Händen und Schwierigkeiten beim Halten von Gegenständen: + Di 4

**Yu Long Fu**:

- Atrophie und Ohnmacht: + Du 26
- Ellenbogenschmerzen: + Lu 5

**Bai Zheng Fu**:

- Als Fernpunkt nehme zusätzlich Gbl 34 bei Halbseitenlähmung.
- Bei Entwicklung von Fieber heilt er zuverlässig mit He 9.

**Qian Jin Shi Yi Xu**:

- Bei durchdringendem Kopfschmerz: + Di 4

**Lokalisationshilfe**:
Bei leicht gebeugtem Ellenbogen, in der Mitte einer Verbindungslinie zwischen dem Ende der lateralen Ellenbogenquerfalte und des lateralen Ellenbogenknochens.[241]

**Stimulus**:
Bei Kropf und verborgenen Hautausschlägen brenne dem Lebensalter entsprechend Moxa ab (*Qian Jin Fang*); bei dämonischer Besessenheit, Tobsucht und Melancholie versenke in diesem Punkt eine Feuernadel! (ebenda); bei hohem Fieber und Nesselausschlag bluten lassen! Um Qi und Blut zu stärken, tonisierende Nadelung;

**Der Praxistipp**:
Allgemein ein tonisierender und aufbauender Punkt (+ Ma 36); sehr rasch fiebersenkend! Meisterpunkt bei Tennisellbogen; entfernt Hitze im Blut bei allen Hautausschlägen; Muskelschwäche, Einschlafen und Taubheit der oberen Extremitäten, der ganze Körper ist wie zerschlagen, Husten mit zähem Schleim, Überempfindlichkeit, Übererregbarkeit, Menstruationsprobleme, Psoriasis, Hitzewallungen, Folgen eines Schlaganfalls, Anämie, Müdigkeit, Erschöpfung.

[241] Die Lokalisationsangabe, die in vielen Büchern zu finden ist, der Punkt liege am Ende der lateralen Ellenbogenquerfalte, die bei gebeugtem Arm entsteht, ist nicht richtig!

# Dickdarm 12 *Zhǒu Liáo* 肘髎

## *Knochenhöhle des Ellenbogens*

**Alternative Namen**:
*zhǒu jiān* 肘尖 = Spitze des Ellenbogens

**Bedeutung des Namens**:
*Zhǒu* 肘: Ellenbogen, Vorderarm, Elle. Das Schriftzeichen hat das Radikal für Fleisch, daneben das Zeichen für einen Zoll (*cùn* 寸). Die Elle als eine Maßeinheit entspricht einem Fuß und wird in zehn Cun unterteilt.

*Liáo* 髎: Eine Knochenhöhle, eine tiefe Mulde nahe eines Knochens; *Liao* ist in der Akupunktur eine häufige Bezeichnung für eine Vertiefung, in der sich ein Akupunkturpunkt befindet; das Bild zeigt das Radikal für Knochen, daneben ein Paar flatternde Vogelschwingen (Wieger, L. 62 F). Knochenhöhlen sind die Ansatzstellen für Sehnen und Muskeln, ein Bild, das am offensichtlichsten durch die Flügel der Vögel dargestellt wird.

*Zhou Liao* als Binomen bedeutet: Dieser Punkt liegt in einer Knochenhöhle nahe des Ellenbogens, ein Cun oberhalb von *Qu Chi* (Di 11). Der Name hat eindeutig nur eine anatomische Bedeutung.

**Wirkrichtung**:
Entfaltet die Leitbahnen, belebt die Nebengefäße, macht die Gelenke geschmeidig, Wind-Nässe austreibend

**Moderne Indikationen**:
Ellenbogen und Oberarme sind schmerzhaft, steif und verkrampft, Taubheit, Gefühllosigkeit des Oberarms; der Patient hat das Bedürfnis sich hinzulegen, Entzündungen im Ellenbogengelenk und entlang der oberen Außenseite des Humerus

**Klassische Indikationen**:
**Jia Yi Jing**:
Schulter und Ellenbogengelenke sind abgenutzt und schwer, der Patient leidet an Schmerzen des Oberarms, der weder gebeugt noch gestreckt werden kann.

**Da Cheng**:
Wind-Erschöpfung, der Patient hat das Bedürfnis sich hinzulegen, Schulter und Oberarm sind blockiert, er kann den Oberarm vor Schmerzen nicht heben, beugen und strecken, der Arm ist schmerzhaft, verkrampft und hat Taubheitsgefühle.

**Lei Jing Tu Yi**:
Das Ellenbogengelenk ist durch Wind blockiert, Schmerzen am Oberarm, so dass er nicht gehoben werden kann, Apathie, der Patient hat das Bedürfnis sich hinzulegen.

**Zhen Jiu Ji Cheng**:
Wind-Bi-Erkrankungen des Ellenbogens, Armschmerzen, man kann den Arm nicht anheben, Taubheit des Armes, Neigung zu liegen *shì wò* 嗜臥.

**Moderne Punktekombinationen**:
- Verkrampftes, schmerzhaftes und steifes Ellenbogengelenk: + SJ 10, H 3 , Di 10
- Bei Problemen beim Heben des Armes: + Di 15, Di 14

**Klassische Punktekombinationen**:
**Da Cheng**:
- Wenn der Oberarm rot und geschwollen und das Gelenk schmerzhaft ist: + Di 12, Di 15, Dü 4

**Lokalisationshilfe**:
siehe Namensgebung

**Stimulus**:
keine Besonderheiten

**Der Praxistipp**:
Begleitend bei schmerzhaften Prozessen im Arm, besonders wenn der Punkt druckschmerzhaft ist: Fibromyalgie, Tennisellenbogen!

# Dickdarm 13 *Shǒu Wǔ Lǐ* 手五里

## *Heimat der Fünf am Arm*

**Alternative Namen**:
*dà jìn* 大禁 = großes Verbot!
*chǐ zhī wǔ* lǐ 尺之五里 = *Wu Li* der Elle
*shǒu zhī wǔ lǐ* 手之五里 = *Wu Li* des Armes

**Bedeutung des Namens**:
*Shǒu* 手: Hand, Arm; jemand, der eine Tätigkeit regelmäßig ausübt; ein Arbeiter, ein Gehilfe, ein Sachverständiger. Das Schriftzeichen zeigt das Bild der vorderen (palmaren) Seite der Hand, die älteste Glyphe hat auch die Handlinien darin (vgl. Wieger, L. 40 A). *Shou* ist das 64. Radikalzeichen und vermittelt in den Ideogrammen handwerkliche Tätigkeiten und Bewegungen. In der Akupunktur dient das Schriftzeichen meist als topographischer Hinweis auf die Hand oder den Arm oder allgemeiner auf die oberen Extremitäten.

*Wǔ* 五: Fünf, 5, der Fünfte, eine klassische Musiknote; das Schriftzeichen zeigt ursprünglich ein Kreuz mit zwei horizontalen Grenzstrichen. Die zwei Prinzipien Yin und Yang erzeugen alles Leben zwischen Himmel und Erde (Wieger, L 39 A).

In der Zahlensymbolik der chinesischen Naturphilosophie ist die Fünf eine der wichtigsten Zahlen. Als ungerade Yang-Zahl verkörpert sie das aktiv-dynamische Prinzip und ist so geradezu prädestiniert für die Darstellung von Aktivität und Wandlung. Granet bezeichnet die Fünf auch als Emblem für einen Mittelpunkt, welches die Kraft hat, aus der Mitte heraus Zeit und Raum zu ordnen.[242] Die Vollkommenheit des Herrschers hängt ebenso von der Fünferzahl ab wie die Ordnung am Himmel, die durch die Zyklen der Fünf Wandlungsphasen in fünf großen Bewegungen immer wieder erneuert wird. Die Fünf steht für die unabänderlichen Prinzipien in der Natur, wie sie bereits im Hong Fan-Kapitel des *Shu Jing* dargestellt wurden. Sie bildet die natürliche Ordnung des alten chinesischen Weltbildes.

---

[242] **Granet, Marcel** : Das Chinesische Denken, München 1968, S. 118-121.

Auch der Mensch wird in vielen Bezügen mit der Fünf (5) in Verbindung gebracht. Das gesamte chinesische Entsprechungssystem basiert auf der Resonanz von Himmel – Erde – Mensch zu den Fünf Wandlungsphasen. Große chinesische Wörterbücher beschreiben über 1.000 Zusammenhänge mit der Zahl Fünf, es scheint nichts in der chinesischen Weltanschauung zu geben, das nicht von ihr durchdrungen wäre. Sei es die fünf Tugenden, die fünf heiligen Berge, die fünf Trauergesänge, die fünf Arten von Steuern, die fünf Bestrafungen, die fünf klassischen Bücher, die fünf Arten der Zeremonie, die fünf magischen Kreaturen, die fünf Gifttiere, die fünf Beziehungen unter den Menschen, die fünf Farben, die fünf Töne, die fünf Geschmacksrichtungen, die fünf Organe, die fünf Planeten, die fünf Musiknoten, die fünf Anzeichen (weiblicher Wollust), all dies sind nur Repräsentanten der Fünf Wandlungsphasen im Mikro-Makrokosmos.[243]

Als Zahl der Mitte ist die Fünf besonders eng mit der Wandlungsphase Erde verbunden, also mit Milz und Magen respektive dem mittleren Erwärmer.

*Lǐ* 里: ein Heimatdorf, Heimat, Gegend, Gasse, ein Dorf mit circa 25 Familien, eine Straße mit einem Tor an jedem Ende; voller Sorge sein; ein chinesisches Wegmaß (1 Li = ungefähr 600 m). Das Schriftzeichen zeigt ein Stück Land, das von acht Familien beackert wird. Acht Familien bildeten im alten China die kleinste soziale Einheit, die sich um ein neuntes Feld herumgruppierte, auf dem ein Brunnen stand. (Siehe ausführlich bei *Shou San Li*, Di 10).

*Shŏu wŭ lǐ* 手五里 als Binom bedeutet: Der Punkt befindet sich am Arm, (*Shou*) fünf Maßeinheiten (*Li*) über der Ellbogenspitze und fünf Cun unterhalb von *Tian Fu* ( Lu 3).

*Li* = das Heimatdorf bzw. das Innerste suggeriert einen zentralen Einfluss dieses Punktes auf alle fünf Zang-Organe. Als Mittelpunkt der Qi-Bewegungen der Zang-Organe kann durch Nadelung von Di 13 auf diese eingewirkt werden. Das *Nei Jing* warnt wiederholt vor einer fälschlichen Nadelung des Punktes *Shou Wu Li* (Di 13), da dies den Tod für den Patienten bedeuten kann. Sein alternativer Name *Da Jin* = „großes Verbot!" gibt uns den Hinweis darauf.

---

[243] **Mayers, William Frederick**: The Chinese Reader's Manual, Taipei 1971, S.311-321.

Warum gilt Di 13 als verbotener Punkt in der klassischen Akupunktur? Die Begründungen, die einige moderne Lehrbücher der traditionellen Akupunktur liefern, erscheinen unbefriedigend und zu westlich gedacht. Porkert spricht von anatomischer Rücksicht [244] und das Autorenteam Ellis/Wiseman/Boss schlägt in die gleiche Kerbe: „Die antike Kontraindikation dieses Punktes wird heute nicht mehr akzeptiert, sondern wird versuchsweise den dickeren Nadeln dieser Zeit zugeschrieben, die wahrscheinlich die Arterie oder den Radialisnerv geschädigt haben.“[245]

Vergleicht man aber den Aufwand, mit dem das *Nei Jing* diesen einen Punkt behandelt, kann vermutet werden, dass hier noch eine tiefere Wahrheit verborgen liegt.

Im Folgenden sollen die Zitate aus dem *Su Wen* und *Ling Shu* diesen Umstand erhellen, um Klarheit darüber zu schaffen.

„Es ist streng verboten, (einen Punkt) 25mal (zu nadeln), der fünf Cun unterhalb von *Tian Fu* ( Lu 3) liegt.“ (*Su Wen*, Kap. 58)

Kommentar *Ma Shi*: *„Da Jin* = großes Verbot bezieht sich auf den Punkt *Wu Li* (Di 13). 25mal und streng verboten bedeutet: Es ist verboten, diesen Punkt 25mal zu nadeln.“

„Der Wu Li-Punkt auf der Dickdarm-Leithahn Hand-Yang Ming befindet sich an der vorderen Kante des Oberarmknochens, drei Cun über der Ellbogenfalte, dort, wo ein Pulsschlag zu fühlen ist. Er steht in Verbindung mit den fünf Zang-Organen. Eine irrtümliche Nadelung dieses Punktes unterbricht die Qi-Zirkulation der Zang-Organe, sodass die Wege der fünf Shu (Transport-) Punkte abgeschnitten sind.“ (*Ling Shu*, Kap. 2)

„Huang Di fragt: ‚Was bedeutet, das Yin fortnehmen führt zum Tod?‘ Qi Bo antwortet: ‚Beachte eine Region drei Cun oberhalb von *Chi Ze* (Lu 5), man fühlt hier deutlich einen Pulsschlag. Der Punkt *Wu Li* der Dickdarm-Leitbahn Hand-Yang Ming (Di 13) befindet sich hier. Sollte dieser Punkt irrtümlich fünfmal gestochen werden, raubt man das Qi der Zang-Organe, und der Patient muss sterben‘.“ (*Ling Shu*, Kap. 3)

---

[244] **Porkert/Hempen**: Systematische Akupunktur, München 1985, S. 151.

[245] **Ellis/Wiseman/Boss**: Fundamentals of Chinese Acupuncture, Brookline 1988, S. 101.

„Huang Di fragt: ‚Gibt es oben und unten auf den Leitbahnen bestimmte Regionen, an denen eine Nadelung verboten ist?' Qi Bo antwortet: ‚Wenn man fälschlicherweise die sedierende (*Xie*) Methode des Empfangens und Abschwächens anwendet und den Punkt *Wu Li* (Di 13) entsprechend nadelt, wird die Qi-Zirkulation zwischen den Zang-Organen abgeschwächt, die (Verbindungs-) Wege im Inneren werden unterbrochen und versiegen schließlich. Das bedeutet, wenn man diesen (Punkt) irrtümlich fünfmal sedierend nadelt, dass immer, wenn das Qi eines Zang-Organs einen Umlauf vollendet, es zwar die Fünf erreicht, aber dann versiegt. Deshalb wird das Qi eines Zang-Organs vollkommen erschöpft.

Nun hat jedes der 5 Zang fünf Extreme,[246] deshalb: Ein falsches Stechen (am Wu Li-Punkt) fünfmal fünf, also 25mal, kann bewirken, dass das Qi der 5 Zang-Organe in die Shu-Punkte hineinströmt und alle (Zang) bis aufs äußerste erschöpft, sodass der Tod eintritt. Dies nennt man entsprechend das Rauben der himmlischen echten Energie.[247] Das bedeutet: Die Ausübung (der Nadeltherapie) ohne Kenntnis darüber, wo es verboten ist zu stechen, kann bei falscher Nadelung das Leben abkürzen, sodass (des Patienten) Lebensspanne nicht ausgeschöpft wird.“ (*Ling Shu*, Kap. 60)[248]

*Resümee*: Es scheint, als habe Di 13 eine enge Beziehung zu den innersten Energien der Zang-Organe. Durch starkes wiederholtes Sedieren dieses Punktes wird das energetische Potenzial aus den Speichern entleert und gewaltsam in die 5 Transportpunkte hineingegossen, wo es versiegt. Dadurch erschöpft sich zunehmend der innere kleine Kreislauf unter den Zang Fu-Organen und sie geraten in eine Leere. fünfmaliges Stechen des Wu Li-Punktes erschöpft ein Zang-Organ, 5x5-maliges Stechen dieses Punktes erschöpft alle fünf Zang-Organe. Obwohl es unwahrscheinlich ist, dass ein und derselbe Punkte 25mal gestochen wird – abgesehen von den unverbesserlichen Symptomstechern – kann bereits ein fünfmaliges nadeln des Wu Li-Punktes ein Zang-Organ nachhaltig schädigen. Deshalb sollte dieser Punkt niemals sedierend genadelt werden! Wir tun gut daran, den Empfehlungen der Alten hier zu folgen.

---

246 Gemeint sind die 5 Transportpunkte am Ende der Extremitäten liegen.

247 *Tiān zhēn zhī qì* 天真之氣 kann eine Umschreibung für das erworbene Potenzial aber auch für das angeborene Vermögen sein.

248 Dieser Umstand hat dazu geführt, dass *Shou Wu Li* (Di 13) im Ausbildungszentrum Nord den Beinamen „Schwiegermutter-Punkt“ erhalten hat.

**Wirkrichtung**:
Macht die Leitbahnen und Nebengefäße durchgängig, befreit die Gelenke, wandelt Nässe um, harmonisiert die Mitte, hält das Blut in den Gefäßen, bändigt aufsteigendes Leber-Yang.

**Moderne Indikationen**:
Ellenbogen und Arm sind verkrampft und äußerst schmerzhaft, sie können nicht gehoben werden; Gefühllosigkeit und Taubheit [249] der oberen Extremitäten, Skrofula, das Handgelenk hängt herunter.

**Klassische Indikationen**:
**Jia Yi Jing**:
Der Patient hat das Bedürfnis sich hinzulegen; die vier Extremitäten wollen nicht bewegt werden, Gelbsucht, Schüttelfrost und Fieber, Husten mit darauf folgenden Schwellungen der Nacken-Lymphknoten, Atemnot; mit Moxa links behandeln bei rechtsseitigen und rechts bei linksseitigen Beschwerden; nebliger Schleim vor dem Auge, unter dem Herzen ist Spannung und Fülle.

**Da Cheng**:
Erschöpfung durch Wind, Schreckhaftigkeit, Angst, Erbrechen mit Bluthusten, Ellenbogen- und Armschmerzen, Ruhebedürfnis, die vier Extremitäten können nicht bewegt werden, Spannung und Fülle unter dem Herzen, das Qi steigt nach oben, Gelbsucht, zeitweise leichtes Fieber, Skrofula, verschwommene Sicht, Malaria.

**Lei Jing Tu Yi**:
durch Wind verursachte Angst und Schrecken, Blutspucken und Husten, Bedürfnis sich hinzulegen, Ellenbogen und Oberarm sind vor Schmerzen schwierig zu bewegen, Spannungs- und Völlegefühl bei gegenläufigem Qi, Kälte/Hitzegefühle mit Lymphknotenschwellungen.

**Zhen Jiu Yu Jing**:
Die vier Gliedmaßen sind unbeweglich, Stauung und Fülle unter dem Herzen, der Körper ist gelb, kleine Fieberattacken in bestimmten Zeitabständen.

---

[249] Taubheit ist hier als oberflächliche Sensibilitätsstörung gemeint, während Gefühllosigkeit den gesamten Bereich betrifft.

**Moderne Punktekombinationen**:

- Extreme Ellenbogenschmerzen und Verkrampfung, der Patient kann den Arm nicht beugen und strecken: + Di 11, H 3, P 3
- Schulterschmerzen, wenn der Arm nicht mehr gehoben werden kann: + Di 14, Di 15, H 1
- Taubheit und Gefühllosigkeit der oberen Extremitäten: + Di 4, Di 15, Di 11, H 1
- Wenn das Handgelenk herunter hängt: + Di 10

**Klassische Punktekombinationen**:
**Zi Sheng Jing**:

- Bedürfnis sich hinzulegen: + Ni 3, Ni 4, Ni 6, Di 2

**Bai Zheng Fu**:

- Lymphknotenschwellungen: + Di 14

**Lokalisationshilfe:**
Drei Cun oberhalb von Di 11 oder fünf Cun unterhalb von Lu 3

**Stimulus**:
Dieser Punkt sollte unbedingt bevorzugt gemoxt werden!

**Der Praxistipp**:
Bei großer Erschöpfung vorsichtig Moxen! Schlafsucht, Lähmung der Arme, tuberkulöse Lymphknotenschwellungen, Pneumonie.

# Dickdarm 14 *Bì Nào* 臂臑

## *Unterarm und Oberarm*

**Alternative Namen**:
*jǐng chōng* 頸衝 = Durchgangsstraße zum Hals
*tóu chōng* 頭沖 = Ansturm zum Kopf
*tóu chōng* 頭衝 = Durchgangsstraße zum Kopf
*jǐng chōng* 頸沖 = Ansturm zum Hals

**Bedeutung des Namens**:
*Bì* 臂: der Arm, Unterarm; eine traditionelle Bezeichnung für die Region zwischen Handgelenk und Ellenbogengelenk. Das Radikal ist hier ebenfalls Fleisch/Organ/Körperteil, daneben das Bild eines Fürsten, der mit einer speziellen Handbewegung das Todesurteil ausspricht (Wilder, No. 856). Der Unterarm ist der Körperteil des Menschen, über den die Armkraft auf die Feinmotorik der Hände übertragen wird. Seine Stärke war besonders im Krieg entscheidend für Sieg oder Niederlage. Für einen Krieger oder Kämpfer ist die Kraft des Unterarms von besonderer Bedeutung - beim Führen eines Schwertes oder Halten eines Schildes geradezu überlebenswichtig.

*Nào* 臑: Oberarm, Schulterknochen, das Schulterblatt; das Bild: Der Radikal ist Fleisch oder Körperteil, daneben Regen; Regen ist notwendig für die kleinen Pflanzen, um Wurzeln zu schlagen; im weiteren Sinne: brauchen, bedürfen, Bedarf (Wieger, L. 164 E).

*Bì nào* 臂臑 als Binom bedeutet: Der Punkt befindet sich am Oberarm und behandelt Krankheiten der oberen Extremitäten. Di 14 reguliert das Zusammenspiel von Ober- und Unterarm und ist eine breite Straße für das Qi des Yang Ming zum Hals und zum Kopf. Hier vereinigen sich vier Yang-Leitbahnen (Dickdarm, Dünndarm, Blase und Yang Wei Mai) und stürmen mächtig nach oben, deshalb die alternativen Namen. Auch sind diese Namen Hinweise auf zu erzielende Wirkungen bei Problemen im Hals- und Kopfbereich.

**Besondere Qualifikationen**:
- Jiao Hui (Reunions-) Punkt der Leitbahnen von Dickdarm, Dünndarm, Blase und Yang Wei Mai

**Wirkrichtung**:
Macht die Leitbahnen frei, belebt die Nebengefäße, fördert die Blutzirkulation, verbessert das Sehvermögen, löst Schleimansammlungen und Tumorbildungen.

**Moderne Indikationen**:
Schulter und Arme schmerzen bei Bi-Syndromen und können nicht angehoben werden, Taubheit und Gefühllosigkeit der oberen Extremitäten, Nackensteifigkeit, gerötete, geschwollene und entzündete Augen, Skrofula, Thoraxschmerzen.

**Klassische Indikationen**:
**Jia Yi Jing**:
Schüttelfrost und Fieber führen zu Skrofulose im Nacken; Schulter und Arm können nicht gehoben werden: Der Punkte *Bi Nao* (Di 14) heilt dies.

**Da Cheng**:
Schüttelfrost und Fieber mit Schmerzen im Arm, vor Schmerzen kann der Arm nicht gehoben werden, Schwellungen der Nackenlymphknoten.

**Bai Zheng Fu**:
Kälte-Krankheiten im Hals, der Nacken ist steif und empfindlich.

**Lei Jing Tu Yi**:
Bei Oberarmschmerzen mit Kraftlosigkeit, Kälte/Hitzegefühle mit Lymphknotenschwellungen, bei akuter Nackensteifigkeit.

**Qian Jin Fang**:
Bei Globusgefühl im Hals: Moxa (auf diesen Punkt) heilt hier!

**Moderne Punktekombinationen**:
- Schulterschmerzen, der Arm kann nicht gehoben werden: + Dü 9, Di 15
- Schulterprobleme, Taubheit und Gefühllosigkeit der oberen Extremitäten: + Dü 11, Di 11, Di 15
- Akute Konjunktivitis: + Di 4, Di 2, Tai Yang (Extrapunkt), Gbl 37

**Klassische Punktekombinationen**:
**Bai Zheng Fu**:
- Bei Lymphknotenschwellungen: + Di 13

**Lokalisationshilfe**:
Sieben Cun oberhalb von Di 11, am unteren Ansatz des Deltamuskels, auf einer Linie zwischen Di 11 und Di 15.

**Stimulus**:
Schräg nach oben nadeln bei Augenerkrankungen; bei einem Kropf, der durch Ärger entsteht, brenne hier, dem Lebensalter entsprechend, Moxa ab! (*Sun Si Miao*). Einer sagt: Man sollte hier nur mit Moxa arbeiten und keine Nadeln setzen. Pro Tag sieben Moxa, insgesamt nicht mehr als hundert Moxen. (*Ming Tang Kong Xue Zhen Jiu Zhi Yao*).

**Der Praxistipp**:
Begleitend bei Augenerkrankungen; bei Struma und Schwellungen der Lymphknoten am Hals (Schleim- Ansammlungen); bei unterdrücktem Ärger, wenn das Qi nicht nach oben geht, Kraftlosigkeit und Schmerzen in der Schulter, neuralgische Kopfschmerzen im Schläfenbereich; Lähmungserscheinungen der oberen Extremitäten.

# Dickdarm 15 *Jiān Yú* 肩髃

## *Schulterknochen*

**Alternative Namen**:
*yú gú* 髃骨 = Schlüsselbeinknochen
*jiān jiān* 肩尖 = Schulterspitze
*jiān gú* 肩骨 = Schulterknochen
*biǎn jiān* 扁肩 = flache Schulter
*piān gú* 偏骨 = schräger Knochen
*zhōng jiān jǐng* 中肩井 = zentraler Schulterbrunnen
*zhōng jiān* 中肩 = inmitten der Schulter

**Bedeutung des Namens**:
*Jiān* 肩: die Schulter, tragen, schultern, etwas auf sich nehmen; das Bild: das Radikal ist Fleisch oder Körperteil, darüber eine Tür; *hù* 戶 = Tür bedeutete im alten China auch Farmer; in der Landwirtschaft muss die Schulter eines Bauers oder seines Nutztieres stark sein, um die schwere Arbeit auf dem Land zu verrichten (Wilder Nr. 652).

*Yú* 髃: Schlüsselbein, Schulterregion, der Bereich der Schulter am Kopf des Humerus. Die klassischen Texte erklären, dass diese Region von einem Teil des Luo-Gefäßes der Dickdarmleitbahn und einem Teil der Muskel-Sehnenverläufe der Lungenleitbahn versorgt wird. Das Schriftzeichen hat den Knochenradikal, daneben ein kleines Äffchen, das ängstlich *yù* 禺 blickt. Vielleicht ein Hinweis auf das Hochziehen der Schultern bzw. das Verstecken des Kopfes zwischen den Schultern bei Gefahr?

*Jián Yú* 肩髃 als Binom bedeutet: Der Punkt liegt in einer Vertiefung zwischen Sehne und Knochen am Ende des Oberarmknochens, dort wo dieser auf den Schulterknochen trifft.[250] Alle alternativen Namen sind anatomische Hinweise auf die Verbindung von Humerus und Schultergelenk oder weisen therapeutisch auf Erkrankungen dieser Region hin.

---

[250] Klassische Lokalisationsbeschreibung aus dem *Zhen Jiu Da Cheng* (1601).

**Besondere Qualifikation**:

- Jiao Hui (Reunions-) Punkt der Leitbahnen von Dickdarm, Dünndarm und des Yang Qiao Mai.

**Wirkrichtung**:
Belebt die Qi-Zirkulation der Leitbahnen und Nebengefäße, zerstreut pathogenen Wind, befreit die Gelenke und leitet pathogene Hitze, Nässe und Kälte aus.

**Moderne Indikationen**:
Schmerzen und Bewegungseinschränkungen der Schulter, starke Armschmerzen, der Oberarm ist gefühllos, taub und verkrampft, Muskelatrophie macht ihn unbrauchbar, Urtikaria, Ausschläge, Struma, Lymphknotenschwellungen.

**Klassische Indikationen**:
**Jia Yi Jing**:
Entzündungen im Schultergelenk, Finger und Oberarmschmerzen.

**Da Cheng**:
Apoplexie, Arme und Beine folgen nicht, Halbseitenlähmung, Lähmung, Wind, Atrophie, Winderkrankungen; Hitze-Wind in der Schulter führt zur Entzündung, der Kopf kann nicht nach hinten gedreht werden, Schulter-Armschmerzen, der Arm ist kraftlos, der Kopf kann mit der Hand nicht erreicht werden, Ausschlag, das Gesicht wirkt wie ausgetrocknet und verbrannt, Erschöpfung mit Essenzverlust, Kältekrankheit mit nicht ausreichender eigener Hitze, Hitze in den vier Extremitäten, Kropf.

**Chang Sang Jun Tian Xing Mi Jue Ge**:
Bi-Syndrome beider Arme mit Verkrampfung.

**Yu Long Ge**:
Schwer zu behandelnde Schulterentzündung mit Schwellung und Schmerzen, Kälte und Feuchtigkeit bewirken rebellierendes Qi und Blut, sedierend und tonisierend genadelt und zusätzlich viel Moxa auf Di 15 heilt auch dieses.

**Shi Si Jing Yao Xue Zhu Zhi Ge**:
Lähmung, Verkrampfung und Schwellung beider Schultern und Arme.

**Lei Jing Tu Yi**:
Apoplexie mit Halbseitenlähmung, ziehende Schmerzen der Sehnen und Knochen am Arm, der Patient kann ihn nicht zum Kopf heben; Kälteerkrankung führt zu anhaltender Hitze, Erschöpfung und Verausgabung der Essenzen; Hitze der vier Extremitäten, Globusgefühl im Hals und Lymphknotenschwellungen, Wind-Blockaden durch alte Krankheiten, Oberarmschmerzen mit Kraftlosigkeit, man kann den Arm weder beugen noch strecken. Man kann den Punkt bei einem Windangriff mit Taubheitsgefühlen moxen, nur 7 bis 77 Mal, aber nicht mehr, denn sonst besteht die Gefahr, dass der Arm zu schwach wird. Falls der Wind Muskeln und Sehnen angegriffen und geschwächt hat, und man sich davon lange nicht erholt, dann sollte man viel moxen, auch wenn (die Person) zart ist; jedoch sollte das Moxen (dem Patienten) nicht unangenehm sein. (Der Patient) sollte den Genuss von Alkohol, Fleisch, den 5 Geschmäckern und Dickflüssigem aufgeben.

**Qian Jin Fang**:
Moxa bei einem Kropf am Hals in ausgewogener Menge rechts und links gleichermaßen: Bei Männern links 18 Kegel, rechts 17 Kegel, bei Frauen rechts 18 Kegel und links 17 Kegel. Wiederhole dies solange, bis eine Besserung eintritt. Dieser Punkt hilft, mit Moxa behandelt, bei einseitigem Windbefall mit Lähmungserscheinungen. Nimm dafür sieben Moxakegel, höchstens 7x7 (49 Kegel) und höre dann auf. Übermäßige Furcht bewirkt, dass die Arme dünn und zerbrechlich werden. Es ist, als ob die Muskeln und Knochen wie nach einem Windangriff so geschwächt sind, dass sie sich nicht mehr erholen wollen. In diesem Fall sollte man ohne Scheu (an diesem Punkt) Moxakegel abbrennen. Trotzdem ist eine Moxabehandlung nicht zu vergleichen mit der Nadeltherapie. Bei Hitze in den vier Gliedmaßen meide zuviel Wein und Tafelfreuden; ein einfacher Getreidebrei erleichtert viel mehr! Meide außerdem die fünf Bitternisse.[251]

**Yu Long Fu**:
Wenn Wind und Nässe auf beiden Schultern kämpfen.

**Tian Xin Mi Jue**:
Bei Verkrampfungen und Schmerzen des Armes *Jian Yu* (Di 15).

---

[251] *Wŭ xīn* 五辛 ist hier ein Synonym für die fünf Strapazen, die bereits im 23. Kapitel des *Su Wen* beschrieben sind.

**Moderne Punktekombinationen**:

- Schultergelenksschmerzen: + SJ 14, Di 16
- Taubheit und Gefühllosigkeit der oberen Extremitäten: + Di 11, Di 4, P 3
- Schultersteifigkeit und Bewegungseinschränkung: + Dü 9, H 1
- Schleimbeutelentzündung an der Schulterspitze: + Gbl 34, SJ 14

**Klassische Punktekombinationen**:

**Da Cheng**:

- Schmerzen und Irritationen der Gelenke und bei ziehenden Schmerzen in Lenden und Beinen: + Di 11, Bl 60, Gbl 34
- Windschlag, Halbseitenlähmung, zeitweise Schmerzen: + Gbl 39, Lu 9, Di 11, Ma 36 (oder Di 10), Bl 60
- Armentzündung und -schwellung, Schmerzen der Extremitäten: + Di 12, Dü 4

**Lei Jing Tu Yi**:

- Dieser Punkt behandelt Durchfall und Hitzezustände der Extremitäten zusammen mit Lu 2, Bl 40, Du 2.

**Bai Zheng Fu**:

- Zusammen mit *Yang Xi* (Di 5) beseitigt er Hautausschläge durch Wind und extremer Hitze.

**Lokalisationshilfe**:

Siehe Namensgebung; am oberen Ansatz des Deltamuskels in einer Vertiefung vor und unter dem Akromion, wenn der Arm seitwärts ausgestreckt wird.

**Stimulus**:

Schräge Nadelung in Richtung Körpermitte

**Der Praxistipp**:

Nadelung bei hängendem Arm im Knochenspalt nach unten in Richtung Di 11 bei Schulterschmerzen; Spezialpunkt bei Folgen eines Schlaganfalls: Moxa! Frozen shoulder (+ 3 E 14 u. Di 11); Notfallpunkt bei Kopfverletzungen, Gehirnerschütterungen, Schock und Apoplexie; bei Wind-Hitze im Bereich der Haut (Ekzeme, Urtikaria, Neurodermitis etc.) zusammen mit Di 11, Bl 12, Bl 40 und Mi 10.

# Dickdarm 16 *Jù Gǔ* 巨骨

## *mächtiger Knochen*

**Bedeutung des Namens**:
*Jù* 巨: groß, mächtig, wichtig, riesig. Das Schriftzeichen zeigt ursprünglich ein Winkelmaß für größere Messungen, z. B. im Häuserbau und in der Landwirtschaft. Im Vergleich zu einem gewöhnlichen Mess-Stab *gōng* 弓 ist dieses Werkzeug mächtig und groß (vgl. Wilder, No. 625).

*Gǔ* 骨: Knochen, Gerüst, Gestell, fest, aufrichtig, Rückgrat, Wesensart, Charakter. Das Schriftzeichen ist das 188. Radikal und zeigt uns das Bild eines Gerippes, dem das Zeichen für Fleisch darüber gestellt ist (Wilder, No. 292). Das Knochensystem als Ausdruck der Nierenkraft wird gebildet von der Essenz *jīng* 精 und gibt uns Haltung und Rückgrat. Aus traditioneller Sicht bestimmt es auch unsere Wesensart (Charakter). Das Fleisch im Zeichen, das die Knochen bedeckt, ist der Ausdruck der Milz- und Magenenergie und bestimmt die Launen und Gemütsbewegungen. Es zeigt unseren Ernährungszustand und unser Integrationsvermögen.

*Jù gǔ* 巨骨 als Binom bedeutet: Der mächtige Knochen ist die antike Bezeichnung für das Schlüsselbein. Der Punktename hat hier im Wesentlichen eine topographische Funktion, indem er auf die deutliche Wölbung der Knochen von Schulterblatt und Schlüsselbein hinweist. *Ju Gu* (Di 16) befindet sich in einer Mulde im Winkel zwischen Akromion und Clavikula; an diesem Punkt ist die Schulter sehr tragfähig auch für große Lasten, deshalb der Name Ju Gu = mächtiger Knochen.

**Besondere Qualifikationen**:
- Jiao Hui (Reunions-)-Punkt der Leitbahnen von Dickdarm und Yang Qiao Mai.

**Wirkrichtung**:
Macht die Leitbahnen und Nebengefäße durchgängig, fördert die Beweglichkeit der Gelenke, löst lokale Blutstagnationen, öffnet die Brust, fördert das Absenken des Lungen-Qi, erweicht Verhärtungen, beruhigt den Geist.

**Moderne Indikationen**:
Schmerzen von Schulter und Rücken, Arm und Schulter können weder gestreckt noch gebeugt werden, Schwellungen und Schmerzen, Kropf, geschwollene Lymphknoten.

**Klassische Indikationen**:
**Jia Yi Jing**:
Schulter und Rücken sind blockiert, sodass man sich nicht aufrichten kann, Blutstauungen in der Schulter, sodass sie nicht gedreht werden kann.

**Da Cheng**:
Epileptische Anfälle, Herzleiden und Bluterbrechen, Armschmerzen und Blutstauungen im Thorax, Schulter und Arm können weder gebeugt noch gestreckt werden.

**Lei Jing Tu Yi**:
Krampfanfälle mit Blutspucken, Blutstagnationen im Thorax, der Oberarm schmerzt und kann weder gestreckt noch gebeugt werden.

**Zhen Jiu Ji Cheng**:
Krampfanfälle durch Schreck, Blutspucken, Blutstauungen in der Brust.

**Zhen Jiu Yu Jing**:
Das Herz ist beschädigt und man spuckt Blut (*pò xīn tǔ xiě* 破心吐血).

**Moderne Punktekombinationen**:
- Bei allen Schulterentzündungen: + Di 15, SJ 14
- Bei starkem Scheitelkopfschmerz: + Gbl 20, Gbl 39
- Schulter und Rücken sind schmerzhaft: + Dü 11, Dü 12
- Bluthusten: + Lu 6, Lu 5, Lu 10

**Klassische Punktekombinationen**:
**Zi Sheng Jing**:
- Wenn der Arm nicht gehoben werden kann: + Dü 2

**Stimulus**:
*Su Zhu* sagt: Es ist verboten, diesen Punkt zu nadeln: fälschliches Nadeln erzeugt ein Gefühl, als ob man mit den Füßen nach oben aufgehängt ist (*dào xuán* 倒懸).

**Lokalisationshilfe**:
Siehe Namensgebung; der Punkt liegt zwischen dem akromialen Claviculaende und der Spina scapulae.

**Der Praxistipp**:
Armneuralgien, nach traumatischen Schulter- und Brustverletzungen (Blutstagnation); Zahnschmerzen im Unterkiefer, Mangelernährung bei Kindern, Arthritis und Arthrose des Schultergelenks; Löst die Brust und beruhigt den Geist auch bei Folgen von enttäuschter Liebe!

# Dickdarm 17 *Tiān Dǐng* 天鼎

## *himmlischer Dreifuß*

**Alternative Namen**:
*tiān xiàng* 天項 = himmlischer Abschnitt
*tiān dǐng* 天頂 = himmlischer Gipfel

**Bedeutung des Namens**:
*Tiān* 天 = der Himmel, himmlisch, kaiserlich, Himmelsgewölbe, Tag, Wetter, Natur; in der chinesischen Medizin oft ein Hinweis auf den Kopf oder Brustbereich des Menschen als Himmel im Mikrokosmos, oder auf Lunge und Herz als Empfänger des himmlischen Qi; das Bild: das Eine über dem Menschen, das Höchste aller Dinge; über dem Menschen stehend ist der Himmel der Überlegende (Wieger L. 1 C ). Der Kopf ist der Himmel im menschlichen Mikrokosmos und der Sitz des Gehirns. Seit *Li Shi Zhen* (1593) „wohnt" im Gehirn auch der ursprüngliche Geist *yuán shén* 元神*,* die Wurzel aller mentalen Aktivitäten und Fähigkeiten und das „Sprungbrett" zur Unsterblichkeit. *Tian* im Punktenamen von Di 17 weist auf seine Lokalisation am Kopf und auf seine Wirkung auf den Geist hin.

*Dǐng* 鼎: ursprünglich ein antikes Opfer- oder Kochgefäß; Dreifuß, Urne, Kessel, ein Emblem der kaiserlichen Macht, fest, hart und stark. Das Schriftzeichen ist das 206. Radikal und zeigt das Bild eines Kessels, der auf drei Füßen steht, wobei in der Vorderansicht der dritte Fuß unsichtbar bleibt (Wieger, L. 127 D).

Opfergefäße aus Bronze lassen sich bis ins 2. Jahrtausend v. Chr. zurückdatieren, also bis in die prähistorische Epoche der Xia-Dynastie (ca. 2100-1700 v. Chr.). Die Legende besagt, dass der große *Dà Yǔ* 大禹*,* der die Fluten bändigte und die Welt in neun Regionen aufteilte, auch neun Dreifüße herstellen ließ. Diese Kessel hatten eine derartige Macht, dass sie als Entsprechung bzw. Abbild der ganzen Welt galten. Sie bewirkten, dass der Kosmos in Ordnung und die Welt in Frieden war. So stellte man die Verbindung des Oberen und des Unteren her und wurde himmlischen Segens teilhaftig.[252]

[252] **Marcel Granet** (wie Anm. 242), S. 128 ff.

Der Besitz der neun Dreifüße vermittelte einem Herrscher die Macht über die Welt. Der Dreifuß *dǐng* 鼎 ist somit ein Emblem für die kaiserliche Macht im alten China. Die drei Füße symbolisierten auch die drei höchsten Würdenträger unter dem Kaiser. Der Verlust auch nur eines der neun Dreifüße deutete das Ende der Dynastie an.[253]

Die kaiserliche Macht im Mikrokosmos Mensch wird durch *shén* 神*,* den Geist, repräsentiert, der (auch) im Gehirn residiert. Der Dreifuß als Symbol für die kaiserliche Macht ergibt hier im Punktenamen so einen Sinn.

*Tiān dǐng* 天鼎 als Binom bedeutet: Der Name ist eine Metapher für Hals und Kopf und dient hier als Lokalisationsangabe. *Ding* – das antike chinesische Opfergefäß – besaß zwei Henkel und drei Beine. Der menschliche Kopf hat zwei Ohren (die Henkel) und wird seitlich abgestützt durch die beiden Musculi Sternocleidomastoidei und hinten durch den prominenten 7. Halswirbel (die drei Beine). Der Kopf als himmlischer Bereich im Mikrokosmos ist der Palast des *Yuan Shen* = ursprünglicher Geist: Dieser Punkt nährt das Gehirn und reguliert den Shen.

**Wirkrichtung**:
Befreit die Kehle, reguliert die Qi-Zirkulation im oberen Erwärmer, fördert die Durchblutung des Kopfes, wandelt Schleim um.

**Moderne Indikationen**:
Schluckauf, blockierte und geschwollene Kehle mit Globusgefühl, Kälteblockaden, wenig Qi, geschwollene Lymphknoten, Kropf.

**Klassische Indikationen**:
**Jia Yi Jing**:
Plötzliches Globusgefühl, behinderte Atmung durch schmerzhaft geschwollene Kehle, Essen und Trinken können nicht geschluckt werden.

**Da Cheng**:
Struma mit plötzlichem Globusgefühl, behinderte Atmung durch eine schmerzhaft geschwollene Kehle, nichts kann mehr geschluckt werden, Stimmlosigkeit und rauhe Kehle.

---

253 **Wolfram Eberhard** (wie Anm. 12), S. 66.

**Lei Jing Tu Yi**:
Die Kehle ist blockiert durch eine Schwellung, immer wiederkehrendes Kloßgefühl im Hals.

**Zhen Jiu Ji Cheng**:
Dieser Punkt heilt: Eine blockierte Kehle, der Hals ist so geschwollen, dass Speisen nicht hindurchgehen, plötzlicher Stimmverlust durch einen Qi- Klumpen (*bào yīn qì gěng* 暴喑氣哽).

**Zhen Jiu Yu Jing**:
Die Kehle ist so geschwollen, dass man nicht atmen kann, Geräusche in der Kehle.

**Moderne Punktekombinationen**:
- Zwerchfellspasmen: + Bl 17, Ren 17
- Schmerzhaft geschwollene Kehle und Stimmversagen: + Di 4, Ren 23, Ni 3, Ren 22
- Erstickungsgefühl, als ob die Kehle durch einen Stock blockiert ist: + Ma 12, Bl 17
- Blockade durch Globusgefühl: + SJ 17, Ren 23

**Klassische Punktekombinationen**:
- Bei Erstickungsgefühl, Globusgefühl in der Kehle, geschwollene Speiseröhre, die nichts schlucken kann: + Ma 12, Bl 17

**Bai Zheng Fu**:
- Bei Stimmverlust: + P 5

**Lokalisationshilfe**:
Auf der äußeren Seite des Halses, an der hinteren Grenze des Musculus Sternocleidomastoideus, ca. 3 Cun auf einer Horizontalen vom Kehlkopf entfernt; in der Mitte der Verbindungslinie zwischen Ma 12 und Di 18.

**Der Praxistipp**:
Plötzlicher Stimmverlust, alle entzündlichen Prozesse im Hals und in der Kehle, Giemen, Rasseln und Pfeifen in der Kehle, Krupp und Pseudo-Krupp, plötzliche Atemnot durch Schwellungen der Kehle.

# Dickdarm 18 *Fú Tú* 扶突

## *plötzliche Hilfe*

**Alternative Namen**:
*shuǐ xué* 水穴 = Wasserhöhle

**Bedeutung des Namens**:
*Fú* 扶: helfen, unterstützen, abstützen, Stütze, aufrichten, Hilfe leisten, schützen; eine antike Maßeinheit von vier Finger Breite. Das Schriftzeichen hat das Radikal für Hand, daneben, das Zeichen für Ehemann. Die Hand eines Ehemanns hilft seiner Frau und gibt ihr Stütze und Halt in allen Lebenslagen (Wilder, No. 740). Im Punktenamen von Di 18 ist *Fu* als traditionelle Maßeinheit wichtig, da der Punkt ca. drei Cun (vier Finger breit) oberhalb des Kehlkopfes liegt.

*Tú* 突: Plötzlich, jäh, hervorstürzen, ein Schornstein, voranstürmen, herausragen, vorspringend, Vorsprung, durchbrechen. Das Schriftzeichen zeigt einen Hund, der plötzlich aus einer Höhle herausstürmt, um einen Eindringling anzugreifen (Wieger, L. 37 B). In der chinesischen Medizin bezeichnet *Tu* einen sichtbaren Vorsprung, etwas Herausragendes wie z. B. der Adamsapfel. In der Übersetzung mit Schornstein haben wir eine Analogie für den menschlichen Hals als Verbindungsstück zwischen Rumpf und Kopf. Punkte wie *Shui Tu* (Ma 10) = „wasserhaltiger Schornstein" oder *Tian Tu* (Ren 22) = „himmlischer Schornstein" bestätigen diese Idee.

*Fú tú* 扶突 als Binom bedeutet: Der Punkt Di 18 befindet sich seitlich des vorspringenden Kehlkopfes. Er ist hilfreich bei allen Affektionen des Halses und des Stimmapparates. Der Adamsapfel ist die herausragendste Struktur am Hals, deshalb ist eine Übersetzung des Punktenamens mit „Stütze des Vorsprungs" ebenfalls sinnvoll. Bei akuter Atemnot und Halsschmerzen bietet *Fu Tu* (Di 18) eine ebenso plötzliche Hilfe an.
Ein *Fu* ist eine antike Maßeinheit, die ein Äquivalent von drei Cun darstellt. Di 18 liegt drei Cun (oder ein Fu) seitlich oberhalb des Adamsapfels, der vorspringenden Struktur am Hals. Als „Wasserhöhle" entfaltet dieser Punkt eine gute Wirkung bei Schluckstörungen, auch und gerade wenn man einen „Kloß im Hals" vor Angst hat (siehe Wandlungsphase Wasser).

**Besondere Qualifikationen**:

- Einer der 10 Himmelsfenster-Punkte, welche die energetische Durchflutung und Durchblutung des Kopfes regulieren.[254]
- Knotenpunkt der Dickdarm-Leitbahn mit der Yang Ming-Schicht.[255]

**Wirkrichtung**:
Entfaltet das Lungen-Qi, reguliert Qi und Blut, beruhigt Husten und Atemnot, zerbricht Qi-Stasen, erweicht Verhärtungen, befeuchtet die Kehle, schleimlösend, stärkt das Qi von Lunge und Nieren und bringt es zum Fließen.

**Moderne Indikationen**:
Kopf und Nacken sind schmerzhaft und steif, die Kehle ist geschwollen und schmerzhaft, Stimmverlust, Husten und krächzendes Asthma, die Hals- und Nackenlymphknoten sind geschwollen und schmerzhaft, auch die Ohren, und wenn man den Kopf auf das Kissen legt, dann schmerzt alles, große Struma.

**Klassische Indikationen**:
**Jia Yi Jing**:
Husten mit gegenläufigem Qi, rauhe Kehle und kratzige Stimme

**Da Cheng**:
Husten mit viel Auswurf, Qi steigt nach oben, Schwellung verursacht Atemnot, aus der Kehle kommen Laute wie von Wasservögeln, plötzliches Globusgefühl.

**Lei Jing Tu Yi**:
Husten mit viel Sputum, beruhigt Asthma und Atemnot, Gefühl in der Kehle wie die Laute eines Wasserhuhns, intermittierendes Globusgefühl und geschwollene Nackenlymphknoten.

**Moderne Punktekombinationen**:

- Rauhe Stimme, Asthma und Husten: + Ren 22, Ni 3
- Schmerzhaft geschwollene Kehle: + Di 4
- Stimmverlust und Qi-Blockade: + Ren 22, Ren 23, Le 3

---

[254] Zu den Himmelsfenster-Punkten siehe u. a. die Beschreibung bei: **Deadman/Al-Khafaji**: A Manual of Acupuncture, 1998, S. 48 ff. oder im *Huang Di Nei Jing Ling Shu*, Kap. 21.

[255] Das Konzept der Wurzel- und Knotenpunkte wird ausführlich im *Ling Shu*, Kap. 5 behandelt. Diese Punkte können die ihnen zugehörige Schicht besonders vernetzen, indem sie die Zirkulation von Qi und Blut oben und unten anregen und damit die Kommunikation unter den sechs Schichten verbessern (Öffnen, Schließen, Scharnier).

- Struma: + Ma 10, Di 4, Ren 22
- Schwellung des Ohres und Nervenschmerzen: + SJ 17
- Nervenschmerzen beim Hinlegen: + Gbl 20, Dü 4

**Klassische Punktekombinationen**:
**Ling Shu Han Re Bing**:
- Bei plötzlicher Verlegung der Kehle nimm *Fu Tu* (Di 18) und lasse an der Zungenwurzel Blut heraus (möglicherweise am Punkt *Feng Fu* (Du 16).[256]

**Jia Yi Jing**:
- Bei plötzlicher Verlegung der Kehle stich *Fu Tu* (Di 18) und lasse an der Zungenwurzel Blut heraus.

**Qian Jin Fang**:
- Bei Blutungen an der Zungenwurzel: + Ni 4, Gbl 4
- Plötzlicher Stimmverlust, man kann nicht sprechen: + SJ 6, Dü 16, Gbl 7, He 4
- Plötzliche Atemnot mit Schluchzen in der Kehle: + Mi 18

**Zi Sheng Jing**:
- Bei plötzlicher Heiserkeit und blockierter Kehle: + Ren 22, Ni 3

**Lokalisationshilfe**:
Siehe Namensgebung; ca. 1 Cun oberhalb von Di 17 oder drei Cun oberhalb von Ma 9, zwischen den beiden Köpfen des Musculus Sternocleidomastoideus.

**Der Praxistipp**:
Begleitend bei Asthma bronchiale und Pseudo-Krupp; belegte Stimmbänder. Während Ma 9 vor allem bei Schluckstörungen genadelt wird, ist Di 18 eher bei Atemwegsproblemen angebracht; QI-Kropf, Stridor, übermäßige Speichelfluss, gebraucht in der Analgesie bei Schilddrüsen-OP's.

---

[256] Die Übersetzung des chinesischen Originaltextes gestaltet sich hier sehr schwierig. Es ist nicht klar, ob es sich um die Beschreibung einer Stichtechnik (*Ling Han Re Bing*, *Jia Yi Jing*) oder um Blutungen an der Zungewurzel (*Qian Jin Fang*) handelt.

# Dickdarm 19 *Hé Liáo* 禾髎

## *Getreide-Knochenhöhle*

**Alternative Name**:
*cháng pín* 長頻 = dauernde Wiederholung
*cháng jiá* 長頰 = langes Kinn
*cháng huī* 長頮 = regelmäßig das Gesicht waschen
*cháng jiào* 長窌 = lange Grube
*cháng liáo* 長髎 = lange Knochenhöhle
*hé jiào* 禾窌 = Getreideloch

**Bedeutung des Namens**:
*Hé* 禾: Getreide auf dem Halm, besonders Reis; Reisernte, Saat, wachsendes Getreide. Das Schriftzeichen zeigt einen Getreidehalm mit einer reifen Ähre, die wegen ihres Gewichtes zu einer Seite hängt (Wieger, L. 121 A). Es ist das 115. Radikal und steht in Beziehung zu allem Getreide und seiner Verwendung. Im Punktenamen von Di 19 finden wir einen Hinweis auf seine Lage, nämlich in einer Grube des Oberkiefers von der Größe eines Reiskorns. *He* = Reis ist das Getreide der Wandlungsphase Metall und somit auch eine Metapher für die Dickdarmleitbahn = Metall-Yang.

*Liáo* 髎: eine Knochenhöhle, eine tiefe Mulde nahe eines Knochens; *Liao* ist in der Akupunktur eine häufige Bezeichnung für eine Vertiefung, in der sich ein Akupunkturpunkt befindet; das Bild zeigt das Radikal für Knochen, daneben ein Paar flatternde Vogelschwingen (Wieger, L. 62 F). Knochenhöhlen sind die Ansatzstellen für Sehnen und Muskeln, ein Bild, das am offensichtlichsten durch die Flügel der Vögel dargestellt wird.

*Hé liáo* 禾髎 als Binom bedeutet: Der Punkt liegt in einer Knochen-höhle am Oberkiefer, am seitlichen Rand der Nasenlöcher. Er befindet sich auf gleicher Ebene mit *Ren Zhong* (Du 26) = die Mitte de Menschen. Die Knochenhöhle hat das Volumen eines Reiskorns, wir haben hier sowohl einen Hinweis auf die Lokalisation von Di 19 als auch auf dessen Leitbahnzugehörigkeit im Metall.

*He Liao* (Di 19) liegt unterhalb der Nase, welche die Gerüche wahrnimmt und oberhalb des Mundes, der die Geschmacksrichtungen empfindet. Er harmonisiert das Riechen und Schmecken und ist bei Störungen dieser Sinne angezeigt. Ein Homophon *hé* 和 bedeutet Eintracht und Harmonie. Dieser Punkt, als „Knochenhöhle der Harmonie" übersetzt, wirkt harmonisierend auf das Yang Ming, indem er den Weg zu Di 20 ebnet *(Ying Xiang* = Willkommen, Wohlgeruch!) und den Mund als Kornkammer der Erde (*Di Cang* = Ma 4) reguliert.

Die vielen alternativen Namen beziehen sich auf die Lage des Punktes im Gesicht und sind in der Regel Lokalisationshilfen. *Chang Pin* = „dauernde Wiederholung" könnte ein Hinweis auf die Indikation des Punktes bei Heuschnupfen sein. *Chang Hui* = „dauernd das Gesicht waschen" könnte ebenfalls auf periodisch auftretende Symptome hinzeigen.

**Wirkrichtung**:
Kühlt Lungen-Hitze, macht die Nase frei, kann den Geist ernüchtern, öffnet die Nebengefäße, vertreibt pathogenen Wind.

**Moderne Indikationen**:
Verstopfte Nase, Sinusitis, Geruchsverlust, Nasenbluten, wunde Nase, herunterhängende Mundwinkel, Kiefernsperre.

**Klassische Indikationen**:
**Jia Yi Jing**:
Die Nase ist verstopft, der Mund zur Seite verzogen, klarer Schleim tritt aus, der nicht gestoppt werden kann, schmerzhaftes Nasenbluten.

**Da Cheng**:
Todesähnliche Ohnmacht, bei der der Mund nicht geöffnet werden kann, Nasengeschwüre, Polypen, Geruchsverlust, weil die Nase verstopft ist, unaufhörliches Nasenbluten.

**Ling Guang Fu**:
Wenn es aus beiden Nasenlöchern blutet, nadele Di 19!

**Lei Jing Tu Yi**:
Ohnmacht, der Mund kann nicht geöffnet werden, Nasenulzerationen und Polypen, verstopfte Nase und Nasenbluten.

**Zhen Jiu Ji Cheng**:
Leichenähnliche Ohnmacht *shī jué* 尸厥, unaufhörliches Nasenlaufen, Kiefernsperre, Nasenfurunkel *bí chuāng* 鼻瘡, die Atmung ist durch Polypen in der Nase behindert.

**Zhen Jiu Yu Jing**:
Die Nase ist so blockiert, dass Gerüche nicht unterschieden werden können.

**Moderne Punktekombinationen**:
- Verstopfte Nase und Sinusitis: + Di 20, Yin Tang (Extrapunkt), Di 4
- Bei schiefem Gesicht: + Ma 4, Ma 6
- Kiefernsperre: + Ma 6, Ma 7, Du 26
- Bei unaufhörlichem Nasenbluten: + Du 27, P 8

**Klassische Punktekombinationen**:
**Zha Bing Xue Fa Ge**:
- Bei Nasenbluten: + Du 23

**Zi Sheng Jing**:
- Bei unaufhörlichem Nasenbluten: Du 27, P 8

**Da Cheng**:
- Verstopfte Nase mit der Unfähigkeit, Wohlgeruch von Gestank zu unterscheiden: Di 20, Du 23, Bl 5

**Stimulus**:
*Da Cheng* und *Tong Ren* sagen: Moxaverbot!

**Lokalisationshilfe**:
Oberhalb der Oberlippe, direkt unter dem äußeren Rand des Nasenloches, auf gleicher Höhe wie Du 26.

**Der Praxistipp**:
Verstopfte Nase, Polypen, Heuschnupfen, zur Ernüchterung eines Betrunkenen (+ Du 25), Nasenbluten, Geruchsverlust, Schiefstellung des Mundes nach einem Schlaganfall, eine verstopfte Nase stört die Atmung.

# Dickdarm 20 *Yíng Xiāng* 迎香

## *willkommen Wohlgeruch!*

**Alternative Namen:**
*chōng yáng* 沖陽 = anstürmendes Yang
*chōng yáng* 衝陽 = Hauptverkehrsstraße des Yang

**Bedeutung des Namens:**
*Yíng* 迎: begegnen, jemanden begrüßen, sich treffen, empfangen, entgegenkommen, hinausgehen, um einen Gast zu empfangen, bewillkommnen; Das Schriftzeichen zeigt einen hohen Beamten, der die Macht eines Siegels besitzt, daneben einen Mann, der begehrend zu ihm aufblickt. Das Radikal *chuò* 辵 weist auf eine zögernde, ehrerbietende Annäherung an einen Würdenträger hin; ein Schritt mit dem linken Fuß, dann ein Halt (Wilder No. 827). Es wird hier auf ein Verhalten hingewiesen, mit dem ein bedeutender Mensch empfangen wird: respektvoll und voller Erwartungen!

Die Art und Weise, wie wir jemanden empfangen, drückt diese Erwartungen ebenfalls aus. In der chinesischen Medizin ist es die Wandlungsphase Erde, welche integrative Aufgaben hat und Fremdeinflüsse assimiliert. Ob wir die Menschen willkommen heißen oder ablehnend empfangen, wird im weiteren Sinne vom Milz- und Magen-Qi kontrolliert. So zeigt *Ying* im Punktenamen die Präsenz und den zentralen Einfluss der Erde bzw. des Yang Ming. Es ist sicher nicht zufällig, dass die Punkte *Da Ying* (Ma 5) = „großer Empfang" und *Ren Ying* (Ma 9) = „die Menschen willkommen heißen" ebenfalls aus dieser energetischen Schicht stammen.

*Xiāng* 香: duftend, aromatisch, wohlriechend, Wohlgeruch, Parfüm, würzig, Weihrauch, appetitlich, einen gesunden Appetit haben; Das Schriftzeichen ist das 186. Radikal und zeigt den süßen Geschmack von Hirse, der sich im Munde entfaltet (Wilder, No. 587). Hirse ist das Getreide und das Süße der Geschmack der Wandlungsphase Erde. Beides zusammen ergibt etwas Wohlriechendes = die Geruchsqualität der Erde. So weist der Begriff *Xiang* im Punktenamen ebenfalls auf einen zentralen Ort hin, der von der Wandlungsphase Erde beherrscht wird.

*Yíng xiāng* 迎香 als Binom bedeutet: Die Nadelung von Di 20 bewirkt, dass eine verstopfte Nase wieder frei wird und Wohlgerüche empfangen werden können. Das Lungen-Qi öffnet sich durch die Nase, die Dickdarm-Leitbahn endet an diesem Punkt direkt neben der Nase.

Lunge und Dickdarm verkörpern in einer Innen-Außen-Beziehung die ganze Komplexität der Wandlungsphase Metall. Willkommen, Wohlgeruch! ist aber auch ein zweifacher Hinweis auf die Wandlungsphase Erde. So gibt uns der Punktename die Idee einer Reunion beider Elemente. Es ist immer gut, einen „guten Riecher“ zu haben, schützt er doch die Erde in uns vor unnötigen Assimilationsbemühungen und das Metall vor etwaigen üblen Einflüssen.

Die beiden alternativen Namen wesen auf die heranstürmende Kraft der Yang Ming-Schicht hin, die das Yang der Magen- und der Dickdarmleitbahn im Gesicht konzentriert.

**Besondere Qualifikationen**:
- Jiao Hui (Reunions-)-Punkt der Leitbahnen von Magen und Dickdarm

**Wirkrichtung**:
Verbreitet das Lungen-Qi, durchlüftet die Nase, klärt pathogene Hitze, belebt die Nebengefäße, harmonisiert Geruch und Geschmack, zerstreut pathogenen Wind, beseitigt Wind-Hitze.

**Moderne Indikationen**:
Verstopfte Nase mit viel Schleim, der nach außen fließt; Sinusitis, Nasenbluten, Geruchsverlust, Wundheit der Nase, Polypen, die Mundwinkel hängen herab, das Gesicht ist teilweise taub.

**Klassische Indikationen**:
**Jia Yi Jing**:
Die Nase ist ohne Funktion, die Nasenlöcher sind verstopft, man bekommt keine Luft; die Mundwinkel hängen herab und der Speichel läuft heraus, schmerzhaftes Nasenbluten, Geruchsverlust.

**Ling Guang Fu**:
Die Nase ist verstopft und man hört nichts mehr.

**Da Cheng**:
Verstopfte Nase, sodass man nichts mehr riecht, einseitiger Wind führt zu herabhängenden Mundwinkeln, ödematös geschwollenes Gesicht, Muskelzucken durch Wind, als ob Insekten laufen, geschwollene und schmerzhafte Lippen, Atemnot, aus Nase und dem schiefem Mund läuft viel Schleim, Nasenbluten führt zu wunden Knochen, Polypen der Nase.

**Xi Hong Fu**:
Taubheit der Ohren, Borborygmus – klopfe mit der Nadel an Di 20 dispergierend, das hilft wunderbar!

**Bai Zheng Fu**:
Ameisenlaufen auf dem Gesicht.

**Tong Xuan Zhu Yao Fu**:
Die Nase ist verstopft mit Hörverlust.

**Yu Long Ge**:
Vorsichtiges Moxen, bis sich beide Augen röten und Di 20 nadeln, bis es sich schmerzhaft anfühlt, so kannst Du vergiftetes Blut (blutigen Eiter) herausbringen; wenn die Augen wieder klar sind, dann warst Du erfolgreich. Wenn man nicht riechen kann, sind beide Di 20 erfolgreich.

**Shi Si Jing Yao Xue Zhu Zhi Ge**:
Verstopfte Nase und Geruchlosigkeit, Missempfindungen und Ameisenlaufen im Gesicht: Zuerst tonisieren, dann sedieren, drei Fen tief nadeln; dieser Punkt darf nicht mit Hitze behandelt werden.

**Lei Jing Tu Yi**:
Verstopfte Nase mit Geruchlosigkeit, vermehrter Tränenfluss, Haut-ulzerationen, verstopfte Nase und Nasenbluten, schwere Atemnot, oberflächliche Schwellung, Wind bewegt sich im Gesicht und verursacht Juckreiz, als ob Insekten sich dort bewegen.

**Tong Ren**:
Nasenpolypen und andere Wucherungen in der Nase, man riecht weder Wohlgeruch noch Gestank, Halbseitenlähmung mit Schiefstellung des Mundes, Jucken und Schwellungen im Gesicht mit dem Gefühl, als ob Würmer darüber krabbeln.

**Zhen Jiu Ji Cheng**:
Di 20 zerstreut Hitze und beseitigt Rötung in den Augen.

**Moderne Punktekombinationen**:
- Nasenbluten: + Gbl 20, Di 4
- Rhinitis: + Gbl 23, Yin Tang (Extrapunkt), Di 4
- Gesichtsschwellung und -jucken (Missempfindungen): + Du 26
- Verstopfte Nase und viel Sekret durch äußere Übel: + Di 11, Gbl 20, SJ 5

**Klassische Punktekombinationen**:
**Da Cheng**:
- Bei verstopfter Nase und Geruchlosigkeit: + Du 23, Bl 5, SJ 22
- Bei Jucken und Schwellung des Gesichts: + Di 4

**Xi Hong Fu**:
- Bei Taubheit durch Qi-Ansammlungen nadele *Ting Hui* (Gbl 2) und *Ying Xiang* (Di 20).

**Stimulus**:
*Jia Yi Jing* und *Lei Jing Tu Yi* sagen: Moxaverbot!

**Lokalisationshilfe**:
In der nasolabialen Grube, neben dem Mittelpunkt des äußeren Nasenflügelrandes.

**Der Praxistipp**:
Der Meisterpunkt bei allen Formen des Heuschnupfens (+ Di 4 und *Yin Tang*); Polypen, chronisch verstopfte Nase (+ Bl 5 u. Du 23); geschwollene und schmerzhafte Lippen (Herpes Labialis), allergisches Asthma, Hautausschläge im Gesicht, Zahnschmerzen im Oberkiefer, Geruchsverlust.

# Bibliographie

## A. Chinesische Literatur

### a) Klassische chinesische Quellen

*Bei Ji Qian Jin Yao Fang* (Rezepte wertvoller als 1000 Goldstücke zur sofortigen Therapie), 652, Ausgabe Taipei 1965

*Ben Cao Gang Mu* (Grundzüge der Arzneimittellehre), 1596, Volksverlag Beijing 1982

*Huang Di Nei Jing Su Wen Yi Shi* (Des gelben Kaisers Klassiker des Inneren, grundlegende Fragen – Übersetzung und Erläuterungen), Shanghai 1959

*Huang Di Nei Jing Ling Shu Xiao Wang Yu Yi* (Des gelben Kaisers Klassiker des Inneren, Achse der Wirkkraft – verglichen mit der Übersetzung von Wang Bing), Tianjin 1989

*Lao Zi Zhu Yi Jí Ping Jie* (Lao Zi – Übersetzung, Erklärungen und Kommentare), Beijing 1984

*Lei Jing* (Der geordnete Klassiker), 1624 n. Chr., Ausgabe Beijing 1965

*Li Dai Zhong Guo Ming Zhu Wen Ku* (Zusammenstellung berühmter Werke aus den vergangenen Dynastien), Beijing 1997

*Li Tai Bo Quan Ji* (Gesammelte Werke des Li Tai Bo); Shanghai 1988

*Qian Jin Yi Fang* (Ergänzungen zu den kostbaren Rezepten), 682, Ausgabe Taipei 1965

*Shuo Wen Jie Zi* (Etymologisches Wörterbuch der Han-Zeit), 200 n. Chr.), in: *Zhong Wen Chang Yong San Qian Xing Yi Shi* (Die Etymologie von 3000 chinesischen Zeichen zum allgemeinen Gebrauch), Hong Kong University Press 1968

*Tong Ren Shu Xue Zhen Jiu Tu Jing* (Klassiker mit Abbildungen der Akupunkturpunkte am Bronzemenschen), 1026, Ausgabe Taipei 1984

*Wai Tai Mi Yao* (medizinische Geheimnisse eines Beamten), 752, Ausgabe Beijing 1982

*Zhen Jiu Xue Ci Dian* (Lehrbuch der chinesischen Akupunktur), Shanghai 1986

*Zhen Jiu Jia Yi Jing* (Abc-Klassiker der Akupunktur), 282, Volksverlag Beijing 1979

*Zhen Jiu Da Cheng* (große Zusammenstellung der Akupunktur, 1601, Ming Dynastie, Volksverlag Beijing 1984

*Zhen Jiu Zi Sheng Jing* (Der lebensbewahrende Klassiker der Nadel- und Moxa-Therapie), 1220

*Zhen Jiu Da Quan* (vollständige Sammlung der Akupunktur), 1439, Volksverlag Beijing 1987

*Zhen Jiu Ju Ying* (Sammlung herausragender Akupunkturmeister), 1529, Ausgabe Shanghai 1961

*Zhen Jiu Ji Cheng* (umfassende Zusammenstellung der Akupunktur), 1847, Beijing 1986

*Zhen Jiu Jing Xue Tu Kao* (Untersuchung der Leitbahnen und Punkte für die Nadel- und Moxatherapie mit Abbildungen), Qing-Dynastie, 1886

*Zhen Jiu Xue Ci Dian* (Lexikon der Akupunktur), Shanghai 1987

*Zhu Bing Yuan Hou Lun* (Diskussion und vergleichende Betrachtung aller Krankheitsursachen), 610, Ausgabe Beijing 1991

*Zhuang Zi* (das Buch Zhuang Zi); 2 Bände, Chinese – English, Beijing 1999

*Zhong Guo Jiu Liao Xue*: (Lehrbuch der traditionellen chinesischen Moxatherapie), Beijing 1889

b) Moderne chinesische Quellen

*Han Yu Da Ci Dian* (Das große Wörterbuch der chinesischen Sprache); Chengdu 1988

*Huang Di Nei Jing Ci Dian* (Wörterbuch des Huang Di Nei Jing), Shanghai 1991

*Jian Ming Zhong Yi Ci Dian* (Handwörterbuch der chinesischen Medizin); Hongkong 1979

*Zhen Jiu Xue Ci Dian* (Lexikon der Akupunktur); Shanghai 1987

*Zhen Jiu Xue* (Lehrbuch der Akupunktur); Beijing 1989

*Zhong Guo Zhen Jiu Da Ci Dian* (großes Lexikon der chinesischen Akupunktur); Beijing 1988

*Zhong Guo Jiu Liao Xue* (Lehrbuch der chinesischen Moxibustion); Beijing 1988

*Zhong Guo Qi Gong Ci Dian* (Lexikon des chinesischen Qi Gong); Beijing 1988

*Zhou Yi Tu Shi Da Dian* (großes Wörterbuch des Yi Jing mit Abbildungen und Erklärungen); 2 Bände; Beijing 1994

*Zhong Hua Yi Dian* (Standardwerke der Medizin Chinas), eine Sammlung auf 16 CD ROM's mit allen wichtigen klassischen Texten der chinesischen Medizin, Beijing 1998

## B. Westliche Literatur

**Andersen, Poul**: The Method of Holding the Three Ones, Kopenhagen 1980

**Arnold**: Die Geschichte der Akupunktur in Deutschland, Haug 1976

**Augustinus**: Bekenntnisse, Stuttgart 1989

**Autorenkolleg**: Das neue Chinesisch-Deutsche Wörterbuch, Beijing 1988

**Bachmann, Gerhard**: Die Akupunktur - eine Ordnungstherapie, Ulm 1958

**Bauer, Wolfgang**: China und die Hoffnung auf Glück - Paradiese, Utopien, Idealvorstellungen, München 1971

**Beijing Medical College**: Dictionary of TCM, Hongkong 1984

**Le Blanc, Charles**: Huai Nan Tzu, Hongkong 1985

**Bensky/O`Connor**: Acupuncture - A Comprehensive Text, Eastland Press 1981

**Beinfield/Korngold**: Between Heaven and Earth, New York 1991

**Bertholet, Alfred:** Religionsgeschichtliches Lesebuch, Tübingen 1927

**Bi Yongsheng u. a.**: Chinese Qigong Outgoing-Qi Therapy, Shandong Science and Technology Press 1992

**Blofeld, John.**: Der Taoismus, Diederichs, Köln 1986

**Blofeld, John**: Das Geheime und Erhabene, Scherz, München 1974

**Borel, Henri**: Weisheit und Schönheit aus China, Soden 1889

**Borel, Henri**: Wu Wei – Laotse als Wegweiser, Drei Eichen Verlag 1948

**Brodde, August**: Die fünf Ebenen des Seins, in: Beiträge zur 11. und 12. Tagung der Arbeitsgemeinschaft für klassische Akupunktur und TCM, München 1982

**Brodde, August**: Brennen mit Moxakraut, WBV, Schorndorf 1981

**Burkhard,V. R.**: Chinese Creeds & Customs, Hongkong 1953

**Cao Xi Zhen:** The Massotherapy of TCM, Hai Feng Publishing Company, Hongkong 1985

**Chang, Chung Guo**: Fundamentals of Moxibustion, Cupping, Bloodletting, Taichung 1985

**Chang Po-Tuan**: Das Geheimnis des goldenen Elexiers, München 1986

**Cheung u. a.**: Mental Dysfunction as Treated by TCM, San Francisco 1981

**Cheung, W.**: The Lun Yu in English, The Confucius Hall of Hong Kong, mehrsprachige Ausgabe (Englisch-Portugisisch-Spanisch), ohne Jahresangabe

**Chinese-English Bilingual Glossary of TCM**: verschiedene Autoren, Shandong 1992

**Christie, Anthony**: Chinesische Mythologie, Wiesbaden 1968

**Connelly, Diane**: Das Gesetz der 5 Elemente, Endrich, Heidelberg 1987

**Couling, Samuel**: The Encyclopaedia Sinica, Hongkong 1983

**Despeux, Catherine**: Das Mark des roten Phönix, Uelzen 1995

**Dore, Henry**: Researches into Chinese Superstitions, Vol. I-X, Shanghai 1914, Reprint Taiwan 1966

**Douglas, Mary**: Ritual, Tabu und Körpersymbolik, Frankfurt 1974

**East Asian Medical Studies**: Fundamentals of Chinese Medicine, Paradigm Publications 1985

**Eberhard, Wolfram**: Lexikon chinesischer Symbole, Köln 1985

**Eberhard, Wolfram**: Chinesische Träume und ihre Deutung, Mainz 1971

**Ebrey, P. B.**: The Inner Quarters – Marriage and Lives of Chinese Woman in Sung Period, California Press 1993

**Ellis/Wisemann/Boss**: Fundamentals of Chinese Acupuncture, Paradigm Publications 1988

**Ellis/Wisemann/Boss**: Fundamentals of Chinese Medicine (Übersetzung des *Zhong Yi Xue Ji Chu*), Paradigm Publications 1995

**Ellis/Wisemann/Boss**: Grasping the Wind, Paradigm Publications 1989

**Endres, Franz Carl und Schimmel, Annemarie**: Das Mysterium der Zahl, Diederichs, München 1984

**Engler; Friedrich K.**: Die Grundlagen des I-Ching, Aurum Verlag 1987

**ERANOS Jahrbuch 1933** – Yoga und Meditation im Osten und Westen, Zürich 1934

**Fazzioli, Edoardo**: Gemalte Wörter, Bergisch-Gladbach 1987

**Fiedeler, Frank**: Die Monde des I Ging, Diederichs, Köln 1988

**Fiedeler, Frank**: Yin und Yang - Das kosmische Grundmuster in den Kulturformen Chinas, Dumont Buchverlag, Köln 1993

**Figl, Johann**: Handbuch Religionswissenschaft, Innsbruck 2003

**Flaws, B. and Wolfe, H.**: Prince-Wen Hui`s Cook, Paradigm Publications, Brookline, Massachusetts 1983

**Focks, C./Hillenbrand, N.**: Leitfaden Traditionelle Chinesische Medizin, Stuttgart 1997

**Forke, Alfred**: Die Gedankenwelt des chinesischen Kulturkreises, Berlin 1927

**Franke, Otto**: Geschichte des chinesischen Reiches Band 1-3, Reprint Taipei 1967

**Fung Yu-Lan**: Chuang Tzu - A Taoist Classic, Beijing 1989

**Fung Yu-Lan**: A History of Chinese Philosophy, Vol. 1 + 2, Princeton 1983

**Fun with Chinese Characters**: The Straits Times Collection Vol. 1-3, Singapore 1980

**Geldsetzer/Hong**: Chinesisch-Deutsches Lexikon der chinesischen Philosophie, Aalen 1986

**Gia Fu Feng**: Yi Jing, Book of Change, Australia 1985

**Giles, Herbert**: A Chinese Biographical Dictionary, Taipei 1975

**Giles, Herbert**: A Chinese-English Dictionary, 2nd Edition, Shanghai 1912

**Granet, Marcel**: Das chinesische Denken, München 1963

**Granet, Marcel**: Die chinesische Zivilisation, München 1976

**Granet, Marcel**: Festivals and Songs of Ancient China, London 1932

**Groot de, J. J. M.**: The Religious System of China, Vol. 1-6, Taipei 1989

**Groot de, J. J. M.**: Universismus, Berlin 1918

**Grube, Wilhelm:** Religion und Kultus der Chinesen, Leipzig 1910

**Grudzinski/Vint**: Der Neue Clarke, Band 1-10, Bielefeld 1990-96

**Gugel/Jäger**: Streitkultur - Konflikteskalation und Streitkultur, Tübingen 2000

**Guillaume, Gerard**: Dictionaire Des Points D'Acupuncture, Guy Tredniel Editeur, Tome 1 u. 2, Paris 1995

**Guzy, Lidia und Piegeler, Hildegard**: Askese - Entsagung und Disziplinierung,Tübingen 2002

**Habermas, Jürgen**: Die Zukunft der menschlichen Natur - Auf dem Weg zu einer liberalen Eugenik? Frankfurt 2001

**Hammer, Leon**: Dragon rises, Red Bird flies, New York 1990

**Hartner, Willy**: Heilkunde im alten China, Sonderdruck aus der Zeitschrift SINICA, Frankfurt 1941

**Hau, F.**: Psychosomatische Medizin (Herausgeber), Verlag für angewandte Wissenschaften, München 1986

**Homan, Rolf**: Die wichtigsten Körpergottheiten im Huang t'ing Ching, Göppingen 1971

**Homan, Rolf**: Wen P'ien - The Hundred Questions, Leiden 1976

**Hong Yen Hsu, Peacher, William G.**: Shang Han Lun, Oriental Healing Art Institute, Los Angeles/Taiwan 1981

**Horkheimer, Adorno**: Dialektik der Aufklärung, Frankfurt 2004

**Huang Fu Mi**: The Systematic Classic of Acupuncture & Moxibustion (Translation of the *Zhen Jiu Jia Yi Jing*), by Yang Shou-zhong, Blue Poppy Press 1994

**Huard/Wong**: Chinesische Medizin, München 1968

**Hübotter, Franz**: Die Chinesische Medizin zu Beginn des XX. Jahrhunderts und ihr historischer Entwicklungsgang, Leipzig 1929

**Hübotter, Franz**: Chinesisch-tibetische Pharmakologie und Rezeptur, Ulm 1957

**Hübotter, Franz**: Chia i Ching (Teilübersetzung des Jia Yi Jing), Selbstverlag Rothacker, Berlin 1962

**Hübotter, Franz**: Zwei berühmte chinesische Ärzte des Altertums, in: Sudhoffs Archiv, Heft 7, 1914

**Hübotter, Franz**: Shou Shi Pien – Ein chinesisches Lehrbuch der Geburtshilfe, Urban & Schwarzenberg 1913

**Hummel, Siegbert**: Zum ontologischen Problem des Dauismus, Leipzig 1948

**Hummel, Siegbert**: Polarität in der chinesischen Philosophie, Leipzig 1949

**Illustration of Channels and Points For Acupuncture, Moxibustion and Qi Gong**, verschiedene Autoren, Hunan Science and Technology Press, Changsha 1992

**Institut Ricci**: Grand Ricci - dictionnaire de la langue chinoise, Paris 2001, Association Ricci-Desclee de Brouwer

**Jiao Guo Rui**: Qi Gong-Essentials for Health Promotion, Beijing 1990

**Johns R.**: The Art of Acupuncture Techniques, California 1996

**Journal of Traditional Acupuncture**, Vol. IV, No.2, 1980

**Journal of Traditional Acupuncture**, Vol. VII, No 1-3, 1983-84

**Journal of Traditional Acupuncture**, Vol. IX, No 2, 1987

**Jung, C. G. u. a.**: Der Mensch und seine Symbole, Olten 1968

**Karlgren, Bernhard**: The Book of Documents (Shu Jing), Stockholm 1950

**Karlgren, Bernhard**: Grammata Serica Recensa, Stockholm 1957

**Karlgren, Bernhard**: Analytic Dictionary of Chinese and Sino Japanese, Taipei 1975

**Kaptchuk, Ted**: The Web that has no Weaver, New York 1983

**Katscher, L.**: Bilder aus dem chinesischen Leben - Sitten und Gebräuche, Leipzig 1861

**Kent, J. T.**: Repertory of the Homoeopathic Materia Medica, Indian Edition 1984

**Kermadec de**: Lehrbuch der chinesischen Astrologie, Freiburg 1983

**Ki Sunu**: The Canon of Acupuncture (Ling Shu, Kap. 1-50), Korea 1989

**Kin Ping Meh** - Die abenteuerliche Geschichte von Hsi Men und seinen sechs Frauen, Insel-Verlag 1955

**Kirschbaum, Barbara**: Die 8 außerordentlichen Gefäße in der traditionellen chinesischen Medizin, Uelzen 1995

**Klate, J.**: The Tao of Acupuncture, USA, Selbstverlag 1980

**Klein, Heinz**: Die Esoterik der Medizinphilosophie Chinas, Göttingen 1986

**Kohn, Livia**: Taoist Meditation and Longevity Techniques, Ann Arbor 1989

**Kollektiv**: Die Akupunkturpunkte – das Standardwerk aus China, Beijing 1993

**Kraft, Eva**: Zum Huai-Nan-Tzu, Monumenta Serica, Vol. XVI, 1957

**Kubny, Manfred**: Qi - Lebenskraftkonzepte in China, Haug 1995

**Lade, Arnie**: Acupuncture Points Images and Functions, Eastland Press 1989

**Laotse**: Tao Te King, Ullstein, Berlin 1980

**Larre/Rochat de la Vallee**: The Secret Treatise of the Spiritual Orchid (Su Wen, Kap. 8), IROM 1985

**Larre/Rochat de la Vallee**: The Lung, IROM 1989

**Larre/Rochat de la Vallee**: Rooted in Spirit, Ricci Institute 1995

**Larre/Rochat de la Vallee**: The Seven Emotions, Monkey Press 1996

**Larre/Rochat de la Vallee**: The Eight Extraordinary Vessels, Monkey Press 1997

**Larre/Rochat de la Vallee**: The Way of Heaven, Monkey Press 1994

**Larre/Rochat de la Vallee/Jean Schatz**: Survey of Traditional Chinese Medicine, Ricci Institute, Paris 1986

**Legeza, Laszlo**: Tao Magic,London 1975,Thames and Hudson

**Leggett. D.**: Helping Ourselves - A Guide To Traditional Chinese Food Energetics, Meridian Press, 1994

**Leutner, Mechthild**: Geburt, Heirat und Tod in Peking, Berlin 1989

**Levy/Ishihara**: The Tao of Sex, California 1989

**Li Bing Quan**: Optimum Time for Acupuncture, Beijing 1988

**Library of Chinese Classics**: Yellow Emperor's Canon of Plain Conversation (chinesisch-englischer Text), 3 Bände, Beijing 2005

**Library of Chinese Classics**: Zhuangzi (chinesisch-englischer Text), 2 Bände, Beijing 1999

**Li Ding:** Meridian Qi Gong, Beijing 1988

**Li Ding:** Acupuncture, Meridian Theory and Acupuncture Points, Beijing 1992

**Li Dong Yuan:** Pi Wei Lun - Treatise on the Spleen & Stomach, Blue Poppy Press 1996

**Li Leiyi**: Entwicklung der chinesischen Schrift am Beispiel von 500 Schriftzeichen, Beijing 1993

**Li Shi Zhen**: *Ben Cao Gang Mu* (Compendium of Materia Medica), englischer Text, 6 Bände, Beijing 2003

**Liu Hua Yang**: Das große Werk – Anweisungen zur taoistischen Meditation, Origo-Verlag, Bern 1987

**Lorenzen/Noll**: Die Wandlungsphasen der Traditionellen Chinesischen Medizin, **Band 1**: Die Wandlungsphase Holz, München 1992 und 2002 (zweite erweiterte Auflage)

**Lorenzen/Noll**: **Band 2**: Die Wandlungsphase Metall, München 1994

**Lorenzen/Noll**: **Band 3**: Die Wandlungsphase Erde, München 1996

**Lorenzen/Noll**: **Band 4**: Die Wandlungsphase Feuer, München 1998

**Lorenzen/Noll**: **Band 5**: Die Wandlungsphase Wasser, München 2000

**Lorenzen, Udo**: Terminologische Grundlagen der traditionellen chinesischen Medizin, München 1998

**Lorenzen, Udo**: Mikrokosmische Landschaften – Übergreifende Konzepte in der chinesischen Medizin, Band 1, München 2006

**Lorenzen, Udo**: Mikrokosmische Landschaften – Übergreifende Konzepte in der chinesischen Medizin, Band 2, München 2007

**Lorenzen, Udo**: Li Shi Zhen – ein außergewöhnlicher Arzt und Naturforscher in der Geschichte Chinas, 1. Teil, in: Zeitschrift für Traditionelle Chinesische Medizin, 4/2006, Bad Kötzting 2006

**Lorenzen, Udo**: Das Vierer-Schema der antiken Säftelehre und das Fünfer-Schema der chinesischen Lehre von den Wandlungsphasen in der Periode vor der Zeitenwende. Ein historischer Vergleich (unveröffentliche Magisterarbeit zur Erlangung des akademischen Grades Magister Artium (M.A.), Kiel 2006

**Lorenzen, Udo**: Li Shi Zhen – ein außergewöhnlicher Arzt und Naturforscher in der Geschichte Chinas, 2. Teil, in: Zeitschrift für Traditionelle Chinesische Medizin, 1/2007, Bad Kötzting 2007

**Lorenzen, Udo**: Qi-Höhlen – Einflussreiche Orte für die Akupunktur, in: Volksheilkunde, Hefte 1/1991 - 9/1993

**Lorenzen, Udo**: Reflexionen über die Wandlungsphase Metall, in: Volksheilkunde, Hefte 10 und 11/89

**Lu Gwei Djen/J.Needham:** Celestial Lancets, Cambridge 1980

**Lu, H. C.**: Chinese System of Food Cures, Sterling, New York 1986

**Maciocia, G.**: The Psyche in Chinese Medicine, in: European Journal of Oriental Medicine, Vol.1

**Maciocia, G.**: Die Grundlagen der chinesischen Medizin, Kötzting 1994

**Maciocia, G.**: The Practise of Chinese Medicine, Churchill Livingsstone 1994

**Maciocia, G.**: Zungendiagnose in der Chinesischen Medizin, Uelzen 1996

**Mann, Felix**: The Treatment of Diseases by Acupuncture, London 1974

**Mao Shing Ni**: The Yellow Emperor's Classic of Medicine, Shambhala, Boston 1995 (Übersetzung des Nei Jing Su Wen)

**Maspero, G.**: Geschichte der morgenländischen Völker im Altertum, Leipzig 1877

**Maspero, H.**: China in Antiquity, Kent 1978

**Mathews, R. H.**: Chinese-English Dictionary, Cambridge 1979

**Matsumoto/Birch**: Extraordinary Vessels; Paradigm Publ. 1986

**Matsumoto/Birch**: 5 Elements and 10 Stems, Paradigm Publ. 1983

**Matsumoto/Birch**: Hara Diagnosis, Reflexions on the Sea, Paradigm Publ. 1988

**Mayers, William Frederick**: The Chinese Reader's Manual, Taipei 1971 (Nachdruck der Ausgabe Shanghai 1874)

**Miki Shima**: The Medical I Ching, Blue Poppy Press 1992

**Mitscherlich, A. u. M.**: Die Unfähigkeit zu trauern, München 1968

**Morant, G. S de.** : Chinese Acupuncture, Paradigm Publications 1994

**Moritz, Ralf**: Die Philosophie im alten China, Deutscher Verlag der Wissenschaften, Berlin 1990

**Münke, Wolfgang**: Die Klassische Chinesische Mythologie, Stuttgart 1976

**Needham, Josef**: Science and Civilisation in China, Vol. 1-6, Cambridge 1954-1988

**Noll/Ziegler (Hrsg)**: Der ältere Patient in der chinesischen Medizin, München 2006

**Noll/Kirschbaum (Hrsg)**: Stresskrankheiten – Vorbeugen und behandeln mit chinesischer Medizin, München 2006

**Nghi, N. van**: Pathologie und Pathogenese der Energetik in der chinesischen Medizin, Uelzen 1974

**Omura, Yoshiaki**: Acupuncture Medicine, Japan 1982

**Ong, Roberto**: The Interpretations of Dreams in Ancient China, Bochum 1985

**Ots, Thomas**: Medizin und Heilung in China, Berlin 1987

**Ou Ming:** Chinese-English Dictionary of TCM, Hongkong 1988

**Palos, Stephan**: Die Muskel-Meridiane, Heidelberg 1967

**Pao Erh-Li und Cheng Ying**: Chinesische Redensarten, De Gruter 1985

**Paracelsus**: Mikrokosmos und Makrokosmos, Wiesbaden 1994

**Paulus/Yu He**: Handbuch der traditionellen chinesischen Heilpflanzen, Haug 1987

**Pirazzoli-t'Serstevens**: China zur Zeit der Han-Dynastie – Kultur und Geschichte, Kohlhammer-Verlag, Berlin 1982

**Porkert, Manfred**: The Theoretical Foundations of Chinese Medicine, MIT-Press 1974

**Porkert, Manfred**: Die Theoretischen Grundlagen der chinesischen Medizin, Wiesbaden 1973

**Porkert, Manfred**: Greifbarkeit und Ergriffensein: Das Körperverständnis in der chinesischen Medizin, in: Eranos Jahrbuch, Zürich 1984

**Porkert, Manfred**: Lehrbuch der chinesischen Diagnostik, Heidelberg 1976

**Porkert, Manfred**: Klinische Chinesische Pharmakologie, München 1978

**Porkert / Hempen**: Systematische Akupunktur, München 1985

**Publishing House of Shanghai College of TCM**: **A Practical English-Chinese Library of TCM,** insgesamt 12 Bände, Shandong 1988

**Quintessence** - herausgegeben von The Traditional Acupuncture Institute, 1988-1994

**Qiu Mao-Liang**: Chinese Acupuncture and Moxibustion, Churchill Livingsstone 1993

**Rall, Jutta**: Die vier großen Medizinschulen der Mongolenzeit, Wiesbaden 1970

**Ratchnevsky, P.**: Historisch-Terminologisches Wörterbuch der Yuan-Zeit, Berlin 1967

**Read, B. E.**: Chinese Medicine Series (Band 1-5, englische Teilübersetzungen aus dem Ben Cao Gang Mu), Reprint Taipei 1977-1983

**Reid, D.**: Chinesische Naturheilkunde, Orag, Wien 1988

**Requena J.**: Character and Health, Paradigm Publications 1989

**Rousselle, Erwin**: Zur seelischen Führung im Taoismus, Darmstadt 1962

**Rousselle, Erwin**: Mysterium der Wandlung, Darmstadt 1923

**Rüdenberg, Werner**: Chinesisch-Deutsches Wörterbuch, Hamburg 1936

**Shi Zhengyu**: Picture within a Picture, New World Press, Beijing 1997

**Scapari, M.**: Das Antike China, Köln 2001

**Schmidt, Wolfgang G. A.**: Der Klassiker des Gelben Kaisers zur Inneren Medizin, Herder, Freiburg 1993

**Schmidt, E.**: Die Chinesen, in: Religionsgeschichtliches Lesebuch, Tübingen 1927

**Schnorrenberger, C.**: Lehrbuch der chinesischen Medizin für westliche Ärzte, Stuttgart 1974

**Schnorrenberger, C.**: Stechen und Brennen, Stuttgart 1976

**Schnorrenberger, C.**: Therapie mit Akupunktur, Vol. 1 und 2, Stuttgart 1981

**Schramm, G.**: Schriftzeichenanalysen medizinischer Termini Technici in der chinesischen Sprache, Leibzig 1958

**Schütz, Christian**: Psychiatrische und psychosomatische Ansätze in den chinesischen Heiltraditionen bis zur Zeit der Yuan-Dynastie, Dissertation an der Medizinischen Fakultät der Universität, München 1991

**Schwarz Ernst**: Laudse Daudedsching, München 1980

**Seneca:** Mächtiger als das Schicksal, Zürich 1999

**Shuo Denmei**: Japanese Classical Acupuncture Meridian Therapy, Eastland Press 1990

**Sivin, Nathan**: Traditional Medicine in Contemporary China, Ann Arbor 1987

**Skinner**: Chinesische Geomantie, Goldmann 1982

**Smedt, Marc de**: Chinesische Erotik, Spanien, ohne Jahresangabe

**Soothill/Hodous**: A Dictionary of Chinese Buddist Terms, India 1937

**Speiser, W. u. a.**: Chinesische Kunst, Zürich 1965

**Steininger, Hans**: Hauch und Körperseele und der Dämon bei Kuan Yin-Tzu, Leipzig 1953

**Stiefvater, Erich**: Akupunktur als Neuraltherapie, Ulm 1956

**Stiefvater, Erich u. Stiefvater, Ilse.**: Chinesische Atemlehre und Gymnastik, Ulm 1962

**Stiefvater/Hsiao**: Übungsheft zur chinesischen Gymnastik, Ulm 1961

**Straten von, N. H.**: Concepts of Health, Disease and Vitality in Traditional Chinese Society, Wiesbaden 1983

**Stuart, G. A.**: Chinese Materia Medica – Vegetable Kingdom (Teilübersetzungen aus dem Ben Cao Gang Mu), Shanghai 1911

**Sullivan, J.G.**: To Come to Live More Fully, Columbia 1990

**Tawn, Kim**: Geheime Übungen taoistischer Mönche, Freiburg 1982

**Tietao Deng**: Practical Diagnosis in Traditional Chinese Medicine, Churchill Livingstone 1999

**Tin Yau So**: The Book of Acupuncture Points, Paradigm Publications 1985

**Tscheng Tsu Schang**: Eine Untersuchung zur Geschichte der chinesischen „Wu" – Inaugural-Dissertation, Hamburg 1934

**Tschuang-Tse**: Dichtung und Weisheit, Insel-Bücherei Nr. 499

**Unschuld, Paul**: Medicine in China - A History of Ideas, California Press 1985

**Unschuld, Paul**: Yu-Chih pen-t'sao pin-hui ching-yao (ein Arzneibuch aus dem China des 16. Jahrhunderts), München 1973

**Unschuld, Paul**: Medizin und Ethik, Wiesbaden 1975

**Unschuld, Paul**: Nan-Ching – The Classic of Difficult Issues, California Press 1986

**Unschuld, Paul**: *Huang Di Nei Jing Su Wen* – Nature, Knowledge, Imagery in an Ancient Chinese Medical Text, Berkeley 2003

**Waley, Arthur**: Lebensweisheit im Alten China, Marion von Schröder Verlag 1947

**Wallnöfer/Rottauscher**: Der goldene Schatz der Chinesischen Medizin, Stuttgart 1959

**Walters, Derek**: Chinesische Astrologie, Zürich 1990

**Walters, Derek**: Ming Shu - Kunst und Praxis der Chinesischen Astrologie, Zürich 1987

**Wang Hongyuan**: Vom Ursprung der chinesischen Schrift, Sinolingua, Beijing 1997

**Wang Hsing-Be**: Sun Wu-kung besiegt das Weiße-Knochen-Gespenst dreimal, Beijing 1976

**Wang Pi**: Commentary on the Lao Tzu, Hawaii 1979

**Wang Shu He**: Mai Jing - The Pulse Classic, Blue Poppy Press 1997

**Wei Bo Yang:** The Kinship of the Three according to the Book of Changes, Chengdu 1988

**Werner, E. T. C.**: Myths and Legends of China, Singapore 1984

**Werner, E. T. C.**: A Dictionary of Chinese Mythology, Reprint, New York 1961

**Wiant, Bliss**: The Music of China, Hongkong 1965

**Wieger, Leon**: Chinese Characters – Their origin, etymology, history, classification and Signification, New York 1965 (Nachdruck der Ausgabe Peking 1915)

**Wieger, Leon**: Wisdom of the Daoist Masters, England 1984

**Wieger, Leon**: A History of the Religious Beliefs and Philosophical Opinions in China, Peking 1927

**Wilder/Ingram**: Analysis of Chinese Characters, Taipei 1972 (Nachdruck der Augabe Peking 1922)

**Wile, D**: The Chinese Sexual Yoga Classics, New York 1992

**Wilhelm, Richard**: I Ging - Das Buch der Wandlungen, Diederichs Verlag 1924

**Wilhelm, Richard**: Kungfutse: Gespräche Lun Yu, Diederichs Verlag 1914

**Wilhelm, Richard**: Laotse - vom Sinn und Leben, Diederichs Verlag 1910

**Wilhelm, Richard**: Dschuang Dsi - Das wahre Buch vom südlichen Blütenland, Diederichs Verlag 1912

**Wilhelm, Richard**: Die Seele Chinas, Berlin 1925

**Wilhelm, Richard**: Liä Dsi - Das wahre Buch vom quellenden Ursprung, Diederichs Verlag 1911

**Wilhelm, Richard**: Weisheit des Ostens, Diederichs Verlag 1951

**Wilhelm, Richard**: Frühling und Herbst des Lü Bu We, Diederichs Verlag 1979

**Wilhelm R./Jung C.G.**: Das Geheimnis der goldenen Blüte, Zürich 1929

**Williams, C. A. S.**: Outlines of Chinese Symbolism and Art Motives, Shanghai 1932

**Windelmann-Heimsoeth**: Lehrbuch der Geschichte der Philosophie, J.C.B. Mohr, Tübingen 1950

**Wing, R. L.**: Der Weg und die Kraft, München 1987

**Wing-Tsit Chan**: A Source Book in Chinese Philosophy, Princeton 1965

**Wiseman, N.**: English-Chinese, Chinese-English Dictionary of Chinese Medicine, Beijing 1995

**Wiseman/Feng Ye**: A Practical Dictionary of Chinese Medicine, Paradigm Publications 1998

**Wiseman/Boss**: Glossary of Chinese Medical Terms, Paradigm Publications 1990

**Wong/Wu:** History of Chinese Medicine, Tientsin 1932

**Worsley, J. R.**: Traditional Chinese Acupuncture, Vol. 1, Meridians and Points, England 1982

**Worsley, J. R.**: Traditional Chinese Acupuncture, Vol. 2, Diagnosis, England 1990

**Worsley, J. R.**: Talking about Acupuncture in New York, Element Books 1982

**Wu Jing Nuan**: Ling Shu - The Spiritual Pivot, University of Hawaii Press, Hawaii 1993

**Wu, Liansheng u. a.**: Yellow Emperor's Canon of Medicine, Beijing 1997 (chinesisch-englischer Text)

**Wulf, K.**: Musik und Freude im Chinesischen, Kopenhagen 1935

**Wundt, Wilhelm**: Elemente der Völkerpsychologie, Leipzig 1912

**Xie Zhufan/Liao Jiazhen**: Traditional Chinese Internal Medicine, Beijing 1993

**Yin Huihe u. a.**: Fundamentals of TCM, Beijing 1992

**Zee Min Lee**: Chinese Potpourri, Hongkong 1950

**Zenker, Ernst-Viktor**: Der Taoismus der Frühzeit, Leipzig 1943

**Zhang Dainian**: Key Concepts in Chinese Philosophy, Beijing 2002

**Zhang Rui-Fu u. a.**: Illustrated Dictionary of Chinese Acupuncture, Hongkong 1985

**Zhang Zhong Jing:** Synopsis of Prescriptions of the Golden Chamber (*Jin Gui Yao Lue*), New World Press, Beijing 1987

**Zhang Zhong Jing:** Shang Han Lun, Oriental Healing Arts Institute, California 1981

**Zhang Zhong Jing:** Treatise on Febrile Diseases Caused by Cold (*Shang Han Lun*), translated by Luo Xi Wen, Beijing 1993

**Zhu Ming**: The Medical Classic of the Yellow Emperor (Englische Übersetzung vieler Kapitel aus dem Nei Jing), Beijing, 2001

# Symptomregister